小儿外科手术室护理工作手册

主编　吴微微

科学技术文献出版社
SCIENTIFIC AND TECHNICAL DOCUMENTATION PRESS
·北京·

图书在版编目（CIP）数据

小儿外科手术室护理工作手册 / 吴微微主编. —北京：科学技术文献出版社，
2021. 10
ISBN 978-7-5189-8310-0

Ⅰ．①小…　Ⅱ．①吴…　Ⅲ．①小儿疾病—手术室—护理—手册　Ⅳ．① R473.72-62

中国版本图书馆 CIP 数据核字（2021）第 180511 号

小儿外科手术室护理工作手册

策划编辑：薛士滨　责任编辑：钟志霞　周可欣　责任校对：张永霞　责任出版：张志平

出　版　者	科学技术文献出版社
地　　　址	北京市复兴路15号　　邮编 100038
编　务　部	（010）58882938，58882087（传真）
发　行　部	（010）58882868，58882870（传真）
邮　购　部	（010）58882873
官 方 网 址	www.stdp.com.cn
发　行　者	科学技术文献出版社发行　全国各地新华书店经销
印　刷　者	北京虎彩文化传播有限公司
版　　　次	2021 年 10 月第 1 版　2021 年 10 月第 1 次印刷
开　　　本	710×1000　1/16
字　　　数	539千
印　　　张	32.75
书　　　号	ISBN 978-7-5189-8310-0
定　　　价	78.00元

《小儿外科手术室护理工作手册》编委会

序

  护理工作是医疗卫生事业的重要组成部分。随着外科学、解剖学及麻醉学等手术相关学科的发展，手术室护理技术水平也不断发展和完善。

  小儿由于生长发育的特点，在生理、认知、社会心理等方面存在较大差异，使其在医疗护理环境中存在更多风险，呈现出和成人护理不同的特点，临床相关技术操作亦是如此。

  手术室是医院实施手术检查、诊断、治疗并担负抢救工作的重要场所，是医院的重要技术部门。作为省级三级甲等儿科教学示范医院的手术室，每天除了要完成大量手术外，还承担着临床实习及地方医院手术室的参观、学习及交流工作。因而，对实施儿科手术室临床技术操作的护理人员提出了更高的专业要求，需要建立一套行之有效的手术室护理操作规范。

  希望本书的出版能够最大限度地避免和减少小儿外科手术室护理操作过程中差错事故的发生，帮助小儿外科手术室护士及时发现异常情况，并根据本书进行处理，从而大大减少小儿外科手术室护理工作安全隐患的发生。通过对本书的学习和应用，小儿外科手术室护士在工作中能够按照程序有条不紊地进行手术配合，提高工作效率。

沛红卫

前　言

　　手术室是进行手术治疗的重要部门，是医院给予高度关注的重要科室。手术护理配合及业务水准都直接影响着手术的成效。随着现代医学的不断发展，手术及麻醉方式的不断改进，仪器设备、手术器材的不断更新，更加要求手术室护士不断提高专业水平，以确保手术的安全性和高效性。

　　本书的编写从小儿的生理特点入手，在实用的基础上力求有代表性。以小儿外科常见手术疾病为主线索，介绍手术室的护理技术操作、手术器械的配备、仪器设备的使用、典型的手术配合、病例讨论及护理查房等。飞速发展的现代医学、不断涌现的高新技术广泛应用于手术室领域，带动了小儿外科手术室护理专业的发展。

　　相信本书对儿科手术室的实际工作等诸多方面有极大的帮助。编者均具有丰富的儿科手术室护理及教学经验，在编写过程中参考了国内外的相关文献资料。全体编者均以科学严谨、高度负责的态度完成了编写工作，但由于编写水平有限，不妥及错误之处恳请批评指正。

编　者

目　录

第一章 绪 论

第一节 小儿年龄分期及生长发育特点

　　小儿与成人不同，处在不断的生长发育过程中，在解剖、生理、营养、代谢、免疫、病理方面都有其特点。小儿生理生化值与成人不同，如心率、呼吸、血压等随年龄增加而变化，新生儿期的电解质、pH 值、外周血红细胞、白细胞计数及白细胞分类均与成人不同。小儿生长较快，对营养物质的需求相对较多，代谢旺盛，体液交换快，但各器官功能较差，因此易出现营养缺乏、代谢紊乱、脏器功能衰竭。在临床医学方面，新生儿及婴儿以先天性、遗传性、感染性疾病多见。小儿疾病临床表现不典型，起病急、进展快、变化多端，易出现并发症，如水、电解质紊乱，酸碱失衡及脏器功能衰竭。小儿各脏器修复能力强，虽然起病急，来势凶猛、病情重，但通过及时治疗恢复也较快，后遗症较少。小儿各年龄分期及其特点如下。

一、胎儿期

　　1. 概念：从受精卵形成到胎儿出生为止称为胎儿期，约 40 周。

　　2. 特点：生长发育迅速，营养完全依赖母体，母体的不利因素可影响胎儿的发育。

　　3. 护理要点

　　（1）预防遗传性疾病与先天性畸形。

　　（2）保证充足营养。

　　（3）保证良好的生活环境。

　　（4）避免妊娠期并发症。

　　（5）预防产时感染。

二、新生儿期

1. 概念：自胎儿娩出脐带结扎到生后满 28 天称为新生儿期。

2. 特点：生理调节和适应能力还不够成熟，发病率、死亡率较高。

3. 护理要点：本阶段加强保暖、喂养、消毒隔离、清洁卫生等护理可明显降低发病率及死亡率。

三、婴儿期

1. 概念：自出生到满 1 周岁之前为婴儿期。

2. 特点：生长发育最快（第一生长发育高峰）。

3. 护理要点

（1）提倡纯母乳喂养至 4 ~ 6 个月。

（2）部分母乳喂养或人工喂养婴儿应正确选择奶方。

（3）3 ~ 4 个月开始添加辅食。

（4）按计划免疫程序完成基础免疫。

四、幼儿期

1. 概念：自 1 周岁后到满 3 周岁前为幼儿期。

2. 特点：智能发育较快，但识别能力较差。

3. 护理要点

（1）保证丰富的营养，重视与幼儿的营养交流，培养幼儿的自我生活能力。

（2）预防龋齿。

（3）预防疾病与意外事故。

五、学龄前期

1. 概念：自 3 周岁后到 6 ~ 7 岁入小学前为学龄前期。

2. 特点：智能发育更完善，有较大的可塑性。

3. 护理要点

（1）注意培养其学习习惯、想象和思维能力，每年体检 1 ~ 2 次，进行常见病的筛查与矫治。

（2）保证充足营养，预防意外事故。

六、学龄期

1. 概念：自入小学前（6～7 岁）到青春期前为学龄期。

2. 特点：除生殖系统外，其他系统均已接近成人，是文化教育的较好时期。

3. 护理要点

（1）培养良好的学习习惯，加强素质教育。

（2）合理安排生活，供给充足营养。

（3）进行法制教育，减少伤残发生。

（4）预防屈光不正、龋齿、缺铁性贫血等常见病的发生。

七、青春期

1. 概念：女孩从 11～12 岁开始到 17～18 岁，男孩从 13～14 岁开始到 18～20 岁称青春期。

2. 特点：此期个体差异较大，最主要的特点是生殖系统迅速发育，为人体生长的第二高峰。

3. 护理要点：合理安排生活，保证充足的营养，提供良好的学习环境，加强法制教育，进行正确的性教育，使其在生理和心理上有正确健康的认识。

第二节 小儿解剖特点

生长发育是指小儿机体的各组织和器官体积增大、形态变化及功能成熟的动态过程，是不同于成人的显著特点。受遗传、性别、营养、环境、疾病、母孕情况的影响，个体差异较大，但有一定的规律。

一、神经系统

小儿大脑皮质功能发育较慢，对刺激耐受能力较低，皮层下中枢的兴奋性较高，其兴奋和抑制过程易扩散，遇到强烈刺激时，容易发生惊厥。

二、呼吸系统

不同年龄小儿的正常呼吸频率和呼吸方式有较大差异，婴幼儿主要以腹式呼吸为主，随着年龄的增长，呼吸频率逐渐减低，由腹式呼吸转为胸式呼吸。

腭扁桃体 1 岁末逐渐增大，在 4～10 岁时发育达高峰，14～15 岁时又逐渐退化，因此扁桃体炎常见于年长儿，而 1 岁以内少见。婴儿咽部富有淋巴组织，咽后壁淋巴组织感染时，可发生咽后壁脓肿。

儿童右侧支气管粗短，走向垂直，因此异物易进入右侧支气管。

婴幼儿胸廓上下径较短，前后径相对较长，呈圆桶状；肋骨呈水平位，膈肌位置较高；呼吸肌发育差。呼吸时胸廓运动幅度小，肺不能充分扩张、通气和换气，易因缺氧和二氧化碳潴留而出现青紫。儿童的纵隔较成人相对大，占胸腔内较大的空间，因而肺的扩张易受到限制。纵隔周围组织松软，富有弹性，在气胸或胸腔积液时易发生纵隔移位。

三、循环系统

小儿的心脏和血管系统出生后随着年龄增加而逐步发育成熟。心脏的位置也随年龄增长而改变，新生儿和 <2 岁婴幼儿的心脏多呈横位，心尖冲动位于左侧第 4 肋间、锁骨中线外侧，心尖部主要为右心室；2 岁以后心脏逐渐由横位转为斜位，3～7 岁心尖冲动已位于左第 5 肋间、锁骨中线处，左心室形成心尖部；7 岁以后心尖位置逐渐移到锁骨中线以内 0.5～1 cm。

四、消化系统

1. 食管：食管长度在新生儿时为 8～10 cm，1 岁时为 12 cm，5 岁时为 16 cm，学龄期儿童为 20～25 cm。食管呈漏斗状，黏膜薄嫩、腺体缺乏、弹力组织和肌层不发达，食管下端贲门括约肌发育不成熟，控制能力差，常发生胃食管反流，一般在 8～10 个月时症状消失。婴儿喂奶时常因吞咽过多空气，而易发生溢奶。

2. 胃：婴儿胃呈水平位，贲门和胃底部肌张力低。幽门括约肌发育较好，故易发生幽门痉挛而出现呕吐。新生儿胃容量为 30～60 mL，1～3 个月为 90～150 mL，1 岁时为 250～300 mL，5 岁时为 700～850 mL，哺乳后不久幽门即开放，胃内容物逐渐流入十二指肠，故实际哺乳量常超过上述胃容量。胃排空时间因食物种类不同而异，水 1.5～2 小时，母乳 2～3 小时，牛乳 3～4 小时。早产儿胃排空慢，易发生胃潴留。

3. 肠：儿童肠管比成人长，一般为身长的 5～7 倍，黏膜血管丰富，肠黏膜肌层发育差，肠系膜柔软而长，固定差，易发生肠套叠和肠扭转。肠壁薄，通透性高，屏障功能差，故肠内毒素、消化不全产物及过敏源等易通过肠黏膜吸收进入体内，引起全身性感染和变态反应性疾病。

4. 肝：年龄越小，肝相对越大，新生儿约为体重的4%。肝的上、下界随年龄而异，正常肝上界在右锁骨中线第5肋间（婴儿在第4肋间）、腋中线第7肋间、背后第9肋间。婴幼儿肝在右肋下可触及。婴儿肝血管丰富，肝细胞再生能力强，但肝功能不成熟，解毒能力差，故在感染、缺氧、中毒等情况下易发生肝大和变性。婴儿期胆汁分泌少，故对脂肪的消化和吸收功能较差。

五、泌尿系统

婴幼儿肾与体重相比，较成人重，肾位置上界较成人高而下界较成人低。

输尿管长而弯曲，管壁肌肉和弹力纤维发育不良，容易受压及扭曲而导致梗阻，引起尿潴留而诱发感染。

小儿膀胱位置较成人高，婴儿膀胱靠近腹前壁，随着年龄增长逐渐降入盆腔内。

新生女婴尿道长仅1 cm（性成熟期3~5 cm），外口暴露且接近肛门，易受细菌污染。男婴尿道虽较长，但常有包茎和包皮过长，尿垢积聚也易引起上行性细菌感染。

六、骨骼系统

小儿骨骼的主要基质是由交错的原始结缔纤维所构成，其弹性好，不易折断。骨骼的组织再生能力强，骨折愈合快。

第二章　液体疗法

第一节　小儿穿刺技术

一、小儿静脉留置管术

【概述】

小儿静脉留置针一方面可以减轻婴幼儿因头皮针反复穿刺带来的痛苦，另一方面也减轻了临床护士工作量，适用于长期静脉输液的婴幼儿。但临床操作时往往是穿刺成功，而失败在固定方面，所以固定的方法和穿刺技术是同等重要的。

【目的】

1. 保持静脉通道通畅，便于抢救、给药等。

2. 减轻患儿痛苦。

3. 增加血容量，维持血压。

4. 补充营养，供给热量。

5. 纠正水、电解质紊乱，维持酸碱平衡。

【适应证】

1. 需要静脉治疗的儿童。

2. 普通头皮钢针难以固定、穿刺困难的儿童。

【评估和准备】

1. 评估患儿身体和用药情况，观察穿刺部位皮肤和静脉情况。

2. 准备

（1）环境准备：保持适宜的环境温度（26~28 ℃），保持安静。

（2）物品准备：治疗盘、输液器、药物、头皮针、备不同规格的留置针、肝素帽、透明敷贴、消毒液、棉签、弯盘、胶布、治疗巾，根据需要备剃刀、肥皂、纱布、固定物。

（3）护士准备：操作前洗手、戴口罩。

【操作步骤】

第一步　穿刺

1. 检查药液、输液器，将输液器针头插入输液瓶塞内，关闭调节器。

2. 核对患儿，查对药液，将输液瓶挂于输液架上，备好留置针，排尽空气，备好胶布。

3. 铺治疗巾于穿刺部位下，选择静脉，扎止血带，消毒皮肤，再次核对。

4. 留置针与皮肤呈15°~30°刺入血管，见回血后再进入少许，保证外套管在静脉内，将针尖退入套管内，将套管针送入血管内，松开止血带，撤出针芯。

第二步　固定

1. 用透明敷贴固定留置针。

2. 在输注液体过程中，头皮针与肝素帽连接处容易松脱，需妥善固定。

3. 患儿年龄较小可选择合适的夹板，将肢体按功能位妥善固定在夹板上。

4. 调节滴速，再次核对。

5. 清理用物，洗手，记录。

第三步　记录与观察

记录留置针留置时间，如出现穿刺点红、肿、热、痛、有渗液、敷贴松脱等情况，应随时处理。

【注意事项】

1. 选择粗直、弹性好、易于固定的静脉，避开关节和静脉瓣。

2. 在满足治疗前提下选用最小型号、最短的留置针。

3. 妥善固定，及时观察。

4. 不应在穿刺肢体一侧上端使用血压袖带和止血带。

5. 用药后应正压封管，根据使用说明定期更换透明敷贴和留置针，敷贴如有潮湿、渗血应及时更换，发生留置针相关并发症应拔管。

二、头皮静脉输液法

【概述】

婴幼儿头皮静脉（图2-1）丰富、表浅，头皮静脉输液方便患儿肢体活动，但头皮静脉输液一旦发生药物外渗，局部容易出现瘢痕，影响皮肤生长和美观，因此目前临床上建议小儿不宜首选头皮静脉输液。上肢静脉为首选，其次可以考虑下肢静脉和其他静脉，最后再视情况选择头皮静脉，包括额上静脉、颞浅静脉等。

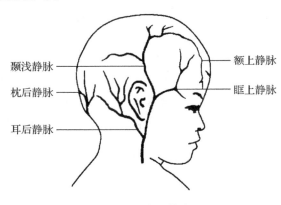

图 2-1　头皮静脉

【目的】

1. 使药物快速进入体内。

2. 补充液体、营养，维持体内电解质平衡。

【适应证】

1. 需要静脉治疗的儿童。

2. 四肢静脉穿刺困难的儿童。

【评估和准备】

1. 评估患儿身体，了解用药情况和头皮静脉情况。

2. 准备

（1）环境准备：保持适宜的环境温度（26~28 ℃），保持安静。

（2）物品准备：治疗盘、输液器、液体及药物、头皮针、消毒液、棉签、弯盘、胶布、治疗巾，根据需要备剃刀、肥皂、纱布、固定物。

（3）护士准备：操作前洗手、戴口罩。

【操作步骤】

第一步　选择合适的血管

1. 检查药液、输液器，按医嘱加入药物。将输液器针头插入输液瓶塞内，关闭调节器。

— 8 —

2. 将治疗巾铺于患儿头部，必要时约束患儿全身，如两人操作，则一人固定患儿头部，另一人立于患儿头端，便于操作。

3. 选择静脉、常选用额上静脉，颞浅静脉及耳后静脉等。根据需要剃去穿刺部位的毛发。

第二步　穿刺

常规消毒皮肤，再次核对后，操作者左手拇、示指固定绷紧穿刺点前后皮肤，右手持留置针在距静脉最清晰点后 0.3 cm 处，针头与皮肤呈 15°~20°角刺入皮肤。沿血管徐徐进针，见回血后再进入少许，保证外套管在静脉内，将针尖退入套管内，将套管针送入血管内，撤出针芯。

第三步　固定

1. 用透明敷贴固定留置针。

2. 在输注液体过程中，头皮针与肝素帽连接处容易松脱，需妥善固定。

3. 调节滴速，再次核对。

4. 清理用物，洗手，记录。

第四步　记录与观察

1. 记录留置针留置时间，如出现穿刺点红、肿、热、痛、有渗液、敷贴松脱等情况，应随时处理。

2. 患儿头部易出汗，及时观察贴膜固定情况，不牢固时及时更换。

【注意事项】

1. 注意区分头皮动静脉。

2. 密切观察输液是否通畅，局部是否肿胀，特别是输注刺激性较强的药物时，应注意观察。

3. 头皮针和输液管的固定应牢固，防止头皮针移动脱落。

三、股静脉穿刺术

【目的】

采集血标本。

【适应证】

1. 婴幼儿静脉采血。

2. 介入治疗。

【评估和准备】

1. 评估患儿身体，检查项目和穿刺部位皮肤情况。

2. 准备

（1）环境准备：保持适宜的环境温度（26～28 ℃），保持安静。

（2）物品准备：治疗盘、注射器、消毒液、棉签、采血管、弯盘。

（3）护士准备：操作前洗手、戴口罩。

【操作步骤】

第一步　定位穿刺点

1. 核对、协助患儿取仰卧位。固定大腿外展成蛙形，暴露腹股沟穿刺部位。

2. 消毒患儿穿刺部位及护士左手示指。

3. 在患儿腹股沟中、内 1/3 交界处，以左手示指触及股动脉搏动处。

第二步　穿刺

1. 右手持注射器于股动脉搏动点内侧 0.3～0.5 cm 处垂直穿刺（或腹股沟内侧 1～3 cm 处与皮肤呈 45°角斜刺）（图 2-2），边向上提针边抽回血。

2. 见回血后固定针头，抽取所需血量。

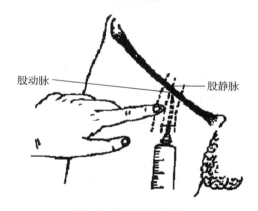

股动脉　　　　　　　　　　股静脉

图 2-2　股静脉穿刺点

第三步　压迫止血

1. 拔针，压迫穿刺点 5 分钟止血。

2. 取下针头，将血液沿采血管壁缓慢注入。

3. 再次核对，清理用物，洗手，记录。

第四步　记录与观察

记录采血时间，观察采血点的情况，如有出血、血肿应随时处理。

【注意事项】

1. 有出血倾向及血液病患儿，严禁腹股沟穿刺。

2. 穿刺误入股动脉，应延长加压时间。避免揉搓，以免引起出血或形成血肿。

3. 穿刺过程中注意观察患儿反应，若穿刺失败，不宜多次反复穿刺，以免局部形成血肿。

四、动脉穿刺术

【概述】

动脉穿刺术是危重症监护中一项重要的技术，通过桡动脉、肱动脉、股动脉、足背动脉等部位留置导管，进行连续直接动脉血压监测，及时准确反映患儿血压动态的变化。从动脉置管处也可以采集血液标本，避免频繁动脉穿刺给患儿带来疼痛或血管壁损伤。

【目的】

1. 提供准确、可靠和连续的动脉血压数据，有助于判断患儿的心肌收缩功能、心排血量、血容量以及外周血管阻力。

2. 通过动脉置管采集血液标本或进行检查。

【适应证】

1. 术中需要严密监测动脉血压的危重手术。

2. 术中、术后需要进行血液稀释、药物调控血压和低温麻醉。

3. 术中可能出现大出血。

4. 动脉采集进行实验室检查，如血气分析。

5. 行选择性动脉造影术或其他治疗。

【评估和准备】

1. 评估患儿身体，检查项目和穿刺部位皮肤情况。

2. 准备

（1）环境准备：保持适宜的环境温度（26~28 ℃），保持安静。

（2）物品准备：治疗盘、注射器、消毒液、棉签、采血管、弯盘。

（3）护士准备：操作前洗手、戴口罩。

【操作步骤】

第一步 定位穿刺点

1. 腕下垫小垫枕，常规皮肤消毒。

2. 操作者站立于患儿穿刺侧，消毒左手示指和中指，在桡侧腕关节上2 cm 动脉搏动明显处固定欲穿刺的动脉。

第二步　穿刺

1. 右手持注射器（肝素生理盐水冲洗），在两指之间垂直或与动脉走向呈 40°刺入。如见鲜红色血液直升入注射器，表示已刺入动脉。

2. 用左手固定原穿刺针的方向及深度，右手以最快速度注射药液或采血。

第三步　压迫止血

操作完毕，迅速拔除针头，局部加压不得少于 5 分钟。

第四步　记录与观察

记录采血时间，观察采血点的情况，如有出血、血肿应随时处理。

【注意事项】

1. 严格无菌操作，以防感染。

2. 如抽出暗黑色血液表示误入静脉，应立即拔除，压迫穿刺点 3 ~ 5 分钟。

3. 一次穿刺失败，切勿反复穿刺，以防损伤血管。

4. 穿刺后妥善压迫止血，防止局部血栓形成。

第二节　小儿围术期液体管理

一、概述

小儿围术期液体管理不当，液体输入过多或不足，未及时纠正水与电解质紊乱，均可引起诸多问题，较成人更易危及生命。

二、小儿液体管理特点

要实现小儿液体的正确管理，须首先了解小儿的生理特点以及伴随其生长发育所发生的变化。

（一）体液总量和分布

体液占人体体重的一半以上，在胎儿期到儿童期的生长发育过程中，机体体液的比例发生着巨大的变化。年龄越小，体液所占体重比例越大，主要是间质液量的比例较高，而血浆和细胞内液量的比例与成人相近（表 2-1）。

表 2-1 不同年龄的体液分布（占体重的百分比）

体液分布	新生儿	1 岁	2～14 岁	成人
体液总量	80	70	65	55～65
细胞内液	35	40	40	40～45
细胞外液	45	30	25	15～20
间质液	40	25	20	10～15
血浆	5	5	5	5

（二）各年龄组体液代谢的特点

1. 新生儿期：出生后的最初几天内，水的丢失可使体重下降 5%～15%。出生第 1 天的液体需要量相对较低，数天后液体丢失及需要量相对增加，每日水转换率（100 mL/kg）亦明显高于成人（35 mL/kg），体液总量、细胞外液和血容量与体重之比均大于成人。

新生儿心血管代偿能力差，两侧心室厚度相近，液体过负荷易出现全心衰。如体液丢失过多，易致低血容量、低血压，严重者可使肺血流量减少，引起低氧血症和酸中毒，致使动脉导管开放并可能恢复胎儿循环。

新生儿肾脏发育尚未完善，肾小球滤过率仅为成人的 15%～30%，肾小管未充分发育，肾脏维持水和电解质正常的能力比成人差。

2. 婴儿期：对容量过多的耐受性仍然较差，虽然发生全心衰的概率比新生儿低，但仍易发生心力衰竭。肾脏对水、电解质的调节能力较差。婴儿体内液体不足时，易致代谢性酸中毒和高渗性脱水。

3. 幼儿期：机体各器官的功能逐步接近成人水平，在不同前、后负荷情况下，维持正常心排出量的能力以及肾小球的滤过率和肾小管的浓缩功能已接近成人，对液体的管理与成人相似。

三、围术期输液和输血

小儿围术期液体治疗的目的在于提供基础代谢的需要（生理需要量），补充术前禁食和围手术期的损失量，维持电解质、血容量、器官灌注和组织氧合正常。

（一）术前评估

择期手术的患儿，因术前禁食多有轻度液体不足。对于健康的患儿，缩短术前禁食时间，术前 2 小时饮用清饮料，可以让患儿更舒适并改善机体容量，这对于婴幼儿更为重要。

严重创伤，肠梗阻，伴有胸腔积液、腹腔积液的患儿可能存在进行性的血容量丢失和第三间隙的液体转移。术前有发热、呕吐和腹泻等临床情况者可伴有不同程度的脱水。婴幼儿可通过观察黏膜、眼球张力和前囟饱满度对失水程度进行粗略评估。儿童体重减轻是判断脱水的良好指征。尿量是评估和治疗脱水的重要指标。进一步的生化检查有助于确定脱水的性质（表2–2）。

表 2–2　新生儿和婴幼儿脱水程度的评估

体征与症状	轻度	中度	重度
失水量占体重比例	3%～5%	6%～9%	>10%
全身情况	激惹，不安	口渴，嗜睡	冷，虚汗，虚弱
脉搏	正常	快，细弱	快，微弱
呼吸	正常	深，快	深，快
囟门	正常	凹陷	极度凹陷
收缩压	正常	正常或降低	降低，难于测定
皮肤张力	正常	减弱	明显减弱
眼睛	正常	凹陷，干燥	交叉性凹陷
黏膜	潮湿	干燥	极度干燥
尿量	正常	减少	色暗少尿，无尿
毛细血管充盈时间	正常	<2 秒	>3 秒
估计失水量	30～50 mL/kg	60～90 mL/kg	100 mL/kg

（二）输液量的确定

1. 维持性输液：补充生理需要量，可根据体重、热卡消耗和体表面积计算。手术期间根据患儿体重按小时计算（表2–3）。

表 2–3　小儿维持液体需要量

体重	每小时液体需要量	每日液体需要量
0～10 kg	4 mL/kg	100 mL/kg

体重	每小时液体需要量	每日液体需要量
10 ~ 20 kg	40 mL + 2 mL/kg*	1000 mL + 50 mL/kg*
>20 kg	60 mL + 1 mL/kg**	1500 mL + 25 mL/kg**

* （体重 - 10）部分，每千克增加量；

** （体重 - 20）部分，每千克增加量。

例如：15 kg 小儿，每小时水需要量 = $(4 \times 10) + (2 \times 5) = 50$ mL；

每日水需要量 = $(100 \times 10) + (50 \times 5) = 1250$ mL。

2. 补充性输液：补充不正常的失水，包括禁食、消化液丢失（腹泻、呕吐、胃肠引流等）、手术创伤等导致的局部液体丢失或失血。

（1）补充因术前禁食引起的缺失量。

按禁饮时间计算需补充的缺失量，即生理需要量×禁饮时间。计算得出缺失量，在手术第 1 个小时补充半量，余下液量在随后 2 小时内输完。

（2）补充不同手术创伤引起的液体丢失（如体腔开放、浆膜下液体积聚等）。

一般小手术 2 mL/（kg·h）、中等手术 4 mL/（kg·h）和大手术 6 mL/（kg·h），腹腔大手术和大面积创伤时失液量可高达 15 mL/（kg·h）。

（三）液体管理

1. 体重：除青少年外，液体管理和药物使用以体重为基础（表 2-4）。

表 2-4　正常平均体重

年龄	体重（kg）
新生儿	3.5
3 个月	6
6 个月	7 ~ 8
9 个月	9
12 个月	10
2 ~ 9 岁	（年龄×2）+9

2. 液体需要

（1）手术期间液体需要包括维持量、缺失量、不显性失水和失血。

● 每小时液体维持量（Holliday Segar 法）见表 2-5。

表 2-5 每小时维持液体需要量

体重	mL/（kg·h）
第一个 10 kg	4
第二个 10 kg	2
剩余的每千克	1

- 缺失量是禁食小时数 × 每小时需要量 + 术前便、尿或蒸发丢失。
- 不显性失水是以切口大小、肠道暴露、发热和呼吸频率为基础估计，不显性失水可达 10 ~ 15 mL/（kg·h）。
- 失血以失血量 3 倍的晶体代替。

（2）针对已禁食小儿的手术。

- 通常建议快速给予 10 mL/kg 等张液，随后 1 ~ 2 小时补足剩余的液体缺失。
- 是否给予禁食患儿葡萄糖以预防低血糖，取决于年龄和营养状态。

a. 麻醉下小儿低血糖的风险通常高于高血糖。

b. 快速补液和不显性失水用乳酸林格液或生理盐水。

c. 20 kg 以下的小儿使用滴定装置，容量室充盈不超过 10 mL/kg。

d. 假如患儿正在接受肠外营养，术中继续输注并检测血糖。

e. 所有管道去空气，均无气泡。

（四）血制品管理（表2-6）

表 2-6 估计出血量

年龄	出血量（mL/kg）
早产儿	100
足月新生儿	90
3 ~ 12 个月	80
1 岁	75
青少年	65 ~ 70

红细胞：每 10 ~ 15 mL/kg 提高血红蛋白 1 ~ 2 g/dL；

血小板：1 U/10 kg。

四、液体类别的选择

1. 低张性液体：原则上维持性补液可选用轻度低张液，但大量输注容易导致术后低钠血症，甚至引起脑损伤，对小儿是非常危险的。术中、术后不推荐使用低张性液体，应加强对血浆电解质的监测。

2. 等张性液体：等渗液的丢失继发于创伤、烧伤、腹膜炎、出血和消化道的液体丢失，术中所有的体液丢失都应以等张溶液补充。

3. 葡萄糖液：大多数儿童对手术刺激有高血糖反应，而输入含糖溶液将加重血糖的升高。小儿在手术过程中不建议常规输注葡萄糖液，但要注意以下几点。

（1）多数患儿术中给予无糖溶液，注意监测血糖。

（2）低体重儿、新生儿或长时间手术的患儿应采用含糖（1%～2.5%葡萄糖）维持液，并应监测血糖。

（3）早产儿、脓毒症新生儿、糖尿病母亲的婴儿及接受全肠道外营养的儿童，术中可用2.5%～5%葡萄糖溶液，应监测血糖水平，并监测电解质，因为应用过程可能导致高糖血症和低钠血症，避免单次静脉注射高渗葡萄糖。

（4）术前已输注含糖液的早产儿和新生儿术中应继续输注含糖液。

五、常用的溶液及其配置

（一）非电解质溶液

常用的非电解质溶液有5%的葡萄糖溶液和10%的葡糖糖溶液，主要供给水分和供应部分热量。

（二）电解质溶液

主要用于补充损失的液体、电解质和纠正酸碱失衡。

1. 生理盐水（0.9%氯化钠溶液）：为等渗溶液，常与其他液体混合后使用，其含Na^+和含Cl^-量各为154 mmol/L。

2. 高渗氯化钠溶液：常用的有3%氯化钠溶液和10%氯化钠溶液，均为高浓度电解质溶液，3%氯化钠溶液用于纠正低钠血症，10%氯化钠用于配置各种混合液。

3. 碱性溶液：用于纠正酸中毒。

（1）碳酸氢钠溶液：可直接增加缓冲碱，纠正酸中毒，是治疗代谢性酸中毒的首选药物，1.4%碳酸氢钠溶液为等渗液，5%碳酸氢钠溶液为等张液。

（2）乳酸钠：需在有氧的条件下经肝脏代谢产生HCO_3^-而起缓冲作用，

在休克、缺氧、肝功能不全、新生儿期或乳酸潴留性酸中毒时不宜使用。

（3）氯化钾溶液：用于补充钾、生理需要和继续丢失的钾。常用的有10%氯化钾溶液和15%氯化钾溶液，均不能直接使用，须稀释成0.15%～0.3%溶液静脉点滴。

（三）混合溶液

为适应临床不同情况的需要，将几种溶液按一定比例配制成不同的混合液（表2-7、表2-8），以互补其不足。

表2-7　几种常用混合溶液组成

混合溶液	生理盐水	5%～10%葡萄糖	1.4%碳酸氢钠	张力	应用
1∶1	1	1	—	1/2	轻、中度等渗脱水
2∶1	2	—	1	等张	低渗或重度脱水
2∶3∶1	2	3	1	1/2	轻、中度等渗脱水
4∶3∶2	4	3	2	2/3	中度、低渗脱水
1∶2	1	2	—	1/3	高渗脱水
1∶4	1	4	—	1/5	生理需要

表2-8　儿童常用混合溶液的简易配制

液体名称	配制方法（以总液量100 mL为例）
1∶2液	0.9%氯化钠66 mL + 10%葡萄糖25 mL + 5%碳酸氢钠9 mL
1∶4液	0.9%氯化钠20 mL + 10%葡萄糖80 mL

例题：配制2∶1液100 mL

2∶1液指2份生理盐水+1份等渗碱性液，共3等份。

（1）首先计算出每份液量，$100 \div 3 \approx 33$ mL。

（2）2份生理盐水所需量为33 mL $\times 2$ 份 $= 66$ mL。

（3）1份等渗碱性液，用5% $NaHCO_3$ 配置需要量$33 \div 3.5 \approx 9$ mL 加10%葡萄糖溶液25 mL。

六、输液注意事项

1. 小儿输液的安全范围小，婴幼儿更为明显，计算补液总量时应包括稀释药物在内的液体量。建议婴幼儿术中补液使用输液泵控制或选用带有计量的输液器。

2. 补液速度取决于失水的严重程度，根据患儿病情缓急、严重程度等具体情况，强调个体化输液，根据患儿对补液的反应及时对补液量和速度做出调整。

第三章 麻醉配合

第一节 小儿麻醉气道和呼吸管理

一、小儿气道解剖生理特点（表3-1，表3-2）

声带在 $C_3 \sim C_4$ 水平、枕部突出、舌大、会咽大成 Ω 形、气道最窄处位于声带之下（位于环状软骨）。

表3-1 小儿气道解剖特点

位置	特点
头颈	头大颈短，颈部肌肉发育不完全，易呼吸道阻塞
鼻	鼻孔狭窄，是6个月内小儿的主要呼吸通道
舌咽	口小舌大咽狭小，扁桃体和腺样体在4~6岁时达最大形状
喉	位置高，会厌长而硬，喉腔狭小呈漏斗形（环状软骨水平）
气管	3个月以下气管短，平均长度5.7 cm，面罩通气易胃扩张和反流误吸
肺	发育不完善，含气少血多，易感染、肺不张、肺气肿及广泛肺泡萎陷、肺顺应性下降（早产儿肺表面活性物质不足）
胸廓	相对狭小呈桶状，骨及呼吸肌不发达，肋骨水平位，呼吸靠膈肌上下运动，易受腹胀等影响
纵隔	占据胸腔较大空间，限制肺脏扩张。周围组织柔软疏松，积液、气胸和肺不张时易纵隔器官移位

表3-2 小儿气道生理特点

类别	特点
呼吸频率	年龄越小呼吸频率越快，储备能力差

续表

类别	特点
呼吸节律	中枢发育不完善，调节功能差，迷走神经兴奋，易出现呼吸节律不齐、间歇呼吸及呼吸暂停
呼吸功能	年龄越小潮气量越小（6~8 mL/kg），无效腔轻微增加可严重威胁气体交换
氧耗和氧储蓄	氧耗增加和氧储蓄低，心动过缓是对缺氧的主要反应，心率是心排出量的主要决定因素

儿童气道与成人气道在解剖学上有明显不同，见表3-3。

表3-3　儿童气道与成人气道在解剖学上明显不同

参数	差异	麻醉提示
头围	相对于身体其余部分很大，枕部大	注意头颈部保持在直线上（可能需要肩垫）
舌尺寸	相对于口腔较大	气道看上去更加靠前，咽后部置入口咽通气道可有助于面罩通气
气道形状	狭窄，长，会厌折叠，小于8岁的儿童的气道最狭窄处位于环状软骨	直喉镜片更佳，有助于婴儿的会厌上抬

喉头更高——C_2（儿童）vs. C_5（成人）

儿童喉器官多是软骨，杓状软骨非常突出。

二、小儿困难气道常见的原因

1. 头面部及气道解剖畸形：脑脊膜膨出、小颌畸形（如 Pierre-Robin 综合征）、严重的先天性唇腭裂、先天性气管狭窄、食管气管瘘等。

2. 炎症：如会厌炎、颌下脓肿、扁桃体周围脓肿、喉乳头状瘤等。

3. 肿瘤：舌、鼻、口底、咽喉及气管的良性、恶性肿瘤，颈部和胸部的血管瘤、淋巴管瘤及肿瘤也可压迫气道。

4. 外伤或运动系统疾病：如颌面部外伤、烧伤后的瘢痕挛缩、强直性脊椎炎、颞下颌关节病变、颈部脊柱脱位或骨折等。

三、小儿困难气道的评估

1. 有无气管插管困难的经历、气道手术史；是否为早产儿；有无呼吸系统疾病及感染、过敏病史；有无哭闹、压迫气管所致的体位性呼吸困难、端坐呼吸、喘鸣，何种体位可以最大限度缓解呼吸困难。

2. 有无睡眠异常表现，如睡眠不安宁、出现颈伸长头后仰的睡姿；有无梦游或与气道阻塞相关的遗尿症状；有无打鼾或睡眠呼吸暂停综合征；睡眠时有无特殊体位。

3. 有无小儿进食时间延长、吞咽时伴呛咳或恶心、呼吸困难或不能耐受运动的病史。

四、小儿困难气道麻醉前准备

1. 麻醉前准备好气道处理的工具，检查麻醉机、呼吸回路、面罩、口咽和鼻咽通气道以及喉镜、光棒、可视喉镜、纤维支气管镜、各种型号的加强型气管导管、插管探条、喉罩、吸引器等，确保其功能正常，随手可得。准备一辆专门处理"困难气道"的推车或箱子，内装上述气道处理的工具。

2. 术前应用抗胆碱类药减少口咽分泌物和喉痉挛；不宜使患儿过分镇静，必要时在监测下使用小剂量的抗焦虑药；若没有禁食的急诊患儿，术前应插入胃管行胃肠道减压，给予 H_2 阻滞剂和静脉注射甲氧氯普胺。

第二节　新生儿和低体重新生儿麻醉特点

一、概述

新生儿是指产后 28 天内的小儿，孕龄 < 37 周出生者为早产儿，孕龄 > 42 周者为过期产儿，介于之间的为足月儿。孕龄 23 ~ 27 周出生者为极低胎龄新生儿。低体重新生儿指出生 1 小时内体重不足 2500 g 的新生儿。由于其具有特殊的解剖特点，生理发育尚不完全成熟，生理储备功能低下，且常伴有各种并发症，新生儿对手术麻醉的耐受性差，术中术后并发症和意外的发生率高。

二、新生儿期与麻醉相关常见疾病的病理生理特点

1. 呼吸窘迫综合征：新生儿和低体重新生儿呼吸功能常不稳定，容易发生呼吸暂停，主要与呼吸中枢及呼吸器官未发育成熟有关。尤其是低体重新生儿，由于肺泡表面活性物质少，肺泡表面张力增加，因而容易导致呼吸窘迫综合征。

2. 支气管肺发育不良：支气管肺发育不良是早产儿的一种慢性肺部病变。支气管肺发育不良的发生，可能与慢性炎症或感染有关。早产儿肋间肌发育极差，加之膈肌Ⅰ型纤维少，因此易发生呼吸衰竭。

3. 胎粪吸入性综合征：也称为胎粪吸入性肺炎，主要是胎儿在宫内或出生过程中吸入染有胎粪的羊水，发生气道阻塞、肺内炎症和一系列全身症状，严重者发展成呼吸衰竭或死亡，多见于足月儿和过期产儿。主要表现为呼吸功能不全和窒息。

4. 动脉导管未闭：主动脉和肺动脉之间存在的动脉导管保留着左向右分流的胎儿式循环，动脉导管解剖性闭合发生在出生后2～3周，此时循环称过渡性循环。这种过渡性循环的时间延长，进一步引发或加剧高碳酸血症、低氧血症，并可导致酸中毒、低温和充血性心力衰竭。

5. 胃食管反流：新生儿食管的解剖与功能发育不完善，食管短小，括约肌薄，食管远端第三段蠕动容积相对不足，故新生儿反流误吸率高，严重的可致吸入性肺炎、气道痉挛及呼吸窘迫等。

三、新生儿生理特点相应的麻醉管理点

1. 心血管
- 新生儿氧耗 = 7～9 mL/（kg·min），而成人氧耗 = 3 mL/（kg·min）。
- 新生儿静息心排血量比成人更接近最大心排血量，新生儿每克心脏组织比成人具有的收缩能力更小。
- ◆麻醉相关
- 新生儿的心排血量被认为是心率依赖性。
- 新生儿心脏储备有限，因为其心排血量基线高。

2. 肺
- 以体重为标准，新生儿和成人的潮气量是相似的。
- 新生儿正常潮气量呼吸时会产生闭合容量。

- 新生儿肋骨柔软，不利于用力呼吸。
- 新生儿隔膜的 I 型慢收缩纤维相对少。

◆麻醉相关

- 高氧耗，低 FRC 和高闭合容量使新生儿氧饱和度容易快速下降。
- 高分钟通气量/FRC 致吸入诱导和苏醒迅速。
- 新生儿肋软骨柔软和 I 型慢收缩纤维少，用力呼吸时，更易疲劳。

3. 肾脏

- 新生儿比成人肾血流量低，所以肾小球过滤也低。
- 新生儿肾小管细胞不成熟，对醛固酮的反应减弱。

◆麻醉相关

- 与成人相比，从尿排泄的药物对新生儿有长期影响。
- 新生儿重吸收钠的能力有限，没有钠补充，易发生低钠。

4. 内分泌

- 在子宫，葡萄糖通过胎盘从母体转运到胎儿，维持新生儿血糖水平。
- 出生后，新生儿通过糖原分解，维持血糖正常。

◆麻醉相关

- 新生儿糖原储备少，没有足够的外援补充，容易低血糖。
- 这个问题在糖尿病母亲的婴儿、小孕周新生儿和早产新生儿中特别常见。

5. 体温和液体丢失

- 新生儿体表面积/容量比例大，经辐射和对流导致的热量丢失增加。
- 高呼吸频率导致气道蒸发的热丢失增加。
- 早产儿通过皮肤蒸发热量丢失的风险极高。
- 新生儿对低体温的影响非常敏感，因为他们对产热的氧需增加补偿困难。

四、麻醉前保暖

新生儿和低体重新生儿在麻醉期间易发生体温下降。应准备各种保温措施，如使用适当转运设备并在转运期间注意给予保暖、暖风毯或照射加温、对皮肤消毒液进行加温、吸入经过加温湿化的麻醉气体、保持手术室的温度、所输液体和血制品加温等。手术室的温度应该维持在 26 ~ 30 ℃。术中注意持续监测体温。

五、麻醉后并发症及其处理

1. 术后呼吸暂停：新生儿，尤其是低体重或有窒息史的新生儿，术后发生呼吸暂停的概率增加。由于术后呼吸暂停的高发性与病情的严重性，应加强术后心肺功能的监测，协助患儿安全渡过窒息的高风险期。

2. 低体温：低体温有很大的危险性，可间接导致代谢率和氧耗量增加而引起低氧血症、酸中毒和呼吸暂停。低体温时，许多药物尤其是肌松药和麻醉药的作用时间将明显延长，导致苏醒延迟。因此术中和术后应注意保温。

3. 反流误吸：由于新生儿的生理及解剖特点，在麻醉苏醒期发生反流误吸的概率并不低，尤其是在某些腔镜和长时间的手术。

第三节　新生儿复苏

一、复苏原则

在 ABCD 复苏原则下，新生儿复苏可分为 4 个步骤：①快速评估（或有无活力评估）和初步复苏。②正压通气和脉搏血氧饱和度监测。③气管插管正压通气和胸外按压。④药物和（或）扩容。

二、新生儿复苏

（一）复苏准备

1. 人员：每次分娩时至少有 1 名熟练掌握新生儿复苏技术的医护人员在场，其职责是照料新生儿。高危孕妇分娩时需要组成有儿科医师参加的复苏团队。多胎妊娠孕妇分娩时，每名新生儿都应有专人负责。

2. 物品：新生儿复苏设备和药品齐全，单独存放，功能良好。

（二）复苏基本程序

评估－决策－措施的程序在整个复苏中不断重复。评估主要基于以下 3 个体征：呼吸、心率、血氧饱和度。通过评估这 3 个体征中的每一项来确定每一步骤是否有效。其中，心率对于决定进入下一步骤是最重要的。

（三）复苏步骤

1. 快速评估

生后立即快速评估 4 项指标：①足月吗？②羊水清吗？③有哭声或呼吸吗？④肌张力好吗？如 4 项均为"是"，应快速彻底擦干，和母亲皮肤接触，进行常规护理。如 4 项中有 1 项为"否"，则需复苏，进行初步复苏。如羊水有胎粪污染，进行有无活力的评估及决定是否气管插管吸引胎粪。

2. 初步复苏

（1）保暖：温度设置为 25～28 ℃。提前预热辐射保暖台，足月儿辐射保暖台温度设置为 32～34 ℃，或腹部体表温度为 36.5 ℃；早产儿根据其中性温度设置。用预热毛巾包裹新生儿放在辐射保暖台上，注意擦干头部和保暖。有条件的医疗单位复苏胎龄 <32 周的早产儿时，可将其头部以下躯体和四肢放在清洁的塑料袋内，或盖以塑料薄膜置于辐射保暖台上，摆好体位后继续初步复苏的其他步骤。避免高温，防止引发呼吸抑制。

（2）体位：置新生儿头轻度仰伸位（鼻吸气位）。

（3）吸引：必要时用吸球或吸管（12 F 或 14 F）先口咽后鼻清理分泌物。过度用力吸引可导致喉痉挛，并刺激迷走神经，引起心动过缓和自主呼吸延迟出现。应限制吸管的深度和吸引时间（<10 s），吸引器负压不超过 100 mmHg（1 mmHg = 0.133 kPa）。

（4）羊水胎粪污染时的处理：当羊水胎粪污染时，仍首先评估新生儿有无活力：新生儿有活力时，继续初步复苏；新生儿无活力时，应在 20 s 内完成气管插管及用胎粪吸引管吸引胎粪。如果不具备气管插管条件，而新生儿无活力时，应快速清理口鼻后立即开始正压通气。

（5）擦干和刺激：快速彻底擦干头部、躯干和四肢，拿掉湿毛巾。彻底擦干即是对新生儿的刺激以诱发自主呼吸。如仍无呼吸，用手轻拍或手指弹患儿足底或摩擦背部 2 次以诱发自主呼吸。如这些努力无效表明新生儿处于继发性呼吸暂停，需要正压通气。

3. 正压通气

新生儿复苏成功的关键是建立充分的通气。

（1）指征：①呼吸暂停或喘息样呼吸。②心率 <100 次/分。对有以上指征者，要求在"黄金一分钟"内实施有效的正压通气。如果新生儿有呼吸，心率 >100 次/分，但有呼吸困难或持续发绀，应清理气道，监测脉搏血氧饱和度，可常压给氧或给予持续气道正压通气，特别是早产儿。

（2）气囊面罩正压通气：

①压力：通气压力需要 20～25 cmH$_2$O（1 cmH$_2$O = 0.098 kPa），少数病情严重的初生儿可用 2～3 次 30～40 cmH$_2$O 压力通气。

②频率：40～60 次/分。

③用氧：无论足月儿或早产儿，正压通气均要在脉搏血氧饱和度仪的监测指导下进行。足月儿开始用空气进行复苏，早产儿开始给 21%～40% 浓度的氧。

④评估心率：可触摸新生儿的脐带搏动或用听诊器听诊新生儿心跳，计数 6 s，乘 10 即得出每分钟心率的快速估计值。

⑤判断有效通气：开始正压通气时即刻连接脉搏血氧饱和度仪，并观察胸廓是否起伏。有效的正压通气表现为胸廓起伏良好，心率迅速增快。

⑥矫正通气步骤，如达不到有效通气，需矫正通气步骤，包括检查面罩和面部之间是否密闭，再次通畅气道及增加气道压力。矫正通气后如心率 < 100 次/分，可进行气管插管或使用喉罩气道。

⑦评估及处理：经 30 s 有效正压通气后，如有自主呼吸且心率 ≥ 100 次/分，可逐步减少并停止正压通气，根据脉搏血氧饱和度值决定是否常压给氧；如心率 < 60 次/分，应气管插管正压通气并开始胸外按压。

⑧其他：持续气囊面罩正压通气（> 2 分）可产生胃充盈，应常规经口插入 8 F 胃管，用注射器抽气并保持胃管远端处于开放状态。

三、胸外按压

1. 指征：有效正压通气 30 s 后心率 < 60 次/分。在正压通气同时须进行胸外按压。

2. 要求：此时应气管插管正压通气配合胸外按压，以使通气更有效。胸外按压时给氧浓度增加至 100%。

3. 方法：胸外按压的位置为胸骨下 1/3（两乳头连线中点下方），避开剑突。按压深度约为胸廓前后径的 1/3。按压和放松的比例为按压时间稍短于放松时间，放松时拇指或其他手指应不离开胸壁。

按压的方法有拇指法和双指法。①拇指法：双手拇指的指端按压胸骨（图 3-1），根据新生儿体型不同，双拇指重叠或并列，双手环抱胸廓支撑背部。②双指法：右手示指和中指 2 个指尖放在胸骨上进行按压，左手支撑背部。因为拇指法能产生更高的血压和冠状动脉灌注压，操作者不易疲劳，加之采用气管插管正压通气后，拇指法可以在新生儿头侧进行，不影响脐静脉插管，是胸外按压的首选方法。

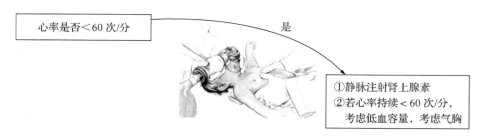

心率是否＜60 次/分　　　　是

①静脉注射肾上腺素
②若心率持续＜60 次/分，考虑低血容量，考虑气胸

图 3-1　双拇指按压与正压通气

4. 胸外按压和正压通气的配合：胸外按压时应气管插管进行正压通气。由于通气障碍是新生儿窒息的首要原因，因此胸外按压和正压通气的比例应为 3∶1，即 90 次/分按压和 30 次/分呼吸，达到每分钟约 120 个动作。每个动作约 1/2 s，2 s 内 3 次胸外按压加 1 次正压通气。45 ~ 60 s 重新评估心率。

四、复苏药物

新生儿复苏时，很少需要用药。新生儿心动过缓通常是由于肺部通气不足或严重缺氧，纠正心动过缓的最重要步骤是充分的正压通气。

1. 肾上腺素：①指征：45 ~ 60 s 的正压通气和胸外按压后，心率持续＜60 次/分。②剂量：新生儿复苏应使用 1∶10 000 的肾上腺素。静脉用量 0.1 ~ 0.3 mL/kg；气管内用量 0.5 ~ 1 mL/kg。必要时 3 ~ 5 min 重复 1 次。③给药途径：首选脐静脉给药。如脐静脉插管操作尚未完成或没有条件做脐静脉插管时，可气管内快速注入，若需重复给药，则应选择静脉途径。

2. 扩容剂：①指征：有低血容量、怀疑失血或休克的新生儿在对其他复苏措施无反应时。②扩容剂：推荐生理盐水。③方法：首次剂量为 10 mL/kg，经脐静脉或外周静脉 5 ~ 10 min 缓慢推入。必要时可重复扩容 1 次。

第四节 小儿麻醉前准备

一、麻醉前禁食

全身麻醉药物可使机体保护性的呛咳及吞咽反射减弱或消失，食道括约肌的松弛使得胃内容物极易反流至口咽部。手术治疗或检查患儿在接受深度镇静或全身麻醉时，一旦反流物误吸入呼吸道内，可引起呼吸道梗阻和吸入性肺炎，导致患儿通气与换气功能障碍，治疗困难，死亡率极高。局部麻醉的患儿在围麻醉期接受静脉镇静镇痛药物后，其发生反流误吸的风险较高。麻醉相关反流误吸的发生率依次为新生儿 > 儿童 > 成人。

对于婴幼儿、儿童传统的禁食时间过长（术前晚 10 时后禁食），可使患儿口渴和饥饿等不适感加重，造成患儿不必要的哭闹或烦躁，严重时还可出现低血糖和脱水。

二、麻醉前禁食的目的

1. 减少胃内容物容量，防止胃酸 pH 值过低，减少围术期胃内容物反流而导致的误吸等相关呼吸系统并发症风险，或降低其严重程度。

2. 防止过度脱水，维持血流动力学稳定。

3. 防止低血糖。

4. 防止过度禁食所致的饥饿、恶心、呕吐及烦躁不安等不适感。

三、手术麻醉前禁食时间

手术麻醉前禁食时间，是指患儿需接受手术及相关操作时，实施麻醉前禁止经口摄入液体或固体食物的规定时间。日常膳食中的主要成分为碳水化合物、脂肪和蛋白质。由于它们的化学结构不同，在胃内被排空的时间和消化吸收部位也不同。因此，需根据摄入食物种类的不同而制定不同的禁食时间（表3-4）。

表3-4 清饮料及不同食物建议禁食时间

项目	禁食时间
清饮料	≥2 h

项目	禁食时间
母乳	新生儿和婴幼儿≥4 h
配方奶或牛奶	≥6 h
淀粉类固体食物	≥6 h
脂肪及肉类固体食物	≥8 h

四、禁食注意事项

1. 规定的禁食时间仅适用于无胃肠道动力障碍的患儿。

2. 婴儿及新生儿因糖原储备少，禁食 2 h 后可在病房内静脉输注含糖液体，以防止发生低血糖和脱水。急诊手术在禁食时也应补充液体。糖尿病患儿手术时间应尽可能安排在第一台，如若不能，可在病房内静脉输注液体，并注意监测血糖。

3. 患儿在术前 2 h 口服碳水化合物溶液可以防止脱水，提高循环稳定性，降低术后恶心、呕吐的发生，同时降低术后胰岛素抵抗的发生。

4. 术前需口服用药的患儿，允许在术前 1~2 h 将药片研碎后服下并饮入 0.25~0.5 mL/kg 清水，但应注意缓控释制剂严禁研碎服用。

5. 急诊手术患儿，一律按饱胃患儿麻醉处理。

6. 有下列情况者有必要延长禁食时间：严重创伤患儿，进食时间至受伤时间不足 6 h；消化道梗阻患儿；肥胖患儿；困难气道患儿；颅脑损伤、颅内高压、昏迷等中枢神经系统疾病患儿。

7. 消化道或其他对术前禁食有特殊或更高要求的择期手术患儿，应按专科医生要求实施。

五、麻醉前用药

对于大多数手术患儿，术前给予足量的抗胆碱药是必需的，可减少咽和呼吸道分泌物，并预防手术过程中牵拉可能出现的迷走神经反射，为此应常规按体重给阿托品，剂量为 0.02 mg/kg 肌内注射，对高热、脱水及心动过速患儿，可给东莨菪碱，剂量为 0.01 mg/kg 肌内注射。

第五节　小儿常用麻醉方式的配合

一、静脉麻醉配合

【方法】

静脉麻醉是将麻醉药物经静脉注入，通过血液循环作用于中枢神经系统而产生全身麻醉的方法。为发挥各种药物的特点，以达到麻醉平稳、对生理扰乱轻、不良反应少、苏醒快的目的，多采取复合应用，因而又称静脉复合麻醉。

【适应的手术】

静脉麻醉可用于不做气管插管的短小手术、全麻诱导气管插管和全麻维持。

【静脉复合麻醉优势】

静脉复合麻醉既可发挥各种药物的优点，又可克服其不良反应，具有诱导快、操作简便、麻醉平稳、对生理扰乱轻、不良反应少、苏醒快等优点。

【麻醉前用物准备】

1. 面罩、血压袖带及各种监护导线、吸引器。

2. 麻醉药物。

【麻醉配合步骤】（表3-5）

表3-5　麻醉配合步骤

麻醉步骤	麻醉配合	备注
◆麻醉诱导	◆备好吸痰管，吸引器处于备用状态。 ◆诱导前应将面罩轻柔地罩于患儿面部供氧。 ◆连接三通管，协助麻醉师连接各种监护仪。 ◆对于年龄较小和不合作的患儿固定静脉输液肢体，协助麻醉师给药。	诱导时固定好患儿，防止脱管及坠床事件的发生。

续表

麻醉步骤	麻醉配合	备注
◆麻醉维持	◆麻醉师通过泵控持续注入麻醉药，保护固定患儿输液肢体，防止患儿躁动造成脱管。 ◆小儿麻醉期间情况瞬息多变，严密监护对保证小儿的安全至关重要，监测患儿的血压、血氧、体温等，及时发现患儿有无呼吸抑制。 ◆过程中要注意保证患儿供氧和及时清理口腔及呼吸道分泌物。	任何仪器都不能代替护士对患儿的观察。
◆苏醒	◆术毕麻醉师停止泵控药物，监测患儿生命体征，巡回护士必须守护在患儿身边。 ◆面罩吸氧，保暖。	等待患儿苏醒时，巡回护士必须守在患儿身旁，防止患儿突然躁动而发生坠床事件。

二、全麻气管插管麻醉配合

【方法】

气管内插管（图3-2）是将特制的气管导管，经口腔或鼻腔插入到患儿的气管内。其目的在于：

1. 麻醉期间保持患儿的呼吸道通畅，防止异物进入呼吸道，及时吸出气管内分泌物或血液。

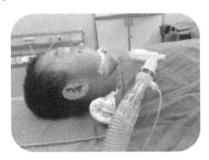

图3-2　全麻气管插管

2. 进行有效的人工或机械通气，防止患儿缺氧和二氧化碳积蓄。

3. 便于吸入全身麻醉药的应用。

【适应的手术】

1. 颅脑及胸腹腔手术。

2. 头颈部、口腔手术。

3. 特殊体位的手术（侧卧位、俯卧位、坐位手术）。

4. 危重患儿手术。

5. 过度紧张焦虑不能配合麻醉的患儿。

【全麻优势】

气管内插管可保证呼吸道通畅，减少呼吸道无效腔，便于呼吸道管理，是小儿麻醉中最常用的方法。

【麻醉前用物准备】

1. 面罩及气管插管的全部用具、吸引器。

2. 麻醉药物。

【麻醉配合步骤】（表3-6）

表3-6　全麻气管插管麻醉配合步骤

麻醉步骤	麻醉配合	备注
◆麻醉诱导	◆备好吸痰管，吸引器处于备用状态。 ◆氧气吸入。 ◆通过吸入、静脉给药行麻醉诱导，确保静脉通路通畅。 ◆连接三通管，协助麻醉师连接各种监护仪。 ◆对于年龄较小和不合作的患儿固定静脉输液肢体，协助麻醉师给药。 ◆麻醉加压给氧时，巡回护士按压胃部。	防止气体进入胃内，造成胃肠道胀气。

麻醉步骤	麻醉配合	备注
◆气管插管	◆协助麻醉师插管，上推喉软骨，递气管导管，待麻醉师插好管，拔除导丝，连接呼吸机管路，协助麻醉师固定气管导管。 ◆安置手术体位后再次予以确认气管插管的位置，以免导管脱出。 ◆小儿由于解剖结构的特殊性，插管困难、呼吸道梗阻、喉痉挛及支气管痉挛的发生率较高，备好加压面罩及适合的几个型号的气管插管。	安置手术体位时注意保护气管插管。
◆麻醉维持	◆小儿麻醉期间情况瞬息多变，严密监护对保证小儿的安全至关重要，监测患儿的血压、血氧、体温及尿量等。 ◆过程中要注意保证患儿供氧和及时清理口腔及呼吸道分泌物。	任何仪器都不能代替护士对患儿的观察。
◆苏醒及拔管	◆术毕拔管前妥善固定患儿肢体，防止患儿术中躁动造成坠床和脱管。 ◆清醒拔管有助于异物的咳出和保持呼吸道通畅，但易诱发喉痉挛。此时要备好紧急插管的物品。 ◆深麻醉下拔管，应维持呼吸道通畅，直至患儿安全渡过麻醉恢复的兴奋期。及时备好面罩吸氧。 ◆保暖。	巡回护士守护患儿。

三、腋路法臂丛神经阻滞麻醉配合

【方法】

患儿取平卧位，帮助患儿上肢外展、屈曲90°，掌心向上靠近头部行军礼状，充分暴露腋窝（图3-3），在腋窝处摸到腋动脉搏动，取动脉搏动最高点为穿刺点，穿刺成功注入麻醉药，注射完毕腋部可出现一梭状包块，证明局麻药注入腋鞘内，按摩局部，帮助药物扩散。

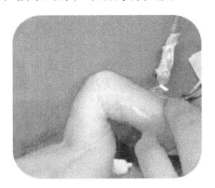

图 3-3　腋路法臂丛神经阻滞体位

【适应的手术】

上臂下 1/3 以下部位手术或骨折手术复位，以手、腕和前臂尺侧部手术为首选。

【腋路法臂丛神经阻滞麻醉优势】

腋路法臂丛神经阻滞可用于前臂手术，是最安全的臂丛神经阻滞法。

【用物准备】

1. 吸氧面罩、血压袖带及心电监护导线、吸引器。

2. 麻醉药物。

【麻醉配合步骤】（表 3-7）

表 3-7　腋路法臂丛神经阻滞麻醉配合步骤

麻醉步骤	麻醉配合	备注
◆麻醉诱导	◆备好吸痰管，吸引器处于备用状态。 ◆麻醉诱导前应将面罩轻柔地罩于患儿面部以供氧。 ◆连接三通管，协助麻醉师连接各种监护仪。 ◆通过吸入、静脉给药行麻醉诱导，确保静脉通畅。 ◆对于年龄较小和不合作的患儿固定静脉肢体，协助麻醉师给药。	诱导时固定好患儿，防止导管脱出及坠床事件的发生。

麻醉步骤	麻醉配合	备注
◆穿刺给药	◆麻醉诱导后，巡回护士与麻醉师共同将患儿安置成仰卧位，帮助患儿上肢尽量外展，屈前臂使其与上臂夹角为90度，手背贴床且靠近头部呈行军礼状，将患儿的腋窝完全显露。 ◆在腋窝处摸到腋动脉搏动，取动脉搏动最高点为穿刺点，注入麻醉药，按摩局部，帮助药物扩散。 ◆给药完毕，巡回护士协助麻醉师粘贴伤口敷料于穿刺部位。 ◆麻妥后，和麻醉师、手术医生一起将患儿安置成手术体位，妥善固定患儿肢体，防止患儿术中躁动造成坠床。	
◆术中监测	◆小儿麻醉期间情况瞬息多变，严密监护对保证小儿的安全至关重要，监测患儿的血压、血氧、体温等。	任何仪器都不能代替护士对患儿的观察。
◆苏醒	◆成人臂丛神经阻滞是清醒的，小儿臂丛神经阻滞需结合静脉麻醉，术毕，麻醉师停止泵控药物，等待患儿苏醒。	等待患儿苏醒时，巡回护士必须守在患儿身旁，防止患儿突然躁动而发生坠床事件。

四、骶管阻滞麻醉配合

【方法】

患儿取侧卧位，双腿屈曲，骶尾部向床缘凸出（图3-4），麻醉师定位后，经骶管裂孔将局麻药注入骶管腔内，以阻滞骶部脊神经，是硬膜外阻滞的一种麻醉方法。

【适应的手术】

骶管阻滞麻醉常用于直肠、肛门、会阴部手术，因为婴幼儿骶管容积小、腰骶位置较低，麻醉药注射后很容易向胸部扩散，因此也可满足于腹部手术。

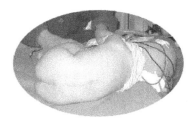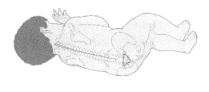

图 3-4　骶管阻滞麻醉体位

【麻醉前用药】

对于大多数手术患儿，术前给予足量的抗胆碱药是必需的，可减少咽和呼吸道分泌物，并预防手术过程中牵拉可能出现的迷走神经反射，为此应常规按体重给阿托品，剂量为 0.02 mg/kg 肌内注射，对高热、脱水及心动过速患儿，可给东莨菪碱，剂量为 0.01 mg/kg 肌内注射。

【骶管阻滞麻醉优势】

骶管麻醉具有操作简单、损伤小、起效迅速、麻醉效果确切等优点。

【麻醉前用物准备】

①准备好面罩、血压袖带及各种监护导线。

②准备好吸引器，以便及时清除呼吸道及口腔的分泌物。

③准备大小合适的垫单。

④麻醉药物准备：利多卡因、罗哌卡因、生理盐水、盐酸肾上腺素。

【麻醉配合步骤】（表3-8）

表 3-8　骶管阻滞麻醉配合步骤

麻醉步骤	麻醉配合	备注
◆麻醉诱导	◆备好吸痰管，吸引器处于备用状态。 ◆诱导前应将面罩轻柔地罩于患儿面部供氧。 ◆连接三通管，协助麻醉师连接各种监护设备。 ◆通过吸入、静脉给药行麻醉诱导，确保静脉通路通畅。 ◆对年龄较小和不合作的患儿固定静脉通路肢体，协助麻醉师给药。	

麻醉步骤	麻醉配合	备注
◆穿刺给药	◆与麻醉师共同将患儿安置为侧卧位。巡回护士将患儿双腿屈曲并固定患儿双上肢和双下肢，背部与床面垂直，将骶尾部靠近手术床边缘，头后仰，保持呼吸道通畅，同时吸入氧气。 ◆麻醉师穿刺成功后，将一定量的麻醉药注入骶管腔内，给药完毕，巡回护士协助麻醉师粘贴伤口敷料于穿刺部位。 ◆麻醉结束后，巡回护士和麻醉师、手术医生一起将患儿安置成手术体位，妥善固定患儿肢体，防止患儿术中躁动造成坠床。	安置麻醉体位时，注意观察患儿呼吸情况（观察腹部起伏及口唇颜色），并妥善固定患儿肢体，防止患儿坠床。
◆术中监测	◆麻醉期间注意观察患儿的呼吸，持续面罩吸氧并保护患儿输液肢体，防止患儿躁动造成脱管。 ◆小儿麻醉期间情况瞬息多变，严密监护对保证小儿的安全至关重要，监测患儿的血压、血氧、体温等。	必要时肩下垫一软枕。任何仪器都不能代替护士对患儿的观察。
◆苏醒	◆成人骶管麻醉是清醒的，小儿骶管麻醉需结合静脉麻醉，术毕，麻醉师停止泵控药物。备好面罩吸氧，放于易取之处，等待患儿苏醒。	等待患儿苏醒时，巡回护士必须守在患儿身旁，防止突然躁动而发生坠床事件。

五、硬膜外阻滞麻醉配合

【方法】

硬膜外麻醉是指硬膜外间隙阻滞麻醉，即将局麻药注入硬膜外腔，阻滞脊神经根，暂时使其支配区域产生麻痹，简称为硬膜外阻滞。根据给药的方式可分为单次法和连续法。根据穿刺部位可分为高位、中位、低位及骶管阻滞。患儿取侧卧位，屈髋屈膝，头颈向胸部屈曲，腰背后尽量向后弓

（图 3-5），使棘突间隙张开便于穿刺。

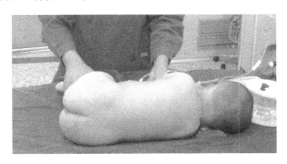

图 3-5　硬膜外麻醉体位

【适应的手术】

硬膜外阻滞广泛适用于下腹部及下肢手术。

【硬膜外阻滞麻醉优势】

硬膜外阻滞麻醉方法，具有调控麻醉平面、满足长时间手术的需要等优势。

【麻醉前用物准备】

①准备好面罩、血压袖带及监护导线。

②准备好吸引器，以便及时清除呼吸道及口腔的分泌物，防止误吸。

③麻醉药物准备：利多卡因、罗哌卡因、生理盐水、盐酸肾上腺素。

【麻醉配合步骤】（表 3-9）

表 3-9　硬膜外阻滞麻醉配合步骤

麻醉步骤	麻醉配合	备注
◆麻醉诱导	◆备好吸痰管，吸引器处于备用状态。 ◆诱导前应将面罩轻柔地罩于患儿面部供氧。 ◆连接三通管，协助麻醉医生连接各种监护仪。 ◆通过吸入、静脉给药行麻醉诱导，确保静脉通路通畅。 ◆对年龄较小和不合作的患儿固定静脉通路肢体，协助麻醉医生静脉诱导。	

麻醉步骤	麻醉配合	备注
◆穿刺给药	◆与麻醉医生共同将患儿安置为侧卧位。巡回护士将患儿双腿屈曲并固定患儿双上肢和双下肢，使腰背部向后弓成弧形，棘突间隙张开，同时背部与床面垂直，并平齐手术床边缘。头稍后仰，保持呼吸道通畅，氧气吸入。 ◆穿刺成功后，将一定量的麻醉药注入硬膜外腔内，给药完毕，巡回护士协助麻醉医生粘贴伤口敷料于穿刺部位。 ◆麻醉结束后，巡回护士和麻醉师、手术医生一起将患儿安置成手术体位，妥善固定患儿肢体，防止患儿术中躁动造成坠床。	安置麻醉体位及穿刺过程中时，注意观察患儿呼吸情况（观察腹部起伏及口唇颜色），腹部膨隆的患儿不可将肢体过度弯曲。保持患儿麻醉体位稳固，便于麻醉医生操作。
◆术中监测	◆麻醉期间注意观察患儿的呼吸，持续面罩吸氧并保护患儿输液肢体，防止患儿躁动造成脱管。 ◆小儿麻醉期间情况瞬息多变，严密监护对保证小儿的安全至关重要，监测患儿的血压、血氧、体温等。	必要时肩下垫一软枕。任何仪器都不能代替护士对患儿的观察。
◆苏醒	◆术毕，麻醉医生停止泵控药物。备好面罩吸氧，放于易取之处，等待患儿苏醒。	等待患儿苏醒时，巡回护士必须守在患儿身旁，防止突然躁动而发生坠床事件。

第四章　手术体位安置

第一节　手术体位的安置原则

一、保持患儿呼吸功能

患儿处于侧卧位时，膈肌活动受限，下降幅度减小，潮气量也相应降低。安置手术体位时，应避免颈、胸受压。

二、保持患儿循环功能

患儿处于侧卧位或俯卧位时，可导致回心血量减少，心排血量下降。安置手术体位时应注意维持充分的循环，促进静脉回流，防止血栓形成和循环紊乱，避免外周血液回流受阻。

三、保护外周神经不受压

患儿麻醉后运动感觉消失，保护性反射消失，平卧位时，上肢外展不超过90°，避免损伤臂丛神经；膀胱截石位时，保护腘窝处，避免腓总神经受压；俯卧位时保护好膝关节，将小腿垫高，使足尖自然下垂。

四、保护皮肤不受压

身下床单、中单平整、干燥、柔软。在患儿受压关节、骨突及肌肉组织薄弱的地方垫平整的软垫加以保护，不能压迫电极片安置处的皮肤，避免由于手术时间导致压疮发生。

五、保证患儿安全舒适

将患儿置于功能位，避免麻醉后长时间头部过度伸拉导致颈部疼痛；四肢不能过分牵引，避免关节脱位。

六、充分暴露术野

手术体位固定牢靠，松紧适宜，避免术中体位移动影响医生操作，保证患儿手术安全。

七、保证麻醉监测不受影响

安置手术体位应留出心电监护电极片安置的位置，便于麻醉实施和麻醉监测；保证静脉通路通畅，便于有效输液、输血及给药。

第二节　标准手术体位的定义及安置

一、标准手术体位的定义

标准手术体位（standardized patient position）是由手术医生、麻醉医生、手术室护士共同确认和执行，根据生理学和解剖学知识，选择正确的体位设备和用品，充分显露术野，确保患儿安全与舒适。标准手术体位包括：仰卧位、侧卧位、俯卧位，其他手术体位都在标准体位基础上演变而来。

1. 在安置手术体位时，标准手术体位更安全，可为正常手术提供保障。
2. 标准手术体位便于学习和接受。
3. 在安置相同手术体位时，标准手术体位更容易摆放。
4. 在变换手术体位时，标准手术体位能更快实现。

小儿有其特殊的解剖及生理特点，诸多器官的结构和功能发育尚不成熟，临床上需要根据小儿的生理解剖特点，结合病情需要进行合适的手术体位安置。手术体位既要充分显露术野和方便手术操作，又要全面考虑患儿的生理代偿和生命安全。

二、常见手术体位的安置

（一）安置手术体位的基本要求

1. 掌握正确的手术体位摆放方法。
2. 了解人体基本的生理和解剖知识。
3. 准确准备手术体位安置所需器具。

（二）手术体位的安置方法

1. 仰卧位

仰卧位一般对呼吸循环系统的影响不大，但要注意对枕部、肩胛、骶尾部、足跟部等易受压部位的保护。

（1）适用手术：头面部、胸腹部和四肢手术。

（2）物品准备：小棉垫（图4-1）、约束带（图4-2）、海绵垫（图4-3）、凝胶垫（图4-4）、头圈（图4-5）。

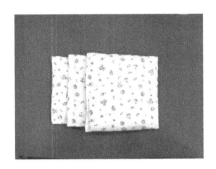

图4-1　小棉垫

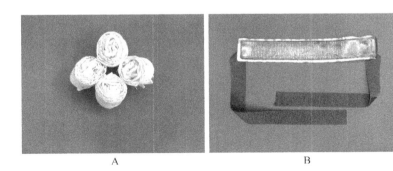

A　　　　　　　　　　　　B

图4-2　约束带

（3）安置方法（图4-6）

a. 患儿自然仰卧于手术床，头下置头圈。

b. 肩下置肩枕，使头部略后仰，打开气道。

c. 双上肢平放于手术床两侧的手架上、双臂外展不超过90°。

d. 双下肢自然放平，约束带固定，小棉垫保护受压部位。

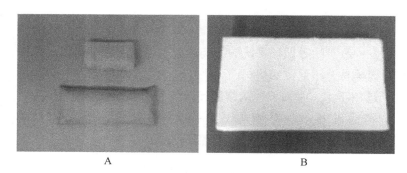

A   B

图4-3 海绵垫

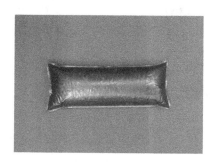

图4-4 凝胶垫

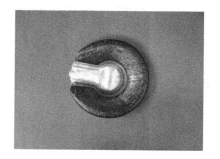

图4-5 头圈

e. 根据不同的手术放置体位垫

Ⅰ. 唇、腭裂矫治术手术体位（图4-7）：患儿取仰卧位，肩下垫一肩垫，颈下置颈垫。

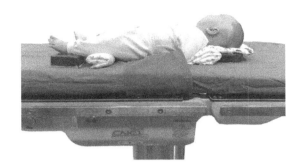

图 4-6　仰卧位

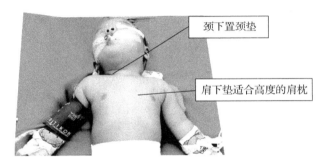

图 4-7　唇腭裂矫治术手术体位

Ⅱ. 肾盂输尿管再吻合术手术体位（图 4-8）：在仰卧位基础上，患儿腰下垫腰垫。

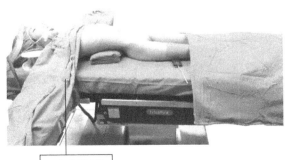

图 4-8　肾盂输尿管再吻合术手术体位

Ⅲ．扁桃体摘除术、腺样体吸切术手术体位（图4-9）：患儿取仰卧位，肩下垫肩垫，四肢用约束带固定。

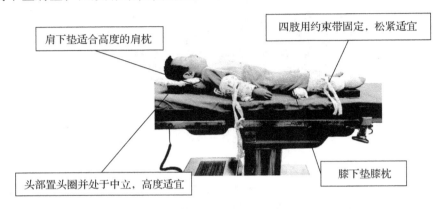

肩下垫适合高度的肩枕

四肢用约束带固定，松紧适宜

头部置头圈并处于中立，高度适宜

膝下垫膝枕

图4-9　扁桃体摘除术、腺样体吸切术手术体位

（4）注意事项

a. 固定肢体时松紧适宜，以可容纳一指为宜。

b. 上肢外展不超过90°。

c. 体位垫要柔软平整。

2. 侧卧位

侧卧位对呼吸系统影响较大，安置不当将导致肺通气不足以及臂丛神经损伤。

（1）适用手术：胸科手术、背部手术、肾盂输尿管成形术等。

（2）物品准备：头圈（图4-5）、小棉垫（图4-1）、约束带（图4-2）、海绵垫（图4-3）、凝胶垫（图4-4）。

（3）安置方法

a. 将患儿轴线翻身90°后，头偏向一侧，下垫一头圈，将眼睛及耳郭置于中空部位。

b. 腋下垫海绵垫，高度适宜，避免下侧肢体受压，手臂自然放于一侧。

1）胸科手术（图4-10）

a. 提前在患儿身体下侧铺一块中单（双层折叠横向铺开），在患儿胸背部各放一海绵垫（放于铺好的中单下方及边缘，中单和海绵垫顺时针方向一起卷，紧靠身体两侧），维持身体中立位。

b. 患侧上肢悬吊于头侧面架上或双上肢抱一海绵垫，保持功能位。

c. 双下肢（上侧屈曲，下侧伸直）呈功能位，屈曲的肢体下方垫海绵垫，避免肢体悬空，保护受压部位皮肤及双足。约束带固定肢体。

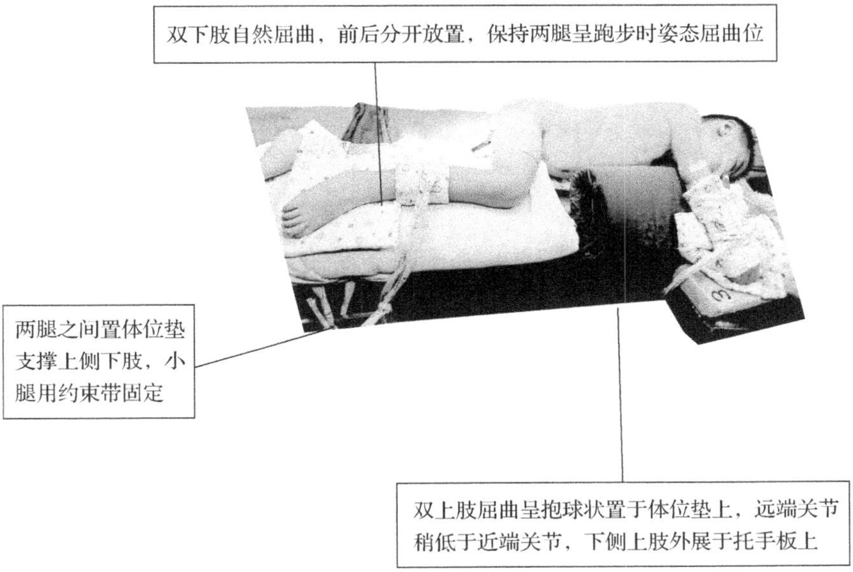

双下肢自然屈曲，前后分开放置，保持两腿呈跑步时姿态屈曲位

两腿之间置体位垫支撑上侧下肢，小腿用约束带固定

双上肢屈曲呈抱球状置于体位垫上，远端关节稍低于近端关节，下侧上肢外展于托手板上

图 4-10 胸科手术侧卧位

2）神经外科手术（图 4-11）

a. 患儿身下垫一大小合适的海绵垫（腋下至髋部）。

b. 双上肢环抱软枕后固定；双下肢夹抱海绵垫，上腿垫海绵垫自然屈曲固定，下腿伸直后固定（注意保护会阴部）。

c. 踝关节下垫小棉垫，防止足尖受压。

3）腹腔镜下肾盂输尿管再吻合术（图 4-12）

a. 患儿身下垫海绵垫，面侧靠近床缘。

b. 患儿侧卧后稍向后倾斜，背侧垫衬合适的海绵垫固定。

c. 双上肢向前伸展并环抱一软枕，约束带固定。

d. 双下肢自然屈曲夹抱海绵垫，脚踝处垫小棉垫或足跟垫保护足尖。

e. 在患侧腋下和髋部两处用凝胶约束带固定。

（4）注意事项

a. 注意保暖。

b. 海绵垫的高度要适中，避免双上肢受力。

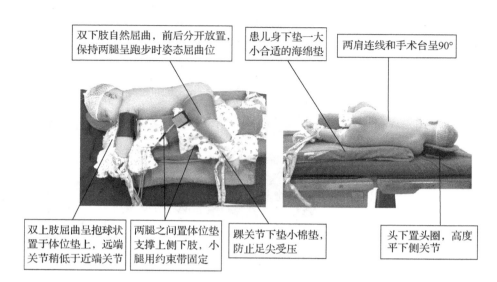

双下肢自然屈曲，前后分开放置，保持两腿呈跑步时姿态屈曲位

患儿身下垫一大小合适的海绵垫

两肩连线和手术台呈90°

双上肢屈曲呈抱球状置于体位垫上，远端关节稍低于近端关节

两腿之间置体位垫支撑上侧下肢，小腿用约束带固定

踝关节下垫小棉垫，防止足尖受压

头下置头圈，高度平下侧关节

图 4-11　脊髓栓系松解术体位

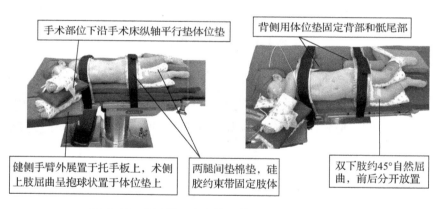

手术部位下沿手术床纵轴平行垫体位垫

背侧用体位垫固定背部和骶尾部

健侧手臂外展置于托手板上，术侧上肢屈曲呈抱球状置于体位垫上

两腿间垫棉垫，硅胶约束带固定肢体

双下肢约45°自然屈曲，前后分开放置

图 4-12　腹腔镜下肾盂输尿管再吻合术手术体位

c. 避免腹部受力，影响呼吸。

d. 侧卧位患儿受压部位均需垫小棉垫或防压疮贴。

e. 注意保护患儿会阴部，尿管妥善固定。

f. 约束患儿时防止过度牵拉，保持患儿功能位。

3. 俯卧位

俯卧位对呼吸系统影响较大，安置不当会导致难以纠正的缺氧和二氧化碳蓄积。

（1）适用手术：头颈部肿物、背部肿物、腰脊膜膨出、骶尾部畸胎瘤。

（2）物品准备：头圈（图4-5）、小棉垫（图4-1）、约束带（图4-2）、海绵垫（图4-3）。

（3）安置方法（图4-13）

a. 将患儿轴线翻身180°后，头偏向一侧，下垫一头圈。

b. 胸廓下垫海绵垫，高度高于头圈高度，双上肢沿生理旋转方向，自然向前放于头部两侧。

c. 髋部垫海绵垫，高度与胸廓下海绵垫一致，避免腹部受力。

d. 双下肢置于海绵垫上，保持功能位，避免双膝部悬空，双下肢略分开，足踝部垫足跟垫，足尖自然下垂。

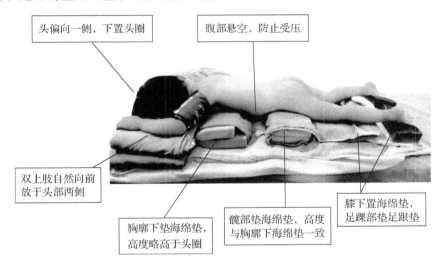

图4-13　俯卧位

（4）注意事项

a. 注意保暖。

b. 海绵垫的高度要适中，避免双上肢受力。

c. 避免腹部受力，影响呼吸。

4. 蛙式俯卧位

蛙式俯卧位对呼吸系统影响较大，安置不当会导致难以纠正的缺氧和二氧化碳蓄积。

（1）适用手术：高位锁肛、直肠舟状窝瘘。

（2）物品准备：头圈（图 4-5）、小棉垫（图 4-1）、约束带
（图 4-2）、海绵垫（图 4-3）。

（3）安置方法（图 4-14）

a. 将患儿轴线翻身180°后，头偏向一侧，下垫一头圈。

b. 胸廓下垫海绵垫，高度高于头圈高度，双上肢沿生理旋转方向，自
然向前放于头部两侧。

c. 髋部垫海绵垫，高度与胸廓下海绵垫一致，避免腹部受力。

d. 双下肢自然屈曲放于身体两侧，双足自然下垂，足趾悬空，约束带
固定双下肢。

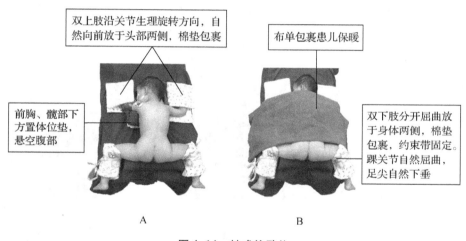

图 4-14 蛙式俯卧位

5. 截石位

截石位对循环系统影响较大，安置不当会导致下肢过度外展拉伤肌肉和
腓总神经损伤。

（1）适用手术

肛门：肛门闭锁、先天性巨结肠、直肠活检术等。

尿道：膀胱镜检查。

（2）物品准备：小棉垫（图 4-1）、约束带（图 4-2）、面架（图 4-15）。

（3）安置方法

a. 将手术床床尾取下，患儿取仰卧位，将臀部移到床尾。

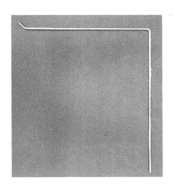

图 4-15 面架

b. 根据年龄大小选择不同的摆放方式

1）新生儿截石位

枕部、颈部、臀部垫小棉垫。用小棉垫将同侧手腕、脚踝部包裹好，再用约束带绑在一起，固定于床旁（图4-16）。

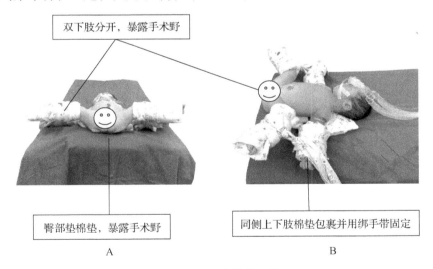

双下肢分开，暴露手术野

臀部垫棉垫，暴露手术野

同侧上下肢棉垫包裹并用绑手带固定

A B

图 4-16 新生儿截石位

2）婴、幼儿截石位

根据患儿体重床尾垫数块小棉垫，枕部垫小棉垫，面架置于床尾（安装面架悬吊双下肢时面架应向患儿头部倾斜），将患儿脚踝用小棉垫包裹后再用约束带固定于面架上，并调节面架的高低及患儿双下肢外展程度，固定

— 51 —

患儿的双上肢（图4-17）。

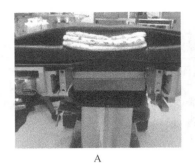
A

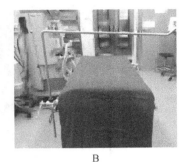
B

患儿头偏向一侧，头下置小棉垫

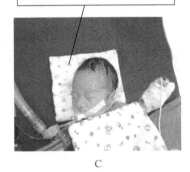
C

双下肢棉垫包裹，用约束带固定于面架

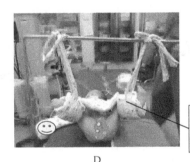
D

图4-17　婴、幼儿截石位

（4）注意事项

a. 注意保暖。

b. 肩部垫棉垫，保持呼吸通畅。

c. 双下肢悬吊于面架时注意松紧适宜。

d. 体位垫要柔软平整。

三、安置体位时的护理要点

（一）保持呼吸道通畅

小儿呼吸中枢发育不完全，早产儿和新生儿心肺功能发育不良，麻醉后呼吸道通气性差，对缺氧的耐受能力较差，容易造成呼吸衰竭。

婴幼儿呼吸肌发育不全，胸廓活动范围小，呈腹膈式呼吸。随着年龄增长，呼吸肌逐渐发育，膈肌下降，肋骨逐渐变为斜位，开始出现胸式呼吸。

7 岁以后以混合式呼吸为主。过分压迫腹部会影响患儿呼吸。

在体位安置时要选择柔软的体位垫，注意胸腹部不受压，手术过程中保持呼吸道通畅，注意观察患儿口唇颜色、呼吸频率等生命体征，一旦发生口唇青紫，立即报告麻醉医生检查呼吸道通畅情况，改善通气功能。

（二）动作轻柔，注意皮肤保护

新生儿和小儿头部相对较大，颈部肌肉和颈椎发育相对滞后，抱婴儿时应注意保护头部；小儿骨骼比较柔软并富有弹性，不易折断，但长期受压易变形；小儿髋关节附近的韧带较松，臼窝较浅，易脱臼及损伤；小儿皮肤娇嫩容易破损，尤其是新生儿，皮肤角化层薄，易受损害和感染，因此在安置体位时动作要轻柔，不要过度伸展、牵拉、拖移，应根据小儿身材选择大小合适的体位垫，选择棉垫和硅胶凝胶垫等柔软、平滑、富有弹性材质的体位垫，避免对小儿皮肤的刺激和压伤。

（三）对小儿体温的保护

小儿体温调节中枢发育不完善，环境温度极易影响患儿的体温，加上小儿较少的皮下脂肪，在手术操作过程中会促使热量过度散发导致患儿术后体温过低、皮下硬肿和肺炎等并发症的发生。在患儿进入手术室之前，将室温调节在 22 ~ 24 ℃，婴幼儿可适当调高 2 ~ 3 ℃，手术床预先铺变温毯调节到 37 ℃，术中冲洗液使用温水，输入温的液体及血液。

（四）注意保护各种管路通畅

进行体位安置及搬动转运时，要提前将患儿身上的管路和电极线整理好，平托起患儿再移动，注意保护各种管路和麻醉气管插管，避免脱出、扭曲和压伤患儿。体位变换后还要及时检查管路是否通畅，电极粘贴是否避开受压部位。

第三节　常见体位并发症及预防

一、常见体位并发症

1. 呼吸系统并发症：肺通气不足，呼气性呼吸停止，上呼吸道阻塞，肺部疾病播散或窒息、误吸。

2. 循环系统并发症：有效血容量减少、低血压，急性循环功能不全、血压骤降，急性肺水肿、顽固性低血压，血压急剧升高，血管并发症。

3. 周围神经损伤：臂丛神经损伤、桡神经尺神经损伤、腓总神经损伤等。

4. 其他特殊并发症：压力性损伤，头部固定不当导致眼部损伤、颈椎损伤性截瘫等。主要有压疮和意外伤害。

二、预防

做好"一评四防"。"一评"即术前认真检查评估患儿皮肤；"四防"即防坠床、防压疮、防意外烧伤、防结膜炎等。

1. 手术前认真评估患儿全身情况；手术中仔细观察，及时处理，及时汇报，及时记录。

2. 骨隆突处垫软垫，以防压伤；在摩擦较大的部位，垫以软垫以减小剪切力，特别注意早产儿、营养不良、恶病质患儿。

3. 安置各种体位之前应通知麻醉医师，以保护患儿头部及各种管道如气管导管、输液管道等，防止管道脱落、颈椎脱位等意外发生。

4. 体位安置完成后再次确认床单是否平整、清洁、干燥、患儿身体与床面是否成点状接触，防止局部受压导致压疮的发生。

5. 体位安置完成后检查患儿身体间、身体与手术床、身体与金属物品是否接触，防止意外烧伤发生。

6. 手术中注意保持患儿皮肤干燥，防止消毒液、渗液、冲洗液、汗液等浸湿床单，避免压疮及意外烧伤。

7. 手术中头低位时尽可能垫高头部，以防止长时间头低位引起眼部并发症。

8. 手术中更换各种体位时，应有防止身体下滑的措施，以避免剪切力的发生。

9. 在手术允许的情况下，每 2 小时适当调整体位，如左右倾斜床 5°~10°，微抬高或降低手术床背板，患儿的头偏向另一侧等，以缩短局部组织的受压时间。

10. 粘贴及揭除电极片、负极板，搬动患儿时动作应轻柔勿拖拽，防止人为意外伤害。

11. 手术结束应检查评估皮肤情况，与病房护士仔细床旁交接，使患儿的护理得到延续。

12. 发生体位并发症时应在手术护理记录单上写明原因、症状、处理措施，并由巡回护士、医师签名确认。

第五章 常用手术器械包

第一节 普通手术器械包

一、扁腺器械包（图 5–1，表 5–1）

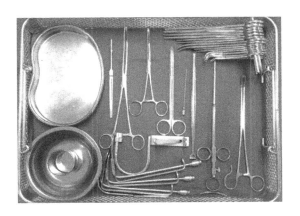

图 5–1　扁腺手术器材包

表 5–1　扁腺手术器材包明细

治疗碗 1 个	刀柄（7#）1 个	艾利斯钳（18 cm）1 把
小药杯 1 个	卵圆钳（24 cm）1 把	持针器（18 cm）1 把
弯盘 2 个	卵圆钳（18 cm）1 把	直钳（18 cm）2 把
器械串（短）2 个	戴维斯开口器 1 套(大、中、小)开口器 1 个	直钳（16 cm）2 把
	压舌板（14 cm）1 个	中弯钳（16 cm）2 把
	扁桃体剪（18 cm）1 把	直蚊式钳（12 cm）2 把
	局麻针（10 cm）1 个	布巾钳（11 cm）4 把

	剥离子（22 cm）1个	
	圈套器（24 cm）1个	
	扁桃体钳（20 cm）1把	

二、唇裂器械包（图5-2，表5-2）

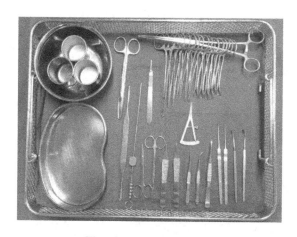

图5-2　唇裂手术器械包

图5-2　唇裂手术器械包明细

治疗碗1个	直剪（16 cm）1把	卵圆钳（24 cm）1把
小药杯3个	剥离子（22 cm）1个	艾利斯钳（16 cm）1把
弯盘1个	吸引器（22 cm）1个	镶片针持（14 cm）2把
	刀柄（3#）1个	弯蚊式钳（12 cm）2把
	眼科弯剪（10 cm）1把	直蚊式钳（12 cm）2把
	眼科直剪（10 cm）1把	布巾钳（11 cm）6把
	整形镊（12 cm）2把	
	眼科齿镊（10 cm）1把	
	眼科弯镊（10 cm）1把	
	平镊（12 cm）1把	

单钩（15 cm）2 个	
眼科拉钩（14 cm）2 个	
眼规 1 个	

三、整形器械（图5-3，表5-3）

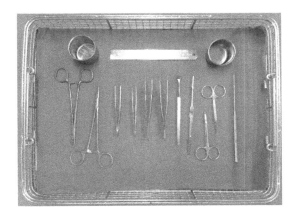

图 5-3　整形手术器械包

表 5-3　整形手术器械包明细

小药杯 2 个	眼科齿镊（10 cm）1 把	刀柄（7#）1 把
钢尺 1 把	亚光整形平镊（12 cm）1 把	眼科直剪（10 cm）1 把
镶片针持（16 cm）2 把	亚光整形齿镊（12 cm）1 把	眼科弯剪（10 cm）1 把
眼科平镊（10 cm）1 把	口角拉钩（14 cm）1 把	眼科拉钩（18 cm）1 把

四、疝气包（图5-4，表5-4）

表 5-4　疝气包明细

治疗碗 1 个	卵圆钳（24 cm）1 把	直剪（18 cm）1 把
小药杯 1 个	甲状腺拉钩（12 cm）2 个	针持（16 cm）1 把
弯盘 1 个	平镊（14 cm）1 把	中弯钳（16 cm）2 把

器械串 2 个	齿镊（12 cm）1 把	艾利斯钳（16 cm）1 把
	刀柄（4#）1 个	蚊式钳（12 cm）10 把
	组织剪（16 cm）1 把	

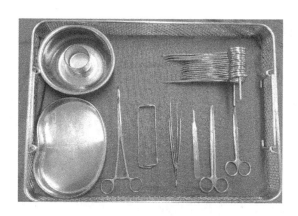

图 5-4 疝气包

五、小儿开腹包（图 5-5，表 5-5）

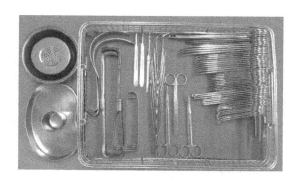

图 5-5 小儿开腹包

表 5-5 小儿开腹包明细

治疗碗 2 个	S 拉钩（24 cm）2 个	卵圆钳（24 cm）1 把
小药杯 2 个	腹壁拉钩（24 cm）2 个	卵圆钳（22 cm）1 把

续表

弯盘 2 个	甲状腺拉钩（12 cm）1 个	镶片针持（22 cm）1 把
针盒 1 个	甲状腺拉钩（15 cm）1 个	镶片针持（18 cm）1 把
器械串 2 个	刀柄（4#）2 把	普通针持（18 cm）1 把
	刀柄（7#）1 把	普通针持（16 cm）1 把
	卵圆镊（20 cm）1 把	大弯钳（20 cm）4 把
	平镊（14 cm）2 把	中弯钳（16 cm）10 把
	齿镊（12 cm）2 把	直蚊式钳（12 cm）6 把
	平镊（18 cm）2 把	弯蚊式钳（12 cm）6 把
	扁桃体剪（18 cm）1 把	阑尾钳（16 cm）1 把
	弯剪（14 cm）1 把	艾利斯钳（16 cm）2 把
	直剪（16 cm）1 把	艾利斯钳（14 cm）4 把
		布巾钳（10 cm）10 把

六、新生儿器械（图5-6，表5-6）

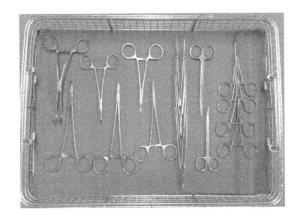

图 5-6　新生儿器械

表 5-6　新生儿器械明细

亚光心耳钳（18 cm）1 把	亚光针持（14 cm）1 把	精细剪刀（14 cm）1 把
亚光直角钳（18 cm）1 把	卵圆镊（16 cm）1 把	精细剪刀（12 cm）1 把

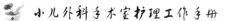

扁嘴亚光针持（18 cm）1 把	亚光无损伤镊（16 cm）1 把	
扁嘴亚光针持（16 cm）1 把	亚光无损伤镊（14 cm）1 把	

七、腹腔镜普包（图5-7，表5-7）

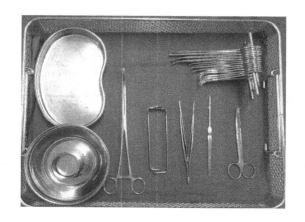

图5-7　腹腔镜普包

表5-7　腹腔镜普包明细

治疗碗　1 个	卵圆钳（24 cm）1 把	持针器（18 cm 粗针）1 把
小药杯　1 个	甲状腺拉钩（12 cm）2 个	艾利斯钳（16 cm）1 把
弯盘　1 个	平镊（12 cm）1 把	中弯钳（16 cm）2 把
器械串（短）2 个	齿镊（12 cm）1 把	弯蚊式钳（12 cm）4 把
	刀柄（7#）1 个	布巾钳（11 cm）5 把
	组织剪（14 cm）1 把	

八、多指包（图5-8，表5-8）

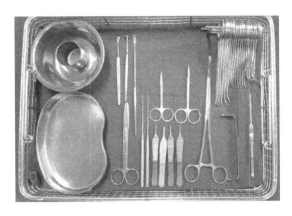

图5-8　多指包

表5-8　多指包明细

治疗碗1个	眼科拉钩（14 cm）2个	艾利斯钳（16 cm）1把
小药杯1个	直剪（16 cm）1把	持针器（16 cm）2把
弯盘2个	两爪拉钩（20 cm）1个	中弯钳（16 cm）2把
	单钩（18 cm）2个	蚊式钳（12 cm）8把
	小直剪（10 cm）1把	布巾钳（11 cm）4把
	小剪刀弯（12 cm）1把	
	整形齿镊（12 cm）2把	
	整形平镊（12 cm）2把	
	卵圆钳（24 cm）1把	
	甲状腺拉钩（12 cm）1个	
	刀柄（7#）1个	

九、骨折包（图5-9，表5-9）

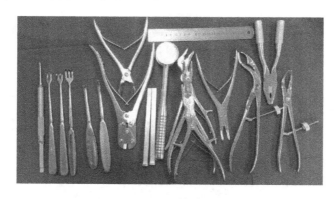

图5-9　骨折包

表5-9　骨折包明细

测深器（22 cm）1把	柯氏剪（22 cm）1把	钢尺1个
两爪拉钩（22 cm）2把	骨凿子（16 cm）2把	持骨钳（24 cm）1把
三爪拉钩（22 cm）1把	锤子（24 cm）1把	老虎钳（18 cm）1把
骨膜剥离子（18 cm）1把	鹰嘴咬骨钳（24 cm）1把	持骨钳（20 cm）1把
骨膜剥离子（20 cm）1把	双关节咬骨钳（22 cm）2把	
咬骨剪（18 cm）1把	咬骨钳（20 cm）1把	

十、髋脱位包（图5-10，表5-10）

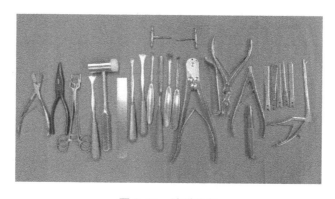

图5-10　髋脱位包

表 5-10 髋脱位包明细

咬骨剪（18 cm）1 把	弧形剥离子（20 cm）3 把	骨撑开器（20 cm）1 把
尖嘴钳（20 cm）1 把	骨锉（24 cm）1 把	骨刀柄（14 cm）1 把
持骨器（20 cm）2 把	髓核钳（22 cm）1 把	骨刀（6#）1 个
骨膜剥离子（22 cm）1 把	线锯手柄 2 个	骨刀（10#）2 个
骨锤（24 cm）1 把	柯氏剪（28 cm）1 把	骨刀（14#、15#）各 2 个
钢尺 1 个	胫骨撑开器（16 cm）2 把	
	双关节咬骨钳（22 cm）1 把	

十一、脊膜膨出包（图 5-11，表 5-11）

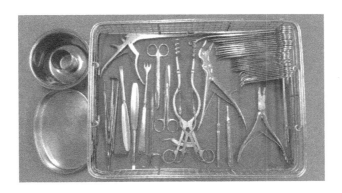

图 5-11 脊膜膨出包

表 5-11 脊膜膨出包明细

治疗碗 1 个	椎板咬骨钳（24 cm）1 个	卵圆钳（22 cm）2 把
小药杯 1 个	平镊（12 cm）2 把	普通针持（18 cm）2 把
弯盘 2 个	齿镊（12 cm）2 把	镶片针持（16 cm）2 把
器械串 2 个	直角拉钩（18 cm）1 个	艾利斯钳（16 cm）4 把
	骨膜剥离子（18 cm）2 个	中弯钳（16 cm）2 把
	三爪拉钩（22 cm）1 个	弯蚊式钳（12 cm）6 把
	扁桃体剪（22 cm）1 把	直蚊式钳（12 cm）2 把
	弯剪（16 cm）1 把	布巾钳（11 cm）8 把

	直剪（16 cm）1把	
	大牵开器（28 cm）1个	
	小牵开器（14 cm）1个	
	鹰嘴咬骨钳（22 cm）1个	
	刀柄（7#）1个	
	刀柄（4#）1个	
	尖嘴咬骨钳（18 cm）1个	

十二、脑膜膨出包（图5-12，表5-12A，表5-12B）

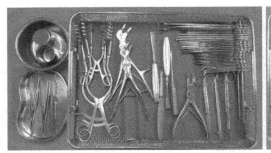 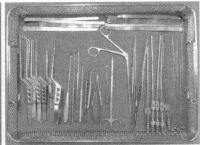

A   B

图 5-12 脑膜膨出包

表 5-12A 脑膜膨出包明细

治疗碗 2 个	大牵开器（28 cm）2 个	卵圆钳（22 cm）2 把
小药杯 2 个	小牵开器（14 cm）1 个	镶片针持（18 cm）1 把
弯盘 2 个	鹰嘴咬骨钳（22 cm）1 个	镶片针持（16 cm）2 把
平镊（12 cm）2 把	鹰嘴咬骨钳（20 cm）1 个	头皮夹钳（16 cm）4 把
齿镊（12 cm）2 把	甲状腺拉钩（12 cm）2 把	艾利斯钳（16 cm）4 把
刀柄（7#）1 个	骨膜剥离子（20 cm）3 个	中弯钳（16 cm）2 把
刀柄（4#）1 个	骨膜剥离子（18 cm）1 个	弯蚊式钳（12 cm）6 把
器械串（长）2 个	双关节咬骨钳（18 cm）1 把	直蚊式钳（12 cm）2 把

	直剪（16 cm）1 把	布巾钳（11 cm）6 把
	扁桃体剪（22 cm）1 把	
	弯剪（16 cm）1 把	

表 5-12B　脑膜膨出包明细

脑压板（20 cm）8 个	显微弯镊（16 cm）1 把
枪状取瘤镊（24 cm）1 把	显微剪（14 cm）1 把
枪状取瘤镊（22 cm）1 把	脑膜穿刺针（14 cm）1 把
脑膜镊（20 cm）1 把	脑膜剪（20 cm）1 把
枪状镊（16 cm）1 把	枪状取瘤钳（22 cm）1 把
枪状镊（22 cm）2 把	无损伤镊（20 cm）1 把
脑膜拉钩（20 cm）1 把	无损伤镊（18 cm）1 把
脑膜剥离子（20 cm）1 把	吸引器头（26 cm）3 套
神经剥离子（20 cm）1 把	吸引器头（22 cm）2 套
脑膜剥离子（16 cm）1 把	

十三、栓系包（图 5-13，表 5-13A，表 5-13B）

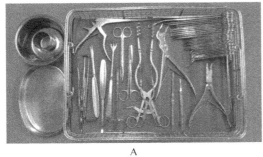 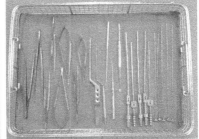

A　　　　　　　　　　　　B

图 5-13　栓系包

表 5-13A　栓系包明细

治疗碗 2 个	椎板咬骨钳（24 cm）1 个	卵圆钳（22 cm）2 把
小药杯 2 个	平镊（12 cm）2 把	普通针持（18 cm）2 把

弯盘2个	齿镊（12 cm）2把	镶片针持（16 cm）2把
	直角拉钩（18 cm）1个	艾利斯钳（16 cm）4把
	骨膜剥离子（18 cm）2把	中弯钳（16 cm）2把
	三爪拉钩（22 cm）1个	弯蚊式钳（12 cm）6把
	扁桃体剪（22 cm）1把	直蚊式钳（12 cm）2把
	弯剪（16 cm）1把	布巾钳（12 cm）8把
	直剪（18 cm）1把	
	大牵开器（28 cm）1个	
	小牵开器（14 cm）1个	
	鹰嘴咬骨钳（22 cm）1个	
	刀柄（7#）1个	
	刀柄（4#）1个	
	尖嘴咬骨钳（18 cm）1个	

表5-13B　栓系包明细

无损伤镊（18 cm）1把	显微镊（16 cm）1把	神经剥离子（16 cm）1把
无损伤镊（20 cm）1把	显微针持（14 cm）1把	神经剥离子（20 cm）1把
显微平台镊（16 cm）2把	枪状取瘤镊（24 cm）1把	吸引器头（26 cm）3个
显微弯剪（18 cm）1把	垂体瘤刮勺（22 cm）1把	吸引器头（24 cm）2个
显微直剪（18 cm）1把	神经钩1把	

十四、开胸器械（图5-14，表5-14）

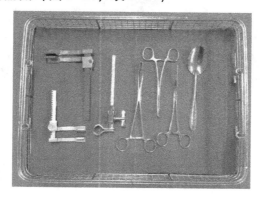

图5-14　开胸器械

表 5-14　开胸器械明细

大开胸器 1 个	肺叶钳（20 cm）1 把	钢勺 1 把
小开胸器 1 个	肺叶钳（16 cm）1 把	
合拢器（17 cm）1 把	花生米钳（18 cm）1 把	

十五、切肺包（图 5-15，表 5-15）

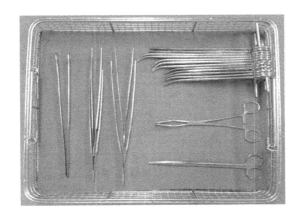

图 5-15　切肺包

表 5-15　切肺包明细

卵圆镊（24 cm）1 把	镶片针持（22 cm）2 把
无损伤镊子（22 cm）2 把	无损伤钳（24 cm）2 把
普通镊子（24 cm）1 把	无损伤钳（22 cm）3 把
普通镊子（20 cm）1 把	大弯钳（20 cm）5 把
剪刀（22 cm）1 把	
肺叶钳（20 cm）1 把	

十六、心耳直角包（图5-16，表5-16）

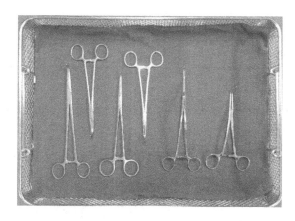

图5-16　心耳直角包

表5-16　心耳直角包明细

直角钳（22 cm）1把	分离结扎钳（18 cm）1把
直角钳（18 cm）1把	心耳钳（20 cm）1把
分离结扎钳（20 cm）1把	心耳钳（16 cm）1把

十七、导管器械包（图5-17，表5-17）

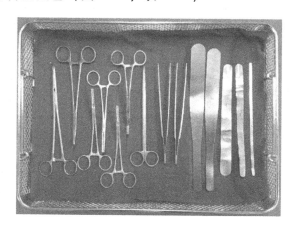

图5-17　导管器械包

表5-17　导管器械包明细

直角钳（22 cm）1把	无损伤镊（20 cm）2把
直角钳（20 cm）1把	可塑性拉钩（28 cm）1把
导管钳（16 cm）3把	可塑性拉钩（26 cm）1把
心耳钳（16 cm）1把	可塑性拉钩（3#）1把
手术弯剪（20 cm）1把	可塑性拉钩（2#）1把
	可塑性拉钩（1#）1把

十八、心脏手术器械包（图5-18，表5-18）

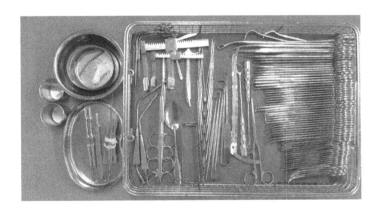

图5-18　心脏手术器械包

表5-18　心脏手术器械包明细

治疗碗2个	刀柄（7#）2把	心耳钳（16 cm）1把
小药杯2个	刀柄（4#）1把	肾蒂钳（20 cm）1把
弯盘2个	粗套管（10 cm）2根	卵圆钳（24 cm）1把
针盒1个	细套管（8 cm）6根	大弯钳（22 cm）1把
（线绳5根，橡胶管2根）	粗钩芯（22 cm）1个	半齿钳（20 cm）1把
器械串2个	细钩芯（18 cm）1个	大直角钳（22 cm）1把
	阻断钳（12 cm）2把	小直角钳（16 cm）1把
	大开胸器1把	镶片针持（20 cm）1把
	小开胸器1把	镶片针持（18 cm）2把

吸引器头（22 cm）1把	镶片针持（16 cm）1把
吸引器头（18 cm）1把	普通针持（18 cm）4把
扁桃体剪（20 cm）1把	夹管钳（18 cm）4把
直剪（16 cm）2把	扣扣钳（18 cm）1把
精细小剪刀（14 cm）1把	扣扣钳（16 cm）7把
钢勺（16 cm）1把	艾利斯钳（18 cm）2把
钢丝剪（14 cm）1把	艾利斯钳（16 cm）6把
甲状腺拉钩（12 cm）2把	中弯钳（16 cm）8把
无损伤组织镊（20 cm）4把	橡胶弯蚊式钳（12 cm）4把
齿镊（12 cm）2把	弯蚊式钳（12 cm）10把
心室拉钩（18 cm）4把	阻断钳（10 cm）1把
小头亚光拉钩（18 cm）1把	布巾钳（11 cm）4把
可塑性拉钩（22 cm）2把	
心房拉钩（20 cm）2把	
测量器（22 cm）1把	

十九、婴儿心脏手术器械包（图5-19，表5-19）

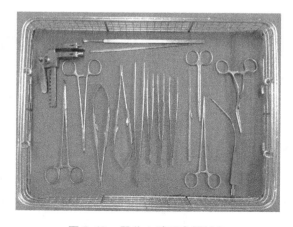

图5-19　婴儿心脏手术器械包

表 5-19 婴儿心脏器械包明细

亚光小开胸器 1 个	笔式针持（20 cm）2 个	剪刀（14 cm）1 把
心室拉钩（22 cm）1 个	长镊子（24 cm）1 把	针持（18 cm）1 把
心室拉钩（20 cm）1 个	无损伤镊子（18 cm）1 把	吸引器（18 cm）1 把
大直角钳（20 cm）1 个	精细镊子（18 cm）2 把	阻断钳（14 cm）1 把
小直角钳（18 cm）1 个	单钩（18 cm）1 把	

二十、泌尿手术器械包（图 5-20，表 5-20）

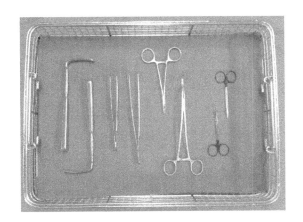

图 5-20 泌尿手术器械包

表 5-20 泌尿手术器械包明细

拉钩（18 cm）2 把	肾蒂钳（20 cm）1 把
亚光无损伤镊（14 cm）1 把	弯眼科剪（10 cm）1 把
亚光无损伤镊（18 cm）1 把	直眼科剪（10 cm）1 把
鸭嘴针持（14 cm）1 把	

二十一、尿道下裂手术器械包（图5-21，表5-21）

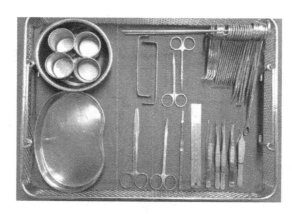

图5-21　尿道下裂手术器械包

表5-21　尿道下裂手术器械包明细

治疗碗1个	甲状腺拉钩（12 cm）2把	卵圆钳（22 cm）1把
小药杯4个	眼科弯剪（10 cm）1把	镶片针持（16 cm）1把
弯盘2个	眼科直剪（10 cm）1把	亚光针持（14 cm）1把
器械串2个	直剪（14 cm）1把	艾利斯钳（16 cm）2把
	精细组织剪（12 cm）1把	中弯钳（16 cm）2把
	刀柄（7#）1把	亚光弯蚊式钳（12 cm）10把
	钢尺1把	蚊式钳（10 cm）5把
	整形齿镊（12 cm）1把	
	亚光整形平镊（12 cm）2把	
	整形平镊（10 cm）1把	
	爱迪生平镊（10 cm）1把	

二十二、膀胱镜普包（图5–22，表5–22）

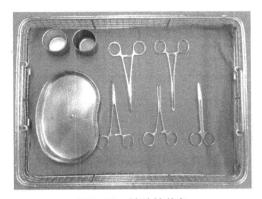

图5–22　膀胱镜普包

表5–22　膀胱镜普包明细

小药杯2个	中弯钳（16 cm）2个	艾利斯钳（14 cm）1个
弯盘1个	艾利斯钳（16 cm）1个	直剪（14 cm）1个

第二节　腹腔镜手术器械包

一、幽门腹腔镜（15件）（图5–23，表5–23）

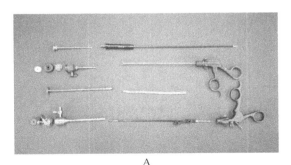

A

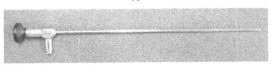

B

图5–23　幽门腹腔镜手术器械包

表 5-23   幽门腹腔镜手术器械包明细

Trocar 芯 3 mm 1 个	电钩 1 把
Trocar 密封帽 3 mm 1 个	抓钳 1 把
Trocar 头 3 mm 1 个	细橡胶管 1 条
十字密封帽 3 mm 1 个	幽门钳 1 把
Trocar 芯 5 mm 1 个	手柄 1 个
Trocar 3 mm 1 个	0°镜头 1 个
Trocar 密封帽 5 mm 1 个	
Trocar 头 5 mm 1 个	
Trocar 5 mm 1 个	

二、新生儿腹腔镜（27 件）（图 5-24，表 5-24）

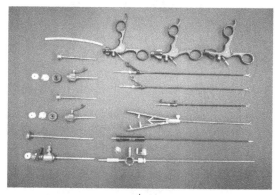

A

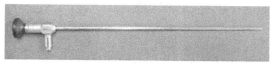

B

图 5-24   新生儿腹腔镜手术器械包

表5-24 新生儿腹腔镜手术器械包明细

细橡胶管1条	剪刀1把
Trocar 密封帽 3 mm 2 个	弯钳1把
十字密封帽 3 mm 2 个	幽门钳1把
Trocar 头 3 mm 2 个	针持1把
Trocar 芯 3 mm 2 个	电钩1把
Trocar 3 mm 2 个	吸引器1把
Trocar 密封帽 5 mm 1 个	吸引器配件2个
Trocar 头 5 mm 1 个	手柄3个
Trocar 芯 5 mm 1 个	0°镜头1个
Trocar 5 mm 1 个	

三、胸腔镜器械（43件）（图5-25，表5-25）

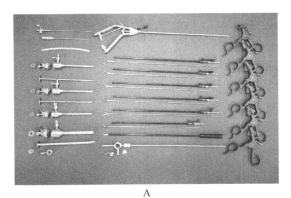

A

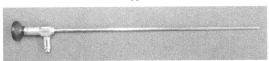

B

图5-25 胸腔镜手术器械包

表 5-25　胸腔镜手术器械包明细

气腹针 1 套	针持 1 把
细橡胶管 1 条	弯钳 2 把
Trocar 密封帽 5 mm 4 个	抓钳 2 把
Trocar 密封帽 10 mm 1 个	剪刀 2 把
Trocar 头 5 mm 3 个	电钩 1 把
Trocar 头 10 mm 1 个	吸引器 1 把
Trocar 5 mm 3 个	吸引器配件 2 个
Trocar 10 mm 1 个	鞘 6 个
Trocar 芯 5 mm 2 个	手柄 6 个
Trocar 芯 10 mm 1 个	30°镜头 1 个
转换器 1 个	

四、泌外腹腔镜特殊器械（16 件）（图 5-26，表 5-26）

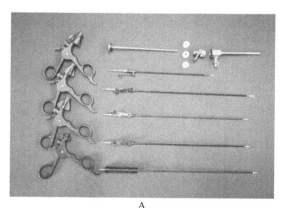

A

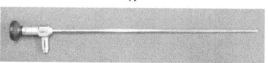

B

图 5-26　泌外腹腔镜特殊器械包

表 5-26　泌外腹腔镜特殊器械包明细

手柄 4 个	剪刀 2 把
Trocar 帽 3 mm 2 个	弯钳 2 把
Trocar 帽 5 mm 1 个	电钩 1 把
Trocar 头 1 个	30°镜头 1 个
Trocar 5 mm 1 个	
Trocar 芯 1 个	

五、隐睾腹腔镜（36 件）（图 5-27，表 5-27）

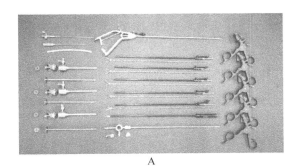

A

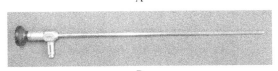

B

图 5-27　隐睾腹腔镜手术器械包

表 5-27　隐睾腹腔镜手术器械包明细

气腹针 1 个	针持 1 把
细橡胶管 1 条	弯钳 2 把
Trocar 密封帽 5 mm 4 个	抓钳 2 把
Trocar 5 mm 3 个	剪刀 1 把
Trocar 芯 3 个	电钩 1 把
Trocar 头 3 个	吸引器 1 把

吸引器配件 2 个
鞘 5 个
手柄 5 个
0°镜头 1 个

六、普外腹腔镜（50 件）（图 5-28，表 5-28）

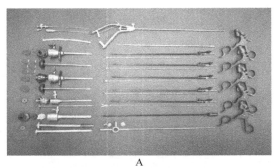

图 5-28　普外腹腔镜手术器械包

表 5-28　普外腹腔镜手术器械包明细

气腹针 1 套	针持 1 把
细橡胶管 1 条	穿刺针 1 个
Trocar 密封帽红 5 mm 3 个	弯钳 2 把
Trocar 密封帽蓝 5 mm 2 个	抓钳 2 把
密封垫片 6 个	剪刀 1 把
Trocar 头 5 mm 3 个	电钩 1 把
Trocar 5 mm 3 个	吸引器 1 个
Trocar 芯 5 mm 3 个	吸引器配件 2 个

续表

Trocar 头 10 mm 1 个	鞘 5 个
Trocar 密封帽黑 10 mm 1 个	手柄 5 个
十字密封帽 1 个	0°镜头 1 个
Trocar 10 mm 1 个	
转换器 1 个	
Trocar 芯 10 mm 1 个	

七、疝气腹腔镜（16 件）（图 5-29，表 5-29）

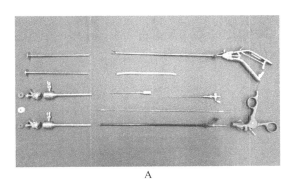

图 5-29 疝气腹腔镜手术器械包

表 5-29 疝气腹腔镜手术器械包明细

Trocar 芯 2 个	针持 1 把
Trocar 密封帽 5 mm 3 个	细橡胶管 1 条
Trocar 头 2 个	气腹针 1 套
Trocar 5 mm 2 个	剪刀 1 把
	鞘 1 个
	手柄 1 个
	0°镜头 1 个

第六章 常用仪器设备

第一节 常用电外科设备

一、高频电刀

1. 目的：规范高频电刀的操作规程，指导手术室护士正确评估、使用、维护电外科设备，减少操作过程中的安全隐患，最大限度地确保术中患儿及医护人员安全。

2. 概念

（1）电外科：是应用于外科手术室的一种高频电流手术系统，电外科集高频电刀、大血管闭合器、超声刀、氩气刀、LEEP刀、内镜电切刀等众多外科高频电流手术设备于一体，并且通过计算机来控制手术过程中的切割深度和凝血速度，达到止血和凝血的效果。

（2）高频电刀：是一种取代机械手术刀进行组织切割的电外科器械。它通过有效电极尖端产生的高频高压电流与肌体接触时对组织进行加热，实现对肌体组织的分离和凝固，从而起到切割和止血的目的（图6-1）。

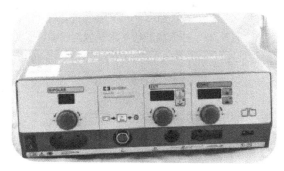

图6-1 高频电刀

（3）回路负极板：在电外科手术中与高频电刀主机配套使用，可为电外科电流提供安全的返回路径。回路负极板的使用能有效降低电流密度增加散热，分散电流，防止热损伤。

（4）耦合效应：是指两个或两个以上的电路原件或电网络的输入与输出之间紧密配合、相互影响，并通过相互作用从一侧向另一侧传输能量的现象。在电外科应用中表现为工作电缆（电刀笔或电钩）向邻近（靠近）的电缆或金属器械传输能量的现象。

3. 高频电刀正确使用

（1）评估

1）环境：避免潜在的富氧环境，同时避免可燃、易燃消毒液在术野集聚或浸湿布类敷料，床单位保持干燥。

2）患儿

a. 评估患儿体重、皮肤（如温度、完整性、干燥程度、毛发、文身等）。

b. 佩戴金属饰品情况（如戒指、项链、耳环、义齿等）。

c. 体内各类医疗设备及其他植入物（如心脏起搏器、人工耳蜗、齿科器具、骨科金属内固定器材等）情况。

d. 患儿身体与导电金属物品接触情况（如手术床、器械托盘等，避免直接接触）。

3）设备：检查主机功能状态，调节的模式、参数符合手术需求（表6-1）。禁止使用破损、断裂、有损坏的附件。

a. 评估回路负极板及其粘贴部位与手术切口的距离。

b. 评估电刀笔、腔镜电凝器械、电刀连接导线绝缘层的完整性。

（2）操作要点

1）准备高频电刀和电刀连线，将连接线端口插入高频电刀相应插口。

2）开机自检。

3）连接电刀回路负极板并选择患儿合适的部位粘贴。

4）根据手术类型和使用的电刀笔，选择合适的输出模式及最低有效输出功率。电刀功率选择的原则为达到效果的情况下，尽量降低输出功率。

5）将高频电刀笔与主机相连，电刀连线固定时不能与其他导线盘绕，防止发生耦合效应；电刀笔不使用时将其置于绝缘的保护盒内；为避免电容耦合造成误放电，勿将电线缠绕在金属物品上；有地线装置者应妥善连接。

表 6-1　高频电刀的使用说明

工作模式	功率范围	设定值	适用年龄段	设定值	功率范围	工作模式
单极电切	低功率	<15 瓦	新生儿期（出生～28 天）婴儿期（29 天～1 岁）	<20 瓦	低功率	单极电凝
	中功率	15～30 瓦	幼儿期（1～3 岁）学龄前期（3～6/7 岁）	20～40 瓦	中功率	
	高功率	30～40 瓦	青少年期6/7～18 岁	40～60 瓦	高功率	

6）利用手控或脚控方式测试电刀笔是否可以正常工作。

7）及时清理电刀笔上的焦痂；发现电刀笔出现功能不良时应及时更换。

8）手术结束，关闭主机电源，再拔除单极电刀连线，揭除回路负极板，拔除电源线。

9）术毕，使用登记，清洁整理电刀设备。

（3）观察要点

1）观察设备运转情况，面板功率是否正常，故障灯有无亮起，有无报警音。

2）观察操作者是否规范操作。

3）观察回路负极板粘贴处皮肤有无热损伤或电灼伤。

4. 回路负极板的使用（图 6-2）

（1）选择方法

1）严格遵从生产厂家提供的使用说明：若使用通用电外科手术设备，应配备回路负极板接触质量监测仪或电外科设备本身配有的自检功能。

2）选用具有负极板接触质量检测系统的双片式亲水凝胶负极板，一次性回路负极板严禁复用、禁止裁剪。

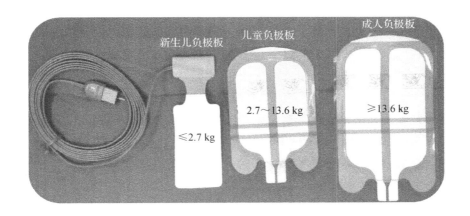

图 6-2　回路负极板

3）选择大小合适的回路负极板，儿童、新生儿均有专用回路负极板。

4）新生儿或小儿应根据体重选择合适的回路负极板，体重低于 2.7 kg 的小儿选择新生儿负极板，体重在 2.7 ~ 13.6 kg 选择儿童负极板（图 6-2）。

5）使用前检查其有效期、完整性、有无瑕疵、变色、附着物以及干燥程度；过期、损坏或水基凝胶变干的回路负极板禁止使用；回路负极板不得叠放，打开包装后宜立即使用。

（2）回路负极板粘贴部位与揭除

1）粘贴部位：选择易于观察，肌肉血管丰富，皮肤清洁、干燥的区域（毛发丰富的区域不易粘贴）。靠近手术切口部位，距离手术切口 > 15 cm；距离心电图 > 15 cm，避免电流环路中近距离通过心电图电极和心脏（新生儿酌情粘贴）。

2）粘贴方法：粘贴前先清洁粘贴部位皮肤，以减少阻抗。粘贴时，将回路负极板的长边与高频电流流向垂直（回路负极板粘贴方向与身体纵轴垂直），并与皮肤粘贴紧密。

3）揭除：术毕，从边缘沿皮纹方向缓慢地将负极板整片水平自患儿身体上揭除，揭除后观察并清洁局部皮肤。

5. 报警提示：使用过程中若出现报警，应立即停止使用。检查回路负极板是否移位、脱落，粘贴是否均匀和牢固，需要时更换或重新粘贴负极板，必要时更换仪器，保证手术顺利进行。

6. 注意事项

（1）安装心脏起搏器或有金属植入物的患儿，禁用或慎用单极电切电凝（可在厂家或心内科医生指导下使用），或改用双极电凝。

（2）如需用单极电刀，应采用最低有效功率、缩短电刀笔激发时间、延长激发间隔。

（3）输出功率大小应根据切割或凝固组织类型进行选择，以满足手术效果为宜，应从小到大逐渐调试。

（4）电刀笔连线不能缠绕金属物体，会因电容耦合导致误放电，引发意外。

（5）应将工作提示音调到工作人员清晰听到的音量。

（6）负极板尽量靠近手术切口部位（但不小于 15 cm），避免越过身体的交叉线路，以便使电流通过的路径最短。

（7）腔镜手术使用带电凝功能的器械前，应检查绝缘层的完整性，防止漏电发生，损伤邻近脏器，避免使用金属塑料混合 Trocar，选用腔镜下切割和凝血模式，缩短电刀激发时间。

（8）仪器应定期检测及保养。

二、双极电凝 （图 6-3）

1. 目的：规范双极电凝的使用操作规程，指导手术室护士正确评估、使用、维护电外科设备，减少操作过程中的安全隐患，最大限度地确保术中患儿及医护人员安全。

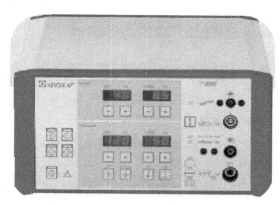

图 6-3　双极电凝

2. 概念：双极电凝是一种高频电流发生器，在双极电凝器械与组织接触良好的情况下，电流在双极镊的两极之间所产生的热能，对人体组织进行电凝止血。

3. 双极电凝正确使用

（1）评估：检查双极电凝器状态，检查电源线连接情况。根据手术需求设定双极电凝参数，选择合适的双极电凝器械，确保功能状态良好。

（2）操作要点

1）准备双极电凝器及电凝线。

2）连接电源和脚控开关，将脚控开关放于术者脚下（若有手控功能，也可选择手控模式），开机自检。

3）选择双极电凝模式（高频电刀设备），并根据手术部位及医生需求选择合适的输出功率。

4）正确连接双极电凝线。

5）使用过程中用湿纱布及时去除双极镊或钳上的焦痂。

6）关闭主机电源，拔除双极电凝线和电源线。

7）术毕，进行使用登记，清洁整理双极电凝设备。

（3）观察要点：术前检查设备的功能状态，评估双极电凝操作是否规范，双极电凝线插入位置是否正确，功率选择是否合适。

（4）注意事项

1）根据手术部位和组织性质选用合适的电凝器械和输出功率。

2）双极电凝使用时应用生理盐水间断冲洗或滴注，保持组织湿润、无张力及术野清洁，避免高温灼伤双极电凝周围的重要组织和结构，减少组织焦痂与双极镊或钳的黏附。

3）推荐间断使用双极镊或钳，每次电凝时间约 0.5 秒，可重复多次，直至达到电凝效果，避免电凝过度。

4）电凝镊使用后，用湿纱布及时擦除镊尖上的焦痂，不可用锐器刮除，以免损伤头端的合金材质。双极电凝器械操作时，应动作轻柔，在固定双极器械时，两尖端保持一定距离，避免互相接触而形成电流短路或外力导致头端对合不良，影响电凝效果。双极电凝器械清洁后应在头端套上保护套。

5）注意双极电凝器械品牌与主机兼容性，脚踏控制板在使用前应套上防水保护套，便于清洁，避免电路故障。

三、超声刀（图6-4）

1. 目的：规范超声刀的操作使用规程，指导手术室护士正确评估、使用、维护电外科设备，减少操作过程中的安全隐患，最大限度地确保术中患儿及医护人员安全。

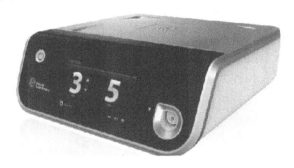

图6-4 超声刀

2. 概念：超声刀是一个能产生超声能量和机械振动的发生器，通过超声频率发生器作用于金属探头（刀头），以55.5 kHz的频率通过刀头进行机械震荡（50~100 μm），将电能转变成机械能，继而使组织内液体气化、蛋白质氢链断裂、细胞崩解、蛋白质凝固、血管闭合，达到切开、凝血的效果。

3. 超声刀正确使用

（1）评估：使用前检查设备功能状态，根据组织类型、血管的粗细选择合适的超声器械和输出功率。

（2）操作要点

1）连接电源和脚踏。

2）按照生产厂家说明安装超声刀头（图6-5）。

3）将手柄线与主机相连，妥善固定，开机自检，调节默认功率（图6-6）。

4）术中清洗超声刀刀头，将刀头张开完全浸没于生理盐水中，利用脚控或手控开关启动超声刀清洁刀头，避免与容器边缘接触。

5）按照生产厂家说明卸除超声刀刀头。

6）关闭电源开关，拔除手柄线接口，拔除电源线。

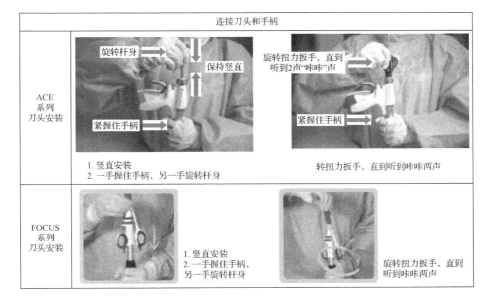

连接刀头和手柄		
ACE系列刀头安装	旋转杆身　保持竖直　紧握住手柄　1. 竖直安装　2. 一手握住手柄，另一手旋转杆身	旋转扭力扳手，直到听到2声"咔咔"声　紧握住手柄　转扭力扳手，直到听到咔咔两声
FOCUS系列刀头安装	1. 竖直安装　2. 一手握住手柄，另一手旋转杆身	旋转扭力扳手，直到听到咔咔两声

图6-5　超声刀头安装

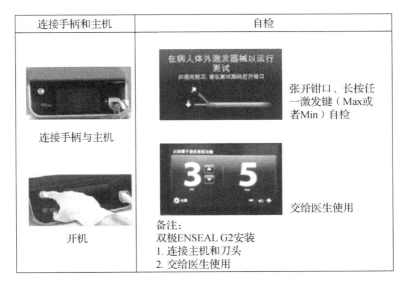

连接手柄和主机	自检
连接手柄与主机　开机	在病人体外激发器械以运行测试　张开钳口、长按任一激发键（Max或者Min）自检　交给医生使用　备注：双极ENSEAL G2安装　1. 连接主机和刀头　2. 交给医生使用

图6-6　超声刀使用说明

7）清洁整理超声刀设备并做好使用登记。

4. 观察要点：超声刀安装是否符合要求、使用是否规范；超声刀头是否完整，避免松动。

5. 注意事项（图 6-7）

（1）严格遵循生产厂家提供的使用说明，选择合适的配件规范安装。

（2）超声刀开机自检出现故障时主机屏幕将显示故障代码，需请专职设备技术人员及时维修或更换部件；使用中同时踩到两个脚踏开关，主机会有报警，但没有故障代码显示；超声刀持续工作时间过长、温度过高时，机器会自动报警，应将超声刀头浸泡于生理盐水中，待刀头降温后再使用。

故障排除		
故障表现	故障原因	处理方法
拧紧组件	一般情况： 手柄刀头连接不够紧密 可能的原因： 1. 手柄不正确安装或者未旋紧 2. 自检时钳口关闭 3. 自检时钳口有组织或者其他污物 4. 手柄金属环有水分或者污物 5. 刀头损坏 6. 手柄老化，可能手柄使用次数过多	拧紧组件 1. 拧紧刀头和手柄连接处 测试断测打开钳口 2. 按"下一步" 启动器键按2秒执行测试 3. 张开钳口长按任一激发键（max 或者 min）自检
备注：其他故障请联系当地强生员工		

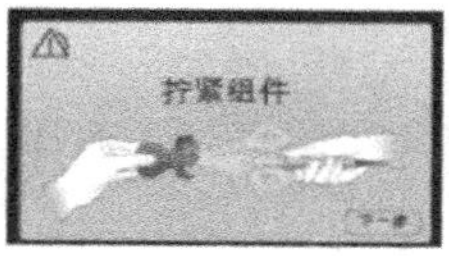

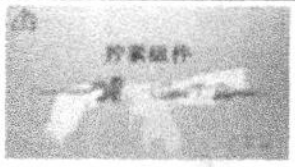

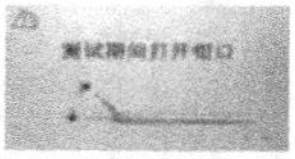

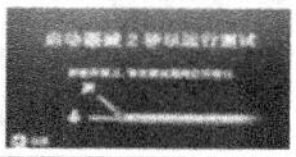

A

注意事项	
刀头激发时请注意： 1. 请勿触碰硬物（金属、骨组织等） 2. 请勿空激发，即请勿钳口内不夹持组织激发 术中清洁： 1. 每隔 10～15 min 清洗钳口、降温 2. 可以湿纱布擦拭 3. 可以在水中张开钳口激发（请勿碰到盆壁或其他坚硬物体） 手柄： 1. 轻拿轻放，注意保护手柄螺纹 2. 不使用时，请戴好小红帽 主机： 应离高频电刀至少 1 米，以减少主机干扰或者报警	脚踏移动方法 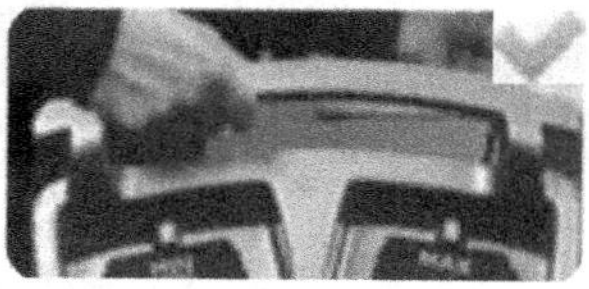 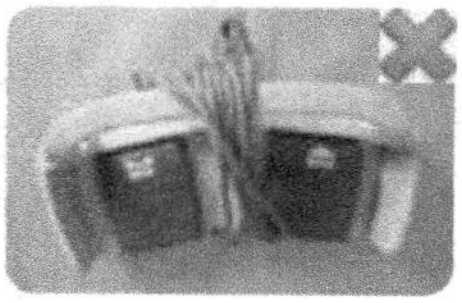 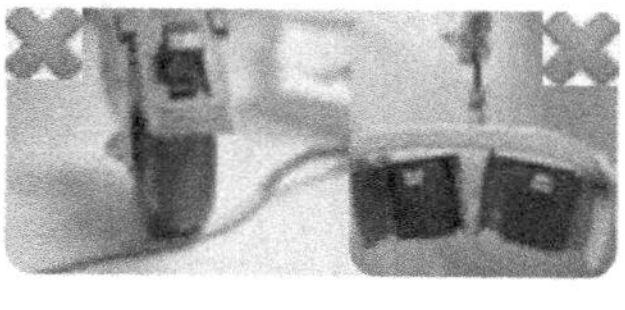

B

图 6-7　超声刀使用注意事项

（3）超声刀工作时禁用手触摸，并避免长时间连续过载操作；不能闭合刀头空踩脚踏板或用超声刀头夹持金属物品及骨组织；由于超声刀闭合管腔是永久性闭合，需确认闭合的组织类型是否合适。

（4）超声刀头应轻拿轻放，避免重压、不要碰撞硬物或落地。使用后，手柄线用湿布擦拭干净，不宜用水冲洗，并顺其弧度保持 15～20 cm 直径线圈盘绕存放。血液、体液隔离或特殊感染患儿，应用含氯消毒液或酸化水擦拭消毒或按特殊感染患儿术后处理方式处理。清洗时避免撞击或用力抛掷。手柄线需根据生产厂家说明选择适宜的灭菌方式。

四、能量平台（图6-8）

1. 目的：规范能量平台的使用操作流程，指导儿科手术室护士正确评估、使用、维护仪器设备，减少操作过程中的安全隐患，最大限度地确保使用过程中患儿及医护人员的安全。

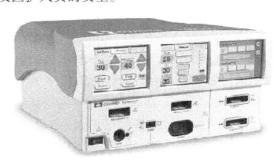

图6-8　能量平台

2. 概念：能量平台是将电外科单双极切割、凝血和大血管闭合等功能集于一身，从而达到一机多用的目的。

3. 高频电外科手术工作站

（1）评估（与高频电刀、双极相同）

1）环境：避免潜在的富氧环境，同时避免可燃、易燃消毒液在术野集聚或浸湿布类敷料，床单保持干燥。

2）患儿

a. 评估患儿体重、皮肤（如温度、完整性、干燥程度、毛发、文身等）。

b. 佩戴金属饰品情况（如戒指、项链、耳环、义齿等）。

c. 体内各类医疗设备及其他植入物情况（如心脏起搏器、人工耳蜗、齿科器具、骨科金属内固定器材等）。

d. 患儿身体与导电金属物品接触情况（如手术床、器械托盘等，避免直接接触）。

3）设备：

a. 检查主机功能状态，调节的模式、参数符合手术需求（表6-1）。禁止使用破损、断裂的附件。

b. 评估回路负极板及其粘贴部位与手术切口的距离。

c. 评估电刀笔、腔镜电凝器械、电刀、大血管闭合器连接导线绝缘层的完整性。

d. 评估大血管闭合器感应条码是否清晰、完整。

（2）操作要点

1）准备能量平台和各连接线，将连接线端口插入能量平台相应插口。

2）开机自检。

3）连接回路负极板并选择患儿合适的部位粘贴。

4）根据手术类型和使用的输出器械，选择合适的输出模式及最低有效输出功率。电刀功率选择的原则为达到效果的情况下，尽量降低输出功率。

5）将输出器械与主机相连，连接线固定时不能与其他导线盘绕，防止发生耦合效应；不使用时将其置于绝缘的保护盒内；为避免设备漏电或短路，勿将电线缠绕在金属物品上；有地线装置的应妥善连接。

6）利用手控或脚控方式测试电刀笔是否可以正常工作。

7）及时清理器械上的焦痂；发现功能不良时应及时更换。

8）手术结束，关闭主机电源，再拔除连接线，揭除回路负极板，拔除电源线。

9）术毕，使用登记，清洁整理主机设备。

（3）观察要点

1）观察设备运转情况，面板功率是否正常，故障灯有无亮起，有无报警音。

2）观察操作者是否规范操作。

3）观察回路负极板粘贴处皮肤有无热损伤或电灼伤。

（4）注意事项

1）安装心脏起搏器或有金属植入物的患儿，禁用或慎用高频电刀模式

（可在厂家或心内科医生指导下使用），或改用双极电凝模式与血管闭合模式。

2）如需用单极电刀，应采用最低有效功率、最短时间。

3）输出功率大小应根据切割或凝固组织类型进行选择，以满足手术效果为宜，应从小到大逐渐调试。

4）各连接线不能缠绕金属物体，否则会导致漏电的发生，引发意外。

5）应将工作提示音调到工作人员清晰听到的音量。

6）负极板尽量靠近手术切口部位（但不小于 15 cm），避免越过身体的交叉线路，以便使电流通过的路径最短。

7）腔镜手术使用带电凝功能的器械前，应检查绝缘层的完整性，防止漏电发生，损伤邻近脏器。

8）血管闭合器连接时应检查感应条码的清晰度与完整性，如不清晰无法通过自检，需及时更换器械。

9）不能同时使用两种及以上的模式，每种模式需分开使用。

10）仪器应定期检测及保养。

第二节 腹腔镜系统

1. 目的：规范小儿外科仪器设备的操作流程，指导儿科手术室护士正确评估、使用、维护仪器设备，减少操作过程中的安全隐患，最大限度地确保使用过程中患儿及医护人员的安全。

2. 名词术语

（1）腹腔镜：腹腔镜与电子胃镜类似，是一种带有微型摄像头的器械，腹腔镜手术就是利用腹腔镜及其相关器械进行的手术。

（2）摄像系统：由各种规格的摄像系统和摄像头组成，可以与软性或硬性内窥镜配合使用，将体内手术区域视频放大成像并显示在监视器上（图6-9）。

（3）全自动气腹机：腹腔内窥镜手术中，用 CO_2 气体来建立并维持患儿体腔内一定的腹压，以提供理想的视像条件和足够的手术空间（图6-10）。

（4）氙灯光源：氙灯光源是利用氙气放电而发光的电光源（图6-11）。

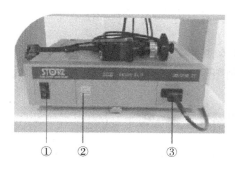 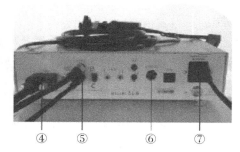

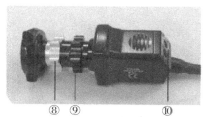

①电源开关　⑥键盘插座
②自动白平衡按钮　⑦电源插座
③摄像头插座　⑧调焦环
④SCB插口　⑨齐焦调节环
⑤彩色视频输出　⑩控制按钮

图 6-9　摄像系统

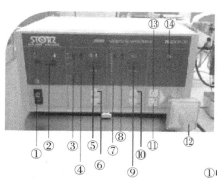 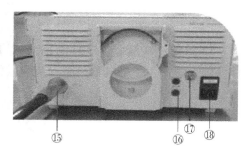

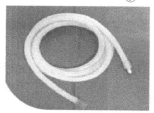

①电源开关　⑩调节气体流量大小
②气瓶气压指示灯　⑪充气开关
③腹腔实际压力显示　⑫气腹管接口
④腹腔预设压力显示　⑬复位按钮
⑤当前实际压力　⑭耗气总量数字显示
⑥调节腹压大小的按键　⑮CO$_2$气瓶接口
⑦气体实际流量显示　⑯SCB接口
⑧气体预设流量显示　⑰接地端子
⑨当前实际流量值　⑱电源接口

图 6-10　全自动气腹机

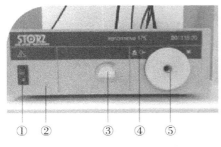

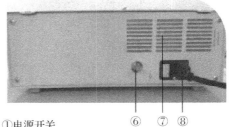

①电源开关
②灯泡寿命报警指示灯
③光源亮度调节旋钮
④灯泡工作正常指示灯
⑤光输出口
⑥接地端子
⑦光源散热口
⑧电源接口
⑨纤维导光束

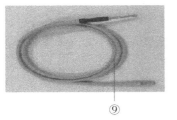

图 6-11 氙灯光源

3. 腹腔镜系统

（1）组成

（2）评估：检查主机功能状态，调节的模式、参数是否符合手术需求；检查安放位置及各设备接口是否连接紧密。

（3）操作要点：

1）连接电源，检测各线路连接紧密。

2）依次打开：显示器、摄像系统、氙灯光源（处于最暗处）、全自动气腹机（处于未充气状态）、高频电刀。

3）正确连接各导线。

4）根据患儿年龄及体重调节气腹机压力数值（表6-2）。

表 6-2 不同年龄气腹压力设定值

年龄	新生儿期	婴儿期	幼儿期	学龄前期	青少年期
分期	出生~28天	29天~1岁	1~3岁	3~6/7岁	6/7~18岁
设置范围	4~6 mmHg	6~9 mmHg		9~11 mmHg	11~14 mmHg

5）根据手术需求调节氙灯光源亮度。

6）手术结束，把光源调至最小，依次关闭各仪器开关：高频电刀、全自动气腹机、氙灯光源、摄像系统、显示器。

7）拔下电源插座，清洁、整理、记录。

（4）观察要点

1）观察设备运转情况，故障灯有无亮起，有无报警音。

2）观察 CO_2 压力是否充足。

（5）注意事项

1）成像色彩失真时，使用摄像系统上的白平衡按钮，进行图像色彩调试，以满足手术需求（调节白平衡时注意需将镜头对准白色参照物）。

2）如果需要暂停使用氙灯，应将光源亮度调至最小，减少光源无效工作时间，延长氙灯使用寿命。

3）光源连续使用时不必每次关闭电源，每次使用光源至少运行 8～10 分钟，太短的运行时间会减少氙灯的使用寿命，每两次使用的时间间隔不少于 8 分钟。

4）为保证安全，术中先用低流量充气，然后改用中流量，防止腹压急剧升高影响心肺功能。

5）高频电刀注意事项，详见常用电外科设备——高频电刀。

第三节　C 形臂

1. 目的：规范小儿外科仪器设备的操作流程，指导儿科手术室护士正确评估、使用、维护仪器设备，减少操作过程中的安全隐患，最大限度地确保使用过程中患儿及医护人员的安全。

2. 概念：C 形臂又叫 C 型臂，顾名思义就是该设备有 C 型的机架，由产生 X 射线的球管，采集图像的影像增强器和 CCD 摄像机，以及图像处理的工作站组成。主要用于各种手术中的透视造影、点片等工作。另外也区别于其他的 X 射线设备如 U 形臂、G 形臂（图6-12）等。

3. C 形臂

（1）评估：

1）设备：检查主机功能状态，安放位置符合手术需求，检查各接口连接紧密。

2）人员：工作人员穿戴防护用具，做好防护准备。

（2）操作要点

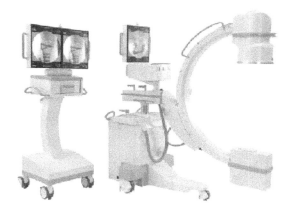

图 6-12　C 形臂

1）连接 C 形臂主机和显示器的高压电缆，接通电源。

2）松开 C 形臂上的制动开关，将机器推至手术床，调节手术床。显示器放于术者便于观看的位置。

3）打开主机电源开关，确定通电后处于待机状态。

4）打开 C 形臂主机控制面板上的启动开关，完成自检。

5）调节 C 形臂使球管和接收器对准拍摄部位，然后锁定制动开关。

6）在 C 形臂主机控制面板上选择透视或拍片功能，选择手动程序或自动程序调节能量大小。

7）选择手控开关或脚踏控开关进行放电拍片。

8）操作完毕，关闭控制面板上的电源开关。

9）将操作机退出术区，分离操作机和显示器的高压电缆。

10）拔下电源插座，整理线路，将设备放回原处，锁定所有制动开关。

（3）观察要点

1）观察设备运转情况，面板上各数值是否正常，故障灯有无亮起，有无报警音。

2）术中的无菌管理：术中使用时，预先在 C 形臂两头套灭菌布套，或者在手术拍摄部位加铺无菌单，照射完毕再撤除，避免污染手术无菌区域。

3）工作人员使用专用防护服、防护具，放电时室内人员尽量远离球管 2 米以上，距离球管 0.19 米的工作人员必须穿戴防护用具，避免原发射线的照射。

（4）注意事项

1）手术床应可以让 X 线透过。

2）保持清洁，防止灰尘引起 X 线管面放电致使球管破裂。

3）移动设备时应注意控制方向，防止撞击 C 形臂使球管受损。

4）手术应放置在专用手术室（墙壁、天花板、门含有铅层可防 X 线）。

5）手术室门口应悬挂警示标志，使用 X 线时应打开手术室门口的红色警示灯。

第四节　自动气压止血仪

1. 目的：规范小儿外科仪器设备的使用操作流程，指导儿科手术室护士正确评估、使用、维护仪器设备，减少操作过程中的安全隐患，最大限度地确保使用过程中患儿及医护人员的安全。

2. 概念：自动气压止血仪是采用计算机数字控制，根据手术部位的需要设定压力，通过新型高效气泵快速充气加气于止血带，从而压迫肢体，阻止血液循环，达到止血的目的（图 6-13）。

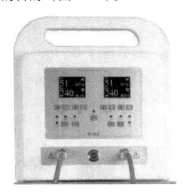

图 6-13　自动气压止血仪

3. 自动气压止血仪

（1）评估

1）检查主机功能状态、结构和配件，自动气压止血仪是由主机、气囊止血带、电源线、止血带连接头、支持架组成。

2）主机面板上有压力、时间显示及调节按键、充气按键、放气按键，一般是 10 min、5 min、1 min 时有自动报警提示。

（2）操作要点

1）连接电源，开机自检。

2）根据患儿的年龄、手术等因素选择长短、宽度适合的止血带，松紧适中于患儿手术肢体的适当部位，一般距离手术部位 10~15 cm，上肢在上臂中上 1/3 处，防止压迫桡神经，下肢应选在大腿根部近腹股沟处。

3）根据患儿手术的情况设定工作压力及工作时间。一般上肢压力不超过 40 kPa，下肢不超过 80 kPa，一般保险压力大于工作压力 5~10 kPa。时间：上肢是不超过 60 min，下肢是不超过 90 min，如需要继续使用，需间隔 10~15 min。婴幼儿严格掌握压力大小，上肢在 4.5 kPa 以内，下肢在 6.1 kPa 以内，儿童根据身体状况来设定。近年来，关于压力有很多研究，有的学者是根据收缩压或者肢体周径来设定，无论采取哪种方式，一定要严格把握压力的范围。

4）将止血带的充气导管套于仪器的止血带接头处。

5）肢体驱血后，按充气开关，直到压力数字达到设定值。当设定时间为 10 min、5 min 时提醒医生。

6）使用完毕，按放气键放掉余气。

7）关闭电源，拔掉电源线。

（3）观察要点

1）观察设备运转情况，面板上各数值是否正常，故障灯有无亮起，有无报警音。

2）充分把握好缚止血带的部位及松紧度，并加以内衬保护皮肤。

3）严格限制止血带充气压力及时间。

4）补充血容量，在松止血带时加快输液速度。

5）双下肢手术时，分别松解，错开数分钟，不能同时放松。

6）及时观察患儿的生命体征变化，并做好术中护理。

（4）注意事项

1）主机与配件必须配套使用，不可与不同厂家设备混合使用，以免发生意外。

2）设备只有安稳地放置在干燥、硬质、平整的表面上或安全固定后，才能开始使用。

3）气囊止血带为循环使用，应一人一用一消毒。

4）止血带部位皮肤有严重溃烂，四肢患血管疾病及其他原因引起的血供不佳的疾病（包括血栓性闭塞性脉管炎），以及患有镰状细胞病（红细胞形态改变）的患儿均不能使用止血带。患有严重感染或恶性肿瘤的患儿在使用止血带时，禁止驱血，将该肢体抬高45°后再充气。

5）使用前要注意检查气囊止血带是否漏气，否则导致充气泵持续工作，影响使用寿命。

6）严格掌握禁忌证及使用压力和时间，严防止血带并发症。

7）需要在工作中提前停机排气的，不能直接拔除电源线，应先按放气开关，待排完气才能关闭主机电源，以免充气泵的损坏。

8）需要用无菌止血带时应注意消毒范围，避免污染。

9）仪器应定期由专业人员检测及保养。

附：使用自动气压止血仪并发症。

1. 止血带麻醉：由于充气压力过大，时间过长发生止血带麻痹性损伤，表现有明确界限的运动障碍，属严重并发症，可导致长期功能丧失。

2. 止血带坏死：表现为皮肤水泡破溃、局部皮肤的坏死。

3. 止血带休克：发生在松止血时，患儿表现为出汗、恶心、血压下降、周围血管阻力降低、血钾升高和代谢性酸中毒。

4. 止血带疼痛：止血带充气压力过大，时间过长，尤其在麻醉作用不够完全时极易出现止血带疼痛，由肢体缺血引起，多数患儿难以忍受，表现为出冷汗、烦躁不安，即使用镇静药和镇痛药也难以控制。

5. 其他压力性水疱。

第五节　常见控温设备

一、水循环式升降温仪（图6-14）

1. 目的

规范小儿外科仪器设备的使用操作流程，指导儿科手术室护士正确评估、使用、维护仪器设备，减少操作过程中的安全隐患，最大限度地确保使用过程中患儿及医护人员的安全。

2. 概念

（1）围手术期低体温：围手术期由于各种原因导致机体核心体温低于

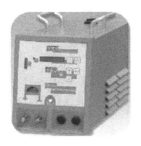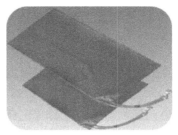

图 6-14　水循环式升降温仪

36 ℃的现象称为围手术期低体温，又称围手术期意外低体温。

（2）低温辅助：在心脏手术过程中，通过降低毯面温度从而达到辅助体外循环的目的。

（3）水循环：提供一种外科手术中用的水循环变温毯，是由进水连接管、出水连接管和水循环毯构成，水循环毯内腔分布有进水区、出水区和工作区三部分水流道，进水连接管与进水区连通，使用可缩短体外循环时间，减少红细胞的破坏和术后高热的发生，增加患儿安全感，亦减轻医护人员的负担，根据手术的需要可调节变温毯中循环水的温度，起到升温或降温作用。

3. 水循环式升降温毯

（1）评估：检查主机功能状态，调节的模式、参数是否符合手术需求；检查安放位置及上下水软管接口。

（2）操作要点

1）参照使用标识，将循环水毯铺设在平整无异物的手术床上，正确连接加温仪。

2）根据使用环境温度、手术类型、患儿的实时体核温度及患儿身体状况，进行水毯温度设定，设定数值根据患儿年龄及自身情况来调节，并与医生确认（表6-3）。特殊情况参考生产厂家的使用说明。

表6-3　水毯温度设定

年龄	新生儿期	婴儿期	幼儿期	学龄前期	青少年期
分期	出生~28天	29天~1岁	1~3岁	3~6/7岁	6/7~18岁
设置范围	36~37 ℃	36.5~37.5 ℃		37~38 ℃	

备注：如需低温或特殊情况以患儿身体及手术需求为准进行调控。

3）将患儿安置于水毯上，通过调节毯面温度，达到调节患儿体温的目的。

（3）观察要点

1）观察设备运转情况，面板上温度是否正常，故障灯有无亮起，有无报警音。

2）观察患儿局部体表温度的变化情况，防止局部热损伤。

（4）注意事项

1）主机与配件必须配套使用，不可与不同厂家设备混合使用，以免发生意外。

2）只有将加温仪安稳地放置于干燥、硬质、平整的表面上或安全固定后，才能开始使用。

3）聚氨酯蜂窝水毯为循环使用，应一人一用一消毒。

4）水循环式升降温毯使用蒸馏水，应每月更换清洗。

5）仪器应定期由专业人员检测及保养。

二、动力充气型升温仪（图6-15）

1. 目的：规范小儿外科仪器设备的使用操作流程，指导儿科手术室护士正确评估、使用、维护仪器设备，减少操作过程中的安全隐患，最大限度地确保使用过程中患儿及医护人员的安全。

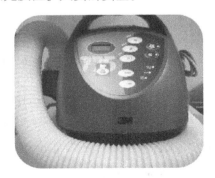

图6-15 动力充气型升温仪

2. 名词术语：体温管理系统是应用于医疗环境中（包含手术室）的一种体温管理解决方案，由加温设备和配套使用的加温毯等组成，用于预防和治疗低体温及为患儿提供舒适的温度，对成人和儿童均适用。

3. 动力充气型升温仪

（1）评估

检查主机功能状态，调节的模式、参数是否符合手术需求；检查安放位置及出风口软管接入位置。

（2）操作要点

1）参照使用标识，将加温毯在手术床上适宜位置铺展开，连接充气式加温仪。

2）开机自检，发出报警声（三次低微的咔嗒声）后进入待机模式。

3）根据使用环境温度、手术（治疗）类型、患儿的实时体核温度及患儿身体状况，选择合适的温度挡和风速，并与医生确认。

（3）观察要点

1）观察设备运转情况，面板上仪表灯是否正常，故障灯有无亮起。

2）观察患儿局部体表温度的变化情况，防止局部热损伤。

（4）加温毯的使用

1）主机与配件必须配套使用，不可与不同厂家设备混合使用，否则可能会造成热损伤。

2）应始终将加温毯带孔的一面朝向患儿，不把未打孔的一面放在患儿身下或身上。

3）不能单独使用加温仪软管给患儿加温，须始终将软管连接至加温毯。

（5）注意事项

1）只有将充气式加温仪安稳地放置在干燥、硬质、平整的表面上或安全固定之后，才能开始加温治疗。

2）充气加温毯为一次性耗材，仅供单一患儿使用，一人一用一丢弃。

3）如果超温指示灯亮起并听到提示声，则不得继续使用，拔掉装置电源插头并联系有资质的服务技术员。

4）充气式加温仪符合医疗电磁干扰的要求，若其他设备发生无线电频率干扰，请将该设备连接到不同电源。

5）仪器应定期由专业人员检测及保养。

三、输液输血加温仪（图6-16）

1. 目的：规范小儿外科仪器设备的使用操作流程，指导儿科手术室护士正确评估、使用、维护仪器设备，减少操作过程中的安全隐患，最大限度地确保使用过程中患儿及医护人员的安全。

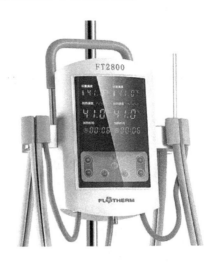

图 6-16　输液输血加温仪

2. 概念

（1）围手术期低体温：围手术期由于各种原因导致机体核心体温低于36 ℃的现象称为围手术期低体温，又称围手术期意外低体温。

（2）体温管理系统：是应用于医疗环境中的一种体温管理解决方案，由控温设备和配套使用的加温仪等组成，用于预防和治疗低体温及提供术中所需温度环境。

3. 输液输血加温仪

（1）评估：检查主机功能状态，调节的模式、参数符合输注需求；检查安放位置及加温管的安装。

（2）操作要点

1）参照使用标识，将加温仪安稳地放置在干燥、硬质、平整的表面上并安全固定后才能开启设备，正确连接加温管。

2）根据使用环境温度、手术类型、输注液的种类，进行温度设定，设定数值根据输注类型的不同情况来调节，与医生确认（表6-4）。

3）将输液器或输血器安装于加温管上，通过调节主机温度，达到控制输注液温度的目的。

表6-4　加温管温度值设定

加温管	默认值	调整范围	
		最小值	最大值
Barkey autoline XPT 4R	41.0 ℃	33.0 ℃	43.0 ℃
Barkey autoline XPT	38.5 ℃	33.0 ℃	41.0 ℃

备注：设定的温度值可"0.5℃的间隔"进行调整，设定值必须始终高于目前普遍的环境温度，否则将触发"温度过低"的错误。

（3）观察要点：观察设备运转情况，面板上温度是否正常，故障灯有无亮起，有无报警音。

（4）注意事项

1）主机与配件必须配套使用，不可与不同厂家设备混合使用，以免发生意外。

2）只有将加温仪安稳地放置在干燥、硬质、平整的表面上或安全固定后，才能开始使用。

3）加温管为循环使用，应一人一用一消毒。

4）仪器应定期由专业人员检测及保养。

第七章 手术配合

第一节 硬膜外血肿清除术手术配合

【解剖】

颅骨与脑间有3层脑膜覆盖（图7-1），由外向内为硬脑膜、蛛网膜和软脑膜。硬脑膜坚韧而有光泽，由2层组成，外层兼具颅骨内骨膜的作用，内层较外层坚厚，两层之间有丰富的血管和神经。硬脑膜与颅盖骨连接疏松，易于分离，当硬脑膜血管损伤时，在硬脑膜与颅骨间可形成硬膜外血肿（图7-2）。多因头部受过外力直接打击，产生着力点处的颅骨变形或骨折，伤及血管所致，血肿一般发生在受力点及其附近，因此可根据骨折线通过脑膜血管和静脉窦的部位来判断血肿部位。出血积聚于硬膜，与颅骨内板分离处，并随着血肿的增大而使硬膜进一步分离。

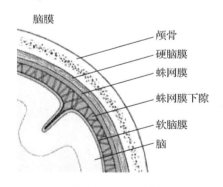

图 7-1 正常解剖

【手术适应证】

原则上一经诊断即应施行手术，排除血肿以缓解颅内高压。

【麻醉方式】

全麻 + 气管插管。

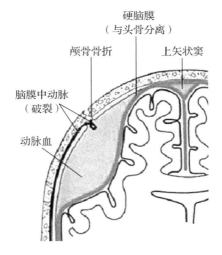

图7-2　硬膜外血肿

【手术体位】

仰卧位。

【手术切口】

患侧头部马蹄形切口。

一、洗手护士工作

【用物准备】

1. 常规用物：敷料包、手术衣包。

2. 手术器械：开颅包、磨钻、开颅显微器械。

3. 一次性物品：20号手术刀片、11号手术刀片、电刀手笔、双极电凝、显影纱布套包、一次性吸引器管、2-0带针慕丝线、4-0带针慕丝线、头皮针、20 mL注射器、5 mL注射器、1 mL注射器、骨蜡、3-0抗菌薇乔线、无菌手套、9 cm×20 cm伤口贴膜、头套、显影脑棉片、头皮夹、明胶海绵、颅骨固定夹、一次性颅脑外引流器、9 cm×15 cm伤口敷贴。

【手术步骤及配合】（表7-1）

表7-1　洗手护士手术步骤及配合

手术步骤	手术配合
◆常规消毒、铺单。	◆递消毒纱布、无菌单。协助手术医生铺单。

续表

手术步骤	手术配合
◆取患侧头部马蹄形切口。	◆注入局麻药，20 号手术刀切皮，头皮夹止血，双极电凝止血，电刀逐层切开皮肤、皮下、帽状腱膜，吸引头持续吸引。
◆掀开皮瓣，暴露颅骨。	◆递骨膜剥离子分离骨膜，皮瓣游离后，递湿纱布盖于皮瓣。
◆颅骨钻孔，锯骨瓣，撬开骨瓣，彻底止血，冲洗切口。	◆连接好磨钻，先在颅骨钻 2 ~ 3 孔，边钻边冲水，钻孔完成后将磨钻刀头更换为铣刀刀头，锯开骨瓣，边锯边冲洗，递 2 把骨膜剥离子自两侧撬开骨瓣，取下洗干净，浸泡在治疗碗内保存以备用，咬骨钳咬平骨窗边缘，清除骨屑，骨蜡止血。
◆清除血肿，彻底止血。	◆递神经剥离子或脑压板，轻轻将血肿从硬脑膜游离下来，也可以用吸引器吸除，遇活动性出血，递双极电凝止血，并用脑棉片覆盖。
◆硬膜悬吊	◆长条明胶海绵塞于硬膜与骨窗边缘，用 4 - 0 带针慕丝线将硬膜外层缝吊于骨窗缘的腱膜或骨膜上。
◆放置引流管，覆盖骨板并固定。	◆放置引流管，骨瓣回置，用 3 枚颅骨固定夹固定颅骨。
◆缝合帽状腱膜、皮肤。	◆3 - 0 抗菌薇乔线逐层缝合。敷贴覆盖切口。戴头套。

二、巡回护士工作

【用物准备】

1. **仪器设备**：高频电刀、双极电凝、磨钻、负压吸引装置、变温毯、输血输液加温仪。

2. **消毒液**：碘伏、75% 酒精。

3. **体位用物**：约束带、小棉垫、头圈。

4. **其他用物**：生理盐水、三通、负极板。

5. 药物：盐酸肾上腺素注射液、2% 利多卡因注射液。

【手术配合】（表 7-2）

表 7-2　巡回护士手术配合

手术前	手术中	手术后
◆提前开启净化空调系统，检查温湿度及静压差是否符合规范。	◆严格执行各项查对制度。	◆与麻醉医生共同将患儿恢复成平卧位。同时检查受压部位皮肤的完整性。加盖棉被，注意保暖。
◆检查手术室各种仪器设备，是否功能良好、处于备用状态。	◆管路管理：①输液管理：遵医嘱调节输液速度及更换液体。密切观察输注部位是否有渗出，液体输注是否通畅。②尿管管理：观察留置尿管是否有扭曲、打折情况，保证引流的通畅。	◆协助麻醉医生工作，保持患儿呼吸道通畅，全程密切关注患儿的安全。
◆提前开启变温毯，将变温毯毯面温度设置为 37.5 ℃。将小棉被及安置体位用的小棉垫铺于毯面上，进行预加温。	◆皮肤管理：术中加强巡视，及时检查皮肤有无受压。	◆去除负极板：从边缘沿皮纹方向缓慢地将负极板整片水平自患儿身体上揭除，揭除后检查并清洁局部皮肤。
◆携手术申请单，手术患儿及物品核查交接表与病房护士床旁交接患儿，采取两种以上方式进行患儿身份核对，确认手术部位体表标识正确，将患儿接至手术室。	◆手术开始前、关闭颅骨前、关闭颅骨后、缝合皮肤后与洗手护士共同清点手术台上所有用物，准确记录。对手术台上追加的用物以及头皮夹、脑棉片的数量和完整性与洗手护士共同清点并及时记录。手术物品清点，应遵循双人逐项清点、同步唱点、逐项即刻记录、原位清点的原则进行。	◆妥善固定尿管、引流管，并粘贴好标识。

手术前	手术中	手术后
◆专人守护，盖被保暖，防止坠床及低体温的发生。	◆观察手术进展，及时提供手术用物及温的冲洗液体。	◆患儿离开手术室前，在麻醉医生主持下，与手术医生、麻醉医生共同进行手术患儿安全核查。
◆输血输液加温仪：温度设置为37.5～38℃。	◆人员管理：监督手术人员严格执行无菌技术操作。手术室限制参观人数（不得超过3人），并管理所有人员不得违反无菌操作原则。	◆与麻醉医生共同护送患儿到苏醒室并做好交接工作。
◆麻醉开始前，在麻醉医生主持下，与手术医生、麻醉医生共同进行手术患儿安全核查。	◆仪器设备的管理： ①高频电刀：高频电刀功率调至10～15 W。手术过程中调整输出功率大小，应根据切割或凝固组织类型选择，以满足手术效果为宜，应从小到大逐渐调试，保证手术顺利进行。观察负极板粘贴部位情况。 ②双极电凝：双极电凝功率调至9 W，将双极电凝脚踏放于术者脚下，术中根据医嘱及时调节双极电凝功率。同时观察设备运行情况。 ③磨钻：将磨钻脚踏与双极电凝脚踏分开放置，防止误踩。同时术中观察设备运行情况。 ④变温毯：术中定时监测患儿体温，根据体温情况调节毯面温度，同时观察设备运行情况。 ⑤输血输液加温仪：术中随时观察设备运行状况。	◆转运患儿过程中注意为患儿保暖，同时约束患儿，拉起床档，防止坠床及碰伤。妥善固定输液管路、尿管及引流管，防止非计划拔管事件发生。

手术前	手术中	手术后
◆ 协助麻醉医生实施麻醉。	◆环境管理：减少开门次数，随时巡视手术室，及时清理地面污物，保证地面清洁及手术室整洁。	◆体位用物、仪器设备消毒后归位放置。
◆留置导尿，选择合适的导尿管型号，严格执行无菌技术操作。操作过程中动作轻柔，防止损伤尿道黏膜。妥善固定导尿管并粘贴标识。		◆整理手术室，保持整洁。
◆与麻醉医生、手术医生共同安置体位。患儿取仰卧位，头偏向健侧，患侧肩部垫高，头下置头圈，耳郭及眼睛置于头圈中央。上肢掌心朝向身体两侧，肘部微屈，用约束带固定。易受压部位：肩胛部、肘部、骶尾部、足跟部置小棉垫，下肢约束带固定，松紧适宜。		
◆妥善固定各类管道。		
◆根据患儿体重选择负极板粘贴于患儿大腿前侧肌肉丰富处，肢体避免与金属物品接触。放置托盘。		
◆ 协助手术医生穿手术衣。		
◆调节无影灯。		

手术前	手术中	手术后
◆为手术台上提供碘伏及生理盐水。		
◆与洗手护士共同清点手术台上所有用物，逐项准确记录。		
◆手术开始前，在麻醉医生主持下，与手术医生、麻醉医生共同进行手术患儿安全核查。		
◆正确连接电刀、吸引器、双极电凝、磨钻，避免线路缠绕、打结。双极电凝与磨钻的脚踏摆放有序。		

第二节　脑室腹腔分流术手术配合

【解剖】

脑内部的腔隙称为脑室（图7-3）。在大脑两个半球内有侧脑室，间脑内有第3脑室；小脑和延脑及脑桥之间有第4脑室，各脑室之间有小孔和管道相通。脑室中的脉络丛产生脑脊液。脑积水是因颅内疾病引起的脑脊液分泌过多和（或）循环、吸收障碍而致颅内脑脊液量增加（图7-4）。脑室腹腔分流术是把一组带单向阀门的分流装置置入体内，将脑脊液从脑室分流到腹腔中吸收，简称 V-P 手术。

【手术适应证】

先天性脑积水。

【麻醉方式】

全麻 + 气管插管。

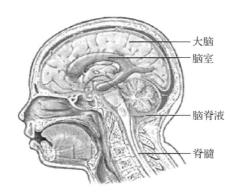

图 7-3 脑

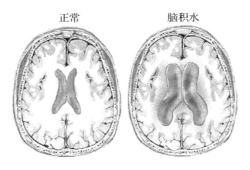

图 7-4 脑积水

【手术体位】

仰卧位，头偏向左侧。

【手术切口】

切口一：头部切口，右耳轮上、后侧。

切口二：颈部切口。

切口三：腹部切口，中腹部或下腹部正中线。

一、洗手护士工作

【用物准备】

1. 常规用物：敷料包、手术衣包。

2. 手术器械：开颅器械包、通条、磨钻。

3. 一次性物品：11 号手术刀片、20 号手术刀片、电刀手笔、双极电凝镊、一次性吸引器管、2-0慕丝线、4-0慕丝线、3-0抗菌薇乔线、20 mL注射器、头皮针、脑室腹腔分流装置、骨蜡、头套、明胶海绵、显影棉片、6 cm×7 cm×8 cm显影纱布、8 cm×10 cm×8 cm显影纱布、9 cm×15 cm敷贴。

【手术步骤及配合】（表7-3）

表7-3　洗手护士手术配合

手术步骤	手术配合
◆常规消毒、铺无菌单。	◆递消毒纱布、无菌单。协助手术医生铺单。
◆头部枕角或额角做切口。	◆20号手术刀切皮，电刀切开皮下组织，骨膜剥离子游离骨膜暴露颅骨。
◆钻孔，经头皮向颈部做皮下通道。	◆颅骨钻或磨钻钻孔，骨蜡、双极电凝止血。
◆颈部切口。	◆20号手术刀切皮及皮下组织，中弯钳游离头部皮下组织至颈部，棉片填塞止血。
◆腹部切口，把远端管放入腹腔。	◆20号手术刀切皮，逐层进腹，通条自腹部至颈部游离皮下组织。
◆将脑室管从枕角送到额角。	◆11号手术刀"十"字切开脑膜将分流管置于头皮下，4-0带针慕丝线固定，用皮头蚊式钳夹闭引流管。
◆引流管远端通过通条引流至腹部，在腹腔埋管。	◆通条做引导，将脑室腹腔分流管由颈部放置于腹部切口到头部与分流管相接，2-0或4-0慕丝吊线固定。引流管自头皮下、颈部、胸骨旁皮下至腹部。
◆止血，逐层缝合切口。	◆3-0抗菌薇乔线逐层关闭切口。无菌敷贴覆盖切口，戴头套固定。

二、巡回护士工作

【用物准备】

1. 仪器设备：高频电刀、双极电凝、磨钻、负压吸引装置、变温毯、输血输液加温仪。

2. 消毒液：碘伏。

3. 体位用物：约束带、小棉垫、体位垫、头圈、海绵垫、足跟垫。

4. 其他用物：生理盐水、三通、负极板。

【手术配合】（表7-4）

表7-4 巡回护士手术配合

手术前	手术中	手术后
◆提前开启净化空调系统，检查温湿度及静压差是否符合规范。	◆严格执行各项查对制度。	◆与麻醉医生缓慢将患儿放平，同时检查受压部位皮肤的完整性。加盖棉被，注意保暖。
◆检查手术室各种仪器设备，是否功能良好、处于备用状态。	◆输液管理：遵医嘱调节输液速度及更换液体。密切观察输注部位是否有渗出，液体输注是否通畅。	◆协助麻醉医生工作，保持患儿呼吸道通畅，全程密切关注患儿的安全。
◆提前开启变温毯，将变温毯毯面温度设置为37.5 ℃。将小棉被及安置体位用的小棉垫铺于毯面上，进行预加温。	◆皮肤管理：术中加强巡视，及时检查皮肤有无受压。	◆去除负极板：从边缘沿皮纹方向缓慢地将负极板整片水平自患儿身体上揭除，揭除后检查并清洁局部皮肤。
◆携手术申请单，手术患儿及物品核查交接表与病房护士床旁交接患儿。采取两种以上方式进行患儿身份核对，确认手术部位体表标识正确，将患儿接至手术室。	◆手术开始前、关闭体腔前、关闭体腔后、缝合皮肤后与洗手护士共同清点手术台上所有用物，准确记录。对手术台上追加的用物以及脑棉片的数量和完整性与洗手护士共同清点并及时记录。手术物品清点，应遵循双人逐项清点、同步唱点、逐项即刻记录、原位清点的原则进行。	◆妥善固定输液管路。

手术前	手术中	手术后
◆专人守护，盖被保暖，防止坠床及低体温的发生。	◆观察手术进展，及时提供手术用物及温的冲洗液体。	◆患儿离开手术室前，在麻醉医生主持下，与手术医生、麻醉医生共同进行手术患儿安全核查。
◆输血输液加温仪：温度设置为37.5～38 ℃。	◆植入物管理：核对脑室腹腔分流装置灭菌日期、灭菌效果及外包装完整性。粘贴植入物标识。	◆与麻醉医生共同护送患儿到苏醒室并做好交接工作。
◆麻醉开始前，在麻醉医生主持下，与手术医生、麻醉医生共同进行手术患儿安全核查。	◆人员管理：监督手术人员严格执行无菌技术操作。手术室限制参观人数（不得超过3人），并管理所有人员不得违反无菌操作原则。	◆转运患儿过程中注意为患儿保暖，同时约束患儿，拉起床档，防止坠床及碰伤。妥善固定输液管路，防止非计划拔管事件发生。
◆协助麻醉医生实施麻醉。	◆仪器设备的管理： ①高频电刀：高频电刀功率调至10 W，手术过程中调整输出功率大小，应根据切割或凝固组织类型选择，以满足手术效果为宜，应从小到大逐渐调试，保证手术顺利进行。观察负极板粘贴部位情况。 ②双极电凝：双极电凝功率调至9 W，将双极电凝脚踏放于术者脚下，术中根据医嘱及时调节双极电凝功率。同时观察设备运行情况。 ③磨钻：将磨钻脚踏与双极电凝脚踏分开放置，防止误踩。同时随时观察设备运行情况。 ④变温毯：术中定时监测患儿体温，根据体温情况调节毯面温度，同时观察设备运行情况。 ⑤输血输液加温仪：术中随时观察设备运行状况。	◆体位用物、仪器设备消毒后归位放置。

续表

手术前	手术中	手术后
◆与麻醉医生、手术医生共同安置体位。患儿取仰卧位，头偏向一侧，头下置头圈，耳郭及眼睛置于头圈中央。上肢掌心朝向身体两侧，肘部微屈，用约束带固定。易受压部位：肘部、骶尾部、足跟部置小棉垫，下肢约束带固定，松紧适宜。 ◆妥善固定输液管路。 ◆根据患儿体重选择合适的负极板粘贴于患儿大腿前侧肌肉丰富处，肢体避免与金属物品接触。不放置托盘。 ◆协助手术医生穿手术衣。 ◆调节无影灯。 ◆为手术台上提供碘伏及生理盐水。 ◆与洗手护士共同清点手术台上所有用物，准确记录。 ◆手术开始前，在麻醉医生主持下，与手术医生、麻醉医生共同进行手术患儿安全核查。	◆环境管理：减少开门次数，随时巡视手术室，及时清理地面污物，保证地面清洁及手术室整洁。	◆整理手术室，保持整洁。

续表

手术前	手术中	手术后
◆连接电刀、吸引器、双极电凝、磨钻。正确连接，避免线路缠绕、打结。双极电凝与磨钻的脚踏要摆放有序，避免线路缠绕、打结。		

第三节　动脉导管结扎术手术配合

【解剖】

动脉导管位于主动脉峡部和肺动脉分叉偏左肺动脉侧（图7-5）。动脉导管未闭（patent ductus arteriosus，PDA）是动脉导管在出生后未闭合而持续开放的病理状态（图7-6）。动脉导管是由第6对支气管动脉弓远端演化而成。在胎儿循环时，它将大部分右心室入肺动脉的血流导入降主动脉送往胎盘进行氧合。出生后，动脉导管未闭可作为一个独立病变存在（可单独存在），也可与其他心血管畸形合并存在，如主动脉弓缩窄或中断、严重的主动脉狭窄、左心发育不全综合征及肺动脉闭锁，严重的肺动脉狭窄作为血管环的一部分。

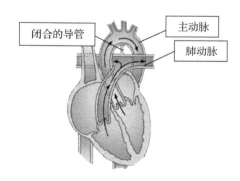

图7-5　正常心脏

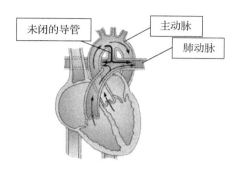

图 7-6 动脉导管未闭

【手术适应证】

先天性动脉导管未闭。

【麻醉方式】

全麻 + 气管插管。

【手术体位】

右侧卧位。

【手术切口】

左胸后外侧切口（第 4 肋间）。

一、洗手护士工作

【用物准备】

1. 常规用物：敷料包、手术衣包。

2. 手术器械：小儿开腹器械包、导管器械包。

3. 一次性物品：20 号手术刀片、吸引器管、电刀手笔、1 号慕丝线、4 号慕丝线、10 号慕丝线、3 - 0 涤纶编织线、4 - 0 单乔、1 号抗菌薇乔、3 - 0 抗菌薇乔、手术贴膜、9 cm×15 cm 伤口敷贴。

【手术步骤及配合】（表 7-5）

表 7-5 洗手护士手术配合

手术步骤	手术配合
◆常规消毒铺单。	◆递消毒纱布、无菌单，协助医生铺单。
◆逐层切开皮肤、皮下组织。	◆20 号手术刀切开皮肤、皮下组织，电刀止血。

手术步骤	手术配合
◆经第 4 肋间进胸，开胸器暴露术野。	◆开胸器撑开胸骨暴露术野。
◆探查动脉导管和肺动脉干有无震颤。	◆可塑性拉钩暴露动脉导管和肺动脉。
◆切开纵隔胸膜。	◆3 - 0 涤纶编织线缝牵引线，悬吊纵隔胸膜，充分暴露术野。
◆游离动脉导管、肺动脉。	◆用花生米钳钝性分离动脉导管、肺动脉。
◆分离动脉导管后壁。	◆直角钳、中弯钳，钳吊两根 10 号慕丝线绕过动脉导管后壁，分别结扎主动脉端和肺动脉端。
◆关闭胸腔，尿管排尽胸腔气体。	◆8 号尿管末端浸入盛生理盐水的治疗碗内排气。
◆留置胸腔引流管。	◆20 号手术刀切开皮肤，放置胸腔引流管，用 3 - 0 抗菌薇乔线固定。1 号抗菌薇乔关闭胸腔。
◆逐层关闭切口。	◆3 - 0 抗菌薇乔逐层缝合肌肉、皮下组织，4 - 0 单乔缝皮。敷贴覆盖伤口。

二、巡回护士工作

【用物准备】

1. 仪器设备：高频电刀、负压吸引装置、变温毯、头灯、输血输液加温仪。

2. 消毒液：碘伏。

3. 体位用物：约束带、小棉垫、体位垫、头圈。

4. 其他用物：生理盐水、三通、负极板。

【手术配合】（表7-6）

表7-6　巡回护士手术配合

手术前	手术中	手术后
◆提前开启净化空调系统，检查温湿度及静压差是否符合规范。	◆严格执行各项查对制度。	◆与麻醉医生共同将患儿恢复成仰卧位，缓慢将其放平，检查受压部位皮肤的完整性。加盖棉被，注意保暖。
◆检查手术室各种仪器设备，是否功能良好、处于备用状态。 ◆与麻醉医生、手术医生共同安置体位。患儿取右侧卧位，头偏向一侧下置头圈，高度平下侧肩高，使头与颈椎处于水平位。耳郭及眼睛置于头圈中空位置。腋下距肩峰合适位置垫胸垫。双上肢屈曲呈抱球状环抱一体位垫，约束带固定，松紧适宜。健侧髋部及肩部骨隆突部位粘贴防压疮敷料。腹侧置体位垫支撑耻骨联合，背侧置体位垫固定骶尾部及肩胛区。共同维持患儿90°侧卧位。双下肢约45°自然屈曲，前后分开放置。保持两腿呈跑步时姿态屈曲位，两腿之间置体位垫承托上侧下肢，约束带固定，松紧适宜。	◆输液管理：遵医嘱调节输液速度及更换液体。密切观察输注部位是否有渗出，液体输注是否通畅。 ◆皮肤管理：术中加强巡视，及时检查皮肤有无受压。	◆协助麻醉医生工作。保持患儿呼吸道通畅，全程密切关注患儿的安全。

手术前	手术中	手术后
◆妥善固定各类管道。	◆手术开始前、关闭体腔前、关闭体腔后、缝合皮肤后与洗手护士共同清点手术台上所有用物，准确记录。对手术台上追加的用物以及与洗手护士共同清点并及时记录。手术物品清点，应遵循双人逐项清点、同步唱点、逐项即刻记录、原位清点的原则进行。	◆去除负极板：从边缘沿皮纹方向缓慢地将负极板整片水平自患儿身体上揭除，揭除后检查并清洁局部皮肤。
◆根据患儿体重选择合适的负极板粘贴于患儿大腿外侧肌肉丰富处，肢体避免与金属物品接触。放置托盘。	◆观察手术进展，及时提供手术用物。	◆患儿离开手术室前，在麻醉医生主持下，与手术医生、麻醉医生共同进行手术患儿安全核查。
◆协助手术医生穿手术衣。	◆连接胸腔闭式引流瓶：向胸腔闭式引流瓶内倒500 mL生理盐水，做好水位线标识。与胸腔引流管正确连接并观察水柱波动情况。	◆妥善固定输液管路、胸腔闭式引流管，并粘贴标识。
◆调节无影灯。	◆人员管理：监督手术人员严格执行无菌技术操作。手术室限制参观人数不得超过3人，并管理所有人员不得违反无菌操作原则。	◆与麻醉医生共同护送患儿到监护室并做好交接工作。

手术前	手术中	手术后
◆为手术台上提供碘伏及生理盐水。	◆仪器设备的管理： ①高频电刀：将高频电刀功率调至10～15 W，手术过程中调整输出功率大小，应根据切割或凝固组织类型选择，以满足手术效果为宜，应从小到大逐渐调试，保证手术顺利进行。观察负极板粘贴部位情况。 ②变温毯：术中定时监测患儿体温，根据体温情况调节毯面温度，同时观察设备运行情况。 ③输血输液加温仪：术中随时观察设备运行状况。 ④头灯：术中根据手术需要调节头灯方向及亮度。	◆转运患儿过程中注意为患儿保暖，同时约束患儿，拉起床档，防止坠床及碰伤。注意要将胸腔闭式引流瓶低于胸腔位置。妥善固定输液管路及胸腔闭式引流管，防止非计划拔管事件发生。
◆与洗手护士共同清点手术台上所有用物，准确记录。	◆环境管理：减少开门次数，随时巡视手术室，及时清理地面污物，保证地面清洁及手术室整洁。	◆体位用物、仪器设备消毒后归位放置。
◆手术开始前，在麻醉医生主持下，与手术医生、麻醉医生共同进行手术患儿安全核查。		◆整理手术室，保持整洁。
◆连接电刀、吸引器。正确连接头灯，避免线路缠绕、打结。		

第四节　法洛四联症矫治术手术配合

【解剖】

心脏位于胸腔内，属中纵隔，外裹心包，前面大部分被肺和胸膜覆盖，只有下部一小三角区域借心包与胸骨体下半和第4~5肋软骨相邻。

心脏呈前后略扁的圆锥形，一般如自己拳头大（图7-7）。可归纳为一尖，一底，两面，三缘，四沟。一尖即心尖。一底即心底。两面：前面与胸骨体和肋软骨相连，称胸肋面；下面位于膈上，称膈面。三缘：右缘，垂直向下由右心房外侧缘构成；左缘圆钝，斜向左前下，下部由左心室构成，上部由左心耳构成；下缘接近水平，由右心室和心尖构成。四沟：冠状沟，前室间沟，后室间沟，房间沟。后室间沟和冠状沟交汇处称房室交叉点，为左右心房和左右心室在膈面的临界区域，临床常用作手术标志。

法洛四联症（tetralogy of fallot，TOF）是一种常见的先天性心脏畸形（图7-8）。其基本病理为室间隔缺损、肺动脉狭窄、主动脉骑跨和右心室肥厚。法洛四联症在儿童发绀型心脏畸形中居首位。

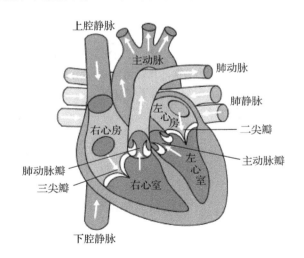

图 7-7　心脏解剖图

【手术适应证】

法洛四联症（室间隔缺损、主动脉骑跨、肺动脉狭窄、右心室肥厚）。

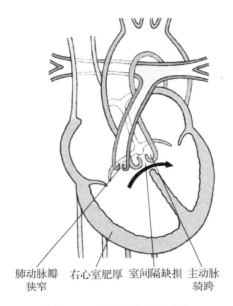

肺动脉瓣　　右心室肥厚　室间隔缺损　主动脉
狭窄　　　　　　　　　　　　　　　　骑跨

图 7-8　法洛四联症解剖图

【麻醉方式】

全麻＋气管插管。

【手术体位】

仰卧位。

【手术切口】

胸骨正中切口。

一、洗手护士工作

【用物准备】

1. 常规用物：心脏敷料包、中单包、手术衣包。

2. 手术器械：心脏器械包、婴幼儿心脏器械、无影灯手柄、胸骨锯、心脏探子。

3. 一次性物品：心脏套针、20 号手术刀片、15 号手术刀片、11 号手术刀片、20 mL 注射器、50 mL 注射器、5 mL 注射器、电刀手笔、4 号丝线、7 号丝线、10 号丝线、3 - 0 抗菌薇乔线、4 - 0 单乔线、5 - 0 普理灵线、6 - 0 普理灵线、3 - 0 无损伤涤纶线、0 号薇乔线、10 号胃管、引流管、

6 cm×7 cm×8 cm 显影纱布、8 cm×10 cm×8 cm 显影纱布、9 cm×20 cm 手术贴膜、9 cm×10 cm 伤口敷贴、9 cm×10 cm 引流敷贴、骨蜡。

4. 其他：生物补片、胸骨钉。

【手术步骤及配合】（表 7-7）

表 7-7　洗手护士手术配合

手术步骤	手术配合
◆常规消毒、铺单。	◆递消毒纱布、无菌单。协助手术医生铺单。
◆逐层切开皮肤、皮下组织，胸骨正中劈开胸骨。	◆20 号手术刀切开皮肤，电刀依次切开皮下组织，经胸骨正中用胸骨锯锯开胸骨，骨蜡止血。
◆分离连于心包膜的胸腺组织，胸骨撑开器暴露胸腔。	◆电刀分离粘连于心包膜的胸腺组织，根据是否影响心脏暴露决定是否取掉胸腺，如需去除，用侧壁钳夹住组织，7 号丝线结扎切除，胸骨撑开器暴露胸腔。
◆电刀切开心包。	◆圆针穿 4 号丝线缝合 4~5 针，将心包悬吊于皮肤边缘上。
◆建立体外循环：在主动脉根部做主动脉插管荷包及冷灌液穿刺针荷包。	◆在主动脉根部用 3－0 无损伤涤纶线做主动脉插管荷包及冷灌液穿刺针荷包。无损伤镊、组织剪分离主动脉周围组织。
◆主动脉插管。	◆在主动脉荷包中心用 11 号手术刀做一切口，将主动脉插管插入，收紧荷包，用 10 号丝线固定。
◆置冷灌针。	◆无损伤镊配合将冷灌针插入后，收紧荷包，7 号丝线固定。
◆右心耳处做上腔静脉荷包，插入上腔静脉插管。	◆3－0 无损伤涤纶线在右心耳处做一上腔静脉荷包，在荷包中心用 11 号手术刀做一切口，用中弯钳撑开，将上腔静脉管置入，收紧荷包中弯钳固定。直角钳分离上腔静脉与心房交界上约 1 cm 处，钳吊 10 号丝线套入准备阻断上腔静脉。

手术步骤	手术配合
◆分离下腔静脉周围组织，插入下腔静脉插管。阻断上、下腔静脉。	◆肾蒂钳分离组织，钳吊 10 号丝线套入准备阻断控制下腔静脉。在右心房壁靠近下腔静脉口处做一切口，中弯钳撑开，将下腔静脉引流管插入。收紧之前套入的 10 号丝线阻断上、下腔静脉。
◆阻断升主动脉，灌注心肌保护液。	◆主动脉阻断钳阻断升主动脉，灌注心肌保护液，心脏停搏。11 号手术刀在右心房壁做一切口，用心外吸引器将多余心肌保护液吸去。在心包腔内放入冰屑，保护心脏。直角钳探查卵圆孔，经卵圆孔或切开卵圆窝后放置左心引流管。
1）右心室流出道疏通及重建。	◆11 号手术刀在右心室流出道行纵形切口，切口不宜过长，以免影响右心室收缩功能。用精细组织剪剪去右心室流出道漏斗部异常肌束，进行右心室流出道疏通。
2）根据需要进行右心室流出道补片加宽，扩大内腔。	◆用心脏探子探查流出道狭窄程度，若瓣环不够大，将右心室切口向头侧延伸，跨肺动脉瓣环至肺动脉，心内操作应选用较精细持针器与缝针呈 45°角，用 5-0 普理灵线及牛心包补片进行右心室流出道跨环补片以扩大内腔。
3）室缺修补。	◆用 6-0 普理灵线经右心室切口修补，也可从右心房三尖瓣及右心室切口处修补。
4）主动脉骑跨经室间隔缺损修补后矫治。	◆修补室缺时将主动脉隔入左心室。
◆检查三尖瓣是否有反流。	◆用 50 mL 注射器连接 10 号胃管，向三尖瓣注水，观察三尖瓣是否有反流，如有反流可用 5-0 普理灵线行三尖瓣成形。

续表

手术步骤	手术配合
◆缝合卵圆孔。	◆5－0普理灵线缝合卵圆孔，开放主动脉，6－0普理灵线缝合右心房。
◆依次拔除插管。	◆剪刀剪开结扎线，依次拔除下腔静脉、冷灌针、上腔静脉、主动脉插管。
◆仔细检查无出血，放置心包、纵隔引流管。	◆碘伏消毒皮肤，15号手术刀切皮，皮针穿4号丝线固定引流管。
◆关闭胸骨，逐层缝合切口。	◆0号普迪斯、胸骨钉关闭胸骨，3－0抗菌薇乔缝合肌肉、4－0单乔缝皮肤。引流敷贴覆盖引流管切口，伤口敷贴覆盖手术切口。

二、巡回护士工作

【用物准备】

1. 仪器设备：高频电刀、负压吸引装置、变温毯、头灯、输血输液加温仪。

2. 消毒液：碘伏。

3. 体位用物：约束带、小棉垫、体位垫。

4. 其他用物：生理盐水、三通、负极板、硅胶导尿管、一次性导尿包、胸腔闭式引流瓶、冰屑、50 mL注射器。

【手术配合】（表7-8）

表7-8　巡回护士手术配合

手术前	手术中	手术后
◆提前开启净化空调系统，检查温湿度及静压差是否符合规范。	◆严格执行各项查对制度。	◆撤去体位垫，检查受压部位皮肤的完整性。加盖棉被，注意保暖。

手术前	手术中	手术后
◆检查手术室各种仪器设备，是否功能良好、处于备用状态。	◆管道管理： ①输液管理：遵医嘱调节输液速度及更换液体。密切观察输注部位是否有渗出，液体输注是否通畅。在主动脉插管后，关闭静脉液路。输血管理：拔除主动脉插管时遵医嘱输注血制品。严格执行输血查对制度，双人核查无误后泵控输入。 ②尿路管理：密切观察尿路是否通畅。记录体外循环转机前、中、后尿量。	◆协助麻醉医生工作，保持患儿呼吸道通畅，全程密切关注患儿的安全。
◆提前开启变温毯。毯面温度设置为37.5 ℃。将小棉被及安置体位用的小棉垫铺于毯面上，进行预加温。	◆皮肤管理：术中加强巡视，及时检查皮肤有无受压。	◆去除负极板：从边缘沿皮纹方向缓慢地将负极板整片水平自患儿身体上揭除，揭除后检查并清洁局部皮肤。
◆携手术申请单，手术患儿及物品核查交接表与病房护士床旁交接患儿。采取两种以上方式进行患儿身份核对，确认手术部位体表标识正确，将患儿接至手术室。	◆手术开始前、关闭心包前、关闭体腔前、关闭体腔后、缝合皮肤后与洗手护士共同清点手术台上的所有用物，准确记录。对手术台上追加的用物以及皮套管等细小零件与洗手护士共同清点并及时记录。手术物品清点，应遵循双人逐项清点、同步唱点、逐项即刻记录、原位清点的原则进行。	◆妥善固定输液、输血管路，尿管，胸腔闭式引流管，粘贴各管路标识。
◆专人守护，盖被保暖，防止坠床及低体温的发生。	◆观察手术进展，及时提供手术用物。	◆胸腔闭式引流瓶低于置管位置。

手术前	手术中	手术后
◆输血输液加温仪：温度设置为37~38 ℃。	◆植入物管理：使用外科生物补片和胸骨钉时与手术医生再次确认物品名称、型号、失效日期、灭菌效果、包装完整。合格方可使用。	◆准确记录出入量。
◆麻醉开始前，在麻醉医生主持下，与手术医生、麻醉医生共同进行手术患儿安全核查。	◆阻断下腔静脉时，为手术台上供应冰屑。	◆患儿离开手术室前，在麻醉医生主持下，与手术医生、麻醉医生共同进行手术患儿安全核查。
◆协助麻醉医生实施麻醉及动静脉穿刺。	◆将胸腔闭式引流瓶内倒入500 mL 生理盐水，做好水位线标识。	◆将氧气瓶及简易呼吸器与气管插管连接好，保证转运途中氧气供应。与麻醉医生、手术医生共同护送患儿到监护室并做好交接工作。
◆留置导尿，选择合适的导尿管型号，严格执行无菌技术操作。操作过程中动作轻柔，防止损伤尿道黏膜。妥善固定导尿管并粘贴标识。	◆人员管理：监督手术人员严格执行无菌技术操作。手术室限制参观人数不得超过3人，并管理所有人员不得违反无菌操作原则。	◆转运患儿过程中要注意为患儿保暖，同时约束患儿，防止坠床及碰伤。妥善固定气管插管、心电监护导联、输液管路、尿管及胸腔闭式引流管，防止非计划拔管事件发生。

手术前	手术中	手术后
◆测肛温，将肛温探头旋转插入肛门内 3 ~ 4 cm，过程中动作轻柔，防止损伤直肠黏膜，妥善固定。	◆仪器设备的管理： ①高频电刀：电刀功率调节至 10 ~ 15 W。打开心包后将电刀功率调整为 8 W。心脏复跳之后再将电刀功率恢复为 10 ~ 15 W。手术过程中调整输出功率大小，应根据切割或凝固组织类型选择，以满足手术效果为宜，应从小到大逐渐调试，保证手术顺利进行。观察负极板粘贴部位情况。 ②变温毯：手术开始前及复温时开启。手术开始时关闭变温毯。同时观察设备运行情况。 ③输血输液加温仪：复温时开启，温度设置为 37.5 ~ 38 ℃，并观察设备运行情况。 ④头灯：术中根据手术需要调节头灯方向及亮度。 ⑤除颤仪：心脏复跳时，将除颤仪处于备用状态，根据医嘱调节电能。	◆血制品输注完毕后的空血袋，标注患儿信息及输血停止时间，冰箱冷藏保存24小时。
◆与麻醉医生、手术医生共同安置体位。患儿取仰卧位，头部置头枕并处于中立位置，头枕高度适宜，头和颈椎处于水平中立位置。胸背部垫体位垫抬高 10° ~ 15°，上肢掌心朝向身体两侧，肘部微屈，用约束带固定。易受压部位：肩部、肘部、骶尾部、足跟部置小棉垫，下肢约束带固定，松紧适宜。双上肢用小棉垫包裹减少热量流失。	◆环境管理：减少开门次数，随时巡视手术室，及时清理地面污物，保证地面清洁及手术室整洁。	◆体位用物、仪器设备消毒后归位放置。

手术前	手术中	手术后
◆妥善固定各类管道。		◆整理手术室，保持整洁。
◆根据患儿体重选择合适的负极板粘贴于患儿大腿前侧肌肉丰富处，肢体避免与金属物品接触。放置托盘。		
◆协助手术医生穿手术衣。		
◆调节无影灯。		
◆为手术台上提供碘伏及生理盐水。		
◆与洗手护士共同清点手术台上所有用物，准确记录。		
◆手术开始前在麻醉医生主持下，与手术医生、麻醉医生三方共同进行手术患儿安全核查。		
◆连接电刀、吸引器。正确连接头灯，避免线路缠绕、打结。		

第五节 肺叶切除术手术配合

【解剖】

肺（lungs）是一个使人体能够呼吸的器官，两个肺分别位于胸部两侧。

每个肺都由支气管的管道与气管相连。肺具有柔软的、海绵状的构造，因此在呼吸时它可以伸展并舒张。肺上端钝圆叫肺尖，向上经胸廓上口突入颈根部，底位于膈上面，朝向肋和肋间隙的面叫肋面，朝向纵隔的面叫内侧面，该面中央的支气管、血管、淋巴管和神经出入处叫肺门。这些出入肺门的结构，被结缔组织包裹在一起叫肺根。左肺由斜裂分为上、下 2 个肺叶，右肺除斜裂外，还有一水平裂将其分为上、中、下 3 个肺叶（图 7-9）。

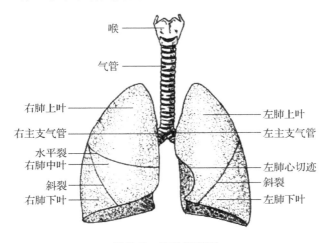

图 7-9　肺叶解剖图

【手术适应证】

肺囊肿、肺肿瘤、肺结核、肺纤维化。

【麻醉方式】

全麻 + 气管插管。

【手术体位】

健侧卧位。

【手术切口】

患侧第 5 ~ 6 肋间。

一、洗手护士工作

【用物准备】

1. 常规用物：敷料包、手术衣包、中单包。

2. 手术器械：小儿开腹器械、开胸器械、心耳直角钳。

3. 一次性物品：电刀手笔、3-0 抗菌薇乔线、4 号慕丝线、1 号抗菌薇乔线、4-0 单乔线、3-0 无损伤涤纶线、20 号手术刀片、一次性吸引器管、胸腔闭式引流管、胸腔闭式引流瓶、6 cm×7 cm×8 cm 显影纱布、8 cm×10 cm×8 cm 显影纱布、9 cm×15 cm 敷贴。

【手术步骤及配合】（表7-9）

表7-9　洗手护士手术配合

手术步骤	手术配合
◆常规消毒、铺单。	◆递消毒纱布、无菌单，协助手术医生铺单。
◆经患侧第5肋做手术切口，切开肋间外肌、内肌至壁层胸膜。	◆20号手术刀切开皮肤，电刀依次切开皮下组织、胸腔壁肌肉直至肋间外肌表层，向上游离显露患侧第4肋间隙。
◆剪开胸膜，暴露胸腔。	◆组织剪剪开胸膜，开胸器撑开胸腔。
◆切断患侧肺下叶动脉，患侧肺上叶掀起，切断肺下叶的背段、基底段各动脉。	◆心耳、直角钳分离血管，电凝止血，远端钳吊4号慕丝线结扎，近端3-0无损伤涤纶线缝扎。
◆切断患侧肺下韧带和患侧肺下静脉。	◆中弯钳、无损伤镊、"花生米"钳夹"花生米"钝性分离松解患侧肺下韧带。远端钳吊4号慕丝线结扎，近端3-0抗菌薇乔线缝扎。
◆切断患侧肺下叶支气管，残端用胸膜覆盖。	◆残端支气管黏膜用碘伏纱条处理，大弯钳钳夹持患侧下肺叶切除移出，远端断面3-0抗菌薇乔线缝合。
◆配置抗生素盐水液冲洗胸腔。	◆抗生素溶于1000 mL温盐水中，倒入胸腔中，麻醉医生适当加压膨肺，肺叶膨胀良好，无漏气。
◆放置胸腔闭式引流管。	◆根据患儿的年龄选用引流管型号。碘伏消毒皮肤，20号手术刀切皮，放置引流管，3-0抗菌薇乔固定引流管。
◆逐层关闭切口。	◆1号抗菌薇乔关胸，3-0抗菌薇乔依次缝肌层、皮下组织，4-0单乔缝合皮肤。
◆连接胸腔闭式引流瓶。	◆引流管递于巡回护士，连接胸腔闭式引流瓶水封管。

二、巡回护士工作

【用物准备】

1. 仪器设备：高频电刀、负压吸引装置、变温毯、输血输液加温仪、头灯。
2. 消毒液：碘伏。
3. 体位用物：约束带、小棉垫、体位垫、头圈。
4. 其他用物：生理盐水、三通、负极板、胸腔闭式引流瓶。
5. 药物：抗生素。

【手术配合】（表7–10）

表7–10 巡回护士手术配合

手术前	手术中	手术后
◆提前开启净化空调系统，检查温湿度及静压差是否符合规范。	◆严格执行各项查对制度。	◆与麻醉医生共同将患儿恢复成仰卧位，缓慢将其放平，同时检查受压部位皮肤的完整性。加盖棉被，注意保暖。
◆检查手术室各种仪器设备，是否功能良好、处于备用状态。	◆输液管理：遵医嘱调节输液速度及更换液体。密切观察输注部位是否有渗出，液体输注是否通畅。	
◆提前开启变温毯，将变温毯毯面温度设置为37.5 ℃。将小棉被及安置体位用的小棉垫铺于毯面上，进行预加温。	◆皮肤管理：术中加强巡视，及时检查皮肤有无受压。	◆协助配合麻醉医生工作，保持患儿呼吸道通畅，全程密切关注患儿的安全。
◆携手术申请单，手术患儿及物品核查交接表与病房护士床旁交接患儿。采取两种以上方式进行患儿身份核对，确认手术部位体表标识正确，将患儿接至手术室。	◆手术开始前、关闭体腔前、关闭体腔后、缝合皮肤后与洗手护士共同清点手术台上所有用物，准确记录。对手术台上追加的用物以及"花生米"与洗手护士共同清点并及时记录。手术物品清点，应遵循双人逐项清点、同步唱点、逐项即刻记录、原位清点的原则进行。	◆去除负极板：从边缘沿皮纹方向缓慢地将负极板整片水平自患儿身体上揭除，揭除后检查并清洁局部皮肤。

手术前	手术中	手术后
◆专人守护，盖被保暖，防止坠床及低体温的发生。	◆观察手术进展，及时提供手术用物及温的冲洗液体。	◆妥善固定输液管路、尿管、胸腔闭式引流管，并粘贴标识。
◆输血输液加温仪：温度设置为37.5～38℃。	◆抗生素药物的使用：遵医嘱进行抗生素的配置，查看抗生素皮试结果、批号、有效期、剂量、浓度等。	◆患儿离开手术室前，在麻醉医生主持下，与手术医生、麻醉医生共同进行手术患儿安全核查。
◆麻醉开始前，在麻醉医生主持下，与手术医生、麻醉医生共同进行手术患儿安全核查。	◆将胸腔闭式引流瓶内倒入500 mL生理盐水，做好水位线标识。并连接胸腔闭式引流瓶，观察水柱波动情况。	◆与麻醉医生共同护送患儿到监护室并做好交接工作。
◆协助麻醉医生实施麻醉及动静脉穿刺。	◆人员管理：监督手术人员严格执行无菌技术操作。手术室限制参观人数（不得超过3人），并管理所有人员不得违反无菌操作原则。	◆转运途中注意为患儿保暖，同时约束患儿，拉起床档，防止坠床及碰伤。胸腔闭式引流瓶低于胸腔位置。妥善固定输液管路及胸腔闭式引流管，防止非计划拔管事件发生。

手术前	手术中	手术后
◆与麻醉医生、手术医生共同安置体位。患儿取健侧卧位,头偏向健侧,下置头圈,耳郭及眼睛置于头圈中央,头圈高度平下侧肩高,使头与颈椎处于水平位。腋下距肩峰合适位置垫胸垫。双上肢屈曲呈抱球状环抱一体位垫,约束带固定,松紧适宜。健侧髋部及肩部骨隆突部位粘贴防压疮敷料。腹侧置体位垫支撑耻骨联合,背侧置体位垫固定骶尾部及肩胛区。共同维持患儿90°侧卧位。双下肢约45°自然屈曲,前后分开放置。保持两腿呈跑步时姿态屈曲位,两腿之间置体位垫承托上侧下肢,约束带固定,松紧适宜。男性患儿注意外生殖器勿受压。	◆标本管理:及时填写标本,贴上患儿的相关信息。确认标本来源的名称、数量,妥善管理,督促及时送检。	◆体位用物、仪器设备消毒后归位放置。

手术前	手术中	手术后
◆妥善固定各类管道，粘贴心电监护电极片的位置应避开侧卧位时受压部位。	◆仪器设备的管理 ①高频电刀：高频电刀功率调至10～15 W，手术过程中调整输出功率大小，应根据切割或凝固组织类型选择，以满足手术效果为宜，应从小到大逐渐调试，保证手术顺利进行。观察负极板粘贴部位情况。 ②变温毯：术中定时监测患儿体温，根据体温情况调节毯面温度，同时观察设备运行情况。 ③输血输液加温仪：术中随时观察设备运行状况。 ④头灯：术中根据手术需要调节头灯方向及亮度。	◆整理手术室，保持整洁。
◆根据患儿体重选择合适的负极板粘贴于患儿大腿前侧肌肉丰富处，肢体避免与金属物品接触。放置托盘。	◆人员管理：监督手术人员严格执行无菌技术操作。手术室限制参观人数（不得超过3人），并管理所有人员。	
◆协助手术医生穿手术衣。 ◆调节无影灯。 ◆为手术台上提供碘伏及生理盐水。 ◆与洗手护士共同清点手术台上所有用物，准确记录。	◆环境管理：减少开门次数，随时巡视手术室，及时清理地面污物，保证地面清洁及手术室整洁。	

续表

手术前	手术中	手术后
◆手术开始前，在麻醉医生主持下，与手术医生、麻醉医生共同进行手术患儿安全核查。 ◆连接电刀、吸引器。正确连接头灯，避免线路缠绕、打结。		

第六节 胸腔镜辅助下漏斗胸矫正术（NUSS术）手术配合

【解剖】

胸廓的形态：成人胸廓呈前后略扁的圆锥形。胸廓上口较小，下口较大（图7-10）。胸廓的形态和大小与年龄、性别、体型及健康状况有密切关系。

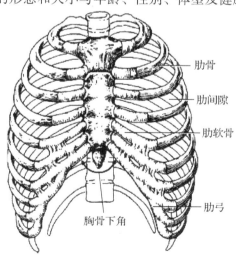

图 7-10 正常胸廓

新生儿的胸廓呈圆桶状。

漏斗胸（图7-11）指胸骨、肋软骨及部分肋骨向背侧凹陷畸形，形成漏斗状，绝大多数漏斗胸的胸骨从第2或第3肋软骨水平开始向背侧，到剑突上为最低点，形成船样或漏斗样畸形，是一种先天性并常常是家族性的疾病。漏斗胸的外形特征为前胸凹陷、肩膀前伸、略带驼背以及上腹突出。

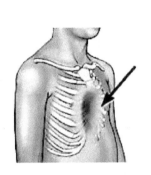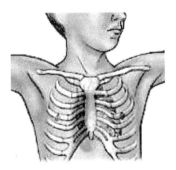

图7-11　漏斗胸

【手术适应证】

漏斗胸。

【麻醉方法】

全麻＋气管插管。

【手术体位】

仰卧位。

【手术切口】

胸廓凹陷最低点同一水平处，两侧胸壁腋前线和腋后线之间各取横切口。

一、洗手护士工作

【用物准备】

1. 常规用物：敷料包、手术衣包、中单包。

2. 手术器械：小儿开腹包、NUSS棒、扣扣钳、钢丝剪、5 mm 单包 Trocar、30°镜头。

3. 一次性物品：20 号手术刀片、10 号慕丝线、2 - 0 抗菌薇乔、4 - 0 单乔、3 - 0 抗菌薇乔、电刀手笔、一次性吸引器、医用无菌保护套、无菌手套、6 cm×7 cm×8 cm 显影纱布、8 cm×10 cm×8 cm 显影纱布、6 cm×7 cm 伤口敷贴、钢丝。

【手术步骤及配合】（表7-11）

表7-11　洗手护士手术配合

手术步骤	手术配合
◆常规消毒、铺单。	◆递消毒纱布。协助手术医生铺单，分别将两块中单对折，铺于患儿胸廓左、右两侧，切口周围依次铺四块小单，布巾钳固定；切口下方依次铺两块中单，第三块中单铺于切口上方超过麻醉面架；最后铺有口大单。
◆逐层切开组织。	◆碘伏纱布消毒皮肤，递20号手术刀在胸廓两侧各纵行切开皮肤，递中弯钳分离肌肉组织至胸廓入点。
◆建立人工气胸。	◆递弯血管钳穿入右侧胸廓，在右侧切口下做0.5 cm切口，刺入气腹针，注入 CO_2，建立人工气胸，使肺塌陷。拔除气腹针置入 Trocar，置入30°胸腔镜。
◆胸腔镜监视下放置 NUSS 钢板。	◆选择合适大小的 NUSS 钢板并塑形。引导器自右侧切口穿入，缓慢向前通过胸骨凹陷最低处，后越过纵隔，从左侧切口穿出。递两根10号慕丝线将 NUSS 钢板连到引导器上，引导钢板凸面朝下拖过胸骨后方，递翻转器将凸面翻转向上，顶起胸骨和下陷的胸壁（图7-12）。
◆胸腔镜下探查。	◆于胸腔镜下查看有无出血、膨肺、排气。
◆固定钢板。	◆递钢丝将横固定板与支撑 NUSS 钢板固定。递2-0抗菌薇乔固定胸廓与横固定板。
◆逐层关闭手术切口。	◆递2-0抗菌薇乔关胸。3-0抗菌薇乔逐层关闭肌肉、皮下组织，4-0单乔缝皮。
◆厂家器械预处理。	◆与供应室做好交接。

二、巡回护士工作

【用物准备】

1. 仪器设备：腹腔镜系统、高频电刀、负压吸引装置、变温毯、输血

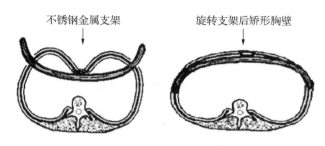

不锈钢金属支架　　　　　　　旋转支架后矫形胸壁

图 7-12　矫形前后对比

输液加温仪。

2. 消毒液：碘伏、75% 酒精。

3. 体位用物：约束带、小棉垫、头圈。

4. 其他用物：生理盐水、三通、负极板。

【手术配合】（表 7-12）

表 7-12　巡回护士手术配合

手术前	手术中	手术后
◆提前开启净化空调系统，检查温湿度及静压差是否符合规范。	◆严格执行各项查对制度。	◆协助配合麻醉医生工作，保持患儿呼吸道通畅，全程密切关注患儿的安全。检查受压部位皮肤的完整性。加盖棉被，注意保暖。
◆检查手术室各种仪器设备，是否功能良好、处于备用状态。	◆输液管理：遵医嘱调节输液速度及更换液体。密切观察输注部位是否有渗出，液体输注是否通畅。	
◆提前开启变温毯。毯面温度设置为 37.5 ℃。将小棉被及安置体位用的小棉垫铺于毯面上，进行预加温。	◆皮肤管理：术中加强巡视，及时检查皮肤有无受压。	◆去除负极板：从边缘沿皮纹方向缓慢地将负极板整片水平自患儿身体上揭除，揭除后检查并清洁局部皮肤。

手术前	手术中	手术后
◆携手术申请单，手术患儿及物品核查交接表与病房护士床旁交接患儿，采取两种以上方式进行患儿身份核对，确认手术部位体表标识正确，将患儿接至手术室。	◆手术开始前、关闭体腔前、关闭体腔后、缝合皮肤后与洗手护士共同清点手术台上所有用物，准确记录。对手术台上追加的用物以及Trocar的完整性与洗手护士共同清点并及时记录。手术物品清点，应遵循双人逐项清点、同步唱点、逐项即刻记录、原位清点的原则进行。	◆妥善固定输液管路。
◆专人守护，盖被保暖，防止坠床及低体温的发生。	◆观察手术进展，及时提供手术用物。	◆患儿离开手术室前，在麻醉医生主持下，与手术医生、麻醉医生共同进行手术患儿安全核查。
◆输血输液加温仪：温度设置为37.5~38 ℃。	◆人员管理：监督手术人员严格执行无菌技术操作。手术室限制参观人数（不得超过3人），并管理所有人员不得违反无菌操作原则。	◆与麻醉医生共同护送患儿到苏醒室并做好交接工作。

手术前	手术中	手术后
◆麻醉开始前，在麻醉医生主持下，与手术医生、麻醉医生共同进行手术患儿安全核查。	◆仪器设备的管理： ①高频电刀：高频电刀功率调节至20 W，手术过程中根据切割或凝固组织类型调整输出功率大小，以满足手术效果为宜，应从小到大逐渐调试，保证手术顺利进行。观察负极板粘贴部位情况。 ②变温毯：术中定时监测患儿体温，根据体温情况调节毯面温度，同时观察设备运行情况。 ③输血输液加温仪：术中随时观察设备运行状况。 ④腹腔镜系统：打开腹腔镜系统，调节光源亮度、CO_2 气腹压力为 $4 \sim 6$ mmHg（1 mmHg = 0.133 kPa）。术中注意观察设备运行情况。关闭腹腔镜系统时，先关机后断电源，光源关闭前旋钮调至最小，CO_2 气箱内余气放掉。	◆转运患儿过程中要注意为患儿保暖，同时约束患儿，拉起床档，防止坠床及碰伤。妥善固定输液管路，防止非计划拔管事件发生。
◆ 协助麻醉医生实施麻醉。	◆环境管理：减少开门次数，随时巡视手术室，及时清理地面污物，保证地面清洁及手术室整洁。	◆体位用物、仪器设备消毒后归位放置。腹腔镜各导线盘大圈放于固定位置。

续表

手术前	手术中	手术后
◆与麻醉医生、手术医生共同安置体位。患儿取仰卧位，头部置头枕并处于中立位置，头枕高度适宜，头和颈椎处于水平中立位置。双上肢掌心朝上、外展＜90度，肘部微屈，用约束带固定。易受压部位：肘部、肩胛部、骶尾部、足跟部置小棉垫，下肢约束带固定，松紧适宜。 ◆妥善固定输液管路。 ◆根据患儿体重选择合适的负极板粘贴于患儿腰部肌肉丰富处，肢体避免与金属物品接触。不放置托盘。 ◆协助手术医生穿手术衣。 ◆调节无影灯。 ◆腹腔镜系统放置于患儿左侧，连接各导线，开机，顺序由上至下。手术主刀医生站于右侧，助手左、右侧各站一人。 ◆为手术台上提供碘伏及生理盐水。		◆整理手术室，保持整洁。

手术前	手术中	手术后
◆与洗手护士共同清点手术台上所有用物,准确记录。 ◆手术开始前在麻醉医生主持下,与手术医生、麻醉医生共同进行手术患儿安全核查。 ◆协助手术医生将摄像头、导光束套入医用无菌保护套内,并正确连接,避免线路缠绕、打结。		

第七节　胸腔镜下食管 I 期吻合术手术配合

【解剖】

食管（esophagus）在第 6 颈椎高度,起于咽,穿过膈后续于胃贲门。全长分为三段:颈段、胸段和腹段。胚胎发育至 3 ~ 6 周,由于发育异常,造成食管隔断,呈盲端或与气管、支气管相通形成食管 – 支气管瘘。食管闭锁常与食管气管瘘同时存在,约占 90%,极少数病例无瘘管,可分为 5 个类型（图 7–13）。

I 型:食管上下两段均闭锁,无食管气管瘘,两食管盲袋间相距较远。此型占 3% ~ 9.5% 。

II 型:食管上段有瘘管与气管相通,食管下段形成盲袋,两段食管间距离较远。此型占 0.5% ~ 1% 。

III 型:食管上段为盲袋,下段有瘘管与气管相通。此型最为多见,占 85% ~ 90% 。两段食管间的距离有较大变异,有的超过 2 cm（III A）,有的在 1 cm 以内,甚至相互紧贴（III B）。

IV 型:食管上下段分别与气管相通。该型占 0.7% ~ 1% 。

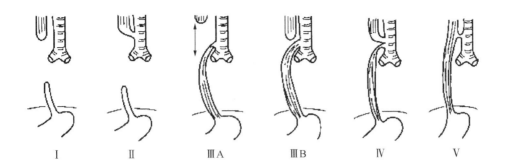

I   II   IIIA   IIIB   IV   V

图7-13 食道闭锁及食管气管瘘分型

Ⅴ型：无食管闭锁，但有瘘与气管相通，又称 H 型，此型占2%~5%。

【手术适应证】

先天性食管闭锁Ⅲ型（食管闭锁、气管瘘）。

【麻醉方式】

全麻+气管插管。

【手术体位】

左侧卧位。

【手术切口】

右肩胛下角、腋后线第6肋间、腋中线第2肋间。

一、洗手护士工作

【用物准备】

1. 常规用物：敷料包、手术衣包。

2. 手术器械：小儿开腹包、新生儿腹腔镜器械、30°腹腔镜镜头、气腹管、超声刀。

3. 一次性物品：无菌手套、11 号手术刀片、4-0 带针慕丝线、1 号慕丝线、5-0 双针 PDS、5-0 快薇乔线、6 cm×7 cm×8 cm 显影纱布、8 cm×10 cm×8 cm 显影纱布、医用无菌保护套袋、5 mL 注射器、医用皮肤胶、6 cm×7 cm 伤口敷贴。

4. 其他：蛇毒血凝酶注射液、空肠营养管。

【手术步骤】（表7-13）

表7-13　洗手护士手术步骤

手术步骤	手术配合
◆常规消毒、铺单。	◆递消毒纱布、无菌单。协助手术医生铺单。
◆连接各种导线和镜头。	◆将摄像头、导光束、单极线套入医用无菌保护套袋内。连接气腹管、镜头、超声刀。
◆建立人工气胸。	◆右肩胛下角处做0.5 cm切口，置入5 mm Trocar（Trocar上套约1 cm长橡胶管），并用4-0带针慕丝线将Trocar与皮肤缝合固定。注入CO_2建立气胸，置入镜头。镜头直视下在腋后线第6肋间、腋中线第2肋间分别做0.3 cm切口，置入3 mm Trocar，递长约1 cm纵形剪开的橡胶管套于Trocar上，并用4-0带针慕丝线固定。
◆结扎切断奇静脉，分离暴露近端食道盲端。	◆递弯钳，超声刀游离、切断奇静脉，弯钳寻及食道盲端，4-0带针慕丝线牵引食道盲端。
◆分离远端食道及结扎食道气管瘘。	◆弯钳、电钩分离食道与气管间组织，游离食道，寻及食道远端，弯钳、电钩游离远端，4-0带针慕丝线结扎瘘口，剪刀剪断。
◆将近远两端食道壁吻合。	◆查食道两端无明显张力，盲端去顶，5-0双针PDS间断缝合食道，将空肠营养管作为支架通过远端食道送达肠内，喷洒蛇毒血凝酶注射液，查无活动性出血。
◆放置胸腔闭式引流管。	◆解除气腹，拔除Trocar。在第6肋间原Trocar孔及锁骨中线第2肋间置胸腔闭式引流管，4-0带针慕丝线固定。
◆逐层关胸，连接胸腔闭式引流瓶。	◆5-0快薇乔线缝合切口，6 cm×7 cm伤口敷贴覆盖切口，连接胸腔闭式引流瓶。

二、巡回护士工作

【用物准备】

1. 仪器设备：腹腔镜系统、高频电刀、负压吸引装置、变温毯、输血输液加温仪。

2. 消毒液：碘伏、75% 酒精。

3. 体位用物：约束带、小棉垫、头圈。

4. 其他用物：生理盐水、三通、负极板、胸腔闭式引流瓶、胸腔闭式引流管、无菌导尿包、一次性无菌导尿管。

【手术配合】（表7-14）

表7-14　巡回护士手术配合

手术前	手术中	手术后
◆提前开启净化空调系统，检查温湿度及静压差是否符合规范。	◆严格执行各项查对制度。	◆与麻醉医生共同将患儿恢复成仰卧位，缓慢将其放平，同时检查受压部位皮肤的完整性。加盖棉被，注意保暖。
◆检查手术室各种仪器设备，是否功能良好、处于备用状态。	◆管道管理 ①输液管理：遵医嘱调节输液速度及更换液体。密切观察输注部位是否有渗出，液体输注是否通畅。 ②肠内营养管：拔除胃管，协助配合麻醉医生置入肠内营养管，并妥善固定。 ③尿管管理：妥善固定尿管，确保尿管无扭曲、打折。 ④提前将胸腔闭式引流瓶内倒入500 mL 生理盐水，做好水位线标识，正确连接胸腔引流管，观察水柱波动情况。	◆协助配合麻醉医生拔除气管插管，保持患儿呼吸道通畅，全程密切关注患儿的安全。

手术前	手术中	手术后
◆提前开启变温毯。毯面温度设置为 37.5 ℃。将小棉被及安置体位用的小棉垫铺于毯面上，进行预加温。	◆皮肤管理：术中加强巡视，及时检查皮肤有无受压。	◆去除负极板：从边缘沿皮纹方向缓慢地将负极板整片水平自患儿身体上揭除，揭除后检查并清洁局部皮肤。
◆携手术申请单，手术患儿及物品核查交接表与病房护士床旁交接患儿。采取两种以上方式进行患儿身份核对，确认手术部位体表标识正确，将患儿接至手术室。	◆手术开始前、关闭体腔前、关闭体腔后、缝合皮肤后与洗手护士共同清点手术台上所有用物，准确记录。对手术台上追加的用物以及单极电钩、Trocar 的完整性与洗手护士共同清点并及时记录。手术物品清点，应遵循双人逐项清点、同步唱点、逐项即刻记录、原位清点的原则进行。	◆妥善固定所有管路，粘贴尿管、肠内营养管、胸腔闭式引流管标识。
◆专人守护，盖被保暖，防止坠床及低体温的发生。	◆观察手术进展，及时提供手术用物。	◆患儿离开手术室前，在麻醉医生主持下，与手术医生、麻醉医生共同进行手术患儿安全核查。
◆输血输液加温仪：温度设置为 37.5～38 ℃。	◆人员管理：监督手术人员严格执行无菌技术操作。手术室限制参观人数（不得超过 3 人），并管理所有人员不得违反无菌操作原则。	◆与麻醉医生共同护送患儿到苏醒室并做好交接工作。

手术前	手术中	手术后
◆麻醉开始前，在麻醉医生主持下，与手术医生、麻醉医生共同进行手术患儿安全核查。	◆仪器设备的管理 ①高频电刀：高频电刀功率调节至10 W，手术过程中根据切割或凝固组织类型调整输出功率大小，以满足手术效果为宜，应从小到大逐渐调试，保证手术顺利进行。观察负极板粘贴部位情况。 ②变温毯：术中定时监测患儿体温，根据体温情况调节毯面温度，同时观察设备运行情况。 ③输血输液加温仪：术中随时观察设备运行状况。 ④腹腔镜系统：打开腹腔镜系统，调节光源亮度、CO_2 气腹压力为 4~6 mmHg（1 mmHg = 0.133 kPa）。术中注意观察设备运行情况。关闭胸腔镜系统时，先关机后断电源，光源关闭前旋钮调至最小，CO_2 气箱内余气放掉。	◆转运患儿过程中要注意为患儿保暖，同时约束患儿，拉起床档，防止坠床及碰伤。尤其注意患儿头不可过度后仰，防止吻合口裂开。
◆协助麻醉医生实施麻醉。	◆置入腹腔镜镜头后关闭无影灯。根据手术进展情况及时开关无影灯。	◆妥善固定输液管路、尿管及胸腔闭式引流管，防止非计划拔管事件发生。同时注意要将胸腔闭式引流瓶低于胸腔位置。
◆留置尿管。	◆环境管理：减少开门次数，随时巡视手术间，及时清理地面污物，保证地面清洁及手术室整洁。	◆体位用物、仪器设备消毒后归位放置。腹腔镜各导线盘大圈放于固定位置。

手术前	手术中	手术后
◆与麻醉医生、手术医生共同安置体位。患儿取左侧卧位，头偏向一侧，下置头圈，高度平下侧肩高，使头、颈椎处于水平位，耳郭及眼睛放于头圈内。腋下距肩峰合适位置垫体位垫。双上肢屈曲呈抱球状环抱一体位垫，约束带固定，松紧适宜。腹侧置体位垫支撑耻骨联合，背侧置体位垫固定骶尾部及肩胛区，共同维持患儿呈90°侧卧位。双下肢约45°自然屈曲，前后分开放置。保持两腿呈跑步时姿态屈曲位，两腿之间置体位垫承托上侧下肢，约束带固定。易受压部位：左侧髋部及肩部骨隆突部位粘贴防压疮敷料，膝部、足跟部置小棉垫。粘贴心电监护电极片的位置应避开侧卧位时受压部位。 ◆妥善固定各类管道。 ◆根据患儿体重选择合适的负极板粘贴于患儿大腿前侧肌肉丰富处，肢体避免与金属物品接触。不放置托盘。		◆整理手术间，保持整洁。

手术前	手术中	手术后
◆协助手术医生穿手术衣。 ◆调节无影灯。 ◆腹腔镜系统放置于患儿右侧，连接各导线，开机，顺序由上至下。手术主刀医生站于左侧，助手站于右侧。 ◆为手术台上提供碘伏及生理盐水。 ◆与洗手护士共同清点手术台上所有用物，准确记录。 ◆手术开始前，在麻醉医生主持下，与手术医生、麻醉医生共同进行手术患儿安全核查。 ◆协助手术医生将胸腔镜摄像头、导光束、单极线套入医用无菌保护套内，并正确连接，避免线路缠绕、打结。		

第八节 腹腔镜探查、胆道造影肝门空肠吻合术手术配合

【解剖】

肝脏面正中有略呈"H"形的三条沟，长约 5 cm，其中横行的沟位于

肝脏面正中，有肝左、右管居前，肝固有动脉左、右支居中，肝门静脉左、右支居后，肝的神经和淋巴管等由此出入，故称为肝门。人的空肠位于腹腔的左上侧，回肠位于右下侧，空肠稍粗，由于有很多血管分布而微带红色。空肠始于十二指肠空肠曲，占空回肠全长的 2/5，占据腹腔的左上部；回肠占空回肠全长远侧的 3/5，在右髂窝续盲肠。

肝外胆道是指肝门以外的胆道系统，包括胆囊和输胆管道。主要有储存和输送胆汁的功能。

1. 胆囊 (gallbladder)：呈长梨形，容量为 40 ~ 60 mL。位于右季肋区，肝下面的胆囊窝内，具有储存和浓缩胆汁的功能。由前向后分为胆囊底、胆囊体、胆囊颈、胆囊管 4 部分。

2. 输胆管道（图 7-14）：肝左管和肝右管在肝门附近汇合成肝总管，肝总管与胆囊管汇合成总胆总管 (common bile duct) 长 4 ~ 8 cm，走行于肝十二指肠韧带内，位于肝固有动脉右侧、门静脉前方，向下经十二指肠上部后方至胰头与十二指肠降部之间，斜穿十二指肠降部后内侧壁并与胰管汇合，两者汇合处的膨大部位，称肝胰壶腹（Vater 壶腹），开口于十二指肠大乳头。在肝胰壶腹周围，环形平滑肌增厚，形成肝胰壶腹括约肌（Oddi 括约肌），可控制胆汁和胰液的排放。

肝细胞分泌的胆汁经肝左、右管，肝总管，胆囊管流入胆囊并储存；进食后，胆囊收缩，肝胰壶腹括约肌舒张，胆汁通过胆囊管、胆总管和肝胰壶腹，经十二指肠大乳头，排入十二指肠。

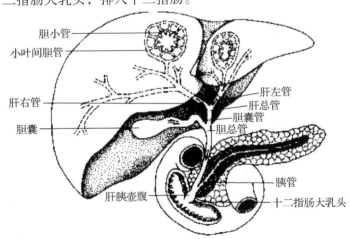

图 7-14　输胆管道

【病理】

先天性胆道闭锁指胆道系统完全性、机械性梗阻，部位可发生在肝内胆管，也可发生于肝外胆管。新生儿中的发病率为1/25 000。根据梗阻部位分为肝外型和肝内型。肝外型闭锁可发生在肝外任何水平，肝内胆管正常，可通过手术重建胆道；肝内型为肝内外胆道全部闭锁，手术引流十分困难。其分为3个基本类型（图7-15、图7-16、图7-17）：Ⅰ型为胆总管闭锁，即胆囊管和肝总管汇合区域以下存在闭锁；Ⅱ型为肝管闭锁，即左右肝管汇合处以下存在闭锁；Ⅲ型为肝门部肝管闭锁，即所有肝外胆道全部发育不良，丧失或呈索条状。

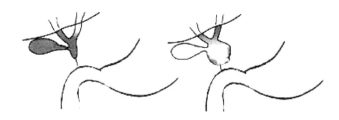

图7-15　Ⅰ型：胆总管闭锁

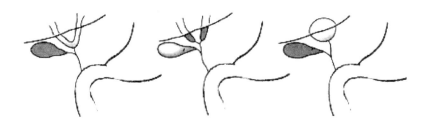

图7-16　Ⅱ型：肝管闭锁

【手术适应证】

胆道闭锁Ⅲ型。

【麻醉方式】

全麻＋气管插管。

【手术体位】

仰卧位、腰部垫高。

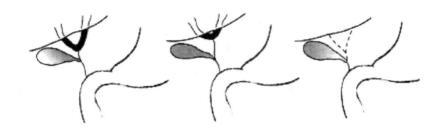

图 7-17　Ⅲ型：肝门部肝管闭锁

【手术切口】

脐部切口、右肋缘下横切口。

一、洗手护士工作

【用物准备】

1. 常规用物：敷料包、手术衣包。

2. 手术器械：小儿开腹包、小 S 拉钩、小肠钳、新生儿器械、新生儿腹腔镜器械包、30°腹腔镜镜头。

3. 一次性物品：无菌手套、一次性吸引器、2-0 带针慕丝线、4-0 带针慕丝线、1 号慕丝线、11 号手术刀片、20 号手术刀片、电刀手笔、潘氏引流管、抗反流袋、头皮针、20 mL 注射器、5-0 双针普迪斯、5-0 快薇乔、3-0 抗菌薇乔、5-0 抗菌薇乔、6 cm×7 cm×8 cm 显影纱布、8 cm×10 cm×8 cm 显影纱布、9 cm×10 cm 伤口敷贴。

【手术步骤及配合】（表 7-15）

表 7-15　洗手护士手术配合

手术步骤	手术配合
◆常规消毒、铺单。	◆递消毒纱布、无菌单。协助手术医生铺单。
◆连接各种导线及镜头。	◆将摄像头、导光束、单极线套入腹腔镜无菌套袋内，连接主机及器械。

续表

手术步骤	手术配合
◆建立气腹。	◆11 号手术刀于脐缘下做第 1 切口，2 块纱布分别垫在脐两侧皮肤，提起腹壁，刺入气腹针，注入 CO_2，建立气腹。在脐中央或脐孔右侧做 0.5 cm 切口置 5 mm Trocar 并 2 - 0 带针慕丝线固定。插入镜头，监视下在右上腹做另一切口置 3 mm Trocar。
◆胆道造影。	◆弯钳夹住胆囊提出腹腔外，将造影剂注入胆囊（用 20 mL 注射器抽取 10 mL 盐水 + 10 mL 造影剂连接头皮针），进行 C 形臂下造影。
◆考虑胆道闭锁，中转开腹。	◆退出 Trocar，若合并脐疝，3 - 0 抗菌薇乔修补。5 - 0 抗菌薇乔缝合脐部切口，撤去腹腔镜器械。
◆切开皮肤，逐层进入腹腔。	◆递 20 号手术刀沿右肋缘下切开皮肤，电刀逐层切开进入腹腔。
◆解剖肝门，结扎肝中动脉及门静脉分支，剪除肝门纤维块，切除胆囊、胆总管。	◆小直角钳游离，钳吊 1 号慕丝线结扎动静脉，组织剪剪除肝门纤维块，电刀切除胆囊及胆总管。将标本置于湿纱布内妥善保存。
◆游离空肠系膜血管，切断空肠。先将近端与该处肠壁端侧吻合，再将远端提至肝门处吻合。	◆4 - 0 带针慕丝线缝扎空肠系膜，5 - 0 抗菌薇乔线空肠端侧吻合，5 - 0 双针普迪斯线吻合肠管及肝门处（图 7 - 18）。
◆逐层关腹。	◆右下腹置潘氏引流管，检查无出血，解除气腹，拔除 Trocar。3 - 0 抗菌薇乔缝合腹膜及肌层、皮下组织，5 - 0 快薇乔缝合皮肤。敷贴覆盖切口。

二、巡回护士工作

【用物准备】

1. 仪器设备：腹腔镜系统、高频电刀、吸引器、变温毯、C 形臂、输血输液加温仪。

2. 消毒液：碘伏、75% 酒精。

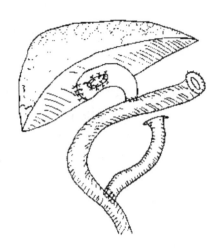

图 7-18　肝门空肠吻合后

3. 体位用物：约束带、小棉垫、头圈。
4. 其他用物：生理盐水、三通、负极板。
5. 药物：碘海醇注射液。

【手术配合】（表 7-16）

表 7-16　巡回护士手术配合

手术前	手术中	手术后
◆提前开启净化空调系统，检查温湿度及静压差是否符合规范。 ◆检查手术室各种仪器设备，是否功能良好、处于备用状态。	◆严格执行各项查对制度。 ◆输液管理：遵医嘱调节输液速度及更换液体。密切观察输注部位是否有渗出，液体输注是否通畅。	◆协助麻醉医生工作，保持患儿呼吸道通畅，全程密切关注患儿的安全，检查受压部位皮肤的完整性，加盖棉被，注意保暖。 ◆去除负极板：从边缘沿皮纹方向缓慢地将负极板整片水平自患儿身体上揭除，揭除后检查并清洁局部皮肤。

续表

手术前	手术中	手术后
◆提前开启变温毯。毯面温度设置为37.5℃。将小棉被及安置体位用的小棉垫铺于毯面上，进行预加温。	◆皮肤管理：术中加强巡视，及时检查皮肤有无受压。	◆妥善固定所有管路。
◆携手术申请单，手术患儿及物品核查交接表与病房护士床旁交接患儿。采取两种以上方式进行患儿身份核对，确认手术部位体表标识正确，将患儿接至手术室。	◆手术开始前、关闭体腔前、关闭体腔后、缝合皮肤后与洗手护士共同清点手术台上所有用物，准确记录。对手术台上追加的用物以及消毒空肠切口所用的小纱布块与洗手护士共同清点并及时记录。手术物品清点，应遵循双人逐项清点、同步唱点、逐项即刻记录、原位清点的原则进行。	◆患儿离开手术室前，在麻醉医生主持下，与手术医生、麻醉医生共同进行手术患儿安全核查。
◆专人守护，盖被保暖，防止坠床及低体温的发生。	◆观察手术进展，及时提供手术用物及温的冲洗液体。	◆与麻醉医生共同护送患儿到苏醒室并做好交接工作。
◆输血输液加温仪：温度设置为37.5~38℃。	◆人员管理：监督手术人员严格执行无菌技术操作。手术室限制参观人数（不得超过3人），并管理所有人员不得违反无菌操作原则。	◆转运患儿过程中要注意为患儿保暖，同时约束患儿，拉起床档，防止坠床及碰伤。妥善固定输液管路及引流管，防止非计划拔管事件发生。
◆麻醉开始前，在麻醉医生主持下，与手术医生、麻醉医生共同进行手术患儿安全核查。	◆标本管理：及时填写标本贴上患儿的相关信息。确认标本来源的名称、数量，妥善管理，督促及时送检。	◆体位用物、仪器设备消毒后归位放置。腹腔镜各导线盘大圈放于固定位置。

手术前	手术中	手术后
	◆仪器设备的管理 ①高频电刀：高频电刀功率调节至10 W。手术过程中根据切割或凝固组织类型调整输出功率大小，以满足手术效果为宜，应从小到大逐渐调试，保证手术顺利进行。观察负极板粘贴部位情况。 ②变温毯：术中定时监测患儿体温，根据体温情况调节毯面温度，同时观察设备运行情况。	
◆协助麻醉医生实施麻醉。	③输血输液加温仪：术中随时观察设备运行状况。 ④腹腔镜系统：打开腹腔镜系统，调节光源亮度及 CO_2 气腹压力为 $6 \sim 8$ mmHg（1 mmHg = 0.133 kPa）。术中注意观察设备运行情况。关闭腹腔镜系统时，先关机后断电源，光源关闭前旋钮调至最小，CO_2 气箱内余气放掉。 ⑤C 形臂及图文系统：正确连接设备，将脚踏放于铅屏风后合适位置。做好个人防护。	◆整理手术室，保持整洁。
◆与麻醉医生、手术医生共同安置手术体位。将患儿移至手术床中段偏下位置便于造影，取仰卧位，头部置头枕并处于中立位置，头枕高度适宜，头和颈椎处于水平中立位置。上肢掌心朝向身体两侧，肘部微屈，用约束带固定。易受压部位：骶尾部、足跟部置小棉垫，下肢约束带固定，松紧适宜。	◆置入腹腔镜镜头后关闭无影灯。根据手术进展情况及时开关无影灯。	

手术前	手术中	手术后
◆妥善固定各类管道。	◆环境管理：减少开门次数，随时巡视手术室，及时清理地面污物，保证地面清洁及手术室整洁。	
◆根据患儿体重选择合适的负极板粘贴于患儿臀部肌肉丰富处，肢体避免与金属物品接触。不放置托盘。		
◆协助手术医生穿手术衣。		
◆调节无影灯。		
◆腹腔镜系统放置于床头右侧，连接各导线，开机，顺序由上至下。手术主刀医生站于左侧，助手站于右侧。		
◆为手术台上提供碘伏及生理盐水。		
◆与洗手护士共同清点手术台上所有用物，准确记录。		
◆手术开始前在麻醉医生主持下，与手术医生、麻醉医生共同进行手术患儿安全核查。		
◆协助手术医生将腹腔镜摄像头、导光束、单极线套入医用无菌保护套内，并正确连接，避免线路缠绕、打结。		

第九节　腹腔镜下胆总管囊肿切除、肝总管空肠 R-Y 吻合术手术配合

【解剖】

胆总管（choledoch）起始段位于十二指肠上部上方，在肝十二指肠韧带内，然后经十二指肠上部后方，再向下，在胰头与十二指肠降部之间或经胰头之后，最后斜穿十二指肠降部后内侧壁中，在此处与胰管汇合，形成略膨大的肝胰壶腹，开口于十二指肠大乳头（图 7-19）。其病变主要是指胆总管的一部分囊状或梭状扩张，有时可伴有肝内胆管扩张的先天性畸形。

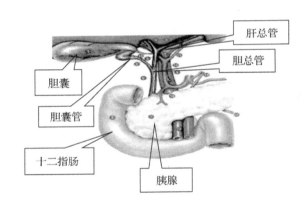

图 7-19　胆总管解剖

【手术适应证】

先天性胆总管囊肿。

【麻醉方法】

全麻＋气管插管。

【手术体位】

仰卧位。

【手术切口】

左上腹、脐旁右侧、右上腹分别做一切口。

一、洗手护士工作

【用物准备】

1. 常规用物：敷料包、手术衣包。

2. 手术器械：小儿开腹包、普外腹腔镜器械包、气腹管、0°腹腔镜镜头、超声刀、5 mm 单包 Trocar、小肠钳。

3. 一次性物品：无菌手套、11 号手术刀片、20 号手术刀片、5-0 抗菌薇乔、5-0 快薇乔、3-0 抗菌薇乔、2-0 带针慕丝线、4 号慕丝线、电刀手笔、6 cm×7 cm 敷贴、6 cm×10 cm 引流敷贴、医用无菌保护套、5 mL 注射器、一次性吸引器管、6 cm×7 cm×8 cm 显影纱布、8 cm×10 cm× 8 cm 显影纱布、一次性引流管、抗反流袋、止血绫、输血器。

【手术步骤及配合】（表 7-17）

表 7-17 洗手护士手术配合

手术步骤	手术配合
◆常规消毒、铺单。	◆递消毒纱布、无菌单。协助手术医生铺单。
◆连接各种导线和镜头。	◆将摄像头、导光束、单极线套入医用无菌保护套内。
◆建立气腹。	◆11 号手术刀于脐缘右做第一切口，两块纱布分别垫在脐两侧皮肤，提起腹壁，刺入气腹针，注入 CO_2，建立气腹。于脐缘右切开大约 0.5 cm 置入 5 mm Trocar，插入镜头，分别于右上腹、左上腹做第二、第三切口置 5 mm Trocar。
◆探查腹腔。	◆递抓钳探查腹腔。
◆暴露肝门。	◆针持钳夹 2-0 带针慕丝线递于术者，在剑突下方肝镰状韧带的左侧经腹壁穿入腹腔，再递腹腔镜针持缝附近肝实质处的肝圆韧带，然后把针从肝镰状韧带的右侧穿出，上拉缝线递蚊式钳固定，上提肝脏，肝门显露。

手术步骤	手术配合
◆游离切除胆囊。	◆正确安装超声刀。松解胆囊与十二指肠和囊肿之间的粘连，然后用超声刀游离胆囊，至胆囊管和胰管的交界处，用超声刀处理胆囊血管，用后及时用湿纱布擦拭刀头前端。准备一根长约 10 cm 的 4 号慕丝线，用生理盐水浸湿递于术者，结扎胆囊动脉，递腹腔镜线剪，剪去结扎线残端后及时收回。切除胆囊。
◆切除囊肿。	◆递电钩充分游离囊肿的侧壁和前壁，在胆囊管与肝总管交界处切开囊肿前壁，吸尽胆汁，探查胆总管并冲洗。电钩从囊肿中间部位将囊肿横断，游离囊肿后壁至胰胆管汇合处，4 号慕丝线结扎，在胆囊管与正常肝总管交界近端切除囊肿。腹腔镜弯剪裁剪肝总管以备吻合。
◆空肠 Roux - en - Y 吻合。	◆递腹腔镜抓钳于助手向头侧牵拉横结肠，术者寻及 Treitz 韧带，抓钳提起距 Treitz 韧带 15 ~ 20 cm 处空肠，另一只抓钳抓起切除的胆囊及囊肿。递 20 号手术刀扩大脐部切口至 2 cm 左右，将空肠及切除的胆囊及囊肿送出腹腔外，湿纱布包裹保存胆囊及囊肿。超声刀将肠管血管闭合。小肠钳夹闭肠管，电刀手笔在距 Treitz 韧带 15 ~ 20 cm 处横断空肠，将湿纱布垫于操作肠管下，保护周围组织。提前准备碘伏小纱布块（将小纱 1 剪 4，每块必须有显影标志，与巡回护士共同清点）。5 - 0 抗菌薇乔封闭远端肠腔，将近端肠管与距远端肠管闭合处 20 cm 处做端侧吻合，后将肠管还纳腹腔。
◆关闭腹膜。	◆与巡回护士清点所有用物，确认无误后用 3 - 0 抗菌薇乔关闭脐部切口腹膜。
◆空肠远端与肝总管远端行端端吻合。	◆再次建立气腹，吸引器吸尽胆汁，超声刀切开结肠中动脉右侧无血管区的系膜，做隧道。递抓钳将空肠盲端沿隧道提至肝下。准备两根 5 - 0 抗菌薇乔，自缝针端 15 cm 处剪去余线，两根线于尾端打结，通过 Trocar 放进腹腔内，空肠远端与肝总管远端吻合。

续表

手术步骤	手术配合
◆放置引流管，妥善固定。	◆递冲洗管冲洗腹腔，探查无出血。遵医嘱将止血绫溶于 3～5 mL 的生理盐水，用 5 mL 注射器抽取，连接胶管喷洒于吻合口处。放置引流管，3-0 抗菌薇乔线缝合固定。
◆逐层关腹。	◆拔除 Trocar，解除气腹。3-0 抗菌薇乔缝合肌肉、皮下组织，5-0 抗菌薇乔缝合皮肤。敷贴覆盖切口。

二、巡回护士工作

【用物准备】

1. 仪器设备：腹腔镜系统、超声刀、高频电刀、负压吸引装置、变温毯、输血输液加温仪。

2. 消毒液：碘伏、75% 酒精。

3. 体位用物：约束带、小棉垫、头圈、防压疮敷料。

4. 其他用物：生理盐水、三通、负极板。

【手术配合】（表 7-18）

表 7-18　巡回护士手术配合

手术前	手术中	手术后
◆提前开启净化空调系统，检查温湿度及静压差是否符合规范。	◆严格执行各项查对制度。	◆协助配合麻醉医生工作，保持患儿呼吸道通畅，全程密切关注患儿的安全。同时观察受压部位皮肤的完整性。加盖棉被，注意保暖。

手术前	手术中	手术后
◆检查手术室各种仪器设备，是否功能良好、处于备用状态。	◆管道管理 ①输液管理：遵医嘱调节输液速度。密切观察输注部位是否有渗出，液体输注是否通畅。 ②胃管管理：妥善将胃管放置于安全的位置，勿扭曲打折，观察引流情况。 ③尿管管理：妥善固定尿管，确保尿管无扭曲、打折，观察引流情况。	◆去除负极板：从边缘沿皮纹方向缓慢地将负极板整片水平自患儿身体上揭除，揭除后观察并清洁局部皮肤。
◆提前开启变温毯，将变温毯毯面温度设置为37.5 ℃。将小棉被及安置体位用的小棉垫、体位垫铺于毯面上，进行预加温。	◆皮肤管理：术中加强巡视，及时检查皮肤有无受压。	◆妥善固定所有管路，粘贴引流管标识。
◆携手术申请单，手术患儿及物品核查交接表与病房护士床旁交接患儿，采取两种以上方式进行患儿身份核对，确认手术部位体表标识正确，将患儿接至手术室。	◆手术开始前、关闭体腔前、关闭体腔后、缝合皮肤后与洗手护士共同清点手术台上所有用物，准确记录。对手术台上追加的用物、超声刀的垫片、单极电钩、Trocar的完整性以及消毒肠管切口所用的小纱布块与洗手护士共同清点并及时记录。手术物品清点，应遵循双人逐项清点、同步唱点、逐项即刻记录、原位清点的原则进行。	◆患儿离开手术室前，在麻醉医生主持下，与手术医生、麻醉医生共同进行手术患儿安全核查。
◆专人守护，盖被保暖，防止坠床及低体温的发生。	◆观察手术进展，及时提供手术用物及温的冲洗液体。	◆与麻醉医生共同护送患儿到苏醒室并做好交接工作。

续表

手术前	手术中	手术后
◆输血输液加温仪：温度设置为37.5~38 ℃。	◆人员管理：监督手术人员严格执行无菌技术操作。手术室限制参观人数（不得超过3人），并管理所有人员不得违反无菌操作原则。	◆转运患儿过程中要注意为患儿保暖，同时约束患儿，拉起床档，防止坠床及碰伤。妥善固定输液管路及胃管、尿管、引流管，防止非计划拔管事件发生。
◆麻醉开始前，在麻醉医生主持下，与手术医生、麻醉医生共同进行手术患儿安全核查。	◆标本管理：及时填写标本贴上患儿的相关信息。确认标本来源的名称、数量，妥善管理，督促及时送检。	◆体位用物、仪器设备消毒后归位放置。腹腔镜各导线盘大圈放于固定位置。
◆协助麻醉医生实施麻醉。	◆仪器设备的管理 ①高频电刀：高频电刀功率调节至10 W，手术过程中根据切割或凝固组织类型调整输出功率大小，以满足手术效果为宜，应从小到大逐渐调试，保证手术顺利进行。观察负极板粘贴部位情况。 ②变温毯：术中定时监测患儿体温，根据体温情况调节毯面温度，同时观察设备运行情况。 ③输血输液加温仪：术中随时观察设备运行状况。 ④腹腔镜系统：打开腹腔镜系统，调节光源亮度、CO_2气腹压力为8~12 mmHg（1 mmHg =0.133 kPa）。术中注意观察设备运行情况。关闭腹腔镜系统时，先关机再切断电源，光源关闭前旋钮调至最小，CO_2气箱内余气放掉。 ⑤超声刀：正确连接导线，保证检测成功。随时观察设备运行情况。	◆整理手术室，保持整洁。

手术前	手术中	手术后
◆与麻醉医生、手术医生共同安置手术体位。患儿取仰卧位，头部置头枕并处于中立位置，头枕高度适宜，头和颈椎处于水平中立位置。肩胛部、腰下垫小棉垫，上肢掌心朝向身体两侧，肘部微屈，用约束带固定。易受压部位：肘部、骶尾部、足跟部粘贴防压疮敷料并置小棉垫，下肢约束带固定，松紧适宜。 ◆妥善固定各类管道。 ◆根据患儿体重选择合适的负极板粘贴于患儿大腿前侧肌肉丰富处，肢体避免与金属物品接触。不放置托盘。 ◆协助手术医生穿手术衣。 ◆调节无影灯。 ◆腹腔镜系统放置于床头右侧，连接各导线，开机，顺序由上至下。手术主刀医生站于左侧，助手站于右侧。	◆置入腹腔镜镜头后关闭无影灯。根据手术进展情况及时开关无影灯。腹壁外进行吻合时关闭腹腔镜系统，打开无影灯。 ◆环境管理：减少开门次数，随时巡视手术室，及时清理地面污物，保证地面清洁及手术间整洁。	

续表

手术前	手术中	手术后
◆为手术台上提供碘伏及生理盐水。 ◆与洗手护士共同清点手术台上所有用物，准确记录。 ◆手术开始前，在麻醉医生主持下，与手术医生、麻醉医生共同进行手术患儿安全核查。 ◆协助手术医生将腹腔镜摄像头、导光束、单极线套入医用无菌保护套内，并正确连接，避免线路缠绕、打结。		

第十节 肾切除术手术配合

【解剖】

肾（kidney）为成对的扁豆状器官，红褐色，位于腹膜后脊柱两旁浅窝中（图7-20）。左肾较右肾稍大，肾外缘为凸面，内缘为凹面，凹面中部为肾门，它是肾静脉、肾动脉出入肾脏以及输尿管与肾脏连接的部位。这些出入肾门的结构，被结缔组织包裹，合称肾蒂。由肾门凹向肾内，有一个较大的腔，称肾窦。肾窦由肾实质围成，窦内含有肾动脉、肾静脉、淋巴管、肾小盏、肾大盏、肾盂和脂肪组织等。

【手术适应证】

1. 肾脏和输尿管的恶性肿瘤。

2. 肾严重损伤无法保留者。

3. 肾结核致该侧肾无功能者。

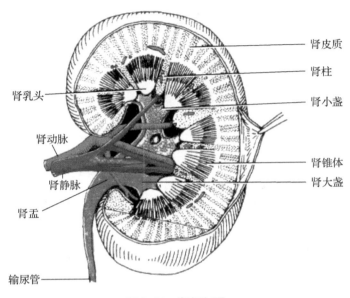

图 7-20　肾解剖图

肾皮质
肾柱
肾乳头
肾小盏
肾动脉
肾静脉
肾锥体
肾大盏
肾盂
输尿管

4. 脓肾致该侧肾功能丧失者。

5. 巨大肾积水或多发性肾结石伴感染肾无功能者。

【麻醉方法】

全麻＋气管插管。

【手术体位】

仰卧位，患侧垫高。

【手术切口】

腹部正中或肋腹部。

一、洗手护士工作

【用物准备】

1. 常规用物：敷料包、手术衣包。

2. 手术器械：小儿开腹包、泌尿器械。

3. 一次性物品：20 号手术刀片、一次性吸引器、电刀手笔、显影纱布套包、8 号硅胶胃管、4 号慕丝线、2 - 0 带针慕丝线、3 - 0 抗菌薇乔、5 - 0 快薇乔、9 cm×15 cm 伤口敷贴。

【手术步骤及配合】（表7-19）

表7-19　洗手护士手术步骤

手术步骤	手术配合
◆常规消毒、铺单。	◆递消毒纱布、无菌单。协助手术医生铺单。
◆逐层切开。	◆20号手术刀切皮，干纱布擦拭血迹，电刀切开皮下、肌肉组织。
◆显露患侧肾，游离患侧肾至内侧肾蒂，4号慕丝线结扎、缝扎肾蒂后，切断。	◆腹膜外入路显露患侧肾，递中弯钳、长镊子从外、下、上、后钝性分离患侧肾至内侧肾蒂，8号硅胶尿管做牵引，中弯钳分离，电刀止血，4号慕丝线结扎，2-0带针慕丝线缝扎，切断肾蒂。
◆分离输尿管远端，断端缝扎。	◆中弯钳分离输尿管至近膀胱处切断，2-0慕丝线缝扎输尿管远端。
◆逐层缝合关闭伤口。	◆3-0抗菌薇乔逐层关腹，5-0快薇乔缝皮，敷贴覆盖切口。

二、巡回护士工作

【用物准备】

1. 仪器设备：高频电刀、负压吸引装置、变温毯、输血输液加温仪。
2. 消毒液：碘伏。
3. 体位用物：约束带、小棉垫、头圈。
4. 其他用物：生理盐水、三通、负极板。

【手术配合】（表7-20）

表7-20　巡回护士手术配合

手术前	手术中	手术后
◆提前开启净化空调系统，检查温湿度及静压差是否符合规范。	◆严格执行各项查对制度。	◆协助麻醉医生工作，保持患儿呼吸道通畅，全程密切关注患儿的安全。同时检查受压部位皮肤的完整性。加盖棉被，注意保暖。

手术前	手术中	手术后
◆检查手术室各种仪器设备，是否功能良好、处于备用状态。	◆管路管理： ①输液管理：遵医嘱调节输液速度及更换液体。密切观察输注部位是否有渗出，液体输注是否通畅。 ②尿管管理：观察留置尿管是否有扭曲、打折情况，保证引流的通畅。	◆去除负极板：从边缘沿皮纹方向缓慢地将负极板整片水平自患儿身体上揭除，揭除后检查并清洁局部皮肤。
◆提前开启变温毯，将变温毯毯面温度设置为37.5 ℃。将小棉被及安置体位用的小棉垫铺于毯面上，进行预加温。	◆皮肤管理：术中加强巡视，及时检查皮肤有无受压。	◆妥善固定输液管路及尿管，并粘贴尿管标识。
◆携手术申请单，手术患儿及物品核查交接表与病房护士床旁交接患儿。采取两种以上方式进行患儿身份核对，确认手术部位体表标识正确，将患儿接至手术室。	◆手术开始前、关闭后腹膜时、关闭体腔前、关闭体腔后、缝合皮肤后与洗手护士共同清点手术台上所有用物，准确记录。对手术台上追加的用物以及硅胶胃管的堵头与洗手护士共同清点并及时记录。手术物品清点，应遵循双人逐项清点、同步唱点、逐项即刻记录、原位清点的原则进行。	◆患儿离开手术室前，在麻醉医生主持下，与手术医生、麻醉医生共同进行手术患儿安全核查。
◆专人守护，盖被保暖，防止坠床及低体温的发生。	◆观察手术进展，及时提供手术用物及温的冲洗液体。	◆与麻醉医生共同护送患儿到苏醒室并做好交接工作。
◆输血输液加温仪：温度设置为37.5～38 ℃。	◆关腹前，及时将患儿腰下的体位垫撤去，以减少张力，利于缝合切口。	◆转运患儿过程中要注意为患儿保暖，同时约束患儿，拉起床档，防止坠床及碰伤。妥善固定输液管路及尿管，防止非计划拔管事件发生。

续表

手术前	手术中	手术后
◆麻醉开始前，在麻醉医生主持下，与手术医生、麻醉医生共同进行手术患儿安全核查。	◆人员管理：监督手术人员严格执行无菌技术操作。手术室限制参观人数（不得超过3人），并管理所有人员不得违反无菌操作原则。	◆体位用物、仪器设备消毒后归位放置。
◆协助麻醉医生实施麻醉。	◆标本管理：及时填写标本贴上患儿的相关信息。确认标本来源的名称、数量，妥善管理，督促及时送检。	◆整理手术室，保持整洁。
◆与麻醉医生、手术医生共同安置体位。患儿取仰卧位，头部置头枕并处于中立位置，头枕高度适宜，头和颈椎处于水平中立位置。患侧腰下垫体位垫。上肢掌心朝向身体两侧，肘部微屈，用约束带固定。易受压部位：肘部、肩胛部、骶尾部、足跟部置小棉垫，下肢约束带固定，松紧适宜。	◆仪器设备的管理 ①高频电刀：调节高频电刀功率，调至15 W，手术过程中调整输出功率大小，应根据切割或凝固组织类型选择，以满足手术效果为宜，应从小到大逐渐调试，保证手术顺利进行。观察负极板粘贴部位情况。 ②变温毯：术中定时监测患儿体温，根据体温情况调节毯面温度，同时观察设备运行情况。 ③输血输液加温仪：术中随时观察设备运行状况。	
◆妥善固定输液管路。	◆环境管理：减少开门次数，随时巡视手术室，及时清理地面污物，保证地面清洁及手术室整洁。	
◆根据患儿体重选择合适的负极板粘贴于患儿大腿肌肉丰富处，肢体避免与金属物品接触。放置托盘。		

手术前	手术中	手术后
◆协助手术医生穿手术衣。 ◆调节无影灯。 ◆为手术台上提供碘伏及生理盐水。 ◆与洗手护士共同清点手术台上所有用物，准确记录。 ◆手术开始前，在麻醉医生主持下，与手术医生、麻醉医生共同进行手术患儿安全核查。 ◆连接电刀、吸引器。		

第十一节　腹腔镜辅助下离断性肾盂输尿管再吻合术手术配合

【解剖】

肾盂是肾脏的一部分，是圆锥形的囊状物，下端通输尿管（图7-21）。输尿管上接肾盂，下连膀胱，是一条细长的管道，呈扁圆柱状，管径平均为0.5~0.7cm。成人输尿管全长25~35cm，位于腹膜后，沿腰大肌内侧的前方垂直下降进入骨盆。

肾积水是由于泌尿系统的梗阻导致肾盂与肾盏扩张，其中潴留尿液（图7-22）。因为肾内尿液积聚，压力升高，使肾盂与肾盏扩大和肾实质萎缩。造成肾积水的最主要的病因是肾盂输尿管交界处梗阻。

【手术适应证】

肾盂输尿管交界部梗阻、狭窄、肾积水。

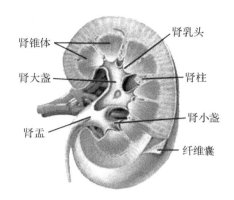

图 7-21　正常肾脏解剖图

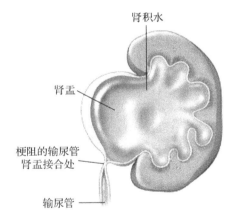

图 7-22　肾积水解剖图

【麻醉方法】

全麻 + 气管插管。

【手术体位】

健侧卧位。

【手术切口】

脐轮上下缘及患侧脐下 2 cm。

一、洗手护士工作

【用物准备】

1. 常规用物：敷料包、手术衣包。

2. 手术器械：腹腔镜普包、普外腹腔镜器械包、泌外腹腔镜特殊器械包、气腹管、30°腹腔镜镜头、5 mm 单包 Trocar、单包针持、超声刀。

3. 一次性物品：11 号手术刀片、2－0 带针慕丝线、4－0 抗菌薇乔、5－0 抗菌薇乔、5－0 快薇乔、一次性吸引器、抗反流袋、输尿管支架管、无菌手套、医用无菌保护套袋、6 cm×7 cm×8 cm 显影纱布、8 cm×10 cm×8 cm 显影纱布、6 cm×7 cm 伤口敷贴、14 号一次性硅胶引流管、输血器。

【手术步骤及配合】（表7-21）

表7-21　洗手护士手术步骤

手术步骤	手术配合
◆常规消毒铺单。	◆递消毒纱布、无菌单，协助手术医生铺单。
◆连接各导线、气腹管和镜头。	◆摄像头、导光束、单极线套入腹腔镜医用无菌保护套袋内。连接主机及器械。
◆建立气腹。	◆11 号手术刀在脐轮上缘做第一切口，用两把蚊式钳提起切口两侧皮肤，将气腹针从切口内刺入腹腔，缓慢注入 CO_2 气体，建立气腹，于脐轮下缘切开大约 0.5 cm 置入 5 mm Trocar，插入镜头。分别于第二、第三切口置 5 mm Trocar。
◆探查输尿管，找到狭窄部位。	◆正确连接超声刀。在腹腔镜监视下，递弯钳、抓钳进入腹腔探查，弯钳、超声刀切开降结肠系膜血管间隙处理腹膜，钝性分离显露扩张肾盂及输尿管上段，肾盂输尿管交界处迂曲狭窄，用 2－0 带针慕丝线将肾盂悬吊，切除肾盂扩张段和输尿管狭窄段。
◆取出肾盂扩张段和输尿管狭窄段。	◆递弯钳取出肾盂扩张段和输尿管狭窄段，置于弯盘内，湿纱布保存。
◆吻合肾盂输尿管，向输尿管内插入输尿管支架管。	◆用5－0抗菌薇乔将肾盂最低点与输尿管做斜面吻合（缝合前将缝线距针尾处留 10～12 cm 长度，余剪掉，用两把持针器将缝针塑形成两头弯中间平的"船形"）。放置输尿管支架。经吻合口至膀胱，5－0 抗菌薇乔缝合肾盂。

续表

手术步骤	手术配合
◆放置引流管。	◆将14号一次性硅胶引流管放置于盆腔进行引流，并经脐缘下的Trocar口引出体外，用4-0抗菌薇乔固定引流管，连接一次性引流袋。
◆逐层关腹。	◆检查无出血，解除气腹，拔除Trocar。5-0快薇乔缝合皮下组织，医用胶黏合各切口，6 cm×7 cm敷贴覆盖切口。

二、巡回护士工作

【用物准备】

1. 仪器设备：腹腔镜系统、超声刀、高频电刀、负压吸引装置、变温毯、输血输液加温仪。

2. 消毒液：碘伏、75%酒精。

3. 体位用物：约束带、小棉垫、体位垫、头圈。

4. 其他用物：生理盐水、三通、负极板、无菌导尿包、一次性无菌导尿管。

【手术配合】（表7-22）

表7-22　巡回护士手术步骤

手术前	手术中	手术后
◆提前开启净化空调系统，检查温湿度及静压差是否符合规范。	◆严格执行各项查对制度。	◆与麻醉医生共同将患儿恢复成仰卧位。从边缘沿皮纹方向缓慢撤除宽胶布。检查受压部位皮肤的完整性。加盖棉被，注意保暖。

手术前	手术中	手术后
◆检查手术室各种仪器设备，是否功能良好、处于备用状态。	◆管道管理： ①输液管理：遵医嘱调节输液速度及更换液体。密切观察输注部位是否有渗出，液体输注是否通畅。 ②肛管管理：术中遵医嘱拔除肛管。 ③尿管的管理：术中遵医嘱打开导尿管开关，观察引流量及颜色。	◆协助麻醉医生工作，保持患儿呼吸道通畅，全程密切关注患儿的安全，检查受压部位皮肤的完整性，加盖棉被，注意保暖。
◆提前开启变温毯。毯面温度设置为 37.5 ℃。将小棉被及安置体位用的小棉垫、体位垫铺于毯面上，进行预加温。	◆皮肤管理：术中加强巡视，及时检查皮肤有无受压。	◆去除负极板：从边缘沿皮纹方向缓慢地将负极板整片水平自患儿身体上揭除，揭除后检查并清洁局部皮肤。
◆携手术申请单，手术患儿及物品核查交接表与病房护士床旁交接患儿。采取两种以上方式进行患儿身份核对，确认手术部位体表标识正确，将患儿接至手术室。	◆手术开始前、关闭体腔前、关闭体腔后、缝合皮肤后与洗手护士共同清点手术台上所有用物，准确记录。对手术台上追加的用物以及使用的硅胶胃管的堵头、超声刀的垫片、单极电钩、Trocar 的完整性与洗手护士共同清点并及时记录。手术物品清点，应遵循双人逐项清点、同步唱点、逐项即刻记录、原位清点的原则进行。	◆妥善固定所有管路，粘贴各管道标识。
◆专人守护，盖被保暖，防止坠床及低体温的发生。	◆观察手术进展，及时提供手术用物及温的冲洗液体。	◆患儿离开手术室前，在麻醉医生主持下，与手术医生、麻醉医生共同进行手术患儿安全核查。

手术前	手术中	手术后
◆输血输液加温仪：温度设置为37.5~38 ℃。	◆人员管理：监督手术人员严格执行无菌技术操作。手术室限制参观人数（不得超过3人），并管理所有人员不得违反无菌操作原则。	◆与麻醉医生共同护送患儿到苏醒室并做好交接工作。
◆麻醉开始前，在麻醉医生主持下，与手术医生、麻醉医生共同进行手术患儿安全核查。	◆标本管理：及时填写标本贴上患儿的相关信息。确认标本来源的名称、数量，妥善管理，督促及时送检。	◆转运患儿过程中要注意为患儿保暖，同时约束患儿，拉起床档，防止坠床及碰伤。妥善固定输液管路、尿管、引流管，防止非计划拔管事件发生。
◆协助麻醉医生实施麻醉。	◆仪器设备的管理 ①高频电刀：高频电刀功率调节至10 W。手术过程中根据切割或凝固组织类型调整输出功率大小，以满足手术效果为宜，应从小到大逐渐调试，保证手术顺利进行。观察负极板粘贴部位情况。 ②变温毯：术中定时监测患儿体温，根据体温情况调节毯面温度，同时观察设备运行情况。 ③输血输液加温仪：术中随时观察设备运行状况。 ④腹腔镜系统：打开腹腔镜系统，调节光源亮度、CO_2 气腹压力为8~12 mmHg（1 mmHg=0.133 kPa）。术中注意观察设备运行情况。关闭腹腔镜系统时，先关机后断电源，光源关闭前旋钮调至最小，CO_2 气箱内余气放掉。 ⑤超声刀：正确连接导线，保证机器检测成功。随时观察设备运行情况。	◆体位用物、仪器设备消毒后归位放置。腹腔镜各导线盘大圈放于固定位置。

续表

手术前	手术中	手术后
◆留置导尿后关闭导尿管开关。	◆置入腹腔镜镜头后关闭无影灯。根据手术进展情况及时开关无影灯。	◆整理手术室，保持整洁。
◆与麻醉医生、手术医生共同安置手术体位。患儿取健侧卧位，胸腹侧靠近健侧手术床边缘，头偏向一侧下置头圈并处于中立位置，保护耳郭及眼睛勿受压，头圈高度适宜，头和颈椎处于中立位置。髋部及肩胛部粘贴防压疮敷料，健侧躯干垫柔软体位垫，背侧海绵垫支撑；双上肢环抱一体位垫，双下肢自然屈曲，下腿伸直、上腿屈曲呈跑步状，两腿之间垫体位垫；腋部、髋部1岁以上患儿用2条凝胶约束带固定，1岁以下患儿用2条宽胶布固定，注意胶布与皮肤之间衬垫保护；四肢约束带固定，松紧适宜。	◆环境管理：减少开门次数，随时巡视手术室，及时清理地面污物，保证地面清洁及手术室整洁。	
◆妥善固定各类管道。松开固定肛管的胶布。		
◆根据患儿体重选择合适的负极板粘贴于患儿上侧大腿或小腿内、外侧肌肉丰富处，肢体避免与金属物品接触。不放置托盘。		

续表

手术前	手术中	手术后
◆协助手术医生穿手术衣。 ◆调节无影灯。 ◆腹腔镜系统放置于患侧，连接各导线，开机，顺序从上到下。手术医生站于健侧，助手站于对侧与头侧。 ◆为手术台上提供碘伏及生理盐水。 ◆与洗手护士共同清点手术台上所有用物，准确记录。 ◆手术开始前在麻醉医生主持下，与手术医生、麻醉医生共同进行手术患儿安全核查。 ◆协助手术医生将腹腔镜摄像头、导光束、单极线套入医用无菌保护套内，并正确连接，避免线路缠绕、打结。		

第十二节 腹腔镜下十二指肠闭锁肠腔成形术手术配合

【解剖】

十二指肠（duodenum），是人体内介于胃与空肠之间的一个器官，紧贴腹后壁，是小肠中长度最短、管径最大、位置最深且最为固定的。十二指肠的形状呈"C"形，可分为上部、降部、水平部和升部（图7-23）。

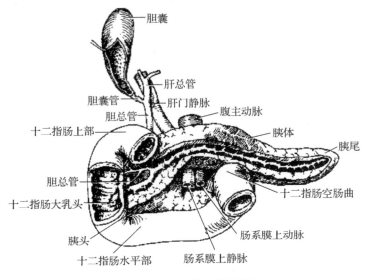

图 7-23　十二指肠解剖图

1. 上部：长约 5 cm，于第 1 腰椎右侧前方，起自幽门，行向右后，至胆囊颈附近急转向下延续为降部，转弯处称十二指肠上曲。上部与幽门相接的一段肠壁较薄，内面光滑无皱，故又称十二指肠壶腹，是十二指肠溃疡的好发部位。

2. 降部：长 7~8 cm，于第 1 腰椎右侧沿右肾内侧缘前方下降，至第 3 腰椎平面转向左延续为水平部，转弯处称为十二指肠下曲。在后内侧壁上有一隆起，称十二指肠大乳头，是肝胰壶腹的开口处。

3. 水平部：长约 10 cm，于第 3 腰椎平面由右向左横行，越过下腔静脉，至腹主动脉前方移行为升部。

4. 升部：长 2~3 cm，于第 3 腰左侧斜向左上，至第 2 腰椎体左侧向前下呈锐角弯曲续于空肠，此弯曲称十二指肠空肠曲。此曲被十二指肠悬肌（即 Treitz 韧带）连于腹后壁，该悬肌由肌纤维和结缔组织构成，有悬吊、固定十二指肠空肠曲的作用，同时也是手术时确认空肠起始部的标志。十二指肠的上部、升部被腹膜包裹，有一定活动度，降部、水平部均位于腹膜后方，固定于腹后壁。

先天性十二指肠闭锁是胚胎时期，因肠管空泡化不全所引致，属肠管发育障碍性疾病。

【病理】

十二指肠闭锁和狭窄可发生于十二指肠的任何部位，但最多见于降部，尤以壶腹部为著，病理上分为以下 4 型。

1. 闭锁Ⅰ型：闭锁两端的肠管保持连续性，肠腔内有一个隔膜，由黏膜和黏膜下层组成，使十二指肠完全或部分性梗阻、隔膜多在壶腹部远端。

2. 闭锁Ⅱ型：闭锁两端均为盲端，其间有一条纤维索带连接。

3. 闭锁Ⅲ型：闭锁两盲端完全分离，无纤维索带相连。

4. 闭锁Ⅳ型：隔膜型闭锁，隔膜脱垂到远端肠腔，形如"风袋"。

【手术适应证】

十二指肠闭锁。

【麻醉方式】

全麻＋气管插管。

【手术体位】

仰卧位。

【手术切口】

脐旁右侧，左、右、中下腹。

一、洗手护士工作

【用物准备】

1. 常规用物：敷料包、手术衣包。

2. 手术器械：小儿开腹包、新生儿腹腔镜器械包、30°腹腔镜镜头。

3. 一次性物品：无菌手套、一次性吸引器、2 - 0 带针慕丝线、4 - 0 带针慕丝线、11 号手术刀片、5 - 0 双针 PDS、5 - 0 抗菌薇乔、6 cm×7 cm×8 cm 显影纱布、8 cm×10 cm×8 cm 显影纱布、医用无菌保护套袋、输血器、医用皮肤胶、6 cm×7 cm 伤口敷贴。

【手术步骤及配合】（表 7-23）

表 7-23　洗手护士手术配合

手术步骤	手术配合
◆常规消毒、铺单。	◆递消毒纱布、无菌单。协助手术医生铺单。

181

手术步骤	手术配合
◆连接各种导线及镜头。	◆将摄像头、导光束、单极线套入腹腔镜无菌套袋内，连接主机及器械，连接冲洗管。
◆建立气腹。	◆11 号手术刀于脐缘下做一切口，两块纱布分别垫在脐两侧皮肤，提起腹壁，刺入气腹针，注入 CO_2，建立气腹，在脐旁右侧做 0.5 cm 切口置 Trocar，并用 2-0 带针慕丝线固定，插入镜头。监视下在左、右中下腹各做一切口置 3 mm Trocar。
◆探查腹腔。	◆抓钳探查，无明显渗液，夹持十二指肠，见近端扩张明显，肠壁增厚，直径约 3 厘米。
◆切除十二指肠粗细交界处隔膜。	◆弯钳、电钩彻底松解十二指肠，探查见十二指肠粗细交界处，于粗细交界处纵向切开十二指肠，可见隔膜，电钩切除隔膜。
◆吻合十二指肠切口。	◆镜下 5-0 双针 PDS 线全层连续内翻吻合十二指肠。
◆探查无出血，退出 Trocar。	◆检查吻合口无渗漏、无活动性出血，解除气腹，退出 Trocar，撤去腹腔镜器械。
◆关闭切口。	◆5-0 抗菌薇乔缝合切口，医用皮肤胶黏合切口皮肤，敷贴覆盖。

二、巡回护士工作

【用物准备】

1. 仪器设备：腹腔镜系统、高频电刀、负压吸引装置、变温毯、输血输液加温仪。

2. 消毒液：碘伏、75% 酒精。

3. 体位用物：约束带、小棉垫。

4. 其他用物：生理盐水、三通、负极板。

【手术配合】（表7-24）

表7-24　巡回护士手术步骤

手术前	手术中	手术后
◆提前开启净化空调系统，检查温湿度及静压差是否符合规范。	◆严格执行各项查对制度。	◆协助配合麻醉医生工作，保持患儿呼吸道通畅，全程密切关注患儿的安全，检查受压部位皮肤的完整性，加盖棉被，注意保暖。
◆检查手术室各种仪器设备，是否功能良好、处于备用状态。	◆管道管理： ①输液管理：遵医嘱调节输液速度及更换液体。密切观察输注部位是否有渗出，液体输注是否通畅。 ②肠内营养管：拔除胃管，协助配合麻醉医生置入肠内营养管，并妥善固定。	◆去除负极板：从边缘沿皮纹方向缓慢地将负极板整片水平自患儿身体上揭除，揭除后检查并清洁局部皮肤。
◆提前开启变温毯。毯面温度设置为37.5 ℃。将小棉被及摆放体位用的小棉垫铺于毯面上，进行预加温。	◆皮肤管理：术中加强巡视，及时检查皮肤有无受压。	◆妥善固定所有管路，粘贴各管路标识。
◆携手术申请单，手术患儿及物品核查交接表与病房护士床旁交接患儿。采取两种以上方式进行患儿身份核对，确认手术部位体表标识正确，将患儿接至手术室。	◆手术开始前、关闭体腔前、关闭体腔后、缝合皮肤后与洗手护士共同清点手术台上所有用物，准确记录。对手术台上追加的用物以及单极电钩、Trocar的完整性与洗手护士共同清点并及时记录。手术物品清点，应遵循双人逐项清点、同步唱点、逐项即刻记录、原位清点的原则进行。	◆患儿离开手术室前，在麻醉医生主持下，与手术医生、麻醉医生共同进行手术患儿安全核查。

手术前	手术中	手术后
◆专人守护，盖被保暖，防止坠床及低体温的发生。	◆观察手术进展，及时提供手术用物。	◆与麻醉医生共同护送患儿到苏醒室并做好交接工作。
◆输血输液加温仪：温度设置为37.5~38 ℃。	◆人员管理：监督手术人员严格执行无菌技术操作。手术室限制参观人数（不得超过3人），并管理所有人员不得违反无菌操作原则。	◆转运患儿过程中要注意为患儿保暖，同时约束患儿，拉起床档，防止坠床及碰伤。妥善固定输液管路及肠内营养管，防止非计划拔管事件发生。
◆麻醉开始前，在麻醉医生主持下，与手术医生、麻醉医生共同进行手术患儿安全核查。	◆仪器设备的管理 ①高频电刀：高频电刀功率调节至10 W，手术过程中根据切割或凝固组织类型调整输出功率大小，以满足手术效果为宜，应从小到大逐渐调试，保证手术顺利进行。观察负极板粘贴部位情况。 ②变温毯：术中定时监测患儿体温，根据体温情况调节毯面温度，同时观察设备运行情况。 ③输血输液加温仪：术中随时观察设备运行状况。 ④腹腔镜系统：打开腹腔镜系统，调节光源亮度、CO_2气腹压力为4~6 mmHg（1 mmHg=0.133 kPa）。术中注意观察设备运行情况。关闭腹腔镜系统时，先关机后断电源，光源关闭前旋钮调至最小，CO_2气箱内余气放掉。	◆体位用物、仪器设备消毒后归位放置。腹腔镜各导线盘大圈放于固定位置。

手术前	手术中	手术后
◆协助麻醉医生实施麻醉。	◆置入腹腔镜镜头后关闭无影灯。根据手术进展情况及时开关无影灯。	◆整理手术室,保持整洁。
◆与麻醉医生、手术医生共同安置体位。患儿取仰卧位,头部置头枕并处于中立位置,头枕高度适宜,头和颈椎处于水平中立位置。上肢掌心朝向身体两侧,肘部微屈,用约束带固定。易受压部位:肘部、肩胛部、骶尾部、足跟部置小棉垫,下肢约束带固定,松紧适宜。	◆环境管理:减少开门次数,随时巡视手术室,及时清理地面污物,保证地面清洁及手术室整洁。	
◆妥善固定各类管道。		
◆根据患儿体重选择合适的负极板粘贴于患儿臀部肌肉丰富处,肢体避免与金属物品接触。不放置托盘。		
◆协助手术医生穿手术衣。		
◆调节无影灯。		
◆腹腔镜系统放置于床头右侧,连接各导线,开机,顺序由上至下。手术主刀医生站于床尾,助手站于左侧。		

手术前	手术中	手术后
◆为手术台上提供碘伏及生理盐水。 ◆与洗手护士共同清点手术台上所有用物，准确记录。 ◆手术开始前在麻醉医生主持下，与手术医生、麻醉医生共同进行手术患儿安全核查。 ◆协助手术医生将腹腔镜摄像头、导光束、单极线套入医用无菌保护套内，并正确连接，避免线路缠绕、打结。		

第十三节　经肛门巨结肠根治术手术配合（新生儿科）

【解剖】

结肠（colon）在右髂窝内续于盲肠，在第 3 骶椎平面连接直肠（图 7-24）。结肠分升结肠、横结肠、降结肠和乙状结肠 4 部分，大部分固定于腹后壁，结肠的排列酷似英文字母"M"，将小肠包围在内。结肠的直径自其起端 6 cm，逐渐递减为乙状结肠末端的 2.5 cm，这是结肠肠腔最狭细的部位。

先天性巨结肠（Hirschsprung's disease，HD）是由于直肠或结肠远端的肠管持续痉挛，粪便淤滞于近端结肠，以致肠管扩张、肥厚，是小儿常见的消化道畸形（图 7-25）。国外统计本病的发病率为每 5000 人中可见一例。国内统计占消化道畸形的第 2 位。患儿约 90% 为男孩，首次就诊多在新生儿期。

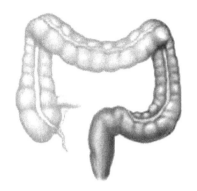

图 7-24　正常结肠

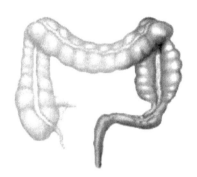

图 7-25　巨结肠

【手术适应证】

先天性巨结肠。

【麻醉方式】

全麻气管插管 + 骶管麻醉。

【手术体位】

截石位。

【手术切口】

齿状线以上 0.5 ~ 1 cm 的环形切口。

一、洗手护士工作

【用物准备】

1. 常规用物：敷料包、手术衣包。

2. 手术器械：小儿开腹包、肛圈、新生儿器械、肛门拉钩。

3. 一次性物品：针形电刀手笔、一次性吸引器、硅胶双腔气囊导尿管、抗反流袋、5 mL 注射器、水溶性润滑剂、无菌绷带、油纱、24 号引流管、1 号慕丝线、4 号慕丝线、5－0 抗菌薇乔线、4－0 带针慕丝线、套针、6 cm×7 cm×8 cm 显影纱布、8 cm×10 cm×8 cm 显影纱布。

【手术步骤及配合】（表7-25）

表 7-25　洗手护士手术配合

手术步骤	手术配合
◆常规消毒。	◆递消毒纱布消毒。双下肢用无菌小单及绷带包裹吊于面架上，臀部下方铺无菌包布。
◆插尿管、铺无菌单。	◆硅胶双腔气囊导尿管（根据患儿年龄选择合适尿管）留置尿管。常规铺小单、中单、有口大单。
◆消毒、扩肛，缝合肛圈。	◆艾利斯钳夹消毒纱布（消毒纱布折成条状）消毒2次，递4把蚊式钳、6把中弯钳、有齿镊、4号双股慕丝线中皮针缝合肛圈，一般8针。
◆黏膜下游离至直肠。	◆针形电刀、无损伤镊进行游离，小圆针1号慕丝线或4－0带针慕丝线做牵引，蚊式钳夹持牵引线末端。
◆处理病变肠管，逐次拖出病变肠管至正常肠管处。	◆直角钳、弯钳夹4号吊线处理肠系膜，4号中圆针缝合止血。
◆取全层肠壁组织送快速冰冻。	◆取接近正常的肠段上的全层肠壁组织（病理显示为找到正常神经节细胞，则可分辨切除的界限）。
◆结肠与肛门端端吻合。	◆将病变肠管切除并妥善保管，消毒小纱布块消毒肠管后，用5－0抗菌薇乔线将近端正常的结肠段与齿状线上残余的直肠黏膜远端行端端吻合。
◆肛门引流。	◆油纱包裹于24号胸腔引流管上，插入肛门用小皮针4号慕丝线固定，做引流及压迫止血，肛管下方接一手套并进行固定。

二、巡回护士工作

【用物准备】

1. 仪器设备：高频电刀、吸引器、变温毯、输血输液加温仪。
2. 消毒液：碘伏。
3. 体位用物：约束带、小棉垫、体位垫、面架、头圈。
4. 其他用物：生理盐水、三通、负极板、无菌导尿包。

【手术配合】（表7-26）

表7-26　巡回护士手术配合

手术前	手术中	手术后
◆提前开启净化空调系统，检查温湿度及静压差是否符合规范。	◆严格执行各项查对制度。	◆与麻醉医生共同将患儿恢复成仰卧位，缓慢将其放平，同时检查受压部位皮肤的完整性。加盖棉被，注意保暖。
◆检查手术室各种仪器设备，是否功能良好、处于备用状态。	◆管路管理①输液管理：遵医嘱调节输液速度及更换液体。密切观察输注部位是否有渗出，液体输注是否通畅。②尿管管理：保持尿管通畅，确保尿管无扭曲、打折。	◆协助麻醉医生工作，保持患儿呼吸道通畅，全程密切关注患儿的安全。
◆提前开启变温毯，将变温毯毯面温度设置为37.5 ℃。将小棉被及安置体位用的小棉垫铺于毯面上，进行预加温。	◆皮肤管理：术中加强巡视，及时检查皮肤有无受压。	◆去除负极板：从边缘沿皮纹方向缓慢地将负极板整片水平自患儿身体上揭除，揭除后检查并清洁局部皮肤。

手术前	手术中	手术后
◆携手术申请单，手术患儿及物品核查交接表与病房护士床旁交接患儿。采取两种以上方式进行患儿身份核对，确认手术部位体表标识正确，将患儿接至手术室。	◆手术开始前、关闭体腔前、关闭体腔后、缝合皮肤后与洗手护士共同清点手术台上所有用物，准确记录。对手术台上追加的用物以及切除病变肠管后消毒所用的小纱布块（一剪四）及时与洗手护士共同清点并及时记录。手术物品清点，应遵循双人逐项清点、同步唱点、逐项即刻记录、原位清点的原则进行。	◆妥善固定输液管路、尿管、肛管，并粘贴标识。
◆专人守护，盖被保暖，防止坠床及低体温的发生。	◆观察手术进展，及时提供手术用物及温的冲洗液体。	◆患儿离开手术室前，在麻醉医生主持下，与手术医生、麻醉医生共同进行手术患儿安全核查。
◆输血输液加温仪：温度设置为38 ℃。	◆人员管理：监督手术人员严格执行无菌技术操作。手术室限制参观人数（不得超过3人），并管理所有人员不得违反无菌操作原则。	◆与麻醉医生共同护送患儿到苏醒室并做好交接工作。
◆麻醉开始前，在麻醉医生主持下，与手术医生、麻醉医生共同进行手术患儿安全核查。	◆标本管理 ①普通标本：及时填写标本贴上患儿的相关信息。确认标本来源的名称、数量，妥善管理，督促及时送检。 ②快速冰冻：及时联系外运队工作人员送检标本，做好交接，及时登记。快速冰冻标本不需要固定液浸泡。	◆转运患儿过程中要注意为患儿保暖，同时约束患儿，拉起床档，防止坠床及碰伤。妥善固定输液管路、尿管及肛管，防止非计划拔管事件发生。

续表

手术前	手术中	手术后
◆协助麻醉医生实施麻醉。	◆仪器设备的管理 ①高频电刀：高频电刀功率调节至10 W，手术过程中调整输出功率大小，应根据切割或凝固组织类型选择，以满足手术效果为宜，应从小到大逐渐调试，保证手术顺利进行。观察负极板粘贴部位情况。 ②变温毯：术中定时监测患儿体温，根据体温情况调节毯面温度，同时观察设备运行情况。 ③输血输液加温仪：术中随时观察设备运行状况。	◆体位用物、仪器设备消毒后归位放置。
◆与麻醉医生、手术医生共同安置体位。患儿取截石位。卸去腿板，将患儿臀部与床尾平齐，双下肢用约束带悬吊固定于面架上，臀部下方垫体位垫。易受压部位：肩胛部、肘部、骶尾部使用小棉垫保护，上肢掌心朝向身体两侧，肘部微屈，用约束带固定，松紧适宜。双上肢、头部及上身用小棉垫包裹减少热量流失。 ◆妥善固定各类管道。 ◆根据患儿体重选择合适的负极板粘贴于患儿臀部肌肉丰富处，肢体避免与金属物品接触。不放置托盘。	◆环境管理：减少开门次数，随时巡视手术室，及时清理地面污物，保证地面清洁及手术室整洁。	◆整理手术室，保持整洁。

手术前	手术中	手术后
◆协助手术医生消毒。协助手术医生穿手术衣。 ◆调节无影灯。 ◆为手术台上提供碘伏及生理盐水。 ◆与洗手护士共同清点手术台上所有用物，准确记录。 ◆手术开始前在麻醉医生主持下，与手术医生、麻醉医生共同进行手术患儿安全核查。 ◆连接电刀、吸引器。		

第十四节　骶尾部畸胎瘤切除术手术配合

【解剖】

骶尾部畸胎瘤位于骶骨与尾骨之间，肿瘤上极可位于骶骨前向盆腔伸延，成为哑铃型，从而压迫膀胱及直肠，影响排尿及排便。肿瘤一般呈圆形，大小不等，小者仅数厘米，大者可达数十厘米。巨大的肿瘤可在两腿之间生长，引起髋关节向外侧脱位。肿瘤和骶骨及尾骨粘连紧密。

按肿瘤所在部位可分为 3 型（图 7-26）：①显型：肿瘤几乎全部在体外，呈球状突出在尾部。②隐型：肿瘤位于骶骨与直肠之间，在盆腔内发展，压迫直肠和尿道，而不向臀部发展。③混合型：肿瘤向臀部与盆腔内生长，位于骶骨与直肠之间，将直肠推向前方，尾骨向后倾且被肿瘤包绕。

【手术适应证】

骶尾部畸胎瘤。

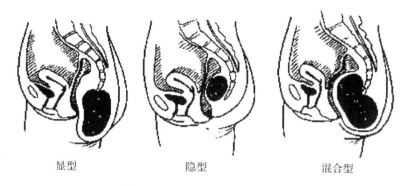

显型　　　　　　　隐型　　　　　　　混合型

图7-26　骶尾部畸胎瘤的类型

【麻醉方式】

全麻＋气管插管。

【手术体位】

俯卧位。

【手术切口】

骶尾部。

一、洗手护士工作

【物品准备】

1. 常规用物：敷料包、手术衣包。

2. 手术器械：小儿开腹包、小S拉钩、心耳直角钳、新生儿器械。

3. 一次性物品：20号手术刀片、电刀手笔、5 mL注射器、头皮针、3-0抗菌薇乔、5-0抗菌薇乔、4号慕丝线、6号硅胶尿管、抗反流袋、吸引器。

【手术步骤及配合】（表7-27）

表7-27　洗手护士手术配合

手术步骤	手术配合
◆消毒、铺无菌单。	◆递消毒纱布、无菌单，协助手术医生铺单。
◆留置尿管。	◆6号硅胶尿管留置导尿，并连接抗反流尿袋。
◆切开皮肤，皮下组织，深筋膜。	◆递20号手术刀沿骶尾部肿物做梭形切口，电刀手笔逐层进入深筋膜，边切边止血，干纱布擦血。

续表

手术步骤	手术配合
◆暴露骶尾部外凸肿物。	◆剪断尾骨尖，电刀切开部分臀肌，暴露出骶尾部肿物。
◆分离瘤体与直肠后壁。	◆直角钳分离瘤体与直肠后壁，4号慕丝线结扎，保护直肠，完整切除瘤体及肉眼所见异常组织。
◆修补直肠肌层。	◆3－0抗菌薇乔线修补。
◆放置引流管。	◆头皮针剪掉针头，头皮针管剪开多个侧孔，一侧置于切口内，另一侧连接注射器，进行负压吸引。
◆逐层缝合切口。	◆3－0抗菌薇乔缝合臀肌至深筋膜，5－0抗菌薇乔间断缝合皮肤。

二、巡回护士工作

【用物准备】

1. 仪器设备：高频电刀、吸引器、变温毯、输血输液加温仪。
2. 消毒液：碘伏。
3. 体位用物：约束带、小棉垫、体位垫、头圈。
4. 其他用物：生理盐水、三通、负极板、负压吸引装置。

【手术配合】（表7-28）

表7-28　巡回护士手术配合

手术前	手术中	手术后
◆提前开启净化空调系统，检查温湿度及静压差是否符合规范。	◆严格执行各项查对制度。	◆与麻醉医生共同将患儿恢复成仰卧位，缓慢将其放平，检查受压部位皮肤的完整性。加盖棉被，注意保暖。

续表

手术前	手术中	手术后
◆检查手术室各种仪器设备，是否功能良好、处于备用状态。	◆管路管理： ①输液管理：遵医嘱调节输液速度及更换液体。密切观察输注部位是否有渗出，液体输注是否通畅。 ②尿管管理：妥善固定尿管，确保尿管无扭曲、打折。	◆协助麻醉医生工作，保持患儿呼吸道通畅，全程密切关注患儿的安全。
◆提前开启变温毯。毯面温度设置为37.5 ℃。将小棉被及安置体位用的小棉垫铺于毯面上，进行预加温。	◆皮肤管理：术中加强巡视，及时检查皮肤有无受压。	◆去除负极板：从边缘沿皮纹方向缓慢地将负极板整片水平自患儿身体上揭除，揭除后检查并清洁局部皮肤。
◆携手术申请单，手术患儿及物品核查交接表与病房护士床旁交接患儿。采取两种以上方式进行患儿身份核对，确认手术部位体表标识正确，将患儿接至手术室。	◆手术开始前、关闭体腔前、关闭体腔后、缝合皮肤后与洗手护士共同清点手术台上所有用物，准确记录。对手术台上追加的用物与洗手护士共同清点并及时记录。手术物品清点，应遵循双人逐项清点、同步唱点、逐项即刻记录、原位清点的原则进行。	◆妥善固定输液管、尿管、引流管，并粘贴导尿管及引流管标识。
◆专人守护，盖被保暖，防止坠床及低体温的发生。	◆观察手术进展，及时提供手术用物及温的冲洗液体。	◆患儿离开手术室前，在麻醉医生主持下，与手术医生、麻醉医生共同进行手术患儿安全核查。
◆输血输液加温仪：温度设置为37.5～38 ℃。	◆人员管理：监督手术人员严格执行无菌技术操作。手术室限制参观人数（不得超过3人），并管理所有人员不得违反无菌操作原则。	◆与麻醉医生共同护送患儿到苏醒室并做好交接工作。

手术前	手术中	手术后
◆麻醉开始前，在麻醉医生主持下，与手术医生、麻醉医生共同进行手术患儿安全核查。	◆标本管理：及时填写标本贴上患儿的相关信息。确认标本来源的名称、数量，妥善管理，督促及时送检。	◆转运患儿过程中要注意为患儿保暖，同时约束患儿，拉起床档，防止坠床及碰伤。妥善固定输液管路、尿管及引流管，防止非计划拔管事件发生。
◆协助麻醉医生实施麻醉。	◆仪器设备的管理： ①高频电刀：高频电刀功率调节至10 W。手术过程中根据切割或凝固组织类型调整输出功率大小，以满足手术为宜，应从小到大逐渐调试，保证手术顺利进行。观察负极板粘贴部位情况。 ②变温毯：术中定时监测患儿体温，根据体温情况调节毯面温度，同时观察设备运行情况。 ③输血输液加温仪：术中随时观察设备运行状况。	◆体位用物、仪器设备消毒后归位放置。
◆留置尿管。	◆环境管理：减少开门次数，随时巡视手术室，及时清理地面污物，保证地面清洁及手术室整洁。	◆整理手术室，保持整洁。

续表

手术前	手术中	手术后
◆与麻醉医生、手术医生共同安置体位。卸去床尾，患儿取俯卧位，将患儿臀部与床尾边缘平齐，双下肢屈曲固定于身体两侧，双上肢自然屈曲置于头部两侧，头偏向一侧，下置头圈，保护耳郭及眼睛，胸前、髋部、踝部置体位垫，两侧髋部、膝部及肩部粘贴防压疮敷料，易受压部位使用小棉垫保护，约束带固定，松紧适宜，如为男性患儿注意外生殖器的保护，避免受压。小儿均为腹式呼吸，注意腹部不受压，保持正常呼吸。 ◆妥善固定各类管道，粘贴心电监护电极片的位置应避开俯卧位时受压部位。 ◆根据患儿体重选择合适的负极板粘贴于患儿胸背部，肢体避免与金属物品接触。不放置托盘。 ◆协助手术医生穿手术衣。 ◆调节无影灯。		

手术前	手术中	手术后
◆为手术台上提供碘伏及生理盐水。 ◆与洗手护士共同清点手术台上所有用物，准确记录。 ◆手术开始前，在麻醉医生主持下，与手术医生、麻醉医生共同进行手术患儿安全核查。 ◆连接电刀、吸引器。		

第十五节　腰骶部潜毛窦切除术手术配合

【解剖】

　　潜毛窦又叫藏毛窦，是在骶尾部臀间裂的软组织内生长的一种慢性窦道囊肿，内藏毛发（图 7-27）。可表现为骶尾部急性脓肿，穿破后形成慢性窦道，或暂时愈合，终又穿破，如此可反复发作。囊肿内伴肉芽组织，纤维增

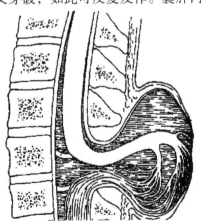

图 7-27　潜毛窦

生，常含毛发。

【手术适应证】

腰骶部皮肤潜毛窦有或无神经症状者。

【麻醉方法】

全麻 + 气管插管。

【手术体位】

右侧卧位。

【手术切口】

腰背部纵切口。

一、洗手护士工作

【用物准备】

1. 常规用物：敷料包、手术衣包。

2. 手术器械：脊膜膨出包。

3. 一次性物品：20 号手术刀片、电刀手笔、双极电凝、2 - 0 带针慕丝线、4 - 0 带针慕丝线、3 - 0 抗菌薇乔、一次性吸引器、显影纱布套包、无菌手套、9 cm×2 cm 敷贴。

【手术步骤及配合】（表 7-29）

表 7-29 洗手护士手术配合

手术步骤	手术配合
◆消毒、铺单。	◆递消毒纱布、无菌单，协助手术医生铺单。
◆制作布兜。	◆一块小单翻折、两把布巾钳夹住翻折部分制作成布兜，放置电刀手笔、双极电凝。
◆取腰骶部纵切口，切开皮肤及皮下。	◆2 把齿镊、20 号手术刀切皮，电刀、蚊式钳切开皮下组织，电凝止血。
◆暴露出潜毛窦瘘管，切除瘘管。	◆针持钳夹 4 - 0 带针慕丝线递于术者，在窦道处做牵引，蚊式钳固定。递电刀手笔和蚊式钳向潜毛窦根部游离。电刀将潜毛窦切下。针持钳夹 2 - 0 带针慕丝线递于术者在断端结扎两道，双极电凝止血。
◆检查无出血后关闭肌层、皮下组织及皮肤。	◆针持钳夹 3 - 0 抗菌薇乔递于术者逐层缝合肌层、皮下组织及皮肤，无菌敷贴覆盖切口。

二、巡回护士工作

【用物准备】

1. 仪器设备：高频电刀、双极电凝、吸引器、变温毯、输血输液加温仪。

2. 消毒液：碘伏。

3. 体位用物：约束带、小棉垫、海绵、头圈、足跟垫。

4. 其他用物：生理盐水。

【手术配合】（表 7-30）

表 7-30　巡回护士手术配合

手术前	手术中	手术后
◆提前开启净化空调系统，检查温湿度及静压差是否符合规范。	◆严格执行各项查对制度。	◆与麻醉医生共同将患儿恢复成仰卧位，缓慢将其放平，同时检查受压部位皮肤的完整性。加盖棉被，注意保暖。
◆检查手术室各种仪器设备，是否功能良好、处于备用状态。	◆管路管理 ①输液管理：遵医嘱调节输液速度及更换液体。密切观察输注部位是否有渗出，液体输注是否通畅。 ②尿管管理：妥善固定尿管，观察留置尿管是否有扭曲、打折情况，保证引流的通畅。	◆协助麻醉医生工作，保持患儿呼吸道通畅，全程密切关注患儿的安全。
◆提前开启变温毯，将变温毯毯面温度设置为37.5 ℃。将小棉被及安置体位用的小棉垫铺于毯面上，进行预加温。	◆皮肤管理：术中加强巡视，及时检查皮肤有无受压。	◆去除负极板：从边缘沿皮纹方向缓慢地将负极板整片水平自患儿身体上揭除，揭除后检查并清洁局部皮肤。

手术前	手术中	手术后
◆携手术申请单，手术患儿及物品核查交接表与病房护士床旁交接患儿。采取两种以上方式进行患儿身份核对，确认手术部位体表标识正确，将患儿接至手术室并携带影像资料。	◆手术开始前、关闭体腔前、关闭体腔后、缝合皮肤后与洗手护士共同清点手术台上所有用物，准确记录。对手术台上追加的用物以及脑棉片的完整性与洗手护士共同清点并及时记录。手术物品清点，应遵循双人逐项清点、同步唱点、逐项即刻记录、原位清点的原则进行。	◆妥善固定输液管路、尿管，并粘贴尿管标识。
◆专人守护，盖被保暖，防止坠床及低体温的发生。	◆观察手术进展，及时提供手术用物及温的冲洗液体。	◆患儿离开手术室前，在麻醉医生主持下，与手术医生、麻醉医生共同进行手术患儿安全核查。
◆输血输液加温仪：温度设置为37.5~38 ℃。	◆人员管理：监督手术人员严格执行无菌技术操作。手术室限制参观人数（不得超过3人），并管理所有人员不得违反无菌操作原则。	◆与麻醉医生共同护送患儿到苏醒室并做好交接工作。
◆麻醉开始前，在麻醉医生主持下，与手术医生、麻醉医生共同进行手术患儿安全核查。	◆标本管理：及时填写标本贴上患儿的相关信息。确认标本来源的名称、数量，妥善管理，督促及时送检。	◆转运患儿过程中要注意为患儿保暖，同时约束患儿，拉起床档，防止坠床及碰伤。妥善固定输液管路、尿管，防止非计划拔管事件发生。

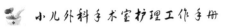

手术前	手术中	手术后
◆协助麻醉医生实施麻醉。	◆仪器设备的管理 ①高频电刀：高频电刀功率调节至10 W，手术过程中调整输出功率大小，应根据切割或凝固组织类型选择，以满足手术效果为宜，应从小到大逐渐调试，保证手术顺利进行。观察负极板粘贴部位情况。 ②双极电凝：双极电凝功率调节至9 W，将双极电凝脚踏放于术者脚下，术中随时根据医嘱调节双极电凝功率。 ③变温毯：术中定时监测患儿体温，根据体温情况调节毯面温度，同时观察设备运行情况。 ④输血输液加温仪：术中随时观察设备运行状况。	◆体位用物、仪器设备消毒后归位放置。
◆留置导尿，选择合适的导尿管型号，严格执行无菌技术操作。操作过程中动作轻柔，防止损伤尿道黏膜。	◆环境管理：保持地面清洁，如有污染及时处理。减少开关门次数，保证手术室空气洁净度。	◆整理手术室，保持整洁。

续表

手术前	手术中	手术后
◆与麻醉医生、手术医生共同安置体位。患儿取右侧卧位，头下置头圈，耳郭及眼睛置于头圈中央部，腋下至整个右侧躯体下垫体位垫。将患儿背部与床边缘平齐，双下肢自然屈曲，两腿之间垫体位垫和小棉垫，双上肢屈曲抱体位垫。髋部及肩部粘贴防压疮敷料。易受压部位：肘部、膝部、足跟部使用小棉垫保护，约束带固定，松紧适宜，如为男性患儿注意外生殖器的保护，避免受压。小儿均为腹式呼吸，注意腹部不受压，保持正常呼吸。 ◆妥善固定各类管道，粘贴心电监护电极片的位置应避开侧卧位时受压部位。 ◆根据患儿体重选择合适的负极板粘贴于患儿大腿前侧肌肉丰富处，肢体避免与金属物品接触。放置托盘。 ◆协助手术医生穿手术衣。 ◆调节无影灯。		

手术前	手术中	手术后
◆为手术台上提供碘伏及生理盐水。 ◆与洗手护士共同清点手术台上所有用物，逐项准确记录。 ◆手术开始前，在麻醉医生主持下，与手术医生、麻醉医生共同进行手术患儿安全核查。 ◆正确连接电刀、吸引器、双极电凝。避免线路缠绕、打结。双极电凝脚踏放置于手术医生脚下。		

第十六节　腹腔镜下阑尾切除术手术配合

【解剖】

阑尾（vermiform appendix）又称蚓突，是细长弯曲的盲管，在腹部的右下方，位于盲肠与回肠之间，它的根部连于盲肠的后内侧壁，远端游离并闭锁，活动范围、位置因人而异，变化很大，受系膜等的影响，阑尾可伸向腹腔的任何方位（图7-28）。

【手术适应证】

急性阑尾炎、慢性阑尾炎急性发作。

【麻醉方式】

全麻＋气管插管。

【手术体位】

仰卧位。

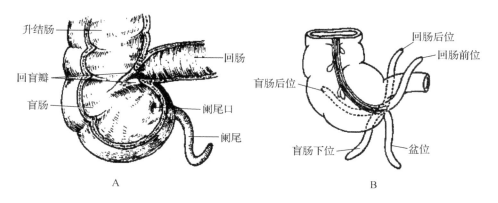

升结肠
回盲瓣
盲肠
回肠
阑尾口
阑尾

A

回肠后位
回肠前位
盲肠后位
盲肠下位
盆位

B

图 7-28 阑尾解剖图

【手术切口】

第一切口在脐缘下，第二切口和第三切口分别在左中腹、脐耻连线中点处。

一、洗手护士工作

【用物准备】

1. 常规用物：敷料包、手术衣包。

2. 手术器械：腹腔镜普包、普外腹腔镜器械包、0°腹腔镜镜头、气腹管。

3. 一次性物品准备：无菌手套、一次性吸引器管、输血器、11 号手术刀片、5－0 快薇乔线、2－0 慕丝线、医用无菌保护套、医用皮肤胶、6 cm×7 cm×8 cm 显影纱布、8 cm×10 cm×8 cm 显影纱布、止血绫、胶管、6 cm×7 cm 伤口敷贴。

【手术步骤及配合】（表 7-31）

表 7-31 洗手护士手术配合

手术步骤	手术配合
◆常规消毒、铺单。	◆递消毒纱布、无菌单，协助手术医生铺单。
◆连接各种导线和镜头。	◆将摄像头、导光束、单极线套入腹腔镜无菌套袋内，连接主机及器械，连接冲洗管。

手术步骤	手术配合
◆建立气腹。	◆11号手术刀于脐缘下做第一切口，两块纱布分别垫在脐两侧皮肤，提起腹壁，刺入气腹针，注入CO_2，建立气腹，于脐缘下切开大约0.5 cm置入5 mm Trocar，插入镜头，分别于第二、第三切口置5 mm Trocar。
◆处理阑尾系膜，切除阑尾。	◆两把无损伤抓钳找到阑尾，递弯钳分离系膜血管，电钩切断阑尾系膜，用2-0慕丝线剪出2根10 cm左右的线段，结扎阑尾根部系膜，之后用电钩切除阑尾。
◆取出阑尾。	◆用11号手术刀在第三切口的原切口上扩大切口，置入10 mm Trocar，利用转换器取出切掉的阑尾。递冲洗管冲洗腹腔，探查无出血。遵医嘱将止血绫溶于3~5 mL的生理盐水，用5 mL注射器抽取，连接胶管喷洒于阑尾根部。
◆逐层关腹。	◆检查无出血，解除气腹，撤除Trocar。5-0抗菌薇乔线缝合肌肉、皮下组织，5-0快薇乔线缝合皮下组织，皮肤胶黏合皮肤，无菌敷贴覆盖切口。

二、巡回护士工作

【用物准备】

1. 仪器设备：腹腔镜系统、高频电刀、负压吸引装置、变温毯、输血输液加温仪。

2. 消毒液：碘伏、75%酒精。

3. 体位用物：约束带、小棉垫、头圈。

4. 其他用物：生理盐水、三通。

【手术配合】（表7-32）

表7-32　巡回护士手术配合

手术前	手术中	手术后
◆提前开启净化空调系统，检查温湿度及静压差是否符合规范。	◆严格执行各项查对制度。	◆协助配合麻醉医生工作，保持患儿呼吸道通畅，全程密切关注患儿的安全，检查受压部位皮肤的完整性，加盖棉被，注意保暖。
◆检查手术室仪器设备，是否功能良好、处于备用状态。	◆输液管理：遵医嘱调节输液速度及更换液体。密切观察输注部位是否有渗出，液体输注是否通畅。	◆去除负极板：从边缘沿皮纹方向缓慢地将负极板整片水平自患儿身体上揭除，揭除后检查并清洁局部皮肤。
◆提前开启变温毯。毯面温度设置为37.5 ℃。将小棉被及安置体位用的小棉垫铺于毯面上，进行预加温。	◆皮肤管理：术中加强巡视，及时检查皮肤有无受压。	◆妥善固定引流管，粘贴引流管标识。
◆携手术申请单，手术患儿及物品核查交接表与病房护士床旁交接患儿。采取两种以上方式进行患儿身份核对，确认手术部位体表标识正确，将患儿接至手术室。	◆手术开始前、关闭体腔前、关闭体腔后、缝合皮肤后与洗手护士共同清点手术台上所有用物，准确记录。对手术台上追加的用物以及引流管残端、单极电钩、Trocar的完整性与洗手护士共同清点并及时记录。手术物品清点，应遵循双人逐项清点、同步唱点、逐项即刻记录、原位清点的原则进行。	◆患儿离开手术室前，在麻醉医生主持下，与手术医生、麻醉医生共同进行手术患儿安全核查。
◆专人守护，盖被保暖，防止坠床及低体温的发生。	◆观察手术进展，及时提供手术用物及温的冲洗液体。	◆与麻醉医生共同护送患儿到苏醒室并做好交接工作。

手术前	手术中	手术后
◆输血输液加温仪：温度设置为 37.5～38 ℃。	◆人员管理：监督手术人员严格执行无菌技术操作。手术室限制参观人数（不得超过 3 人），并管理所有人员不得违反无菌操作原则。	◆转运患儿过程中要注意为患儿保暖，同时约束患儿，拉起床档，防止坠床及碰伤。妥善固定输液管路及引流管，防止非计划拔管事件发生。
◆麻醉开始前，在麻醉医生主持下，与手术医生、麻醉医生共同进行手术患儿安全核查。	◆标本管理：及时填写标本贴上患儿的相关信息。确认标本来源的名称、数量，妥善管理，督促及时送检。	◆体位用物、仪器设备消毒后归位放置。腹腔镜各导线盘大圈放于固定位置。
◆协助麻醉医生实施麻醉。	◆仪器设备的管理 ①高频电刀：高频电刀功率调节至 10 W。手术过程中根据切割或凝固组织类型调整输出功率大小，以满足手术效果为宜，应从小到大逐渐调试，保证手术顺利进行。观察负极板粘贴部位情况。 ②变温毯：定时监测患儿体温，根据体温情况调节毯面温度，同时观察设备运行情况。 ③输血输液加温仪：术中随时观察设备运行状况。 ④腹腔镜系统：打开腹腔镜系统，调节光源亮度、CO_2 气腹压力为 8～12 mmHg（1 mmHg＝0.133 kPa）。术中注意观察设备运行情况。关闭腹腔镜系统时，先关机后断电源，光源关闭前旋钮调至最小，CO_2 气箱内余气放掉。	◆整理手术室，保持整洁。

续表

手术前	手术中	手术后
◆与麻醉医生、手术医生共同安置体位。患儿取仰卧位，头部置头枕并处于中立位置，头枕高度适宜，头和颈椎处于水平中立位置。上肢掌心朝向身体两侧，肘部微屈，用约束带固定。易受压部位：肘部、骶尾部、足跟部置小棉垫，下肢约束带固定，松紧适宜。 ◆妥善固定各类管道。 ◆根据患儿体重选择合适的负极板粘贴于患儿大腿前侧肌肉丰富处，肢体避免与金属物品接触。不放置托盘。 ◆协助手术医生穿手术衣。 ◆调节无影灯。 ◆腹腔镜系统放置于床尾，连接各导线，开机，顺序由上至下。手术主刀医生站于患儿左侧，助手站于患儿右侧。 ◆为手术台上提供碘伏及生理盐水。	◆置入腹腔镜镜头后关闭无影灯。根据手术进展情况及时开关无影灯。 ◆环境管理：减少开门次数，随时巡视手术室，及时清理地面污物，保证地面清洁及手术室整洁。	

手术前	手术中	手术后
◆与洗手护士共同清点手术台上所有用物，逐项准确记录。 ◆手术开始前，在麻醉医生主持下，与手术医生、麻醉医生共同进行手术患儿安全核查。 ◆协助手术医生将腹腔镜摄像头、导光束、单极线套入医用无菌保护套内，并正确连接，避免线路缠绕、打结。		

第十七节 腹腔镜下疝囊高位结扎术手术配合

【解剖】

疝气（hernia），即人体内某个脏器或组织离开其正常解剖位置，通过先天或后天形成的薄弱点、缺损或孔隙进入另一部位（图 7-29）。由于咳嗽、喷嚏、用力过度、腹部肥胖、用力排便、妊娠、小儿过度啼哭等引起腹内压增高，迫使腹腔内的游离脏器，如小肠、盲肠、大网膜、膀胱、卵巢、输卵管等通过人体正常的或不正常的薄弱点或缺损、孔隙进入另一部位。

【手术适应证】

腹股沟斜疝、嵌顿疝。

【麻醉方式】

全麻＋气管插管。

【手术体位】

仰卧位。

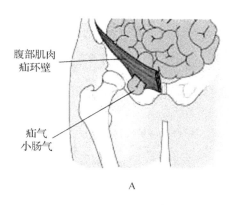
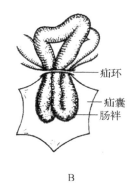

图 7-29　疝气

【手术切口】

脐缘下部。

一、洗手护士工作

【用物准备】

1. 常规用物：敷料包、手术衣包。

2. 手术器械：腹腔镜普包、疝气腹腔镜器械包、0°腹腔镜镜头、气腹管。

3. 一次性物品：无菌手套、11 号手术刀片、5-0 快薇乔线、2-0 带针慕丝线、医用无菌保护套袋、6 cm×7 cm×8 cm 显影纱布、8 cm×10 cm×8 cm 显影纱布、医用皮肤胶、6 cm×7 cm 敷贴。

【手术步骤及配合】（表 7-33）

表 7-33　洗手护士手术配合

手术步骤	手术配合
◆ 常规消毒、铺单。	◆ 递消毒纱布、无菌单，协助手术医生铺单。
◆ 连接各种导线和镜头。	◆ 将摄像头、导光束、单极线套入腹腔镜无菌套袋内，连接主机及器械。
◆ 建立气腹。	◆ 11 号手术刀于脐缘下做两个切口，两块纱布分别垫在脐两侧皮肤，提起腹壁，刺入气腹针，注入 CO_2，建立气腹，置入两个 5 mm Trocar，插入镜头。

手术步骤	手术配合
◆探查内环口。	◆镜头直视下，置入针持钳，入镜后找到内环口。
◆缝合内环口。	◆针持钳夹2-0带针慕丝线经腹股沟区皮肤刺入腹腔，腹腔镜针持钳夹取，腔镜下缝扎内环口。确认线结牢固后由腹股沟区刺出缝合针，剪除。
◆逐层缝合切口。	◆检查无出血，解除气腹，撤除Trocar。5-0快薇乔线缝合皮下组织、皮肤胶黏合切口皮肤。敷贴覆盖切口。

二、巡回护士工作

【用物准备】

1. 设备仪器：腹腔镜设备、负压吸引装置、变温毯、输血输液加温仪。
2. 消毒液：碘伏、75%酒精。
3. 体位用物：约束带、小棉垫。
4. 其他用物：生理盐水、三通。

【手术配合】（表7-34）

表7-34　巡回护士手术配合

手术前	手术中	手术后
◆提前开启净化空调系统，检查温湿度及静压差是否符合规范。	◆严格执行各项查对制度。	◆协助配合麻醉医生工作，保持患儿呼吸道通畅，全程密切关注患儿的安全，检查受压部位皮肤的完整性。加盖棉被，注意保暖。
◆检查手术室各种仪器设备，是否功能良好、处于备用状态。	◆输液管理：遵医嘱调节输液速度及更换液体。密切观察输注部位是否有渗出，液体输注是否通畅。	◆妥善固定输液管路。

手术前	手术中	手术后
◆提前开启变温毯。毯面温度设置为 37.5 ℃。将小棉被及安置体位用的小棉垫铺于毯面上，进行预加温。	◆皮肤管理：术中加强巡视，及时检查皮肤有无受压。	◆患儿离开手术室前，在麻醉医生主持下，与手术医生、麻醉医生共同进行手术患儿安全核查。
◆携手术申请单，手术患儿及物品核查交接表与病房护士床旁交接患儿。采取两种以上方式进行患儿身份核对，确认手术部位体表标识正确，将患儿接至手术室。	◆手术开始前、关闭体腔前、关闭体腔后、缝合皮肤后与洗手护士共同清点手术台上所有用物，准确记录。对手术台上追加的用物以及 Trocar 的完整性与洗手护士共同清点并及时记录。手术物品清点，应遵循双人逐项清点、同步唱点、逐项即刻记录、原位清点的原则进行。	◆与麻醉医生共同护送患儿到苏醒室并做好交接工作。
◆专人守护，盖被保暖，防止坠床及低体温的发生。	◆观察手术进展，及时提供手术用物。	◆转运患儿途中注意为患儿保暖，同时约束患儿，拉起床档，防止坠床及碰伤。妥善固定输液管路，防止非计划拔管事件发生。
◆输血输液加温仪：温度设置为 37.5~38 ℃。	◆人员管理：监督手术人员严格执行无菌技术操作。手术室限制参观人数（不得超过 3 人），并管理所有人员不得违反无菌操作原则。	◆体位用物、仪器设备消毒后归位放置。腹腔镜各导线盘大圈放于固定位置。

手术前	手术中	手术后
◆麻醉开始前，在麻醉医生主持下，与手术医生、麻醉医生共同进行手术患儿安全核查。	◆仪器设备的管理 ①变温毯：术中定时监测患儿体温，根据体温情况调节毯面温度，同时观察设备运行情况。 ②输血输液加温仪：术中随时观察设备运行状况。 ③腹腔镜系统：打开腹腔镜系统，调节光源亮度、CO_2 气腹压力为 $8 \sim 12$ mmHg（1 mmHg $= 0.133$ kPa）。术中注意观察设备运行情况。关闭腹腔镜系统时，先关机后断电源，光源关闭前旋钮调至最小，CO_2 气箱内余气放掉。	◆整理手术室，保持整洁。
◆协助麻醉医生实施麻醉。	◆置入腹腔镜镜头后关闭无影灯。根据手术进展情况及时开关无影灯。	
◆与麻醉医生、手术医生共同安置体位。患儿取仰卧位，头部置头枕并处于中立位置，头枕高度适宜，头和颈椎处于水平中立位置。上肢掌心朝向身体两侧，肘部微屈，用约束带固定。易受压部位：骶尾部、足跟部置小棉垫，下肢约束带固定，松紧适宜。	◆环境管理：减少开门次数，随时巡视手术室，及时清理地面污物，保证地面清洁及手术室整洁。	
◆妥善固定输液管路。 ◆协助手术医生穿手术衣。		

续表

手术前	手术中	手术后
◆调节无影灯。 ◆腹腔镜系统放于床尾，连接各导线，开机，顺序由上向下。手术主刀医生站于患儿左侧，助手站于患儿右侧。 ◆为手术台上提供碘伏及生理盐水。 ◆与洗手护士共同清点手术台上所有用物，准确记录。 ◆手术开始前，在麻醉医生主持下，与手术医生、麻醉医生共同进行手术患儿安全核查。 ◆协助手术医生将腹腔镜摄像头、导光束、单极线套入医用无菌保护套内，并正确连接，避免线路缠绕、打结。		

第十八节　尿道下裂矫治术手术配合

【解剖】

男性尿道自膀胱颈部的尿道口至尿道外口，长 16～22 cm。管径平均为 5～7 mm。可分为前列腺部、膜部和海绵体部。尿道下裂是指尿道异位开口于尿道腹侧。开口可发生于由会阴部至阴茎头间的任何部位。尿道外口的远端、尿道与周围组织发育不全，形成纤维索牵扯阴茎，使阴茎弯向腹侧。先天性阴茎下弯者并不全有尿道下裂，但尿道下裂都有不同程度的阴茎下弯。

依尿道口解剖位置可分为 4 型（图 7-30）。

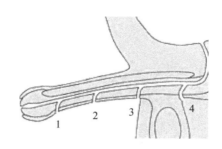

图 7-30　尿道下裂分型

1. 阴茎头型

尿道口位于冠状沟的腹侧，多呈裂隙状，一般仅伴有轻度阴茎弯曲，多不影响性生活及生育。

2. 阴茎型

尿道口位于阴茎腹侧从冠状沟到阴囊阴茎交接处之间，伴有阴茎弯曲。

3. 阴囊型

尿道口位于阴囊部，常伴有阴囊分裂，阴茎弯曲严重。

4. 会阴型

尿道外口位于会阴部，阴囊分裂，发育不全，阴茎短小而弯曲，常被误诊为女性。

【手术适应证】

尿道下裂。

【麻醉方式】

全麻 + 骶管麻醉。

【手术体位】

仰卧位、臀部垫高。

【手术切口】

沿冠状沟环形切开包皮。

一、洗手护士工作

【用物准备】

1. 常规用物：敷料包、手术衣包。

2. 手术器械：尿道下裂器械。

3. 一次性物品：15 号手术刀片、双极电凝镊、6 cm×7 cm×8 cm 显影纱布、8 cm×10 cm×8 cm 显影纱布、6 号及 8 号硅胶胃管、6 号及 8 号硅胶导尿管、抗反流袋、4-0 带针慕丝线、5-0 快薇乔、6-0 双针普迪斯、3-0 涤纶线、1 mL 注射器、5 mL 注射器、20 mL 注射器、石蜡油、无菌手套、美皮贴、自黏性绷带、9 cm×10 cm 引流敷贴。

【手术步骤及配合】（表 7-35）

表 7-35　洗手护士手术配合

手术步骤	手术配合
◆常规消毒，铺单。	◆递消毒纱布、无菌单。协助手术医生铺单。
◆阴茎头吊线，探查尿道。	◆4-0 带针慕丝线吊线，弯蚊式钳固定，小剪刀或弯蚊式钳蘸碘伏探查尿道，胃管蘸石蜡油探查尿道，剪开尿道口腹侧。
◆局部麻醉。	◆5 mL 注射器连接 4.5 号注射针头进行局部麻醉。
◆分离部分包皮与阴茎，在阴茎腹侧尿道口到阴茎头顶预留尿道外皮肤，切开阴茎头，环切包皮，游离包皮。	◆15 号手术刀做两条平行纵切口，保留中央尿道板皮瓣，近端围绕尿道外口呈"U"形。再切开阴茎头，使之呈翼状展开。环切包皮至 Buck's 筋膜。小剪刀游离阴茎皮肤达阴茎根。
◆检查阴茎是否有下弯，重建尿道，留置尿管。	◆胃管绕阴茎一周，中弯钳夹固，5 mL 注射器抽生理盐水，做勃起试验，3-0 涤纶线矫直阴茎下弯。15 号手术刀纵切尿道板皮瓣中央深及白膜。留置尿管行膀胱引流。6-0 普迪斯缝合皮内达阴茎头，将阴茎腹侧筋膜间断缝合覆盖于成形尿道腹侧。5-0 快薇乔将阴茎两侧翼状瓣向中央对合缝合。

续表

手术步骤	手术配合
◆切开部分阴茎背侧包皮，游离包皮背侧筋膜翻转至腹侧覆盖，背侧包皮向腹侧包绕阴茎体，缝合阴茎外形。	◆在包皮远端吊线，一般6根，各用1个弯蚊式钳夹固。小剪刀、无损伤镊游离背侧筋膜，将筋膜包绕阴茎体，6-0普迪斯缝合。小剪刀从背侧包皮正中剪开包皮，包绕阴茎，5-0快薇乔缝合。
◆包扎。	◆湿纱布清洁伤口周围皮肤，直剪裁剪合适大小的美皮贴，包绕阴茎，垫一块纱布，用自黏绷带固定，贴敷贴。

二、巡回护士工作

【用物准备】

1. 仪器设备：双极电凝、负压吸引装置、变温毯、输血输液加温仪。
2. 消毒液：碘伏、75%酒精。
3. 体位用物：约束带、小棉垫、头圈。
4. 其他用物：生理盐水、三通。
5. 药物：盐酸肾上腺素、2%利多卡因。

【手术配合】（表7-36）

表7-36　巡回护士手术配合

手术前	手术中	手术后
◆提前开启净化空调系统，检查温湿度及静压差是否符合规范。	◆严格执行各项查对制度。	◆协助麻醉医生工作，保持患儿呼吸道通畅，全程密切关注患儿的安全。同时检查受压部位皮肤的完整性。加盖棉被，注意保暖。

手术前	手术中	手术后
◆检查手术室各种仪器设备，是否功能良好、处于备用状态。	◆管路管理 ①输液管理：遵医嘱调节输液速度及更换液体。密切观察输注部位是否有渗出，液体输注是否通畅。 ②尿管管理：保持尿管通畅性，避免尿管扭曲、打折。	◆妥善固定输液管路、尿管，并粘贴尿管标识。
◆提前开启变温毯，将变温毯毯面温度设置为37.5 ℃。将小棉被及安置体位用的小棉垫铺于毯面上，进行预加温。	◆皮肤管理：术中加强巡视，及时检查皮肤有无受压。	◆患儿离开手术室前，在麻醉医生主持下，与手术医生、麻醉医生共同进行手术患儿安全核查。
◆携手术申请单，手术患儿及物品核查交接表与病房护士床旁交接患儿。采取两种以上方式进行患儿身份核对，确认手术部位体表标识正确，将患儿接至手术室。	◆手术开始前、关闭体腔前、关闭体腔后、缝合皮肤后与洗手护士共同清点手术台上所有用物，准确记录。对手术台上追加的用物与洗手护士共同清点并及时记录。手术物品清点，应遵循双人逐项清点、同步唱点、逐项即刻记录、原位清点的原则进行。	◆与麻醉医生共同护送患儿到苏醒室并做好交接工作。
◆专人守护，盖被保暖，防止坠床及低体温的发生。	◆观察手术进展，及时提供手术用物。	◆转运患儿过程中要注意为患儿保暖，同时约束患儿，拉起床档，防止坠床及碰伤。妥善固定输液管路及尿管，防止非计划拔管事件发生。

续表

手术前	手术中	手术后
◆输血输液加温仪：温度设置为37.5~38 ℃。	◆人员管理：监督手术人员严格执行无菌技术操作。手术室限制参观人数（不得超过3人），并管理所有人员不得违反无菌操作原则。	◆体位用物、仪器设备消毒后归位放置。
◆麻醉开始前，在麻醉医生主持下，与手术医生、麻醉医生共同进行手术患儿安全核查。	◆仪器设备的管理 ①变温毯：术中定时监测患儿体温，根据体温情况调节毯面温度，同时观察设备运行情况。 ②输血输液加温仪：术中随时观察设备运行状况。 ③双极电凝：将双极电凝脚踏放于术者脚下，术中根据医嘱及时调节双极电凝功率。同时观察设备运行情况。	◆整理手术室，保持整洁。
◆协助麻醉医生实施麻醉，静脉给药后，摆放骶管麻醉体位，取侧卧位，屈髋屈膝，臀部靠近手术床边缘。打骶管麻醉期间，巡回护士双手固定患儿四肢，并注意观察患儿呼吸情况。注意保暖。	◆环境管理：减少开门次数，随时巡视手术室，及时清理地面污物，保证地面清洁及手术室整洁。	

手术前	手术中	手术后
◆与麻醉医生、手术医生共同安置体位。患儿取仰卧位，头部置头枕并处于中立位置，头枕高度适宜，头和颈椎处于水平中立位置。臀部抬高。上肢掌心朝向身体两侧，肘部微屈，用约束带固定。易受压部位：肩胛部、肘部、骶尾部置小棉垫；需支撑部位：腰部、腘窝部、足跟部垫小棉垫支撑。下肢约束带固定，松紧适宜。 ◆妥善固定输液管路。 ◆协助手术医生穿手术衣。 ◆调节无影灯。 ◆为手术台上提供碘伏、酒精及生理盐水。 ◆与洗手护士共同清点手术台上所有用物，准确记录。 ◆手术开始前，在麻醉医生主持下，与手术医生、麻醉医生共同进行手术患儿安全核查。		

手术前	手术中	手术后
◆遵医嘱配置局麻药。与洗手护士共同核查药品的名称、剂量、浓度、有效期等。 ◆连接双极电凝，脚踏线路避免扭曲、打折。		

第十九节　腹腔镜辅助下睾丸固定术手术配合

【解剖】

睾丸（testis）位于阴囊内，左右各一，左侧略低于右侧（图7-31）。睾丸呈扁的椭圆形，表面光滑。可分为上、下端，前、后缘和内、外侧面。上端被附睾头遮盖，后缘与附睾和输精管起始段相接触，血管、神经、淋巴管由此出入。外侧面隆凸，内侧面平坦。

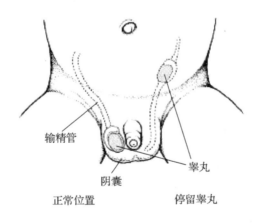

正常位置　　　　　　停留睾丸

图7-31　睾丸解剖图

隐睾是指睾丸未能按照正常发育过程，从腰部腹膜后下降至阴囊内，中途停留在下降过程的某一个部位。

【手术适应证】

隐睾。

【麻醉方式】

全麻＋气管插管。

【手术体位】

仰卧位。

【手术切口】

第一切口在脐正中部，第二、第三切口在左右下腹平髂嵴处。

一、洗手护士工作

【用物准备】

1. 常规用物：敷料包、手术衣包。

2. 手术器械：腹腔镜普包、隐睾腹腔镜器械包、气腹管、0°腹腔镜镜头。

3. 一次性物品：11 号手术刀片、4－0 抗菌薇乔、5－0 快薇乔、6 cm ×
7 cm 伤口敷贴、医用无菌保护套、6 cm × 7 cm × 8 cm 显影纱布、8 cm ×
10 cm ×8 cm 显影纱布、医用皮肤胶。

【手术步骤及配合】（表 7-37）

表 7-37　洗手护士手术配合

手术步骤	手术配合
◆常规消毒、铺单。	◆递消毒纱布、无菌单，协助手术医生铺单。
◆连接各种导线和镜头。	◆将摄像头、导光束、单极线套入腹腔镜医用无菌保护套内，连接主机及器械。
◆建立气腹。	◆11 号手术刀于脐正中做第一切口，刺入气腹针，注入 CO_2，建立气腹，扩大脐部切口约 0.5 cm，置入 5 mm Trocar，插入镜头，分别于左、右下腹平髂嵴处做第二、第三切口，置 5 mm Trocar。
◆探查睾丸。	◆进入腹腔，两把弯钳查看睾丸下降情况，确定睾丸位置。
◆剥离睾丸周围组织。	◆弯钳、剪刀、无损伤钳逐层剥离睾丸周围组织以及精索。必要时用电钩止血或切除不必要的组织。

手术步骤	手术配合
◆固定睾丸。	◆剥离出睾丸，腹腔内用弯钳牵拉睾丸至阴囊内。消毒阴囊处皮肤，递11号手术刀于患侧阴囊做1 cm横切口，小蚊式钳及高频电刀分离皮下组织，腹腔镜吸引器管由腹腔内打隧道至阴囊切口，形成隧道引导中弯钳入腹腔内将睾丸牵拉至阴囊内，用4-0抗菌薇乔固定睾丸。
◆探查腹腔。	◆两把无损伤钳探查腹腔脏器无损伤、无活动性出血。
◆逐层缝合切口。	◆解除气腹，撤除Trocar。5-0快薇乔缝合切口皮下组织，用皮肤胶黏合皮肤，无菌敷贴覆盖切口。

二、巡回护士工作

【用物准备】

1. 仪器设备：腹腔镜系统、高频电刀、负压吸引装置、变温毯、输血输液加温仪。

2. 消毒液：碘伏、75%酒精。

3. 体位用物：约束带、小棉垫、头圈。

4. 其他用物：生理盐水、三通、负极板。

【手术配合】（表7-38）

表7-38　巡回护士手术配合

手术前	手术中	手术后
◆提前开启净化空调系统，检查温湿度及静压差是否符合规范。	◆严格执行各项查对制度。	◆协助麻醉医生工作，保持患儿呼吸道通畅，全程密切关注患儿的安全，检查受压部位皮肤的完整性，加盖棉被，注意保暖。

续表

手术前	手术中	手术后
◆检查手术室各种仪器设备，是否功能良好、处于备用状态。	◆输液管理：遵医嘱调节输液速度及更换液体。密切观察输注部位是否有渗出，液体输注是否通畅。	◆去除负极板：从边缘沿皮纹方向缓慢地将负极板整片水平自患儿身体上揭除，揭除后检查并清洁局部皮肤。
◆提前开启变温毯，毯面温度设置为 37.5 ℃。将小棉被及安置体位用的小棉垫铺于毯面上，进行预加温。	◆皮肤管理：术中加强巡视，及时检查皮肤有无受压。	◆妥善固定输液管路。
◆携手术申请单，手术患儿及物品核查交接表与病房护士床旁交接患儿。采取两种以上方式进行患儿身份核对，确认手术部位体表标识正确，将患儿接至手术室。	◆手术开始前、关闭体腔前、关闭体腔后、缝合皮肤后与洗手护士共同清点手术台上所有用物，准确记录。对手术台上追加的用物以及单极电钩、Trocar、吸引器的完整性与洗手护士共同清点并及时记录。手术物品清点，应遵循双人逐项清点、同步唱点、逐项即刻记录、原位清点的原则进行。	◆患儿离开手术室前，在麻醉医生主持下，与手术医生、麻醉医生共同进行手术患儿安全核查。
◆专人守护，盖被保暖，防止坠床及低体温的发生。	◆观察手术进展，及时提供手术用物。	◆与麻醉医生共同护送患儿到苏醒室并做好交接工作。
◆输血输液加温仪：温度设置为 37.5～38 ℃。	◆人员管理：监督手术人员严格执行无菌技术操作。手术室限制参观人数（不得超过 3 人），并管理所有人员不得违反无菌操作原则。	◆转运患儿过程中要注意为患儿保暖，同时约束患儿，拉起床档，防止坠床及碰伤。妥善固定输液管路，防止非计划拔管事件发生。

手术前	手术中	手术后
◆麻醉开始前，在麻醉医生主持下，与手术医生、麻醉医生共同进行手术患儿安全核查。	◆仪器设备的管理 ①高频电刀：高频电刀功率调节至10 W，手术过程中根据切割或凝固组织类型调整输出功率大小，以满足手术效果为宜，应从小到大逐渐调试，保证手术顺利进行。观察负极板粘贴部位情况。 ②变温毯：术中定时监测患儿体温，根据体温情况调节毯面温度，同时观察设备运行情况。 ③输血输液加温仪：术中随时观察设备运行状况。 ④腹腔镜系统：打开腹腔镜系统，调节光源亮度及 CO_2 气腹压力为 $9 \sim 12$ mmHg（1 mmHg = 0.133 kPa）。术中注意观察设备运行情况。关闭腹腔镜系统时，先关机后断电源，光源关闭前旋钮调至最小，CO_2 气箱内余气放掉。	◆体位用物、仪器设备消毒后归位放置。腹腔镜各导线盘大圈放于固定位置。
◆协助麻醉医生实施麻醉。	◆置入腹腔镜镜头后关闭无影灯。根据手术进展情况及时开关无影灯。进行睾丸固定时及时打开无影灯。	◆整理手术室，保持整洁。

手术前	手术中	手术后
◆与麻醉医生、手术医生共同安置手术体位。患儿取仰卧位，头部置头枕并处于中立位置，头枕高度适宜，头和颈椎处于水平中立位置。保持上肢掌心朝向身体两侧，肘部微屈，用约束带固定。易受压部位：肘部、肩胛部、骶尾部、足跟部置小棉垫，下肢约束带固定，松紧适宜。 ◆妥善固定输液管路。 ◆根据患儿体重选择合适的负极板粘贴于患儿大腿前侧肌肉丰富处，肢体避免与金属物品接触。不放置托盘。 ◆协助手术医生穿手术衣。 ◆调节无影灯。 ◆腹腔镜系统放置于床尾，连接各导线，开机，顺序由上至下。手术主刀医生站于健侧，助手站于患侧。 ◆为手术台上提供碘伏及生理盐水。	◆环境管理：减少开门次数，随时巡视手术室，及时清理地面污物，保证地面清洁及手术室整洁。	

手术前	手术中	手术后
◆与洗手护士共同清点手术台上所有用物，准确记录。 ◆手术开始前在麻醉医生主持下，与手术医生、麻醉医生共同进行手术患儿安全核查。 ◆协助手术医生将腹腔镜摄像头、导光束、单极电凝线套入医用无菌保护套内，并正确连接，避免线路缠绕、打结。		

第二十节　股骨干骨折、小切口髓内钉固定术手术配合

【解剖】

股骨（femur）是人体中最长的管状骨（图 7-32）。股骨干包括粗隆下 2~5 cm 至股骨髁上 2~5 cm 的骨干。股骨干为三组肌肉所包围。由于大腿的肌肉发达，骨折后多有错位及重叠。骨折远端常有向内收移位的倾向，已对位的骨折，常有向外凸倾向，这种移位和成角倾向，在骨折治疗中应注意纠正和防止。股骨下 1/3 骨折时，由于血管位于骨折的后方，而且骨折远端常向后成角，故易刺伤该处的腘动、静脉。

【手术适应证】

儿童骨干中部和远离干骺端 1/3 处的骨折固定。

【麻醉方法】

全麻 + 气管插管。

【手术体位】

仰卧位。

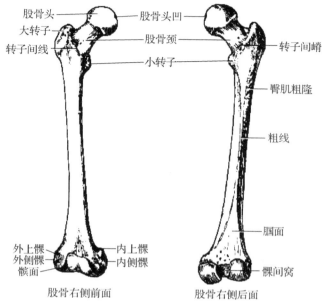

图7-32 股骨

【手术切口】

确定进钉点位置：应位于股骨头近端骨骺板近侧 1~2 cm 处，儿童的这个位置约位于伸膝时髌骨上缘近侧一横指的位置，在进钉点平面的内外侧各做一长度为 3~4 cm 向远端延伸的切口。

一、洗手护士工作

【用物准备】

1. 常规用物：敷料包、手术衣包。

2. 手术器械：骨科器械包、骨折包、大力剪。

3. 物品准备：15 号手术刀片、4-0 带针慕丝线、4-0 抗菌薇乔、无菌手套、6 cm×7 cm×8 cm 显影纱布、8 cm×10 cm×8 cm 显影纱布、6 cm×7 cm 敷贴 2 个。

【手术步骤及配合】（表7-39）

表7-39　洗手护士手术配合

手术步骤	手术配合
◆常规消毒、铺单。	◆递消毒纱布、无菌单。协助手术医生铺单。

手术步骤	手术配合
◆确定切口位置，切开皮肤皮下组织，分离股外侧肌、股间肌。	◆15号手术刀在大腿远端内外侧各切1个长约1厘米的切口，切开皮肤皮下组织，分离股外侧肌、股间肌。
◆手法复位骨折部分，置入髓内钉。	◆将股骨远端向上外侧、后方移位，将骨折复位，2枚弹性髓内钉避开骨骺板分别从大腿远端内外侧的两个切口置入，C形臂X光透视出髓内钉置入妥当后，用大力剪剪断髓内钉，留1~2厘米长短。
◆止血，冲洗，缝合，石膏固定。	◆切口止血，无菌盐水冲洗创面，4-0抗菌薇乔线缝合。
◆关闭切口。石膏固定。	◆缝合皮下，4-0带针慕丝线缝合皮肤，贴敷贴，髋人字石膏固定，协助巡回护士整理手术室。

二、巡回护士工作

【用物准备】

1. 仪器设备：C形臂、吸引器、变温毯、输血输液加温仪。
2. 消毒液：碘伏。
3. 体位用物：约束带、小棉垫、头圈。
4. 其他用物：生理盐水、三通、石膏。

【手术配合】（表7-40）

表7-40　巡回护士手术配合

手术前	手术中	手术后
◆提前开启净化空调系统，检查温湿度及静压差是否符合规范。	◆严格执行各项查对制度。	◆协助麻醉医生工作，保持患儿呼吸道通畅，全程密切关注患儿的安全。同时检查受压部位皮肤的完整性。加盖棉被，注意保暖。

手术前	手术中	手术后
	◆输液管理：遵医嘱调节输液速度及更换液体。密切观察输注部位是否有渗出，液体输注是否通畅。	◆去除负极板：从边缘沿皮纹方向缓慢地将负极板整片水平自患儿身体上揭除，揭除后检查并清洁局部皮肤。
◆检查手术室各种仪器设备，是否功能良好、处于备用状态。		
◆提前开启变温毯，将变温毯毯面温度设置为37.5 ℃。将小棉被及安置体位用的小棉垫铺于毯面上，进行预加温。	◆皮肤管理：术中加强巡视，及时检查皮肤有无受压。	◆石膏没有完全干燥之前，搬运患儿时注意用手掌托扶，不能用指腹按压。
◆携手术申请单，手术患儿及物品核查交接表与病房护士床旁交接患儿。采取两种以上方式进行患儿身份核对，确认手术部位体表标识正确，将患儿接至手术室。搬动患儿时注意保护患肢。	◆手术开始前、关闭体腔前、关闭体腔后、缝合皮肤后与洗手护士共同清点手术台上所有用物，准确记录。对手术台上追加的用物以及髓内钉与洗手护士共同清点并及时记录。手术物品清点，应遵循双人逐项清点、同步唱点、逐项即刻记录、原位清点的原则进行。	◆妥善固定输液管路。
◆专人守护，盖被保暖，防止坠床及低体温的发生。	◆观察手术进展，及时提供手术用物及温的冲洗液体。	◆患儿离开手术室前，在麻醉医生主持下，与手术医生、麻醉医生共同进行手术患儿安全核查。
◆输血输液加温仪：温度设置为37.5～38 ℃。	◆植入物管理：核对髓内钉型号、灭菌日期、灭菌效果及外包装完整性。粘贴植入物标识。	◆与麻醉医生共同护送患儿到苏醒室并做好交接工作。

手术前	手术中	手术后
◆麻醉开始前，在麻醉医生主持下，与手术医生、麻醉医生共同进行手术患儿安全核查。	◆手术时间超过3小时，遵医嘱输注抗生素。	◆转运患儿过程中要注意为患儿保暖，同时约束患儿，拉起床档，防止坠床及碰伤。妥善固定输液管路，防止非计划拔管事件发生。
◆协助麻醉医生实施麻醉。	◆人员管理：监督手术人员严格执行无菌技术操作。手术室限制参观人数（不得超过3人），并管理所有人员不得违反无菌操作原则。	◆体位用物、仪器设备消毒后归位放置。
◆与麻醉医生、手术医生共同安置体位。患儿取仰卧位，头部置头枕并处于中立位置，头枕高度适宜，头和颈椎处于水平中立位置。上肢掌心朝向身体两侧，肘部微屈，用约束带固定。易受压部位：肘部、肩胛部、骶尾部、足跟部置小棉垫，下肢约束带固定，松紧适宜。	◆仪器设备的管理 ①变温毯：术中定时监测患儿体温，根据体温情况调节毯面温度，同时观察设备运行情况。 ②输血输液加温仪：术中随时观察设备运行状况。 ③C形臂及图文系统：正确连接设备，将脚踏放于铅屏风后合适位置。做好个人防护。按照指示箭头移动C形臂，同时注意保护球管。将无菌套罩在X线管和影像增强器外面，手术切口覆盖无菌布。	◆整理石膏箱，将石膏归位放置。
◆妥善固定输液管路。	◆环境管理：减少开门次数，随时巡视手术室。协助手术医生打石膏时注意保护手术床、地面等不被石膏污染。及时清理地面污物，保证地面清洁及手术室整洁。	◆整理手术间，保持整洁。

手术前	手术中	手术后
◆根据患儿体重选择合适的负极板粘贴于患儿臀部肌肉丰富处，肢体避免与金属物品接触。不放置托盘。 ◆协助手术医生消毒、铺单。 ◆协助手术医生穿手术衣。 ◆调节无影灯。 ◆为手术台上提供碘伏及生理盐水。 ◆与洗手护士共同清点手术台上所有用物，准确记录。 ◆手术开始前在麻醉医生主持下，与手术医生、麻醉医生共同进行手术患儿安全核查。		

第二十一节　双侧内收肌松解闭孔神经前支切断、双足 Bridler 术手术配合

【解剖】

先天性马蹄内翻足是常见的先天性足畸形。由足下垂、内翻、内收 3 个主要畸形综合而成。以后足马蹄内翻、内旋，前足内收、内翻、高弓为主要

表现的畸形疾病（图7-33）。可单侧发病，也可双侧。先天性马蹄内翻足一般可分为僵硬型（内因型）和松软型（外因型）。

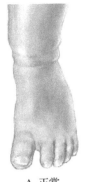 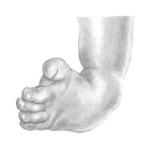

A. 正常   B. 内翻足

图 7-33　正常足与内翻足的对比

【手术适应证】

马蹄内翻足。

【麻醉方法】

全麻＋气管插管或硬膜外麻醉。

【手术体位】

仰卧位。

【手术切口】

患肢。

一、洗手护士工作

【用物准备】

1. 常规用物：敷料包、手术衣包。

2. 手术器械：骨科器械包。

3. 物品准备：电刀手笔、双极电凝镊、驱血带、11 号手术刀片、15 号手术刀片、23 号手术刀片、2-0 带针慕丝线、4-0 带针慕丝线、5-0 单针普迪斯、5-0 快薇乔、肌腱膜、头皮针、无菌手套、6 cm×7 cm×8 cm 显影纱布、8 cm×10 cm×8 cm 显影纱布、无菌绷带。

【手术步骤及配合】（表7-41）

表7-41　洗手护士手术配合

手术步骤	手术配合
◆常规消毒、铺单。	◆递消毒纱布、无菌单。协助手术医生铺单。
◆左闭孔神经前支切断：左髋屈曲外展，于内收肌近端向远端方向做纵切口。	◆23号手术刀、电刀切开皮肤、皮下组织，甲状腺拉钩暴露，电刀依次切断内收长肌近端、闭孔神经前支。与巡回护士清点所有用物，2-0带针慕丝线缝合筋膜，4-0带针慕丝线依次缝合皮下及皮肤。
◆左下肢驱血。	◆小单包裹肢体，驱血带从足尖驱血至大腿，无菌绷带固定驱血带。
◆第一切口：于跟腱近端前内侧向远端做切口。	◆23号手术刀切开皮肤，电刀切开皮下组织，甲状腺拉钩牵开皮下组织，15号手术刀、小蚊式钳游离出胫后肌腱和挛缩的跟腱，头皮针软管牵引，11号手术刀切断胫后肌肌腱，并"Z"形切开挛缩的跟腱，湿纱布覆盖切口。
◆第二切口：于小腿中下1/3外侧做纵切口。	◆23号手术刀切开皮肤，电刀切开皮下组织，甲状腺拉钩牵开皮下组织，小蚊式钳游离出腓骨长短肌，松解粘连，11号手术刀切断腓骨长肌，4-0带针慕丝线将近端与腓骨短肌缝合固定。
◆第三切口：于足背外侧第五跖骨基底后端做纵切口。	◆23号手术刀切开皮肤，电刀切开皮下组织，显露腓骨长肌肌腱，小蚊式钳将腓骨长肌肌腱（远断端）牵至该切口。
◆第四切口：于小腿远端胫骨峰外侧做纵弧形切口。	◆23号手术刀切开皮肤，电刀切开皮下组织，显露胫前肌肌腱，于胫骨骨间膜开窗，将胫后肌腱（近断端）由第一切口牵至第四切口，中弯钳将腓骨长肌（远断端）经腓骨短肌腱牵至第四切口。足踝中立位下行胫前肌、胫后肌、腓骨长肌三腱双端用5-0单针普迪斯编织吻合，肌腱膜包裹覆盖。于第一切口在足踝中立位下吻合延长的跟腱。松开驱血带，电凝止血。4-0带针慕丝线依次缝合皮下及皮肤组织。
◆缝合切口。	◆5-0单针普迪斯吻合各肌腱，4-0带针慕丝线缝合皮下，5-0快薇乔缝皮。

手术步骤	手术配合
◆同样方法做右侧。 ◆双下肢屈膝30°，足踝中立位石膏托固定。	◆配合手术医生石膏固定。

二、巡回护士工作

【用物准备】

1. 仪器设备：高频电刀、双极电凝、自动气压止血带、吸引器、变温毯、输血输液加温仪。

2. 消毒液：碘伏。

3. 体位用物：约束带、小棉垫、头圈。

4. 其他用物：生理盐水、三通、负极板、石膏绷带。

【手术配合】（表7-42）

表7-42　巡回护士手术配合

手术前	手术中	手术后
◆提前开启净化空调系统，检查温湿度及静压差是否符合规范。	◆严格执行各项查对制度。	◆协助麻醉医生工作，保持患儿呼吸道通畅，全程密切关注患儿的安全。同时检查受压部位皮肤的完整性。加盖棉被，注意保暖。
◆检查手术室各种仪器设备，是否功能良好、处于备用状态。	◆输液管理：遵医嘱调节输液速度及更换液体。密切观察输注部位是否有渗出，液体输注是否通畅。	◆去除负极板：从边缘沿皮纹方向缓慢地将负极板整片水平自患儿身体上揭除，揭除后检查并清洁局部皮肤。

手术前	手术中	手术后
◆提前开启变温毯，将变温毯毯面温度设置为37.5 ℃。将小棉被及安置体位用的小棉垫铺于毯面上，进行预加温。	◆皮肤管理：术中加强巡视，及时检查皮肤有无受压。	◆检查患儿止血带处皮肤有无水泡、淤血、破溃等皮肤受伤情况。
◆携手术申请单，手术患儿及物品核查交接表与病房护士床旁交接患儿。采取两种以上方式进行患儿身份核对，确认手术部位体表标识正确，将患儿接至手术室。	◆手术开始前、关闭体腔前、关闭体腔后、缝合皮肤后与洗手护士共同清点手术台上所有用物，准确记录。对手术台上追加的用物以及头皮针剪下的皮套管与洗手护士共同清点并及时记录。手术物品清点，应遵循双人逐项清点、同步唱点、逐项即刻记录、原位清点的原则进行。	◆石膏没有完全干燥之前，搬运患儿时注意用手掌托扶，不能用指腹按压。
◆专人守护，盖被保暖，防止坠床及低体温的发生。	◆观察手术进展，及时提供手术用物及温水。	◆妥善固定输液管路。
◆输血输液加温仪：温度设置为37.5～38 ℃。	◆协助手术医生进行石膏固定。 ①准备温水、石膏绷带、石膏棉、绷带等。 ②准确测量长度。 ③石膏绷带厚度7～8层。 ④浸泡石膏绷带平放入水，待无气泡后以手握住其两端，将水挤出，勿绞扭。 ⑤浸泡温度越高，硬化时间越短，反之则越长。 ⑥石膏绷带要平整，勿扭转，以防形成皱褶。 ⑦塑捏成形切勿用手指，以免形成凹陷造成局部压迫。 ⑧要将手指、足趾露出，以便观察肢体的血液循环。	◆患儿离开手术室前，在麻醉医生主持下，与手术医生、麻醉医生共同进行手术患儿安全核查。

手术前	手术中	手术后
◆麻醉开始前,在麻醉医生主持下,与手术医生、麻醉医生共同进行手术患儿安全核查。	◆人员管理:监督手术人员严格执行无菌技术操作。手术室限制参观人数(不得超过3人),并管理所有人员不得违反无菌操作原则。	◆与麻醉医生共同护送患儿到苏醒室并做好交接工作。
	◆仪器设备的管理 ①高频电刀:高频电刀功率调节为10 W。手术过程中调整输出功率大小,应根据切割或凝固组织类型选择,以满足手术效果为宜,应从小到大逐渐调试,保证手术顺利进行。观察负极板粘贴部位情况。 ②双极电凝:双极电凝功率调节为15 W。手术过程中根据手术需求调节参数,将脚踏放于术者脚边,便于操作。	
◆协助麻醉医生实施麻醉。	③变温毯:术中定时监测患儿体温,根据体温情况调节毯面温度,同时观察设备运行情况。 ④输血输液加温仪:术中随时观察设备运行状况。 ⑤自动气压止血带:绑扎止血带部位用袜套保护皮肤。止血带绑扎于大腿中上1/3处,距离手术部位10~15 cm以上。绑扎松紧度适宜,以能容纳1指为宜。设置压力参数值及时间参数值应由外科医生或麻醉医生根据患儿情况决定。使用时,与手术医生、麻醉医生再次复述、核对确认,记录时间。设定报警提示音:倒计时5分钟时及时提醒手术医生。	◆转运患儿过程中要注意为患儿保暖,同时约束患儿,拉起床档,防止坠床及碰伤。妥善固定输液管路,防止非计划拔管事件发生。

手术前	手术中	手术后
◆与麻醉医生、手术医生共同安置体位。患儿取仰卧位，头部置头枕并处于中立位置，头枕高度适宜，头和颈椎处于水平中立位置。上肢掌心朝向身体两侧，肘部微屈，用约束带固定。肩关节外展不超过90度。易受压部位：肘部、肩胛部、骶尾部、足跟部置小棉垫，约束带固定，松紧适宜。	◆环境管理：减少开门次数，随时巡视手术室。打石膏时注意保护手术床、地面等不被石膏污染。及时清理地面污物，保证地面清洁及手术室整洁。	◆体位用物、仪器设备消毒后归位放置。
◆妥善固定输液管路。		◆整理石膏箱，将石膏归位放置。整理手术间，保持整洁。
◆根据患儿体重选择合适的负极板粘贴于患儿腰部肌肉丰富处，肢体避免与金属物品接触。不放置托盘。		
◆选择型号合适的气压止血带。		
◆协助手术医生消毒。协助手术医生穿手术衣。		
◆调节无影灯。		
◆为手术台上提供碘伏及生理盐水。		

手术前	手术中	手术后
◆与洗手护士共同清点手术台上所有用物，准确记录。 ◆手术开始前在麻醉医生主持下，与手术医生、麻醉医生共同进行手术患儿安全核查。 ◆连接电刀、吸引器、双极电凝。		

第八章　护理病例讨论

第一节　埋入式静脉输注系统（输液港）植入术

患儿信息：

姓名：郭××，性别：男，年龄：2 岁 5 个月，体重：12 kg。

诊断：急性淋巴细胞白血病（B 细胞型）。

拟实施手术：埋入式静脉输注系统（输液港）植入术。

主持人：护士长。

参加人员：手术室在岗工作人员、规培护士、实习护生。

讨论目的：通过对该新开展手术病例的术前讨论，了解埋入式静脉输注系统（输液港）的相关知识，掌握新开展手术的手术配合以及手术中的注意事项，提出护理问题并制定相应的护理措施，减少并发症的发生，提高护理人员临床业务技术水平及手术护理质量。

护士长：大家下午好，今天我们进行埋入式静脉输注系统植入术的前瞻性护理病例讨论，希望大家积极发言，使手术配合更精准，缩短手术时间，为患儿提供更优质、更安全的手术室护理，为手术室临床护理工作做出指导。

下面由巡回护士汇报病例及巡回护士工作要点。

巡回护士：大家下午好！现在由我来汇报病例及巡回护士工作要点。

一、病例汇报

患儿，男，2 岁 5 个月，主因发热、双眼浮肿 4 天入院。据病史、症状、体征、骨髓细胞形态学检查、免疫分型及染色体确诊为急性淋巴细胞白血病（B 细胞型）（中危），予口服泼尼松窗口治疗 1 周，之后予 VDLDex 方案（长春地辛、柔红霉素、门冬酰胺酶、地塞米松）诱导治疗，第 33 天复查骨髓原幼淋巴细胞占 0.8%，达完全缓解，为强化治疗第 2 次入院，患儿现在在血液内科住院。拟于明日在全麻＋气管插管下行埋入式静脉输注系统植入术。

二、巡回护士工作要点

（一）用物准备

1. 仪器设备：高频电刀、负压吸引装置、变温毯、C 形臂。

2. 体位用物：海绵垫（各型号若干）、小棉垫、约束带。

3. 药物：盐酸肾上腺素注射液、利多卡因注射液。

4. 一次性用物：三通、输液贴膜。

5. 其他：碘伏、生理盐水。

（二）工作要点

1. 因该手术是首次开展，需与手术医生沟通具体的手术方式及所需用物、体位摆放的具体要求和所需的各种仪器设备。

2. 术前访视时嘱咐患儿家属给患儿准备好衣物、口罩、帽子，白血病患儿体质弱，避免接送途中受凉感冒。

3. 患儿是血液科患儿，术前 1 日访视患儿时与病房护士做好术日手术患儿交接内容的沟通工作。

4. 术前将手术室环境温度设置为 21 ～ 25 ℃，开启变温毯设置为 37.8 ℃。将棉被覆盖于变温毯毯面上进行预热。

5. 检查术中所需仪器设备是否处于备用状态，功能是否良好。尤其是电动手术床的功能是否处于完好状态，便于术中使用 C 形臂。

6. 术前提醒手术医生穿好铅衣，戴好铅围脖、铅帽子，做好个人防护。

7. 术日尽早去病房，与病房护士认真核对患儿信息，逐项填写手术患儿及物品交接核查表，并检查是否配血。

8. 与麻醉医生、手术医生共同安置手术体位：患儿取仰卧位，颈部下方垫海绵垫，头转向左侧25°～30°，充分暴露患儿右侧颈部需要穿刺的部位，头低脚高位，使颈内静脉充盈。骨突处皮肤用小棉垫保护，双上肢置于身体两侧，四肢用约束带妥善固定。

9. 患儿双眼需用输液贴膜自上眼睑向下眼睑方向粘贴，保护眼角膜。

10. 手术医生使用 B 超机时，监督无菌操作。

11. 配制局麻药：与洗手护士认真核对药物名称、剂量、用法、有效期、浓度，严格掌握配制方法及局麻药的浓度。

12. 术中监测患儿的体温，根据体温情况调节变温毯温度。

13. 打开输液港前，再次检查其灭菌情况、有效期、失效期及包装的完好性，确保装置在有效期内，做好植入物的登记、管理工作。

14. 术中推动 C 形臂时，应注意观察周围环境，避开物体，防止磕碰；管理好脚踏，防止误踩。

护士长：下面由洗手护士汇报此例手术洗手护士的工作要点。

洗手护士：现在由我汇报此手术洗手护士的工作要点。

（一）用物准备

1. 常规用物：敷料包、手术衣包、无菌持物钳。

2. 手术器械：疝气包、整形器械、布巾钳。

3. 一次性用物：15 号手术刀片、显影纱布套包、双极电凝镊、1 mL 注射器、5 mL 注射器、20 mL 注射器、5 mL BD 注射器、一次性静脉留置针（蝶式）、标记笔、医用皮肤胶、4 - 0 抗菌薇乔线、C 形臂无菌保护套、无菌手套。

4. 输液港装置。

（二）工作要点

1. 此手术为新开展的手术，术前我们要学习有关输液港的知识及适应证。

2. 提前跟手术医生沟通，了解手术步骤，准备特殊用物。

3. 配制局麻药：20 mL 注射器抽取 2% 利多卡因 5 mL + 生理盐水 15 mL，1 mL 注射器抽取 1 mg 盐酸肾上腺素 0.1 mL 加入上述稀释后的利多卡因溶液中。配制成 0.5% 利多卡因 + 1：200 000（0.005‰）的肾上腺素局麻药。配制时与巡回护士认真核对药物名称、剂量、用法、有效期、浓度，严格掌握配制方法及局麻药的浓度。

4. 术中密切关注手术进展，积极主动配合手术。

5. 使用 C 形臂时用 C 形臂无菌保护套套好球管保护无菌区域。

6. 超声探头套无菌保护套，建立无菌屏障。

7. 手术步骤

①准备导管。检查输液港装置套件，安装港体与静脉管道，用生理盐水冲洗管道，预置好导丝引导装置，冲洗蝶翼针，准备好颈内穿刺针，将引导棒与输液港导管于远端固定，备用。

②标记。标记解剖位置、拟置管位置、囊袋位置、置管深度体表位置。

③消毒、铺巾。

④颈内静脉穿刺。局部麻醉，超声引导下行颈内静脉穿刺，成功后置入导丝，穿刺针退出，外侧切开皮肤0.5厘米，将皮下组织进行扩张，调整C形臂X线机至正位下，确定导丝进入下腔静脉后，顺着导丝置入可撕脱扩张鞘，再置入输液港导管，再次在C形臂X线机下定位确定导管尖端进入上腔静脉。用带有肝素盐水的注射器回抽，注射顺畅后，将扩张鞘移除。

⑤沿预置位置做囊袋。局部麻醉，于穿刺侧的胸前切一3~4 cm切口，向下方钝性分离可容纳注射座的囊袋，纱布填塞囊袋止血。囊袋须带有一定厚度的脂肪组织，并且大小形状必须合适使得注射座放入，既无过大张力，又不至于使注射座移位或旋转。

⑥制作皮下隧道。局部麻醉，用引导棒打通皮下隧道至囊袋处，再用引导棒引导导管沿着皮下隧道至囊袋。植入输液港的导管部分旋转180°向下走行。经由X线定位确定导管末端位于上腔静脉近右心房处（约第5胸椎）。将导管从进入血管处引入囊袋，打隧道前取出导丝和导管锁，从隧道里拉出导管后，剪断导管。抽回血，以确定回血通畅。需要夹闭导管时只能用光滑、无损的导管夹或钳（可将剪下的导管套在止血钳的2个钳端），以防止对导管的损伤。

⑦注射座与导管的连接。

a. 导管锁的放射显影标记应在远离注射座的一端。

b. 将注射座与导管连接。

c. 无损伤针刺入隔膜，抽回血，以确定回血通畅。

⑧注射座的植入。

a. 将注射座放入囊袋里。

b. 目视检查导管有无打折，蝶翼无损伤针经皮穿刺注射座，抽回血，以确定回血通畅后，生理盐水10 mL冲港，肝素生理盐水6 mL封港（图8-1）。根据需要拔除或留置蝶翼无损伤针。

c. 确认局部无活动性出血后位置置入良好，双极电凝止血，4-0抗菌薇乔线固定输液港座，关闭切口。

⑨注意点。

a. 术后再次行放射检查确认导管位置，导管的尖端应位于上腔静脉。保留影像资料，操作中防止导管的锐角或急弯，以免影响导管的流通性。

b. 放入导管和注射座时要小心，防止导管打折、弯曲以致开放性降低。

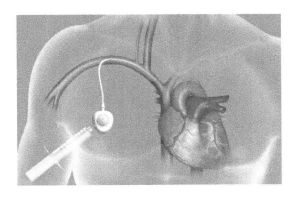

图8-1 确定回血通畅

c. 导管不要和利器放在一起，以免损伤。缝合时注意不要刺伤导管。

护士长：巡回护士与洗手护士已将该手术患儿的病例及工作要点向大家做了详细汇报。此手术患儿为血液科的患儿，有血液系统疾病，我们在手术配合过程中会存在哪些护理问题及如何采取相应的护理措施？下面请大家进行讨论。

护士H：我来说说关于急性淋巴细胞白血病的知识。

1. 本病特点：急性淋巴细胞白血病（acute lymphocytic leukemia，ALL）是一种起源于淋巴细胞的B系或T系细胞在骨髓内异常增生的恶性肿瘤性疾病。异常增生的原始细胞可在骨髓聚集并抑制正常造血功能，同时也可侵及骨髓外的组织，如脑膜、淋巴结、性腺、肝等。我国曾进行过白血病发病情况调查，ALL发病率约为0.67/10万。在油田、污染区发病率明显高于全国发病率。ALL儿童期（0~9岁）为发病高峰，可占儿童白血病的70%以上。

2. 临床表现：ALL一般起病急骤。临床表现与白血病细胞的增生及浸润有关。①贫血；②发热与感染；③出血；④器官组织浸润表现；⑤睾丸白血病。

护士A：我们来了解一下埋入式静脉输注系统的概念。它是一种较新的输液管路技术，简称输液港，全称是完全植入式静脉输液港，它是一种植入皮下可长期留置在体内的静脉输液装置，主要由自带缝合硅胶树脂隔膜的注射座和不透射线插入静脉的导管系统组成。穿刺隔具有自动"修复"穿刺损伤的功能，能让22G无损伤针穿刺2000次、能让19G无损伤针穿刺

1000 次而不会出现渗漏。可进行输注药物、补液、营养支持、输血等治疗。

1. 输液港的结构（图 8-2）

①穿刺座：由穿刺隔、侧壁和基底、储液槽及缝合孔构成。

②穿刺隔：厚达 2 cm 以上的硅胶隔。

③基底和侧壁：根据需要由钛合金或塑料制成。

④缝合孔：便于将注射座整体缝合固定于皮下组织。

⑤导管锁：将导管与注射座妥善连接在一起。

⑥导管：三向瓣膜式导管。

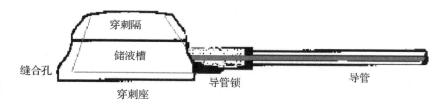

图 8-2　输液港的结构

2. 输液港可用于下面 4 类患儿

①需要长期、重复输液给药的患儿。

②进行抽血、输血、输注营养药的患儿。

③推注造影剂的患儿。

④长时间使用化疗药物的患儿。

3. 输液港植入术的禁忌证

①严重的肺阻塞性疾病。

②预穿刺部位曾经接受放射治疗。若拟行放射治疗也需慎重考虑。

③预插管部位有血栓形成的迹象，或经受过血管外科手术。

④患儿体型太小，不适用任何尺寸的输液港或者对材料过敏。

⑤需要做其他介入手术。

4. 输液港植入术选择置管静脉

临床上常用的植入输液港的中心静脉包括锁骨下静脉、颈内静脉和股静脉。以锁骨下静脉、颈内静脉穿刺居多。

护士长：那么该患儿在手术护理工作中会存在哪些护理问题？

护士 B：该手术患儿的护理问题如下：

1. 有出血的危险：与患儿血液疾病本身特点及术中穿刺失败误伤大血管有关。

2. 有术中低体温的危险：与新开展手术不确定手术时间有关。

3. 有皮肤完整性受损的危险：与患儿皮肤娇嫩及手术时间长有关。

4. 有手术部位感染的危险：与患儿本身的疾病、接受有创操作和植入物有关。

5. 有导管相关感染的危险：与长期植入输液管路有关。

6. 恐惧：与离开父母、环境陌生有关。

7. 术中并发症有皮下出血、气胸、血胸、导管脱落造成导管进入上腔静脉或右心房、心律失常、动脉穿孔、空气栓塞、折管、心肌穿孔。

护士长：护士 B 提出了 7 条护理问题，基本涵盖了此手术患儿存在的危险点，那么我们针对这些护理问题该如何制定相应的护理措施？请大家讨论。

护士 A：针对出血危险的护理措施：

1. 术前尽量减少患儿的搬动，避免因体位的变化引发出血。

2. 术前检查患儿凝血功能，如有异常，及时与手术医生沟通，应等其恢复正常，再择期手术。

3. 去病房接患儿时，检查患儿有无配血。

4. 手术开始前检查静脉通路的情况，保证机体的有效灌注量。

护士 B：针对术中低体温危险的护理措施：

1. 术前调节室温到 21~25 ℃，开启变温毯。

2. 在患儿等候区核对患儿信息时，避免过多暴露皮肤，转运中做好患儿保暖。

3. 患儿离开手术室前，将盖被提前放于变温毯上加热，温暖的盖被包裹患儿。

4. 术前皮肤区消毒时，注意保护其他部位的保暖。

护士 C：针对皮肤完整性受损危险的护理措施：

1. 术前访视时了解患儿皮肤情况。

2. 手术床铺单要平整、干燥，搬动患儿时，动作轻柔，避免拖、拉、拽。

3. 摆放体位时要保护受压部位皮肤，皮肤骨突处要垫棉垫，合理摆放输液管路，避免与皮肤直接接触。

4. 术后撤去患儿眼部贴膜，动作要轻柔，防止损伤。

护士 E：针对手术部位感染危险的护理措施：

1. 上台人员需经过严格的无菌技术操作培训并通过考核。

2. 严格监督管理手术中人员的无菌技术操作。

3. 使用 C 形臂时，球管套用无菌保护套，建立无菌屏障。

4. B 超探头套无菌保护套，建立无菌屏障。

5. 随时保证手术台的无菌状态。

6. 打开植入装置前，巡回护士和器械护士再次检查其灭菌情况、有效期、失效期及包装的完好性，确保使用的输液港在有效期内。使用正确方法传递输液港。

护士 D：导管相关血流感染是指带有血管内导管或者拔除血管内导管 48 小时内的患儿出现菌血症或真菌血症，并伴有发热（>38 ℃）、寒战或低血压等感染表现，除血管导管外没有其他明确的感染源。实验室微生物学检查显示：外周静脉血培养细菌或真菌阳性；或者从导管段和外周血培养出相同种类、相同药敏结果的致病菌。

针对导管相关血流感染危险的护理措施：

1. 严格执行无菌操作规程及医务人员手卫生规范。

2. 做好环境、人员、物品的管理。

3. 使用超声探头及 C 形臂机时按照无菌技术操作套无菌保护套，使用过程中保持无菌状态，避免污染。

4. 打开手术包及输液港装置前检查灭菌水平及灭菌屏障的完整性。

5. 遵医嘱给予预防用抗生素。

护士 F：针对术中并发症的护理措施：

1. 术前体位安置，既要符合患儿肢体功能位，又要满足手术需要。

2. 空气栓塞可致患儿死亡，常发生在取下引导导丝，准备置入导管前 1～2 s 内有大量空气经血管鞘进入血管。要求术者动作娴熟衔接性强，可用拇指按压血管鞘，防止空气大量进入。

3. 术中密切配合手术医生的各项操作。

4. 发生并发症时，遵医嘱及时采取有效措施。

护士 D：针对恐惧的护理措施：

1. 术前访视时，与患儿进行交流沟通，使用语言与肢体语言，建立信任感。

2. 术日入手术室前，可以用玩具、哄、抱、讲故事等方式转移患儿注意力，尽量使孩子安静状态进入手术室。

护士长：通过各位老师们的积极发言，就此手术的配合大家有什么要问的吗？

实习护生 A：老师好，输液港有什么优点？

护士 B：输液港的优点如下：

①感染风险低。外周静脉植入的中心静脉导管（peripherally inserted central venous catheters，PICC）导管外露段容易感染，需要特别保护，而输液港因其操作简单，且为皮下埋植，从而降低了感染的风险。

②血栓相关风险低。PICC 形成血栓的概率高，达 40% 甚至更高。输液港血栓相关风险较低。

③方便患儿活动。无插入蝶翼针可进行洗浴及游泳，埋植于皮下不易被别人注意。

④减少穿刺血管的次数，保护血管，减少药物外渗的发生。

⑤维护简单。PICC 需每周冲洗维护 1 次，输液港治疗间歇期 4 周维护 1 次即可，减少患儿往返医院次数及节省支出。

⑥使用期限长：按穿刺隔膜能让 19 G 的无损伤穿刺针穿刺 1000 次，蝶翼针连续使用 7 天来计算，输液港可使用 19 年。但是由于成年人不会再进行生长发育，而患儿处于生长发育期，等到患儿不需要使用化疗药物的时候就可以拔除输液港。

N0 级护士 A：老师，为什么选择右侧颈内静脉作为穿刺点？

护士 D：选择右侧颈内静脉作为穿刺部位有两大原因。首先，由于患儿幼小，血管一般较细小，即使我们使用婴幼儿专用输液港，但血管穿刺使用的可撕脱血管套鞘仍相对较粗，右侧锁骨下静脉与右侧颈内静脉比较管径更细窄，且锁骨下静脉穿刺离右侧肺尖近，更易导致气胸。其次，选择右侧颈内静脉是因为：①距上腔静脉较近；②避免误伤胸导管；③右侧胸膜顶稍低于左侧；④右侧颈内静脉较直，而左侧较迂曲。

虽然婴幼儿颈部较短，脂肪层较厚，穿刺有一定难度，但出于对血液流通、血管保护和安全考虑，小儿常规选择右侧颈内静脉作为穿刺点。

实习护生 B：老师，这个手术的手术体位怎么摆放？使用 C 形臂应该注意什么？

护士 C：术前检查手术床、C 形臂是否处于备用状态；巡回护士和手术医生、麻醉师共同将患儿置于仰卧位，头偏左侧，头顶与手术床头齐平，并检查床头下是否有足够空间放置C形臂；术中推动C形臂时，注意周围物品，防止磕碰，并严格按C形臂上的指示方向推动，防止损坏C形臂；使用C形臂前，做好个人防护（手术人员穿好铅衣，戴好铅围脖、铅帽子，并将铅板放于手术室门口）。

规培护士A：老师，输液港如何连接输液管路？

护士E：输液港的临床使用：

1. 蝶翼无损伤针的使用：任何种类的植入式静脉输液港都应使用无损伤针（图8-3、图8-4），因其含有一个折返点，避免"成芯作用"，即针尖的斜面不会切削注射座的隔膜，防止损伤隔膜造成漏液及切削下来的微粒堵塞导管（图8-5）。临床中应避免使用普通穿刺针（图8-6），以免导致注射座过早损坏。

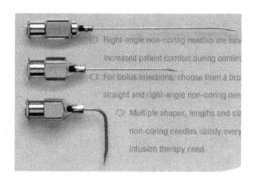

适用于一次性静脉注射

图8-3 直形及弯形无损伤针

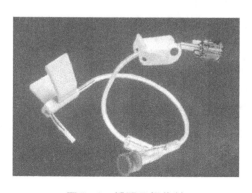

图8-4 蝶翼无损伤针

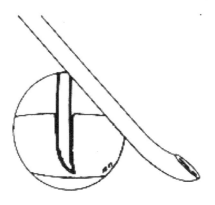

图 8-5　无损伤针

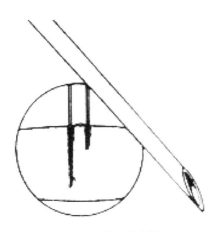

图 8-6　普通穿刺针

2. 使用蝶翼无损伤针建立与注射座连接的方法

①在穿刺输液港之前，充分暴露穿刺部位，先检查注射部位皮肤有无肿胀、淤血或感染等异常情况。

②用注射器抽吸 10 mL 无菌生理盐水预冲无损伤针和输液接头，夹住延长部。

③以注射座中点为圆心，用 75% 乙醇和 0.5% 碘伏各消毒 3 次，范围大于 12 cm×12 cm，待干。

④左手触诊定位，用拇指与示指、中指呈三角形，将注射座拱起（不

— 251 —

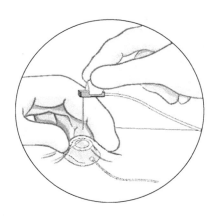

要过度绷紧皮肤），确定三指的中点，针尖斜面背向港口，针头从注射座中点垂直穿刺，达到注射座底部（图8-7）。回抽血液确认针头位置无误，用生理盐水脉冲式冲洗输液港，然后夹住延长管。

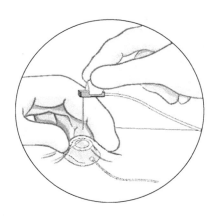

图8-7　垂直穿刺

⑤根据外露针体长度选择合适厚度的纱布（从中间剪开，但不要剪断）垫于针翼下，大小以略大于针翼面积为宜，粘贴无菌敷料。输液贴在贴膜底缘交叉固定延长管，再横向固定（留置者注明留置时间），将延长管摆放合适的位置使患儿舒适，输液贴固定。固定稳妥后进行输液治疗。留置期间根据局部状况更换敷料，蝶翼无损伤针7天更换1次。

护士长总结：谢谢各位老师的精彩讲解。通过本次病例讨论让我们能更好地配合完成新开展的手术，也使我们对白血病及输液港的知识有所了解，对于新开展手术一定要提前与手术医生做好沟通，了解手术步骤，把在手术中所需要的一切用物做好充足准备，术后巡回和洗手护士要做回顾性归纳总结，及时编写出手术配合，为大家在今后工作中对该手术的配合提供支持，最终为患儿提供更加优质的护理服务。

今天的讨论到此结束。谢谢大家的积极发言！

第二节　左大脑中动脉瘤夹闭术、颅内血肿清除术

患儿信息：

姓名：童××，性别：女，年龄：10个月，体重：7 kg。

诊断：

1. 颅内出血：左大脑中动脉瘤出血？脑疝？

2. 上呼吸道感染。

3. 失血性贫血。

4. 低钾血症。

5. 心力衰竭。

拟实施手术：左大脑中动脉瘤夹闭术、颅内血肿清除术。

主持人：护士长。

参加人员：手术室在岗工作人员、规培护士、实习护生。

讨论目的：通过对该病例的讨论，提出护理问题并给出相应的护理措施，减少并发症的发生，提高护理人员临床业务技术水平及手术护理质量。

护士长：大家下午好，今天我们进行的病例讨论是一例外请专家手术，拟手术名称是左大脑中动脉瘤夹闭术、颅内血肿清除术。就此病例进行术前讨论，希望大家积极发言，交流工作经验，提高手术的配合质量，为手术室临床护理工作做出指导。

下面由巡回护士汇报病例及手术的配合要点。

巡回护士：大家下午好，现在由我来汇报病例及巡回护士工作要点。

一、病例汇报

患儿，女，10个月，体重7 kg，头部跌伤半月余。近日，频繁抽搐，均表现为双目紧闭，口角向左歪斜，牙关紧闭，双手握拳，双上肢屈曲抖动，双下肢伸直抖动，呼之不应，持续时间均为3~4分钟。于地方医院肌内注射"地西泮、苯巴比妥"，效果差，遂入住我院急诊科，行头颅CT示"颅内出血"。为求进一步诊治转入我院神经外科。

专科检查：昏迷状态，压眶有反应，前囟稍膨隆，双侧瞳孔3 mm，对光反射稍迟钝，睑结膜苍白，呼吸浅表，约60次/分，心率200次/分左右，四肢肌张力稍高，双侧巴氏征阳性。

辅助检查：头颅增强 + CTA（CT动脉造影）提示：左大脑中动脉瘤。头颅CT：左侧颞顶叶脑出血，左侧大脑半球水肿；蛛网膜下隙出血。血常规：中性粒细胞绝对值 7.54×10^9/L，红细胞 3.38×10^{12}/L，血红蛋白浓度 68.00 g/L，血小板计数 501.00×10^9/L，血型B型RH（+）。

危急值：葡萄糖18.49 mmol/L。

完善各项检查后，拟在全麻＋气管插管下行左大脑中动脉瘤夹闭术、颅内血肿清除术（外请专家）。

二、巡回护士工作要点

（一）用物准备

1. 仪器设备：高频电刀、儿童负极板、双极电凝、磨钻、显微镜、图文系统、变温毯、输血输液加温仪。

2. 体位用物：小棉垫、C形头圈、海绵垫、约束带。

3. 药物：盐酸肾上腺素注射液、利多卡因注射液。

4. 其他：三通、碘伏、生理盐水、75%酒精、6号一次性使用硅胶导尿管、抗反流尿袋。

（二）工作要点

1. 术前与手术医生沟通，有外来器械，已送到供应室，使用时需检查外来器械的灭菌效果。

2. 术日检查各仪器设备是否处于备用状态、功能是否良好。显微镜置于合适的位置。

3. 严格执行"抗菌药物"使用原则，在手术开始前0.5～1小时输注抗生素。

4. 提前开启变温毯，进行预热。给予患儿全程综合保暖。

5. 患儿手术体位取右侧卧位，体位用物放置顺序：头下放置C形头圈，躯干垫海绵垫，胸前环抱海绵垫，两腿之间放置海绵垫；肩部、肘关节、髋关节、脚踝等骨隆突处都用小棉垫保护并约束患儿；同时注意各导线勿与患儿皮肤直接接触，做好患儿的防压疮工作。

6. 手术物品清点时和器械护士认真查看外来器械包内的灭菌指示卡是否合格及器械是否完整与齐全。

7. 此手术时间长，妥善保护好受压部位皮肤，尤其是耳郭和眼睛要放于头圈的中空位置，勿压于头圈边缘。

8. 患儿术中可能会输血，术前建立两路静脉通路。输血时使用输血输液加温仪，防止术中发生低体温。

9. 手术如果超过3小时，遵医嘱使用第2剂预防用抗生素。

10. 使用磨钻时提醒手术医生做好个人防护，必要时佩戴防护面罩。

11. 做好植入物管理。

护士长：下面由洗手护士汇报此例手术洗手护士工作要点。

洗手护士：现在由我汇报此手术洗手护士的工作要点。

（一）用物准备

1. 常规用物：敷料包、手术衣包、无菌持物钳。

2. 手术器械：开颅包、磨钻、双极电凝镊、开颅显微器械、蛇形拉钩、头钉。

3. 一次性用物：20 号手术刀片、11 号手术刀片、一次性吸引器、显影纱布套包、无菌手套、医用脑棉片（2 cm×7 cm）、骨蜡、一次性使用头皮夹、一次性使用静脉输液针、一次性电刀手笔、微创颅脑引流套装、3 - 0 抗菌薇乔、2 - 0 带针慕丝线、4 - 0 带针慕丝线、医用手术薄膜（30 cm×20 cm）、颅脑手术薄膜（45 cm×45 cm）、9 cm×20 cm 敷贴、明胶海绵、颅骨固定夹、50 mL 注射器、20 mL 注射器、5 mL 注射器、1 mL 注射器。

4. 外来器械。

（二）工作要点

1. 此手术为外请专家的常诊手术，术前已与手术医生沟通，需要使用的特殊器械及用物已准备，专家的手术习惯已了解。

2. 手术当日见到专家后，先和专家沟通术中要备的一次性用物及使用的特殊器械。

3. 提前刷手上台，认真核对器械。制作好冲洗器，配置好局麻药。

4. 术中密切观察手术进展，积极配合，及时提供用物。

5. 外来器械的确认，必须和巡回护士共同查看灭菌情况并认真清点。

6. 术中妥善保管各种精密器械，及时擦拭器械表面血迹等。

7. 使用双极电凝时及时用湿纱布擦拭镊尖焦痂。

8. 与巡回护士认真仔细清点器械，外来器械根据器械卡，认真清点及检查完整性，术后清洗完毕要与本院器械分别放置。

9. 若有植入物，严格执行植入物管理规定。

护士长：巡回护士与洗手护士已将该手术患儿的病例及拟工作要点向大家做了汇报。此手术有外请专家，同时有用到外来器械，那么下面针对此外请专家的手术配合及外来器械的使用管理问题，进行讨论，请大家积极发言。

护士 A：为了更好地配合专家工作，我们手术室注意做好以下几点。

1. 人员选择及要求

①选择业务能力强，经验丰富，并且精力充沛、善于沟通的护士参加手术配合。

②参加手术的护士参加术前病例讨论，了解患儿病情、手术难点及术中可能发生的意外。

③复习与本手术相关的知识，了解手术新进展。

④通过咨询本院主管医生，了解手术要点及专家的个人操作习惯、特点等。

2. 对专家要尊重

①手术室提前准备专用衣、鞋及更衣柜等，并由本院医生陪伴引导进入手术室，选用合适的手术衣及手套等。

②主动与专家交流，了解手术步骤、操作习惯甚至可能发生的意外及其应急措施等，做好充分准备。

③请专家查看已备器械物品是否齐全适用，缺少时立即补充。由于条件限制，器械物品不能满足要求时，配合护士做力所能及的补救和必要的解释，积极听取专家的要求和建议。

④建立"外请专家手术记录本"，由参加手术配合的护士进行详细记录，内容包括专家的基本情况，如职称（称呼）、来地、体貌特征、所戴手套号码、对其性格修养的印象，以及专家手术操作特点、所需特殊器械物品、本次手术的大体步骤，甚至其对所用器械的习惯称呼等。一般情况下，再次聘请此专家时，尽量安排参加过配合的"专业"护士，给专家以"回家"的感觉。初次参加者要询问曾配合过的护士或阅读记录本，做到有的放矢。手术护士工作质量的高低，直接影响着手术的成败，从某种意义上讲，也代表着医院的形象，所以应选择业务过硬的护士参加手术配合，用最好的技术水平和应变能力配合专家手术。

⑤聘请上级医院专家来做手术和技术指导，不仅能传授相关专业知识，也能带给我们许多前沿信息。我们要表现出对他（她）的充分尊重，利用难得的学习机会，了解更多的新信息。总之，专家是我们的尊贵客人，我们既要严格按照操作规程做好工作，又要尊重和满足专家的个性化要求，使手术配合更加到位，让患儿得到最佳治疗效果，也给外请专家留下美好印象，利于更好地进行学术交流。使专家虽在异地他乡，也能得心应手地做好每一台手术。

护士 D：我来说说我院外来器械的准入制度。由医疗器械生产厂家、公司租借或免费提供给医院可重复使用的医疗器械称为外来医疗器械。医院通过租用外来器械，不仅降低了医院器械的购置成本，也减少了资源浪费和患儿的医疗费用，实现了资源共享。同时医院有外来器械的准入制度，对器械商的资质进行严格审查，并与他们签订合同，明确双方的权利和责任及必须遵守的卫生行政部门对外来器械管理规范的要求。而手术室不使用由器械商提供的无菌器械包，仅使用由本院提供的灭菌合格的无菌器械包。所有外来手术器械进入消毒供应中心按国家规范要求进行清洗、包装、灭菌后送到手术室。

护士 B：加强对外来器械的清洗、消毒管理。术前 1 天外来手术器械必须送至我院消毒供应中心经过去污、清洗与烘干，要求器械无血迹、灰尘及水迹残留，然后根据器械的不同质地选择有效的灭菌方法进行灭菌消毒，有效避免因器械质量不合格而影响手术的顺利进行。

护士 C：

①做好术前、术中及术后对外来器械的管理。

②洗手护士需在术前 30 分钟按术中使用顺序将器械整理好，并与巡回护士清点外来器械并记录，以防止器械在患儿体内遗留。

③术中需认真与术者核对使用器械的规格与型号等，避免因器械应用不恰当而影响手术效果。

④对于单独包装且价格较昂贵的植入物等，巡回护士开启包装前必须检查包装是否存在破损，是否在有效使用期内，并与术者核对其名称、规格及型号后再打开包装。

⑤器械护士需要注意器械的使用情况，如发现损坏应及时告知术者。

⑥手术室对外来器械不负责保管，但为了避免外来器械造成交叉感染、对环境的污染及传播疾病等，术后将器械送至消毒供应中心进行处理：对无传染性疾病患儿使用过的器械需按清洁—灭菌的程序处理；如患儿有传染性疾病，使用后的器械则需按消毒—清洁—灭菌的程序处理后再取走。

⑦加强对外来器械的管理，是降低手术室医疗安全隐患、确保患儿手术安全的保障。

护士长：那么该患儿在手术护理工作中会存在哪些护理问题？

护士 A：该手术患儿的护理问题如下：

1. 有血容量不足的危险：与手术中动脉瘤可能破裂有关。

2. 心排出量减少：与心肌收缩力降低有关。

3. 体液过多：与心功能下降、循环淤血有关。

4. 有窒息的危险：与意识障碍有关。

5. 有皮肤完整性受损的危险：与手术中制动/强迫体位及手术时间长有关。

6. 躯体移动障碍：与脑组织缺血或脑出血有关。

7. 有坠床的风险：与昏迷、抽搐有关。

8. 潜在并发症：术中低体温。

护士长：护士 A 提出了 8 项护理问题，基本涵盖了此手术患儿存在的危险点、关键点，那么我们针对这些护理问题该如何制定相应的护理措施？请大家讨论。

护士 B：针对术中血容量不足的护理措施：

1. 去病房接患儿时，检查患儿是否配血，必要时遵医嘱取血，然后直接送到手术室。

2. 术前尽量减少患儿的搬动，避免因体位的变化引发出血。

3. 手术开始前建立两条静脉通路，保证机体的有效灌注量。其穿刺部位应选择肘正中静脉、贵要静脉或大隐静脉等血管粗、易固定、不易受压的表浅静脉，对表浅静脉充盈程度极差、穿刺十分困难者，应及早行中心静脉穿刺。

4. 查看尿量，是判断血容量、组织管流量是否充分的指标。

5. 上肢约束时要注意松紧适宜，不影响静脉血液回流，以能容入一指为宜。

护士 C：针对心排出量减少的护理措施：

1. 保持安静舒适的环境，避免各种刺激。

2. 密切观察病情，观察生命体征的变化，准确记录出入量。

护士 D：针对体液过多的护理措施：

1. 根据医嘱控制液体入量，调节输液滴数。

2. 麻醉静脉诱导后及时调节输液速度。

3. 术中密切观察输液速度及输液量。

护士 E：针对窒息的护理措施：

1. 术前连接好负压吸引装置，并处于备用状态。

2. 转运途中，密切观察患儿呼吸情况，保持呼吸道通畅，给予氧气吸入。

3. 维持有效呼吸，及时清除气道分泌物，保证血氧分压维持在正常范围。

护士 F：针对有皮肤完整性受损危险的护理措施：

1. 术前，手术室人员访视时要与患儿及家属进行沟通。患儿家属及医务人员要充分认识其重要性，从预防着手，防止不良反应的发生。

2. 术前做好患儿皮肤压疮的评估，手术室人员在思想上提高对压疮预防的重视程度，早期对患儿进行正确的评估判断，准备好大小合适的海绵垫。

3. 安置手术体位时，动作轻柔，不可以生硬地拖、拉、拽。与麻醉医生、手术医生协调一致，一起安置。

4. 保护好受压部位的皮肤，垫于患儿身体下方的海绵垫不可以有皱褶，使用的头圈要避免耳郭和眼睛受压。骨突处粘贴防压疮敷料。

5. 如果是男孩，安置体位时，注意保护外生殖器，避免受压。

6. 术中使用的手架、头架和麻醉架等，注意远离患儿，保护好患儿皮肤，勿接触金属，可有效避免电烧伤；电刀负极应放在远离心脏的肌肉丰富部位和身体充分接触，勿悬空，建议粘贴于上侧大腿外侧部位。

护士 F：针对躯体移动障碍的护理措施：

1. 术前转运接患儿时，直接用监护室的病床，减少搬运次数。

2. 搬动患儿到手术床时，必须要与手术医生、麻醉医生共同进行，动作协调一致，一步到位。搬运时注意保护各管路，防止意外拔管事件发生。

3. 手术结束后，与手术医生、麻醉医生共同搬运患儿。

护士 G：针对坠床的护理措施：

1. 转运途中，拉起床档，床档处放置棉垫，防止患儿抽搐时碰伤。

2. 约束患儿，松紧适宜。

3. 入手术室后专人守护。

护士 B：针对潜在并发症：术中低体温的护理措施如下：

1. 采取综合保暖方式保持患儿的体温。

2. 减少进出手术室途中的热量流失，患儿在进出手术室的途中应给予足够的包裹，使之与周围的冷空气隔离，防止长时间暴露在低温环境中。

3. 设定合适的手术室温湿度。温度最好为 23 ~ 25 ℃，相对湿度以 30% ~ 60% 为宜。

4. 术中全程使用变温毯进行主动保温，密切观察变温毯运行情况及设定温度是否有变化。

5. 减少暴露体表的热量流失。在手术中对手术部位皮肤，采用手术贴膜粘贴在切口周围裸露的部位，保护皮肤，减少皮肤散热，减少手术中无菌单对皮肤的冷刺激。对于非手术部位，由于躯体暴露热量容易散失，而且体表温度比中心温度下降速度更快，因此实施麻醉及手术时应尽可能减少身体暴露面积，及时覆盖同时注意肢体与头部的保暖。

6. 输液及输血使用输液输血加温仪，避免过冷的液体及血液输入体内，预防"冷稀释"作用。

7. 加强手术过程中对患儿的体温监测。采用合理安全的体温监测方法并加强对患儿皮肤温度的观察，对早期出现低体温要及时采取相应的护理手段，进行干预。

护士长：以上各位老师介绍的护理措施很全面，还有其他补充内容吗？

护士 E：静脉穿刺部位的观察是一个难点。患儿年龄 10 个月，手术部位为头部，那么静脉穿刺部位应该在四肢。手术铺单会遮盖整个身体，包括静脉输液的部位，这样给术中观察带来困难。我们除了观察输注速度外还要及时查看静脉输液部位情况，避免液体外渗的发生。

护士 F：此手术使用设备较多，熟练掌握各设备的使用及保养并合理安排各设备的摆放位置，以保证使用方便、快捷。尤其是磨钻的使用，使用前应了解其结构及功能，掌握各连接部分的装卸，正确连接各部件，确保钻头安装稳固。导线勿扭转屈曲、拉扯，以免电线断裂。使用中因钻速极快，会产生大量的摩擦热，因此，需要不断用盐水冲洗进行局部降温，同时还可将碎骨组织冲出，以利于设备的正常工作。传递手柄过程中应确保患儿与其他医务人员的安全状态，避免误伤。操作时戴防护镜，避免术中的血液和组织碎屑飞溅，引起损伤或传播传染性疾病。术后将器械送消毒供应中心进行清洗灭菌。一般没有电路的机械部分可用清水清洗，带有电路的部分用湿布擦抹，不能用水直接冲刷，以防短路发生故障，不易清洁的应用专用清洁剂喷洗。按照使用说明书的要求进行消毒灭菌。

护士长：通过各位老师的积极发言，就此手术配合及护理年轻护士有什么问题吗？

护士 H：老师好，病例汇报里有一项危急值，我不明白。

护士 A：首先我们要明确危急值的定义。它是某项或某类检验异常结果，而当这种检验异常结果出现时，表明患儿可能正处于有生命危险的边缘状态，临床医生需要及时得到检验信息，迅速给予患儿有效的治疗，就可能挽救生命，否则会出现严重后果，失去最佳抢救机会。其次，此例患儿检验结果显示葡萄糖高，如果接到危急值电话，要第一时间告知手术医生和麻醉医生，给予患儿有效干预，同时做好危急值的登记工作。

规培护士：老师请问使用双极电凝时需要注意什么？

护士 D：用湿纱布及时擦除双极电凝镊的焦痂，不可用刀片等锐器刮除，因为双极电凝表面有防粘连涂层，如用锐器刮除会损伤镊子前端防粘连涂层，使用时组织会粘到镊子前端，影响止血效果。双极电凝镊操作时应动作轻柔，在固定双极镊尖时，两尖端保持一定距离，避免相互接触而形成电流短路或外力导致镊尖对合不良，影响电凝效果。手术结束后做好双极电凝镊处理，尖端套上保护套，及时与消毒供应中心人员交接。

实习护生：老师，植入物如何管理？

护士 B：放置于外科操作造成的或者生理存在的体腔中，留存时间为30 d 或者以上的可植入型物品称为植入物。植入物必须是医院通过公开招标形式进入医院的，中标的公司应向医院提供资质和质量承诺书及医疗器械三证、业务员委托书和身份证的复印件，相片交设备科留档备查。使用前 1 天医生应该根据患儿的病情将需要的植入物告知患儿并通知器械公司准备相应的物品、器械，同时通过手术通知单告诉手术室。植入物使用后需将产品标签或条形码贴于手术物品清点记录单及特殊就医申请表。

护士长总结：感谢各位老师的精彩讲解。通过本次术前病例讨论我们学习了洗手护士、巡回护士的手术配合要点及外来器械的管理。同时针对该患儿存在护理问题制定了相应的护理措施，为我们明天的手术护理提供了指导，为患儿顺利进行手术治疗提供了保障，为患儿的快速康复奠定了基础。

今天的讨论到此结束。谢谢大家的积极发言！

第三节　腰骶部软组织缺损清创、腹部取皮、邮票皮片移植术

患儿信息：

姓名：谢××之子，性别：男，年龄：11 天，体重：3 kg。

诊断：

1. 背部、骶尾部皮肤感染，皮下坏疽。

2. 低蛋白血症。

3. 轻度贫血及营养不良。

拟实施手术：腰骶部软组织缺损清创、腹部取皮、邮票皮片移植术。

主持人：护士长。

参加人员：手术室在岗工作人员、规培护士、实习护生。

讨论目的：通过对该病例的讨论，学习相关知识，提出护理问题并制定相应的护理措施，减少护理并发症的发生，提高护理人员临床业务技术水平及手术护理质量。

护士长：大家下午好！今天我们针对腰骶部软组织缺损清创、腹部取皮、邮票皮片移植术进行术前护理病例讨论，此手术是烧伤整形科多切口手术，希望大家积极发言，以便于让此类患儿得到更优质的手术室护理，为患儿的顺利康复奠定基础，为手术室临床护理工作做出指导。

下面由巡回护士汇报病例及巡回护士工作要点。

巡回护士：大家下午好，现在由我来汇报病例及巡回护士工作要点。

一、病例汇报

患儿，男，11 天，主因发现背部、骶尾部皮肤感染 4 天入院。患儿出生后 6 天出现发热，就诊于村卫生所，考虑"上呼吸道感染"，口服"小儿氨酚黄那敏颗粒"，并给予背部按摩，1 天后背部皮肤发红，约 6 cm × 6 cm 大小，范围逐渐增大，就诊于市某医院。患儿背部、骶尾部红肿，局部皮肤温高，骶尾部红肿化脓，有脓肿破溃，有大量脓性分泌物流出，予美罗培南、青霉素抗感染治疗 3 天，效果差，今为求诊治入住我院。

拟于明日在全麻＋气管插管下行腰骶部软组织缺损清创、腹部取皮、邮票皮片移植术。

二、巡回护士工作要点

（一）用物准备

1. 仪器设备：双极电凝、高频电刀主机、负压吸引装置、变温毯。

2. 体位用物：C 形硅胶头圈、海绵垫（各型号若干）、小棉垫、约束带。

3. 药物：苯唑西林钠、亚甲蓝注射液。

4. 一次性用物：三通、输液贴膜。

5. 其他：碘伏、生理盐水、75% 酒精、双氧水。

（二）工作要点

1. 根据手术通知单访视患儿，了解患儿基本情况，查看患儿的皮肤受损情况，检查患儿的手术区及供皮区是否清洁、有无感染、有无皮肤病。

2. 由于患儿年龄小，为预防术中低体温，首先应将手术室环境温度设置为 22～25 ℃，开启加温毯设置为 37.8 ℃。将棉被覆盖于加温毯毯面上进行加温。

3. 检查各仪器设备是否处于备用状态，功能是否良好。

4. 患儿入室后开始全程无缝隙保暖，头部戴小棉帽，四肢用小棉垫包裹并固定。进行麻醉及皮肤消毒时都要减少患儿体表暴露，积极对患儿进行保暖。

5. 患儿取右侧卧位，安置体位时做好受压部位皮肤的保护，术中无菌单覆盖整个患儿，必须随时观察静脉穿刺部位，防止液体外渗，同时严密观察输液情况，根据医嘱控制输液速度。

6. 选择儿童电刀负极板，粘贴在患儿小腿肌肉丰富处，患儿肢体避免与金属物品接触。

7. 随时调节无影灯。

8. 注意用药安全，巡回护士核对患儿信息后，查看患儿皮试结果与批号，与洗手护士认真核对药品名称、剂量、浓度、用法、有效期，再进行冲洗水配制，将苯唑西林钠 1 支（0.5 g）溶在 500 mL 生理盐水中。

9. 一定要关注手术进展情况，关注清点时机，一侧切口关闭时与洗手护士清点物品。

10. 掌握好多切口手术的物品清点时机。

护士长：下面由洗手护士汇报此例手术的洗手护士工作要点。

洗手护士：现在由我汇报此手术洗手护士的工作要点。

（一）用物准备

1. 常规用物：敷料包、手术衣包、单包手术衣、单包孔巾、无菌持物钳。

2. 手术器械：肿物包、整形器械、单包蚊式钳、鼓式取皮机、取皮刀、冲洗盆。

3. 一次性用物：无菌手套、15 号手术刀片、一次性电刀手笔、显影纱布套包、一次性吸引器、油纱、双极电凝、3-0 抗菌薇乔线、双面胶、20 mL 注射器。

（二）工作要点

1. 术前与手术医生沟通，了解术中可能需要的特殊用物并提前准备好，缩短术中的等待时间。这台手术需要取皮植皮，我们要准备放皮片的容器，备好冲洗盆。

2. 术中要对皮肤感染部位进行冲洗，在冲洗部位下方放一弯盘，边冲边吸，如果敷料被浸湿，及时加盖无菌单。

3. 患儿病情较重，手术复杂，手术室参观人员较多，此时洗手护士应该注意做好对无菌器械台的保护，防止无菌器械台受到污染。

4. 保护好从腹部取下的皮片，注意不能捏、压、扯、拉等，将其浸泡在生理盐水中，防止干燥、脱水而导致皮片失去活性。

5. 此手术为两个切口的手术，注意与巡回护士掌握好手术物品清点时机。

6. 术中使用双氧水冲洗时，与巡回护士核对好名称及有效期，现用现抽；术中使用抗生素水冲洗时，与巡回护士认真核对药品名称、剂量、浓度、用法、有效期，再进行冲洗水配制。

7. 手术台上抽吸的药液分类分区存放，粘贴药物标识，避免混淆。

8. 取皮和植皮使用的器械应分别放置，分别使用。

9. 处理皮片时，手术医生用剪刀把皮片剪成普通邮票大小移植，要提前准备好镊子和剪刀。移植的皮片间距 0.5 cm 左右，皮片直接贴覆于创面即可，不需要用缝线固定。

10. 植皮后，用凡士林纱布覆盖植皮区，放置凡士林纱布前要确保移植的皮片没有卷曲、回缩等，然后用纱布和无菌敷料加压包扎。

护士长：巡回护士与洗手护士已将该手术患儿的病例及洗手护士、巡回护士工作要点向大家做了汇报。根据其新生儿的生理特点及多切口手术的特殊性，我们在手术配合方面有哪些注意点，下面请大家进行讨论。

护士 A：该患儿属于新生儿，体温调节功能差，要全程综合保温。新生儿体温调节的特点是：棕色脂肪少，基础代谢低，产热量少，而体表面积相对大，皮下脂肪少，易散热，同时汗腺发育不成熟和缺乏，易随环境温度变化而变化，且常因寒冷而导致硬肿症的发生。

护士 C：手术中器械的管理：取皮处和植皮处器械要分区放置，手术过程中器械要分别使用，不得混淆。

护士D：我来简述一下鼓式取皮机的用法及切取的皮片的分类。

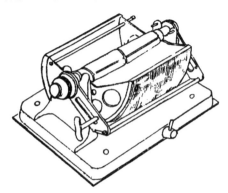

图8-8　鼓式取皮机

鼓式取皮机（图8-8）的用法：双面胶粘贴鼓式取皮机，将腹部取下的皮片粘贴于双面胶上，按压使其紧密贴服，拟取刃厚皮片的厚度来调节转盘刻度表，旋紧固定螺母，安装刀片，术者行左手握鼓柄，右手握刀柄，做快速拉锯样动作，使刀刃切入皮肤，切取皮片（图8-9）。

根据切取皮片的厚度可分为：

①刃厚皮片：含表皮和部分真皮乳头层，是最薄的一种皮片。移植易存活，但存活后易收缩，耐磨性差。

②中厚皮片：包括表皮和真皮的1/2～1/3，弹性与耐磨性均较刃厚皮片为佳，适用于关节、手背等功能部位。

③全厚皮片：包括皮肤的全层。存活后色泽、弹性、功能接近正常皮肤，耐磨性好。适用于手掌、足底与面颈部的创面修复。

护士E：游离皮片的存活有赖于皮片与创面建立血液循环，所以移植的皮片需紧贴创面，保证创底无坏死组织、无积血，并均匀加压包扎，不留无效腔，术后应注意局部制动。

护士长：那么护理此患儿时在手术室工作中会存在哪些护理问题？

护士B：该手术患儿的护理问题如下。

1. 皮肤完整性受损：与患儿骶尾部皮肤破溃化脓、患儿皮肤娇嫩、手术体位特殊局部压迫、患儿营养不良有关。

2. 术中低体温：与患儿体表面积相对大、皮下脂肪少、易散热、体温

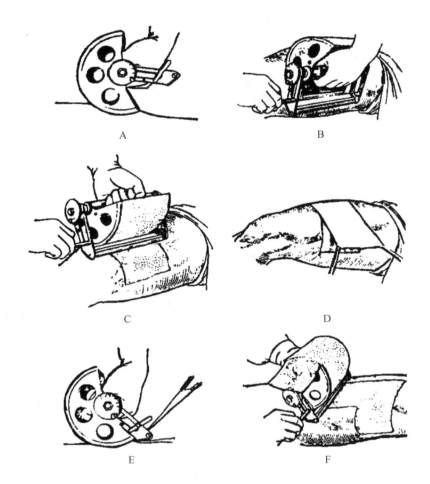

A   B

C   D

E   F

图 8-9　鼓式取皮操作

调节能力差、麻醉及手术环境有关。

3. 有手术部位感染的风险：与骶尾部皮肤破溃、脓液流出、免疫功能不足及皮肤黏膜屏障功能差有关。

4. 有高频电刀灼伤的风险：与患儿体重低、营养不良、肌肉缺乏、可粘贴的部位局限有关。

5. 患儿有管路脱出的危险：与术中患儿体位转换需多人共同参与，管路固定不牢固有关。

护士长：护士 B 提出了 5 条护理问题，基本涵盖了此手术患儿存在的危险点，那么我们针对这些护理问题该如何制定相应的护理措施？请大家讨论。

护士 A：针对皮肤完整性受损的护理措施：

1. 术前访视时了解患儿皮肤受损情况，接患儿时将其侧卧位，避免腰骶部受压。

2. 手术床铺单要平整、干燥，搬动患儿时，动作轻柔，避免拖、拽、拉。

3. 摆放体位时要保护受压部位皮肤，皮肤骨突处垫棉垫，俯卧位时在患儿肩下、髋部、膝盖、脚踝处垫大小合适的体位垫，防止皮肤压力性损伤。合理摆放输液管路，避免与皮肤直接接触。

4. 术后撤去患儿眼部贴膜，动作要轻柔，防止损伤。

5. 去除电刀负极板，动作轻柔，并检查局部皮肤。

护士 B：针对术中低体温的护理措施：

1. 采取综合保暖措施，加强体温监测。

2. 术前调节室温到 24 ~ 26 ℃，开启变温毯。

3. 在患儿等候区核对患儿信息时，避免过多暴露皮肤，转运中做好患儿保暖。

4. 患儿入室后开始全程无缝隙保暖，头部戴小棉帽，四肢用小棉垫包裹并固定。

5. 在麻醉医生进行麻醉诱导、气管插管，术者进行皮肤消毒期间都要减少患儿的体表暴露，积极对患儿进行保暖。

6. 提前将冲洗液预热，若冲洗液浸湿床单，手术结束后立即将患儿转移到加温毯面的干燥处，及时加盖预热的棉被。

7. 患儿离开手术室前，将患儿盖被提前放于变温毯上加热，可以保持患儿体温。

护士 C：针对手术部位感染的护理措施：

1. 严格执行消毒隔离制度，保证手术室门关闭，减少开门次数，尽量保证手术室正压通气，环境表面清洁，最大限度减少人员数量和流动。

2. 严格执行手卫生规范，掌握进行手卫生的时刻。在接触患儿前后，拿取无菌包前等操作时进行手卫生。

3. 严格执行无菌技术操作，监督参加手术工作人员的无菌操作。

4. 打开无菌包前检查包装是否完好、有无潮湿、是否在有效期内。

5. 若此类手术的手术时间超过 3 小时，遵医嘱给予预防用抗生素。

6. 洗手护士熟悉手术步骤，备齐用物，积极主动配合手术，缩短手术时间，减少患儿切口暴露时间。

护士 E：针对高频电刀灼伤的护理措施：

1. 根据患儿体重选择儿童负极板。

2. 检查负极板的有效期及导电胶，有效粘贴于小腿上。

3. 防止其肢体和手术床金属部位接触。

4. 手术医生进行术野消毒时，防止消毒纱布过湿，浸湿负极板。

5. 因该手术同时使用双极电凝和电刀手笔，固定时不能缠绕在金属器械上，术中不用时及时放入保护盒内。

护士 D：针对管路脱出的护理措施：

1. 平卧位变换俯卧位时，检查各种管路是否顺畅，麻醉医生负责搬动患儿头侧，手术医生和巡回护士各自搬动患儿一侧躯体，协调统一，再进行变换体位。

2. 术前及体位转换前，巡回护士负责检查输液留置针粘贴是否牢固，各管路摆放是否合理。麻醉医生负责检查气管插管各连接处是否牢固、粘贴是否牢固。

护士长：大家还有其他补充内容吗？

实习生 A：老师们好，什么是邮票皮片移植术？

护士 B：皮片移植是通过手术的方法，切取部分皮肤完全与身体（供皮区）分离，移植到另一处（受皮区）。邮票状皮片植皮术，是将所取的大张皮片分割成如一般邮票大小（2 cm×2 cm）贴在创面上使用，故名邮票皮片移植术（图 8-10）。

护士长总结：感谢各位老师的精彩讲解。通过本次病例讨论我们学习了腰骶部软组织缺损清创、腹部取皮、邮票皮片移植术的手术配合要点，以及针对患儿可能发生的护理问题采取了相应护理措施，为该患儿接受手术治疗提供了保障，也为手术室工作人员提供了技术指导，为提高手术室临床护理工作质量奠定了基础。

今天的讨论到此结束。谢谢大家的积极发言！

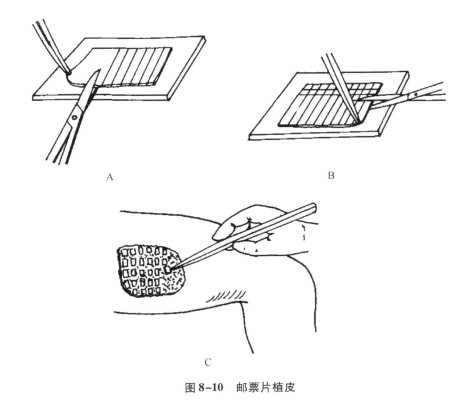

图 8-10 邮票片植皮

第四节 左股骨干骨折复位、小切口弹性髓 内钉固定术、髋人字石膏固定术

病例：左股骨干骨折复位、小切口弹性髓内钉固定术、髋人字石膏固定术。

姓名：张××，性别：男，年龄：5 岁，体重：19 kg。

诊断：车祸复合伤

1. 左股骨干骨折、寰枢椎旋转性移位。

2. 肺挫裂伤。

3. 左耳郭皮肤裂伤、左锁骨处皮肤擦伤。

拟实施手术：左股骨干骨折复位、小切口弹性髓内钉固定术、髋人字石膏固定术。

主持人：护士长。

参加人员：手术室在岗工作人员、规培护士、实习护生。

讨论目的：通过对该病例的讨论，对骨科专业新开展的手术有了更深层次的了解，在手术配合方面应该注意哪些问题，针对这些问题制定相应的护理措施，减少护理并发症的发生，提高护理人员临床业务技术水平及手术护理质量。

护士长：大家下午好，今天我们进行的手术病例讨论是一名车祸复合伤的患儿，准备实施的手术是左股骨干骨折复位、小切口弹性髓内钉固定、髋人字石膏固定术。就此新开展手术的手术配合及术中注意事项进行术后病例讨论，希望大家积极发言，各抒己见，提出可能出现的护理问题并给予相应的护理措施，以便让此类患儿得到更优质、更安全的手术室护理，为患儿的顺利康复奠定基础。

下面由巡回护士汇报病例及巡回护士工作要点。

巡回护士：大家下午好！现在由我来汇报病例及巡回护士工作要点。

一、病例汇报

患儿，男，5岁，主因车祸伤后6小时入院。患儿入院前6小时车祸伤，当时患儿具体情况不详，无呕吐，无抽搐，左耳郭出血，左大腿畸形不能复位，后就诊于当地医院，行CT检查示肺挫裂伤，X线示左股骨骨折，建议转我院治疗。

辅助检查：左股骨X线片：左股骨干骨折，肺挫裂伤，头、脑、腹CT检查未见异常；复查左股骨正位片：骨折端向侧方移位；血常规提示：血红蛋白浓度91 g/L。

在全麻＋气管插管下拟行左股骨干骨折复位、小切口弹性髓内钉固定术、髋人字石膏固定术。

二、巡回护士工作要点

（一）用物准备

1. 仪器设备：C形臂X光机、高频电刀、负压吸引装置、变温毯、输血输液加温仪。

2. 体位用物：小棉垫、约束带。

3. 输注液体：钠钾镁钙葡萄糖注射液。

4. 其他：三通、碘伏、生理盐水。

（二）工作要点

1. 术前与手术医生沟通，了解手术相关事宜，尽可能备齐所需物品，督促厂家器械送至消毒供应中心灭菌、监测。

2. 提前连接好 C 形臂，铅屏风推于手术室门口，备好铅衣、铅帽等防护用品。检查手术床的功能是否正常，开启变温毯，设置为 37.8 ℃，将棉被覆盖于变温毯毯面上进行预热。

3. 由于患儿为车祸复合伤，提前了解患儿情况，与手术医生共同将患儿接至手术室。

4. 进入手术室后应由手术医生、麻醉医生、巡回护士共同将患儿搬运至手术床上，并将患肢置于手术床中段偏下位置，使 C 形臂 X 光机能透视股骨全长的正位和侧位。

5. 此手术的消毒范围大，涉及整个髋部及左下肢，使用碘伏消毒皮肤时易造成手术床上铺置的中单浸湿，所以提前在患侧肢体下铺一次性中单，待手术医生消毒完成后撤走，保持患儿患侧肢体下方中单干燥。

6. 术中要根据骨折固定效果重复使用 C 形臂透视，在调节 C 形臂位置时，监督手术人员的无菌操作，避免污染，透视前及时将一次性无菌保护套套于 C 形臂球管上，提醒手术人员做好个人防护，透视时要关闭手术室的门。

7. 术中使用的厂家器械，巡回护士严格检查器械包装完整性、有效期、灭菌效果及数量，确认无误后方可使用。弹性髓内钉在使用后将植入物标识粘贴于手术清点记录单的背面。

8. 术中要严格监督手术医生和厂家人员的无菌技术操作，如有违反规定的行为及时纠正，控制手术室参观人数。

9. 此手术共两个切口，清点完第一个切口的纱布等用物放于手术室内固定位置，不得随意拿离手术室。

10. 若手术超过 3 个小时，遵医嘱输注预防性抗生素，严格执行术中安全用药制度，认真核对抗生素名称、剂量、浓度、用法、批号、有效期及皮试结果。

11. 提前准备石膏，并在石膏固定时，注意对手术室地面及手术床的保护，避免造成污染。

12. 将使用过的弹性髓内钉及时登记，包括患儿信息、手术日期、器械种类和数量、器械经销商、灭菌信息、生物监测结果等。确保信息的准确完整，做好保存，以便追溯。

13. 术后患儿搬运时注意对患肢的牵引固定，避免患肢旋转。保持石膏固定的功能位，防止搬运不当导致石膏变形和折断。

14. 术后详细整理手术配合及工作笔记，便于提高新开展手术的相关配合。

护士长：下面由洗手护士汇报此例手术洗手护士工作要点。

洗手护士：现在由我汇报此手术洗手护士的工作要点。

（一）用物准备

1. 常规用物：敷料包、手术衣包、中单、无菌持物钳。

2. 手术器械：骨科器械包、骨科动力系统、厂家器械（弹性髓内钉、打钉器）、大力剪。另备骨折包、髋脱位包、克氏针。

3. 一次性用物：无菌手套、C 形臂无菌保护套、15 号手术刀片、显影纱布套包、3－0 抗菌薇乔、4－0 抗菌薇乔、4－0 带针慕丝线、20 mL 注射器、6 cm×7 cm 敷贴。

4. 另备：23 号手术刀片、电刀手笔、双极电凝镊、吸引器管、吸引器头、骨蜡、3－0 抗菌薇乔八根针、2－0 抗菌薇乔八根针。

（二）工作要点

1. 此手术为新开展手术，术前 1 日与手术医生沟通该手术的特殊用物及注意事项。特殊用物有大力剪和厂家器械弹性髓内钉、打钉器，提前与供应室沟通厂家器械的监测情况。

2. 术日将所有用物备齐，提前刷手上台清点用物，在厂家人员的指导下熟悉厂家器械并检查其完整性。

3. 术中密切关注手术进展，积极主动配合手术。

4. 使用 C 形臂时用 C 形臂无菌保护套套好球管保护无菌区域。

（三）手术步骤

1. 准备弹性髓内钉。手术使用的弹性髓内钉为植入物，与手术医生确认使用型号，并与巡回护士共同核对弹性髓内钉的名称、数量、型号、有效期、灭菌效果及包装完整性。

2. 消毒、铺巾。此手术消毒范围为：左侧髋部及左下肢，待消毒左足时递无菌小单包裹脚踝处。铺无菌单：手术医生将患肢抬起，先于左下肢下方铺双折中单，常规铺置小单、中单，最后铺有口大单，将左侧患肢从有口处移出。

3. 行股骨干骨折复位，C 形臂透视复位满意。使用 C 形臂前将其固定好位置并将无菌套袋套在 C 形臂球部，注意无菌操作，避免污染。

4. 测量 X 线片上髓腔最窄部位的直径，所选髓内钉的直径是其 1/3，进针点应位于股骨远端骨骺板近侧 1 ~ 2 cm（儿童这个位置大概位于伸膝时髌骨上缘近侧 1 横指），在进针点平面的内外侧各做一长度 3 ~ 4 cm 向远端延伸的切口（进针点应在关节囊外侧，避免损伤骨骺板），对阔筋膜进行足够的分离，在切口的近侧端垂直于骨皮质处插入开孔骨锥，慢慢旋转骨锥刺入骨皮质，其进入方向与股骨长轴成 45°角，然后继续向上刺穿骨皮质（图 8-11）。所开孔应比所选髓内钉直径略大。可以使用 C 形臂检查骨锥的位置和进入深度。两侧开髓步骤相同。

5. 预弯髓内钉：弧度约为髓腔直径的 3 倍，弧弓顶点应位于骨折区域，髓内钉针头应与弧形一致。插入第一枚髓内钉，髓内钉的顶端与骨皮质垂直插入髓腔，然后旋转 180°，使髓内钉与髓腔平行，髓内钉的顶端朝向髓腔，旋转或适当敲击，逐渐打入髓内钉；同样操作打入第二枚髓内钉（图 8-12）。

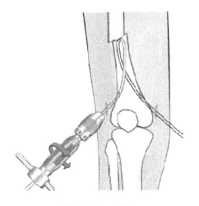

图 8-11　开孔

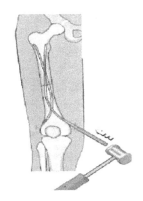

图 8-12　打入髓内钉

6. 在 C 形臂透视下髓内钉顶端位置（图 8-13），直至顶端达到近端骨骺板远端的位置，然后检查旋转，大力剪剪断多余的部分，保留 1 cm 的残留长度。残端不宜过长，以免假性囊肿的发生，同时不影响膝关节的正常活动；太长会穿出皮肤，引起感染。

7. 注意

（1）严格执行无菌技术操作，保持髓内钉的无菌性，防止骨髓炎等感

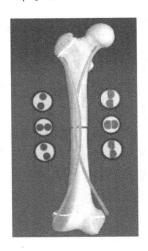

图 8-13　C 形臂透视髓内钉位置

染的发生。

（2）此手术共两个切口，使用纱布时做到心中有数，按照手术物品清点制度严格掌握清点时机，分别在缝合第一切口和第二切口前对台上所有物品进行清点。

（3）在 C 形臂透视时注意保护器械台，将器械车放置在安全的位置。

（4）提前准备无菌生理盐水冲洗创面。清点无误后缝合切口。

8. 髋人字石膏固定前撤出无菌布单，协助巡回护士铺置无纺布，防止污染手术床及地面。

9. 手术结束，与厂家人员沟通后将厂家器械送至供应室清洗、消毒。

10. 协助巡回护士整理手术室，将 C 形臂等设备归位放置。

11. 术后详细整理手术配合及工作笔记，便于提高新开展手术的相关配合。

护士长：巡回护士与洗手护士已将该手术患儿的病例及手术配合要点向大家做了详细汇报。此手术患儿为骨科专业第 1 例小切口弹性髓内钉固定手术，那么我们在手术护理方面有哪些注意点呢？请大家进行讨论。

护士 D：首先大家了解弹性髓内钉较普通克氏针、钢板固定的优势及弹性髓内钉的作用原理。

1. 弹性髓内钉较普通克氏针及钢板固定的优势

①可以加快骨愈合，通过骨端相对微动促进优质外骨痂形成，使骨折快

速愈合来恢复功能。

②弹性髓内钉打入过程无须扩髓，不剥离骨膜，对骨折端血供影响小，可早期活动负重，使骨折处承受纵向挤压应力的刺激，从而加速骨折愈合。

③消除传统固定方法伴随的风险，如深部感染、骨不愈合。避免切开手术明显瘢痕，甚至避免输血。同时减少儿童骨折后肢体的过度生长。

2. 弹性髓内钉作用原理

弹性髓内钉是插置于骨折断端两侧的骨髓腔内，使骨折得以固定的一种钛合金内固定器。

弹性髓内钉的作用机制是将其预弯成弧形，每根髓内钉在髓腔内有 3 个支点，形成一个"内支架"，其弹力形变在髓腔内产生一个弯曲力矩，促使骨折的横向移位和成角移位得到矫正，两根在髓内产生交叉应力达到维持骨折纵向轴线的目的。其主要用于治疗儿童骨干中部和远离干骺端 1/3 处骨折固定。但是不可用于关节内骨折、完全不稳定性骨折（粉碎性）、无任何骨皮质支持的骨折。

护士 A：根据骨折的特点及患儿多处复合伤提出的护理问题如下。

1. 有皮肤完整性受损的危险：与患儿制动及手术时间长有关。

2. 疼痛：与骨折本身及耳郭部位的皮肤裂伤有关。

3. 有手术部位感染的危险：与术前患儿多处复合伤、手术时间长有关。

4. 有血容量不足的危险：与骨折导致的周围软组织内的血管破裂有关。

5. 潜在并发症：骨筋膜室综合征，与骨折固定不当、石膏固定过紧有关。

6. 有血管神经损伤的危险：与患儿骨折有关。

7. 有术中低体温的危险：与患儿体温调节能力差、患儿体液丢失有关。

8. 紧张和恐惧：与创伤疼痛和环境陌生有关。

护士长：护士 A 提出了 8 条护理问题，基本涵盖了此手术患儿存在的危险点，那么我们针对这些护理问题该如何制定相应的护理措施？请大家讨论。

护士 B：针对患儿皮肤完整性受损的护理措施：

1. 接患儿时检查患儿全身部位的皮肤，有红肿破溃的部位及时记录并与病房护士详细交接。

2. 保持手术床上布单平整、清洁、干燥。约束带固定松紧适宜。

3. 体位安置完成后，在患儿骨突处垫小棉垫保护。检查各导线及管路，勿压于患儿身上。

4. 应对患儿身体姿势、组织灌注情况、皮肤完整性和约束带固定位置及体位垫放置情况进行评估，并观察受压部位的情况。

5. 术中尽量避免手术设备、器械和手术人员对患儿造成外部压力。对非手术部位，在不影响手术的情况下，至少应当每 2 小时调整受压部位 1 次。

6. 术中观察负极板局部温度，防止负极板局部过热、性状改变对患儿皮肤造成影响。

护士 C：针对患儿手术部位感染风险的护理措施：

1. 遵医嘱术前预防用抗生素，在患儿切皮之前的 30 分钟到 1 小时之内输注完毕。

2. 洗手护士严格执行无菌技术操作，C 形臂透视时保护无菌器械台，疑似污染，立即更换。

3. 术中密切注意手术进展，将物品准备齐全，正确、及时递于术者，缩短手术时间。

4. 巡回护士严格控制手术室参观人数及减少开门次数，监督手术人员的无菌操作，如有违反，及时纠正。

5. 手术如超过 3 个小时，遵医嘱给予第 2 剂预防用抗生素。

6. 术后密切观察患肢，如有肿胀、疼痛、血肿等情况及时告知手术医生，以防穿孔感染的发生。

护士 D：针对患儿血容量不足风险的护理措施：

1. 术前尽量减少患儿的搬动，避免因体位的变化引发出血。

2. 去病房接患儿时，检查患儿是否配血，必要时带血入手术室。

3. 手术开始前建立两条静脉通路，保证机体的有效灌注量。

护士 E：针对患儿紧张和恐惧的护理措施：

1. 护理人员应主动给予鼓励和安慰，耐心仔细地向患儿家属进行术前访视及术前宣教。

2. 如患儿清醒，护理人员应用亲切和蔼的语言与患儿交流，争取患儿的信任与配合。鼓励患儿以勇敢精神配合治疗，使其树立信心，稳定情绪。

3. 患儿进入手术室后始终守护在患儿身旁，保护及安慰患儿。

护士 F：针对患儿潜在并发症：骨筋膜室综合征的护理措施如下：

1. 术后检查石膏是否固定过紧，将患肢抬高 20°～30°制动。

2. 观察患儿患侧肢体末梢皮肤，如有苍白发青，患肢持续疼痛、麻木属骨筋膜室综合征的潜在危险，及时报告医生，给予相应处理。

护士 G：针对患儿血管神经损伤风险的护理措施：

1. 接患儿时评估患儿足背动脉搏动、足趾活动情况以及足底皮肤感觉有无障碍，如有异常通知手术医生及时处理。

2. 搬运患儿时动作轻柔，手术医生、麻醉医生、巡回护士动作协调一致，勿因外力作用导致骨折断端刺伤患儿血管神经。

3. 术中密切观察患儿生命体征。

护士 H：针对患儿术中发生低体温风险的护理措施：

1. 采取综合保温措施，加强体温监测。

2. 术前调节室温到 23 ℃、相对湿度在 30% ~ 60% 。

3. 开启变温毯，预热盖被，保证床单干燥。

4. 入室后，给予变温毯保暖，加盖被服，尽可能减少皮肤暴露。

5. 使用输血输液加温仪加热输入液体及血制品，并随时观察加温仪运行情况。

6. 患儿离开手术室前，将盖被提前加热，确保维持转运中患儿的体表温度。

护士 A：针对患儿疼痛的护理措施：

1. 术前嘱患儿抬高患肢，制动。

2. 术前转运患儿时要注意轴线搬动，多人合作，动作轻柔。

3. 患儿如为清醒状态，积极与患儿沟通，态度亲切和蔼，转移其注意力。

4. 避免患肢受压，术中及时收走不用的器械，提醒手术医生勿压患儿身体。

护士长：以上大家针对此患儿提出的几点护理问题以及采取相应的护理措施非常重要。那么除这些内容外，我们应该如何保证患儿安全进行手术呢？

护士 B：做每一例手术，手术安全核查都很重要，安全核查的内容有哪些？

手术安全核查是由具有执业资质的手术医师、麻醉师和手术室护士三方，分别在麻醉实施前、手术开始前和患儿离开手术室前，共同对患儿身份和手术部位等内容进行逐一核查。实施手术安全核查的内容如下。

1. 麻醉实施前：三方按手术安全核查表依次核对患儿身份（姓名、性别、年龄、病案号）、手术方式、知情同意情况、手术部位与标识、麻醉安全检查、皮肤是否完整、术野皮肤准备、静脉通道建立情况、患儿过敏史、抗菌药物皮试结果、术前备血情况、假体、体内植入物、影像学资料等内容。

2. 手术开始前：三方共同核查患儿身份（姓名、性别、年龄）、手术方式、手术部位与标识，并确认风险预警等内容。手术物品准备情况的核查由手术室护士执行并向手术医生和麻醉医师报告。

3. 患儿离开手术室前：三方共同核查患儿身份（姓名、性别、年龄）、实际手术方式、术中用药、输血的核查，清点手术用物，确认手术标本，检查皮肤完整性、动静脉通路、引流管，确认患儿去向等内容。三方确认后分别在手术安全核查表上签名。

规培护士×××：我想请问老师，这个患儿所用的弹性髓内钉需要植入多长时间呢？

护士 H：患儿需通过 X 线片检查骨折愈合情况来确定取出弹性髓内钉的时间，拔除时需通过原切口的位置进入，那么我们一起来了解有关植入物的知识。

1. 按照我国新颁布的卫生标准《医院消毒供应中心》中的定义，植入物是放置于外科操作造成的或者生理存在的体腔中，存留≥30 天的可植入型物品。有一部分植入物由生产厂商通过环氧乙烷灭菌进行处理，如人工关节、吻合器、心脏瓣膜等。但是有一些植入物，主要为骨科的钢板、钢钉以及此手术所用的弹性髓内钉，大多是外来器械，需由消毒供应中心清洗灭菌，它们是植入物手术的风险来源，也容易被临床医生忽视。

2. 植入物的监测方式有 3 种，包括物理监测、化学监测和生物监测。这 3 种监测方法在实际工作中均达到合格的要求，才能保障植入物的灭菌质量达到合格。但是手术室不能对植入物等外来器械进行灭菌处理，根据 WS310.1《医院消毒供应中心第一部分管理规范》要求，植入物等外来器械使用前应由本院消毒供应中心遵循 WS310.2 和 WS310.3 的规定清洗、消毒、灭菌与检测；使用后应经消毒供应中心清洗、消毒方可交还。植入物作为临床操作后植入体内的异物，不同于在操作中简单接触无菌组织的器械，其可以明显增加手术部位感染的风险。因此，对于灭菌工作来说，植入物有更高的风险，需要更为严格的灭菌监测方法和体系。

3. 使用植入物时注意事项

①洗手护士：提前与手术医生沟通植入物的型号并与巡回护士共同核对；打开后的植入物尽量使用器械传递，减少直接接触。

②巡回护士：与洗手护士共同核对植入物包装完整性、有效期、灭菌效果、型号及数量。将使用过的弹性髓内钉及时登记：包括患儿信息、手术日期、器械种类和数量、器械经销商、灭菌信息、生物监测结果等。确保信息的准确完整，做好保存，以便追溯。将植入物的条形码粘贴于手术清点记录单的背面。

实习护士×××：老师好，患儿的血红蛋白浓度为 91 g/L，需要输血吗？

护士 A：此患儿的血红蛋白浓度为 91 g/L，有些低，但是一般要低于 70 g/L 才考虑输血，而且术中出血也不多，所以术中没有输血。那接下来我们一起学习一下血红蛋白的相关知识，血红蛋白浓度的高低直接关系到患儿有无贫血，不同年龄段的小儿血红蛋白的正常值不同，贫血的诊断标准可分为以下情况。

1. 6 个月 ~6 岁：血红蛋白低于 110 g/L；

2. 6 ~12 岁：血红蛋白低于 120 g/L；

3. 新生儿可达到 140 g/L，低于 120 g/L 应警惕存在贫血的可能。

规培护士×××：老师好，请问打石膏时应注意哪些呢？

护士 C：打石膏时我们应注意的有：

1. 石膏不可直接接触皮肤，并将骨突处用棉衬垫好。

2. 固定一个部位应超过相邻上下两个关节。

3. 根据石膏使用说明书，浸泡石膏绷带的水温是 22 ~25 ℃，利于石膏塑形。

4. 缠绕石膏时不可过松或过紧，紧则影响血运，松则达不到目的。边缠边将其中气泡赶尽，确保层层密合，才能达到所需石膏硬度的要求。

5. 托未干的石膏应用手掌，不可用手指，以防造成压痕，给患儿带来不适。石膏要随用随泡，石膏待使用时要铺平。

6. 手术前要准备足够量的一次性包布，铺在手术床周围的地面上；手术床上要提前套好床罩；石膏车上要铺置一次性包布进行保护，在行石膏固定时，石膏车位置尽量靠近手术床。

7. 存放时要严格防潮，不可把水滴到干石膏上，或用湿手拿放石膏，以免受潮凝固。

规培护士×××：请问老师，医用铅衣在维护方面有哪些注意事项？

护士E：医用铅衣的维护：

1. 医用铅衣使用中避免与尖锐物体接触以免造成划伤而影响防护效果。

2. 医用铅衣不用时应用铅衣衣架挂起，不可折叠或挤压，长时间折叠和叠压会缩短其使用寿命，影响防护效果。

3. 医用铅衣不同于一般的衣物。医用铅衣不可洗涤，若医用铅衣沾染了污物可用软布沾酒精或是用中性洗涤剂擦拭，若被传染患儿的血液、体液污染，必要时可用环氧乙烷气体消毒灭菌处理，不可用高温高压消毒灭菌。

4. 医用铅衣及其零配件在防辐射方面都有铅当量的规格要求，不同部位的防护部件其铅当量各不相同，应定期检测铅衣及其零配件的铅当量，确保铅当量的正常值及医用铅衣能够有效防辐射。

护士长总结：通过本次术前病例讨论我们学习了此新开展手术洗手护士、巡回护士工作准备要点及其他注意点、关键点，也使我们对髓内钉及植入物的知识有所了解，并且针对其存在的护理问题采取了相应的护理措施，为我们以后遇到此类手术提供了工作指导，更好地配合手术医生完成工作，从而让我们更加娴熟地完成手术室护理工作，为患儿顺利进行手术治疗提供优质的手术室护理服务。今天的讨论到此结束。谢谢大家的积极发言！

第五节　剖腹探查术、肠穿孔修补术、小肠造瘘术、腹腔引流术

患儿信息：

姓名：谭××，性别：女，年龄：16天，体重：930 g。

诊断：

1. 新生儿坏死性小肠结肠炎、腹膜炎。

2. 超早早产儿。

3. 超极低出生体重儿。

4. 败血症。

实施手术：剖腹探查术、肠穿孔修补术、小肠造瘘术、腹腔引流术。

主持人：护士长。

参加人员：手术室在岗工作人员、规培护士、实习护生。

讨论目的：通过对该病例的讨论，提出护理问题并制定相应的护理措施，减少并发症的发生，提高护理人员临床业务技术水平及手术护理质量。

护士长：大家下午好，今天我们进行的手术病例讨论患儿是一名超早早产儿、超极低出生体重儿，所实施的手术是剖腹探查术、肠穿孔修补术、小肠造瘘术、腹腔引流术。患儿由我院院前急救医护人员送到手术室，手术结束后由院前急救医护人员送回新生儿重症监护室。就此病例进行术后讨论，希望大家积极发言，以便于让此类患儿得到更优质、安全的手术室护理，为患儿的快速康复奠定基础，为临床工作作出指导。

下面由巡回护士汇报病例及巡回护士工作要点。

巡回护士：大家下午好，现在由我来汇报病例及巡回护士工作要点。

一、病例汇报

患儿，女，16 天，主因腹胀 4 天入院。患儿系第 1 胎，第 1 产，胎龄 26 + 3 周，因羊水早破顺产，出生体重 930 克，出生后因生活能力低下入住我院新生儿重症监护室进行治疗。4 天前发现患儿腹胀，渐加重，行腹部 X 线提示消化道穿孔，随即转入手术室进行手术治疗。

辅助检查：腹部 X 线检查：腹部肠管积气少。血培养结果：鲍曼不动杆菌、屎肠球菌。静脉输液：患儿留置 PICC，穿刺部位在贵要静脉。

急诊在全麻 + 气管插管下行剖腹探查术、肠穿孔修补术、小肠造瘘术、腹腔引流术。术程顺利，术中输注浓缩红细胞 15 mL，术后患儿由我院院前急救医护人员送回新生儿重症监护室继续治疗。

二、巡回护士工作要点

（一）用物准备

1. 仪器设备：高频电刀、新生儿负极板、负压吸引装置、变温毯、输血输液加温仪。

2. 体位用物：小棉垫、特制小棉帽、约束带。

3. 药物：生理盐水、蛇毒血凝酶注射液、10% 葡萄糖注射液、碳酸氢钠注射液。

4. 其他：三通、碘伏。

（二）工作要点

1. 接到急诊手术通知单后及时将手术室环境温度设置为 24～26 ℃，开启变温毯设置为 37.8 ℃，将棉被覆盖于变温毯毯面上进行预热。

2. 由于患儿体重较轻，术野范围小，为了便于术者操作，提前卸去手术床腿板。

3. 患儿是由我院院前急救护士送至手术室，故携手术申请单、手术患儿及物品核查交接表与院前急救护士在手术室患儿等候区进行核查交接，特别注意患儿的生命体征、皮肤是否完整和静脉液路是否通畅。与麻醉医生、手术医生共同将患儿安全转运至手术室。

4. 患儿入室后开始全程综合保暖工作。头部戴小棉帽，四肢用小棉垫包裹。

5. 协助麻醉医生进行麻醉及动静脉穿刺。

6. 患儿体重 930 g，选择新生儿负极板，纵向粘贴于患儿的腰背部，小棉垫覆盖新生儿负极板与负极板导线连接部位，避免与皮肤直接接触，预防患儿术中压疮的发生。术中检查负极板粘贴情况。

7. 患儿较小，无菌单覆盖整个患儿身体，注意观察静脉穿刺部位，防止发生输液外渗。严密观察输血输液情况，根据医嘱控制输注速度。

8. 使用温热纱布，进行腹腔冲洗时应使用加温后的液体。

护士长：下面由洗手护士汇报此例手术洗手护士工作要点。

洗手护士：现在由我汇报此手术洗手护士的工作要点。

（一）用物准备

1. 常规用物：敷料包、手术衣包、单包手术衣、无菌持物钳。

2. 手术器械：小儿开腹包、新生儿器械、新生儿小 S 拉钩、小肠钳。

3. 一次性用物：无菌手套、20 号手术刀片、显影纱布套包、针型电刀手笔、一次性吸引器、5 - 0 抗菌薇乔、3 - 0 抗菌薇乔、4 - 0 带针慕丝线、14 号腹腔引流管、一次性抗反流引流袋、油纱条、9 cm × 10 cm 敷贴、引流敷贴。

（二）工作要点

1. 此手术是急诊手术，接到手术申请后与手术医生沟通，了解术中可能需要的特殊手术用物。

2. 患儿病情较重，手术室人员较多，洗手护士应做好无菌器械台的保护。

3. 进行肠切除、肠管吻合时，提醒手术医生勿将肘部置于患儿两侧，防止患儿肢体被压。术者需要坐下操作时，将无菌单做成厚垫放于患儿身体两侧，便于手术医生肘部着力点置于此处，保护患儿两侧肢体不受压。

4. 术中注意保护新生儿精细器械，根据部位及缝针的大小选择合适的器械，轻拿轻放，用后及时擦净、收回。

5. 腹腔冲洗时使用温盐水，冲洗前用无菌小单铺在手术切口周围，防止冲洗盐水浸湿无菌单，冲洗结束后，及时撤下切口周围的无菌小单，重新加盖无菌单。

护士长：巡回护士与洗手护士已将该手术患儿的病例及工作要点向大家做了汇报。此患儿为超早早产儿、超极低出生体重儿，根据其生理特点及转运过程的特殊性，我们在手术护理方面有哪些注意点，下面请大家进行讨论。

护士 A：我们首先要了解什么是超早早产儿、超极低出生体重儿。

①早产儿：指胎龄＜37 周（＜259 天）出生的新生儿。

②极度早产儿：胎龄＜32 周（＜224 天）者。

③超早早产儿：胎龄＜28 周（＜196 天）者。

④低出生体重儿：出生体重＜2500 g 者。

⑤极低出生体重儿：出生体重＜1500 g 者。

⑥超极低出生体重儿：出生体重＜1000 g 者。

该患儿，胎龄 26＋3 周，出生体重 930 克，符合超早早产儿、超极低出生体重儿诊断。

护士 B：我们再来了解有关早产儿的生理特点。

①呼吸系统：早产儿呼吸中枢发育不完善，呼吸浅表而不规则，常出现呼吸暂停。

②循环系统：早产儿心率快，血压较足月儿低。

③消化系统：早产儿在缺氧、缺血、喂养不当情况下易发生坏死性小肠炎。

④血液系统：早产儿肝功能不完善，肝内维生素 K 依赖凝血因子的合成少，易发生出血症。

⑤神经系统：神经系统的功能与胎龄有密切关系，胎龄越小，反射越差。

⑥泌尿系统：早产儿肾脏浓缩功能更差，易产生低钠血症，晚期可发生代谢性酸中毒。

⑦免疫系统：早产儿皮肤娇嫩，屏障功能弱，极易发生各种感染。

⑧体温调节：早产儿体温调节功能更差，棕色脂肪少，基础代谢低，产热量少，而体表面积相对大，皮下脂肪少，易散热，同时汗腺发育不成熟和缺乏。早产儿易随环境温度变化而变化，且常因寒冷而导致硬肿症的发生。

护士长：护士 A、护士 B 对超早早产儿、超极低出生体重儿的概念及早产儿的生理特点做了讲解，那么该患儿在手术护理工作中会存在哪些护理问题？

护士 C：该手术患儿的护理问题如下：

1. 自主呼吸障碍：与呼吸中枢不成熟、肺发育不良有关。

2. 有术中低体温的危险：与体温调节能力差，麻醉及手术环境有关。

3. 有切口感染的危险：与免疫功能不足及皮肤黏膜屏障功能差有关。

4. 有高频电刀负极板灼伤的可能：与体重低，肌肉缺乏，可粘贴的部位局限及粘贴面积小有关。

5. 有术中发生压疮的危险：与月龄低，皮肤娇嫩有关。

6. 有体液容积过量的危险：与输液量过多有关。

7. 有液体外渗的危险：与静脉纤细有关。

8. 有导管感染的危险：与 PICC 置入有关。

护士长：护士 C 提出了 8 条护理问题，基本涵盖了此手术患儿的存在的危险点，那么我们针对这些护理问题该如何制定相应的护理措施？请大家讨论。

护士 D：针对自主呼吸障碍的护理措施：

1. 维持有效呼吸。早产儿易发生缺氧和呼吸暂停。给予吸氧，保持呼吸道通畅，肩下放置柔软小枕，避免颈部弯曲、呼吸道梗阻。密切观察呼吸情况，尤其在转运途中伸直气道，给予氧气吸入。

2. 清除呼吸道有分泌物。协助麻醉医生进行气管插管，提前将吸引器连接好，有分泌物时及时吸除。

护士 A：针对术中低体温的护理措施：

1. 采取综合保温措施。加强体温监测。

2. 术前调节室温到 25 ℃、相对湿度在 55%~60%。

3. 开启变温毯，预热盖被，保证床单干燥。

4. 入室后，给予变温毯保暖，加盖被服，头部戴棉帽，四肢棉垫包裹，减少暴露。

5. 使用输血输液加温仪加热输入液体及血制品，并随时观察加温仪运行情况。

6. 腹腔冲洗使用 37 ℃的加温冲洗液，冲洗前手术切口周围加盖无菌小单，冲洗结束后，及时撤下切口周围浸湿的无菌小单，重新加盖干燥的无菌小单。

7. 患儿离开手术室前，将包被提前放于变温毯上加热，转运中包裹好患儿。

护士 B：针对切口感染的护理措施：

1. 严格执行消毒隔离制度，保证手术间门关闭，减少开门次数，保持手术室正压通气，环境表面清洁，最大限度减少手术间人员数量和流动。

2. 严格执行手卫生规范。在接触患儿前后、取用无菌包前进行手卫生。

3. 严格执行无菌技术操作，并监督参加手术人员的操作。

4. 打开无菌包前检查包装是否完好、有无潮湿、是否在有效期内。

5. 遵医嘱给予预防用抗生素。

6. 尽量缩短手术时间，这就要求我们业务技术过硬，术前准备到位，术中配合默契。

护士 C：针对高频电刀灼伤的护理措施：

1. 根据患儿体重选择新生儿型负极板。新生儿负极板适用于体重 < 2.7 kg 的患儿。

2. 检查负极板的有效期及导电胶的完整性，有效粘贴于上臂。

3. 防止其肢体和手术床金属部位有接触。

4. 输出功率调节至 5 W，不可盲目增加输出功率。

5. 医生进行术野皮肤消毒时，防止消毒液浸湿床单。

6. 电刀手笔在术中不使用时及时放入保护盒内。

护士 D：针对术中发生压疮的护理措施：

1. 保持床单整洁、平整、干燥、无杂物。

2. 搬动患儿时，动作轻柔，避免拖、拽、拉。

3. 骶尾部、足跟处、肩胛处使用防压疮敷料，同时垫小棉垫；枕部垫小棉垫；四肢用小棉垫包裹。

4. 合理安置各种管路，避免与皮肤直接接触。

5. 术中提醒手术医生勿对患儿施加不必要的压力和摩擦力。

护士 E：针对体液容积过量的护理措施：

1. 使用一次性滴定管式输液器。

2. 遵医嘱严格控制补液速度，尤其在麻醉诱导结束后及时调节滴数。

3. 术中严密观察输液情况，有异常及时处理。

护士 F：针对液体外渗的护理措施：

1. 选择合适的穿刺部位。避开关节附近，选择血流速度较快、粗直、弹性好的血管进行穿刺。

2. 静脉给药前检查血液回流情况。

3. 由于患儿体积小，整个身体被无菌单覆盖，严密观察输液速度及输液部位有无红肿。

护士 D：针对导管相关血流感染的护理措施：

1. 严格执行无菌技术操作规程。

2. 严格执行《医务人员手卫生规范》。

3. 选择合适的静脉置管穿刺点。

4. 消毒穿刺部位皮肤，自穿刺点由内向外以同心圆方式消毒，消毒范围应当符合置管要求。消毒后皮肤穿刺点应当避免再次接触。皮肤消毒待干后，再进行置管操作。

5. 应当尽量使用无菌透明、透气性好的敷料覆盖穿刺点。

护士长：好的，以上大家针对此患儿提出的几点护理问题以及采取相应的护理措施非常重要。那么该患儿血培养提示鲍曼不动杆菌、屎肠球菌阳性，属于多重耐药菌感染。我们应该注意什么？

护士 E：血培养提示鲍曼不动杆菌、屎肠球菌阳性，属于多重耐药菌感染。鲍曼不动杆菌是通过空气传播和接触传播，屎肠杆菌可由自身肠道细菌引起内源性感染，也可通过医务人员的手、医疗器械等途径传播。手术室门口悬挂接触隔离标识，手术过程中医务人员要严格执行手卫生，该患儿的医疗垃圾均需双层包装后按医疗废物处理相关规定执行，手术结束后对手术室进行终末处理。

护士长：该患儿的静脉输血为什么没有使用 PICC 通路？

护士 F：患儿输液通路为 PICC（1.9 F），PICC（1.9 F）不能用于输血。因为管腔太细，会导致红细胞成分淤积，堵塞导管。因此在术前遵医嘱又另外开放了一条静脉通路用于输血。

实习护士：刚才老师讲到一次性使用滴定管式输液器，这个患儿为什么使用？它和普通输液器有什么不同？

护士 A：

1. 静脉输液在临床疾病治疗中起到举足轻重的作用，小儿因其年龄与生理特点，用药与成人存在明显差异，尤其对早产儿、新生儿、病危、重患儿，静脉用药必须做到精、少、准、匀等。

2. 一次性使用滴定管式输液器一般应用于婴幼儿及特殊患儿临床定量输液。

3. 本产品主要由软聚氯乙烯、聚丙烯、ABS 等材料制成，其结构组成为瓶塞穿刺器、软管、注射座、空气、药液过滤器、滴斗、流量调节器、圆锥接头、保护套、滴定管、截流阀等。滴定管公称容量为 200、250 mL。

4. 其基本构造同普通输液器不同的是，在茂菲滴管上端设有 100 mL 容量的刻度滴定管，滴定管上带有注药孔（带胶皮帽）、进气孔、挂带及连接的软管上附加 1 个上流量调节器（图 8–14）。

规培护士：老师好，请问蛇毒血凝酶注射液的作用是什么？

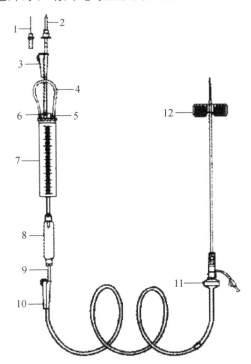

1—进气针　2—穿刺瓶针　3—上流量调节器　4—挂带　5—注药孔　6—进气孔　7—刻度滴定管
8—茂菲滴管　9—软管　10—下流量调节器　11—输液过滤器　12—静脉输液针。

图 8–14　一次性使用滴定管式输液器

护士 D：蛇毒血凝酶注射液，可避免或减少手术部位及手术后的出血，从而减少出血量。用法：药液浸湿纱布局部按压出血部位。

护士长：该患儿术后如何交接？

护士 E：手术结束后患儿直接由院前急救医务人员从手术室转运至新生儿重症病房，巡回护士提前联系电梯工作人员备好电梯，并与院前急救护士做好交接工作，根据患儿交接核查表，交接患儿生命体征及管路等情况。

护士长总结：谢谢各位老师的精彩讲解。通过本次病例讨论我们学习了超早早产儿、超极低体重儿的生理特点和手术配合要点，以及针对其存在护理问题而采取了相应的护理措施，为我们以后的工作提供了指导，使我们更加娴熟地完成手术室护理工作，为患儿顺利进行手术治疗提供优质的手术护理。

今天的讨论到此结束。谢谢大家的积极发言！

第六节　气管异物取出术

病例：硬支气管镜检查及异物取出术。

姓名：薛××，性别：男，年龄：2 岁 4 个月，体重：12 kg。

诊断：气管异物；多器官功能衰竭；支气管肺炎。

实施手术：硬支气管镜检查及异物取出术。

主持人：护士长。

参加人员：手术室在岗工作人员、规培护士、实习护生。

讨论目的：通过对该病例的讨论，提出护理问题并制定相应的护理措施，减少并发症的发生，提高护理人员临床业务技术水平及手术护理质量。

护士长：大家下午好，今天我们进行在急诊科行硬支气管镜检查及异物取出术的手术回顾性护理病例讨论，希望大家积极发言，以便于需要紧急手术的患儿得到更优质的手术护理，为患儿的顺利康复奠定基础。

下面由巡回护士汇报病例及巡回护士工作要点。

巡回护士：大家下午好，现在由我来汇报病例及巡回护士工作要点。

一、病例汇报

患儿，男，2 岁 4 个月，主因误呛花生后意识丧失 5 个小时。患儿于 5 个小时前误呛花生后剧烈咳嗽、喘息，10 分钟后意识丧失，遂急就诊于当地市人民医院，给予插管、呼吸机辅助呼吸，后急送我院。深昏迷状态，大小便失禁。查体：患儿意识丧失，压眶无反应，颜面部苍白，双肺呼吸音低，双肺可闻及喘鸣音及痰鸣音。肌力 0 级，肌张力无。呼吸机辅助下胸廓可起伏。患儿有明确的异物呛咳史，根据患儿症状、体征，因患儿症状危重，未行任何检查。即刻在急诊科行硬支气管镜检查及异物取出术治疗。

二、巡回护士工作要点

（一）用物准备

1. 仪器设备：负压吸引装置。

2. 手术器械：气管异物包、冲洗盆。

（二）工作要点

1. 此手术直接在急诊科进行。与急诊科护士长沟通，准备出 1 个手术的房间；立即通知麻醉医生并联系电梯。

2. 2 名护理人员携带手术器械等相关用物，与麻醉医生、手术医生迅速到达急诊科。

3. 在合适的位置打开手术包，严格执行无菌操作原则。协助手术医生检查器械是否齐全，性能是否良好。

4. 连接好负压吸引装置，处于备用状态。

5. 术中严密观察患儿病情变化，积极配合医生进行抢救。

6. 手术结束后与手术医生、麻醉医生共同护送患儿至监护室。

7. 按照器械卡清点手术器械，打包带回手术室。

护士长：巡回护士已将该手术患儿的病例及巡回护士工作要点向大家做了汇报。此手术患儿深昏迷状态，直接在急诊科紧急进行了手术，那么，我们在手术护理方面有哪些注意点，下面请大家进行讨论。

护士 A：患儿来急诊科时有明确的异物病史，其症状与支气管异物临床表现相同，那么，我们先来学习一下支气管异物的 4 个时期。

1. 异物进入期：患儿多于进食中突然发生呛咳、剧烈的阵咳，可出现气喘、声嘶、发绀和呼吸困难。若为小而光滑的活动性异物，如瓜子、玉米粒等，可在咳嗽时，听到异物向上撞击声门的拍击音，手放在喉气管前可有振动感。异物若较大，阻塞气管或靠近气管分支的隆凸处，可使两侧主支气管的通气受到严重障碍，因而发生严重呼吸困难，甚至窒息、死亡。

2. 安静期：若异物较小，刺激性不大，或异物经气管进入支气管内，则可在一段时间内表现为咳嗽和憋气的症状，很轻微，甚至消失。而出现或长或短的无症状期，则使诊断易于疏忽。

3. 刺激或炎症期：植物类气管异物，因含游离酸，故对气管黏膜有明显的刺激作用。豆类气管异物，吸水后膨胀，因此容易发生气道阻塞。异物在气道内存留越久，反应也就越重。初起为刺激性咳嗽，继而因气管内分泌物增多，气管黏膜肿胀，而出现持续性咳嗽、肺不张或肺气肿的症状。

4. 并发症期：异物可嵌顿在一侧支气管内，久之，被肉芽或纤维组织包裹，造成支气管阻塞，易引起继发感染。长时间的气管异物，有类似化脓性气管炎的临床表现：咳痰带血、肺不张或肺气肿，引起呼吸困难和缺氧。

护士 B：呼吸道异物是小儿耳鼻咽喉科的急症，气管异物是危重型呼吸道异物，异物可存留在喉咽腔、喉腔、气管和支气管内，引起声嘶、呼吸困难等。右支气管较粗短，故异物易落入右主支气管。75% 发生于 2 岁以下的儿童，如诊治及手术时机不当，随时可能危及患儿生命。

原则是尽早将异物取出。但到医院后是否立即行异物取出则需视患儿的状况、医务人员的技术力量和现有的设备情况而定。

气管异物的患儿来院时大致有以下 3 种状态。

1. 来院时已呼吸衰竭，濒临死亡，甚至呼吸、心跳已停止。

2. 以气管异物的并发症而就诊，如气胸、纵隔、皮下气肿，肺炎，肺不张等，本病例中绝大多数来院时即有气管炎，半数以上合并肺炎和（或）肺不张。

3. 来院时呼吸平稳，玩耍如常，只在活动时出现阵发性咳嗽、喘息，甚至有的基本上没有明显的症状，只是无意中胸部透视或拍片时发现异常，如大头针或较小的不透光异物等。

该患儿来院时处于深昏迷状态，属于第一种状态。而多数特殊类型的异物患儿就诊时属于第二种状态，选择手术时机非常重要。

1. 已经出现呼吸衰竭的患儿应当机立断，在矫正呼吸、循环衰竭的同时在直达喉镜下用喉异物钳或直接下气管镜取出异物。此时应争分夺秒，以挽救生命为第一。

2. 当气管异物取出困难，患儿又出现极度呼吸衰竭时，就尽可能将异物推入到右侧支气管内（因右侧支气管的角度较小，容易下推），同时进行心、肺、脑复苏，待情况缓解再考虑异物的取出。

3. 已出现了肺炎、肺不张的患儿，应在充分抗生素治疗的基础上再行气管镜检查，并要做好充分的准备，如：模拟取异物时钳夹的最佳位置以便出声门裂时不被声带刮脱；应尽快改善患儿全身的营养状态及纠正电解质紊乱，选择麻醉方式和人员准备。

4. 如果异物呛入的时间很短，数小时至 1～2 天，异物活动度大，易变位，有咳至气管引起窒息可能时，应尽早取出。

护士长：那么该患儿在手术护理工作中会存在哪些护理问题？

护士 B：该手术患儿的护理问题：

1. 有窒息的危险：与异物阻塞有关。

2. 低效型呼吸形态：与异物阻塞有关。

3. 清理呼吸道无效：与患儿分泌物多有关。

4. 有皮肤黏膜完整性受损的危险：与手术操作有关。

5. 焦虑、恐惧（家长）：与患儿病情危重及预后差有关。

6. 舒适度减弱：与喉头水肿有关。

7. 潜在并发症：肺炎、肺气肿、气胸、心力衰竭等。

8. 知识缺乏：与家长缺乏相关知识有关。

护士长：护士 B 提出了 8 条护理问题，基本涵盖了此手术患儿存在的危险点，那么我们针对这些护理问题该如何制定相应的护理措施？请大家讨论。

护士 C：针对有窒息的危险的护理措施：

1. 术中：密切观察患儿的口唇颜色及呼吸、血氧饱和度等，保持有效通气。发现口唇发绀、屏气、血氧饱和度过低时，应立即告诉医生停止手术，退出气管镜，使用面罩加压吸氧，加深麻醉。待血氧饱和度上升到98% 以上再行手术。异物取出后，应和医生一起观察异物是否完整，避免异物残留，并妥善放置好异物。

2. 术后：密切观察病情变化，保持呼吸道畅通，继续给予吸氧及心电监护。观察血压、心率、呼吸、神志、面色、口唇、血氧饱和度变化及有无喉痉挛、憋气、呼吸暂停等症状。

3. 全麻未清醒期间：去枕取平卧位，颈部垫高，头偏一侧，及时清除呼吸道分泌物，保持呼吸道通畅，以防误吸。

护士 D：针对低效型呼吸形态的护理措施：

1. 术中严密观察生命体征变化，保持静脉用药通畅；观察心律，预防小儿心率过快发生心力衰竭。

2. 注意呼吸频率、节律深浅度变化，观察是否有呛咳、憋气发生，观察血氧饱和度情况。

3. 术中如患儿呼吸突然停止，不要退出支气管镜，应尽力迅速钳取异物，使堵塞的气道通畅，恢复呼吸。

护士 E：针对清理呼吸道无效的护理措施：

1. 协助麻醉医生进行气管插管，提前将吸引器连接好，有分泌物时及时吸除。

2. 术中要注意观察患儿的病情变化，及时清除口腔内分泌物，保持呼吸道通畅。

3. 观察患儿的血氧饱和度值，若出现低血氧时可以给患儿用人工简易呼吸器辅助呼吸。

4. 患儿发生抽搐时立即停止手术，清理呼吸道分泌物，增加吸氧的氧浓度。做好相应处理，待症状消失后再给予取物。

护士 F：针对有皮肤黏膜完整性受损的危险的护理措施：

1. 手术医生需要轻轻转动头颈以方便观察左右支气管情况，看清是否有出血、炎症、肉芽、脓液，及时吸出表面血液及分泌物。

2. 检查异物位置、活动度、和周围的关系，争取在第一次将异物成功取出，尽量减少下支气管镜次数，从而减少对喉头及气管的刺激。

3. 多次钳夹会损伤异物周围管壁，引起黏膜肿胀、出血或将异物推向深处，增加再钳取时的困难。

4. 术中避免气道的损伤，以及出血的情况。检查过程中全程密切监测患儿的心率、心律、呼吸、血压以及血氧饱和度的变化，注意观察患儿面色。如果出现以上异常情况立即报告医生和麻醉医生采取相应的处理。

护士 G：针对焦虑、恐惧（家长）的护理措施：

我们对接受支气管镜异物取出术的患儿，充分做好术前准备，加强患儿及家长的心理护理。术中做好病情观察及进退支气管镜的准确配合。建立良好的医护患关系：主动接近小儿及家长，通过亲切交谈，及时了解小儿及家长的心理活动，做必要的解释，解除小儿和家长的疑虑；高度重视小儿及家长的各种心理活动，取得小儿及家长的信任，多方面给予体贴、关心和照顾。

护士 A：针对舒适度减弱的护理措施：

1. 预防喉头水肿，在下支气管镜前后分两次静脉给予适量激素，异物取出后观察有无气胸、肿膈移位、皮下气肿。

2. 预防喉水肿要点是选用口径合适的支气管镜，术中支气管镜进出声门次数不宜过多，手术时间不要持续过长。

护士 C：针对知识缺乏的护理措施：

1. 首先特别要交代家属患儿病情的危险性。术后仍具有危险性，嘱咐家长认真仔细照看患儿嘴唇颜色及患儿呼吸情况。

2. 特别强调加强患儿的护理及监护，最好有人看护，不给 5 岁以内的小孩喂食瓜子、花生米等极易引起呼吸道异物的食物，告知家长平时要特别注意养成小孩讲卫生的习惯及自我保护意识。

3. 小儿吃东西时勿让其嬉笑打闹、勿恐吓打骂孩子。

4. 不要将一些塑料、硬币等杂物含在口中，以免发生呼吸道异物堵塞。若小孩口内含食物玩耍，家长发现，不要强行挖出，应设法引其自己吐出，以免深吸气时，异物进入气管。如果发现进食时呛咳、气促等情况，家长应及时带其到医院诊治，以减少危险性和并发症的发生，掌握倒提叩背法，紧急情况下抢救患儿生命。

护士长：好的，以上大家针对此患儿提出的几点护理问题以及采取相应的护理措施非常重要。还有其他补充内容吗?

护士 D：做好沟通工作。与急诊室护士长沟通，准备手术的房间；与电梯师傅沟通，联系电梯，开启绿色通道，以最快速度到达急诊科进行抢救工作；与手术医生沟通除常规用物外还需要携带哪些物品；与麻醉医生沟通。

合理安排人员，日常该手术安排 1 名巡回护士，此台手术应安排 2 名高年资护士前往急诊室，2 名低年资护士留在手术室，如需其他物品，及时进行传送。

至少开放 2 条静脉通路，积极配合医生进行抢救。

手术结束后，一人与急诊室护士、手术医生、麻醉医生将患儿送至监护室。转运途中注意保护气管插管及输液管路，避免非计划性脱管发生；持续氧气吸入；保暖；床档保护，平稳护送。另一人收拾整理手术器械，将所有用物带回手术室，防止遗留在急诊科。

护士 B：确保手术以最快的速度完成。

术前准备一定要到位，尤其是器械与物品的准备。参考气管镜的规格与适用年龄标准，结合患儿的具体情况准备合适的气管镜和气管切开包。每件器械术前均仔细检查。带手术器械前往急诊科途中，不要慌乱，避免磕碰，造成器械的损伤。带 2 个器械包，用 1 个备 1 个。

规培护士：老师，气管异物手术患儿的体位该如何摆放呢？

护士 A：待患儿麻醉后使患儿的头部和床头平齐，并在肩部垫一软垫，将患儿头后仰，使口、咽、喉保持在一直线上，以减少患儿口腔与气管之间的生理弯曲。

实习护生：老师，术中患儿出现哪些指征时需要立即停止手术？

护士 B：术中严密监测患儿心率及血氧饱和度，如患儿出现发绀、窒息、心率超过 200 次/分、患儿血氧饱和度持续降低，立即报告术者，充分吸净气管和咽喉部分泌物并停止手术，根据医嘱加大氧流量，面罩加压给氧，患儿血氧饱和度 >98% 时再重新进行手术。

护士 C：气管异物堵塞，部分或完全阻断了空气进入肺内的唯一通道，断绝了人体的氧气供应。一般情况下，人体呼吸道完全堵塞持续 5 分钟未能解决，生命就有危险。所以当气管被异物堵塞时，迅速打开通气通道是抢救的急中之急，重中之重，必须争分夺秒，方能缓解危机。若不能在有效时间内迅速将患儿送到医院时，可先采取如下措施现场自救。

1. 促咳法：当患儿刚吸入异物，神志清醒时，立即用手指或筷子等搅动患儿咽部，促使患儿咳嗽，将异物咳出。

2. 拍背法：让患儿大弯腰并低头，用手掌猛烈拍打患儿后背部（两肩胛之间），异物借助重力、拍打震荡和肺内的气体冲力向外移动掉出。

3. 倒立旋转法：用双手握住患儿双脚腕部，使患儿倒立，然后原地旋转，利用离心力使异物掉出（此法适用于婴幼儿）。

4. 腹部冲击法：抢救者站在患儿的背后，双手搂住患儿的腰，一手握拳放在患儿肚脐和肋下之间，指头与肚皮贴紧，另一只手搭在握拳手上，合力突然猛劲向上向内按压腹部，向上冲击腹部的突然冲击力，通过膈肌作用于胸腔，使肺内的残留气体呼出，冲击或冲开堵塞物。身边无人时，患儿自己亦可利用身边的桌角、椅背、床头等物抵住向上冲击。

5. 环甲膜穿刺法：如果手头能找到粗号针头，从环甲膜（喉结下方）刺入或从气管刺入气管，检查有气体出入即可维持生命，然后迅速送医院请医生处置。

6. 紧急气管切开法：在上述方法无效患儿生命垂危之际，现场的人无论懂不懂医，救人都责无旁贷。可果断地用刀将患儿的气管切开，具体操作方法是：让患儿仰卧，把颈部垫高，使头向后仰。用手摸患儿胸骨上方、甲状软骨下方这段气管，可以摸到一个环一个环的气管，从两环之间切开或刺进尖刀，有气流喷出，用力撑开缝，塞进一段笔管、胶管、金属管等通气管子，保持患儿呼吸通畅，然后用纱布或干净的布类压迫出血的伤口，迅速送往医院。如果患儿呼吸停止，可用人工呼吸的方法，从管口向患儿肺部吹气。

护士长总结：大家讲解得非常详细。此手术的特点是急、危、重。我们应以最快的速度配合手术医生进行手术。沟通也是很重要的，不论是与手术医生、麻醉医生还是与电梯师傅都要进行沟通；物品准备必须充分，确保手术能顺利进行；沉着冷静，要有敏锐的洞察力保证患儿的安全。那么，通过本次病例讨论我们学习了紧急手术配合时的注意点、关键点，为我们遇到此类患儿提供了护理指导。我们在日常工作中要对此类手术进行应急演练，为患儿顺利进行手术治疗提供保障。

第七节　神经外科、骨科多科联合手术

病例：左额顶开颅硬膜修补、右枕底清创缝合术，联合骨科行左手2～5指残端修整、左前臂肌腱缝合及右手清创缝合术。

姓名：张××，性别：男，年龄：4岁6个月，体重：16 kg。

诊断：

1. 失血性休克。

2. 锐器复合伤，急性开放性颅脑损伤，额部、右顶枕部头皮切割伤，颅骨线样骨折，左手示指、中指、环指、小指离断伤，左前臂皮肤组织裂伤，右手皮肤软组织部分缺如，左侧颌面软组织损伤。

3. 癫痫。

实施手术：左额顶开颅硬膜修补、右枕底清创缝合术，联合骨科行左手2～5指残端修整、左前臂肌腱缝合及右手清创缝合术。

主持人：护士长。

记录人：×××。

参加人员：手术室在岗工作人员、规培护士、实习护生。

讨论目的：通过对该病例的讨论，针对多科联合手术提出护理问题并制定相应的护理措施，提高手术室护理人员业务技术水平及面对多专业联合手术的配合要点，提高护理人员临床业务技术水平及手术护理质量。

护士长：大家下午好，今天我们讨论的手术病例是一例急诊行左额顶开颅硬膜修补、右枕底清创缝合术，联合骨科行左手2～5指残端修整、左前臂肌腱缝合及右手清创缝合术。此手术配合的特殊点是患儿复合伤，需要2名临床科室手术医生同时进行手术，所以需要2名洗手护士上台，分别配合神经外科和骨科医生同时完成手术。就此手术的特殊性展开讨论，希望大家积极发言，以便于今后遇到此类复合伤手术时，大家能更加高效、安全地配合手术医生完成手术，为患儿的顺利康复奠定基础。

下面由巡回护士汇报病例及巡回护士工作要点。

巡回护士：大家下午好，现在由我来汇报病例及巡回护士工作要点。

一、病例汇报

患儿，男，4岁6个月，患儿1个小时前头部及左手被利器砍伤，大量出血，具体病史不详，后由120紧急送往我院，院外未经特殊诊治。追问病史，患儿家属补充曾有癫痫病史。现为求进一步诊疗，入住我院神经外科，因病情危重由神经外科转入外科监护室。患儿重度失血性贫血、失血性休克，予推注浓缩红细胞2个单位、予输注新鲜冰冻血浆150 mL。

专科检查：心率180次/分，血压测不出，血氧85%，呼吸35次/分，头部、前胸、左手可见大量陈旧性血迹。昏睡状、意识淡漠、反应差，头皮全层裂开，颅骨开裂，未见脑组织溢出及活动性出血。右枕顶可见一长约10 cm的裂伤，左前臂可见一长约12 cm的裂伤，创面不规整，左手中指、环指、小指近节指间关节完全离断，左手示指远节指间关节完全离断，右手小指尺侧可见2 cm×2 cm大小的皮肤缺损。追问病史，患儿亲属补充曾有癫痫病史，故补充诊断：癫痫。

辅助检查：头颅CT：额骨、顶骨骨折，额顶叶挫裂伤，蛛网膜下腔出血。双手X线片：左侧桡骨远端骨折，左手多指骨质缺损。

急诊在全麻＋气管插管下行左额顶开颅硬膜修补、右枕底清创缝合术，联合骨科行左手2～5指残端修整、左前臂肌腱缝合及右手清创缝合术。

二、巡回护士工作要点

（一）用物准备

1. 仪器设备：高频电刀、双极电凝（神经外科和骨科各备 1 台）、磨钻、负压吸引装置、变温毯、输血输液加温仪。

2. 体位用物：C 形凝胶头圈、海绵垫、小棉垫、约束带。

3. 药物：盐酸肾上腺素注射液、2% 利多卡因注射液。

4. 其他：三通、碘伏、生理盐水、75% 酒精、双氧水、石膏绷带、8 号一次性硅胶导尿管、无菌导尿包。

（二）工作要点

1. 此手术为急诊手术，接到手术通知单后及时通知麻醉医生，做好一切术前准备工作，与手术医生一起将患儿接至手术室。准备好缠有纱布的压舌板，防止患儿癫痫发作时造成意外伤害。

2. 与外科监护室护士做好交接工作。由于患儿多处复合伤，直接使用外科监护室病床，避免二次转运，转运至手术床时应该由手术医生、麻醉医生、巡回护士共同完成。骨科和神经外科医生同时对患儿进行清创术，在患儿头部和左上肢下垫衬塑料袋，保护床单干燥、不被污染，待冲洗完伤口后撤去，并做好身体其他部位的保暖工作。

3. 由于患儿病情较重且多科同时手术，由 2 名洗手护士分别管理其切口部位使用的器械、纱布、缝针等所有物品，各自传递自己所负责手术的器械，防止混淆。

4. 清点时分别记录（骨科、神经外科），准备 2 个纱布清点架，分别存放手术使用的纱布，利于清点。

5. 术中另追加的用物，及时分别登记到手术物品清点记录单上。

6. 由于此手术时间长，妥善保护好受压部位皮肤，尤其是耳郭和眼睛放在头圈的中空位置，防止受压，骨隆突处做好压疮的防护。

7. 术前建立 2 路静脉通路。输血输液使用输血输液加温仪，防止术中发生低体温。

8. 术中输注完毕的血袋、晶体及胶体液的外包装统一放在指定位置，便于术后准确计算入量。用后血袋放于冰箱内保存 24 小时。

9. 使用磨钻时提醒手术医生做好个人防护，佩戴防护面罩。

10. 术中使用植入物，做好各项检查及核对工作。

11. 严格执行无菌技术操作原则，骨科行石膏固定术要等神经外科手术结束后方可进行。

12. 必要时通知备班人员到岗参与抢救。

13. 患儿复合伤由多学科合作，注意手术中人员的管理及无菌操作。

14. 严格执行"抗菌药物"使用原则，遵医嘱在手术开始前 0.5 小时到 1 小时输注第 1 剂预防用抗生素。手术超过 3 小时，术中遵医嘱使用第 2 剂预防用抗生素。认真核对清楚抗生素批号及皮试结果。

护士长：下面由洗手护士汇报此例手术洗手护士工作要点。

洗手护士：现在由我汇报此手术洗手护士的工作要点。

（一）用物准备

1. 常规用物：敷料包（2 套）、手术衣包（2 套）、单包手术衣（备用）、无菌持物钳。

2. 手术器械：神经外科：开颅器械包、磨钻、双极电凝镊（神经外科专用）；骨科：多指包、骨锉、双极电凝镊（骨科专用）。

3. 一次性用物

（1）神经外科：8 cm×10 cm×8 cm 显影纱布、6 cm×7 cm×8 cm 显影纱布、20 号手术刀片、11 号手术刀片、一次性吸引器、显影纱布套包、无菌手套、医用脑棉片（2 cm×7 cm）、骨蜡、一次性使用头皮夹、一次性使用静脉输液针、电刀手笔、微创颅脑引流套装、3-0 抗菌薇乔、2-0 带针慕丝线、4-0 带针慕丝线、医用手术薄膜（30 cm×20 cm）、颅脑手术薄膜（45 cm×45 cm）、9 cm×20 cm 敷贴、明胶海绵、颅骨固定夹、50 mL 注射器、20 mL 注射器、5 mL 注射器、1 mL 注射器。

（2）骨科：无菌手套、8 cm×10 cm×8 cm 显影纱布、6 cm×7 cm×8 cm 显影纱布、15 号手术刀片、纱布套包、骨蜡、5-0 单针普迪斯、4-0 带针慕丝线、20 mL 注射器、无菌绷带、驱血带、油纱。

（二）工作要点

1. 此手术是急诊手术，接到手术申请后立即与手术医生沟通，了解术中是否需要特殊用物，查看特殊用物是否处于灭菌状态，并提前准备到手术室。

2. 此手术为两科联合同时进行，由 2 名洗手护士上台分别负责各专业的手术配合，每位洗手护士要分别管理好各切口部位使用的纱布、缝针和器械，做到心中有数，随时观察手术进展，防止各切口用物混淆而造成用物清点不清。

3. 骨科手术结束准备打石膏时，神经外科还要进行枕部开颅手术，所以必须等神经外科手术结束后才可以打石膏。

4. 清点用物时，2 名洗手护士分别与巡回护士认真进行清点，严格执行清点查对制度。

5. 使用植入物时，切忌用手直接拿取，一定要使用无菌镊夹取，同时与巡回护士核对灭菌情况、名称及有效期。

护士长：巡回护士与洗手护士已将该手术患儿的病例及工作要点向大家做了详细汇报。此手术是两专业联合手术，那么在手术护理中应该提出哪些护理诊断，如何制定护理措施？下面请大家进行讨论。

护士 A：患儿来院后已处于失血性休克状态，现在我们共同学习一下失血性休克的知识。

1. 定义：低血容量性休克为血管内容量不足，引起心室充盈不足和心搏量减少，如果增加心率仍不能代偿，可导致心排血量降低。

2. 病理生理学：发生低血容量性休克时，人体的液体发生外在丢失或液体从血管转移到细胞内，造成血管内液体丢失，静脉回心血量减少，因而心室充盈减少，射血量下降。随之心排血量下降，组织、器官灌注不足。患儿会出现烦躁、全身乏力，焦虑不安，严重时可出现眩晕或昏厥。患儿还表现为呼吸浅快，脉搏细数无力，皮肤及面色苍白，四肢湿冷。上述临床表现往往容易被忽视，如果患儿得不到及时救治，休克继续发展到晚期，累及患儿心、肝、肾、肺、脑等脏器，出现全身性严重的淤血性缺氧状态，患儿临床主要表现为血压下降，皮肤发绀，尿量减少或无尿，神态淡漠。此外应注意，严重休克可能损伤患儿的血管内皮细胞，形成弥散性血管内凝血，导致组织、细胞坏死，使生命重要器官发生不可逆损伤。

3. 病因及发病机制：失血性休克多见于大血管破裂，腹部损伤引起的肝、脾破裂，消化性溃疡出血，门静脉高压所致食管、胃底静脉曲张破裂出血，宫外孕出血，手术创面广泛渗血或手术所致大血管或脏器损伤，动静脉瘤或肿瘤自发破裂等。

4. 身体状况：评估休克症状、体征和辅助检查结果、重要脏器功能，了解休克的严重程度。

①意识和神情：休克早期患儿呈兴奋状态，烦躁不安；休克加重时表情淡漠、意识模糊，反应迟钝，甚至昏迷。若患儿意识清楚，对刺激反应正

常，表明循环血量已基本补足。

②皮肤色泽及温度：评估有无皮肤、口唇黏膜苍白，四肢湿冷；休克晚期可出现发绀，皮肤呈现花斑状征象。补充血容量后，若四肢转暖，皮肤干燥，说明末梢循环恢复，休克有好转。

③血压与脉压：休克时收缩压常低于 90 mmHg，脉压小于 20 mmHg。

④脉搏：休克早期脉率增快；休克加重时脉细弱，甚至摸不到。临床上常用脉率/收缩压（mmHg）计算休克指数，指数为 0.5 表示无休克；1.0 ~ 1.5 表示有休克；＞2.0 为严重休克。

⑤呼吸：注意呼吸次数及节律。休克加重时呼吸急促、变浅、不规则。呼吸增至 30 次/分以上或 8 次/分以下表示病情危重。

⑥体温：大多偏低，但感染性休克患儿有高热，若体温突升至 40 ℃以上或骤降至 36 ℃以下，则病情危重。

⑦尿量及尿比重：尿量及尿比重是反映肾血液灌流情况的重要指标之一。每小时尿量少于 25 mL、尿比重增高，表明肾血管收缩或血容量不足。尿量大于 30 mL/h 时，表明休克有改善。

5. 处理原则：迅速补充血容量，积极处理原发病以控制出血。

①补充血容量：根据血压和脉率变化，估计失血量。补充血容量并非只是失血量全部由血液补充，而是快速扩充血容量。可先经静脉在 45 分钟内快速滴注等渗盐水或平衡盐溶液 1000 ~ 2000 mL，观察血压回升情况。再根据血压、脉率、中心静脉压及血细胞比容等监测指标情况，决定是否补充新鲜血或浓缩红细胞。

②止血：在补充血容量的同时，对有活动性出血的患儿应迅速控制出血，可先采用非手术止血方法，如止血带、三腔双囊管压迫、纤维内镜止血等。若出血迅速、量大，难以用非手术方法止血，应积极做手术准备，及早实施手术止血。

护士长：那么该患儿在手术护理工作中会存在哪些护理问题？

护士 B：该手术的护理问题：

1. 血容量不足：与患儿外伤出血有关。

2. 有手术部位感染的危险：与术前患儿多处开放性复合伤及手术室内人数多有关。

3. 清理呼吸道无效：与意识障碍有关。

4. 有皮肤完整性受损的危险：与手术时间长，患儿多处皮肤损伤有关。

5. 有受伤的危险：与癫痫发作有关。

6. 躯体活动障碍：与昏睡有关。

7. 疼痛：与多处创伤有关。

8. 潜在并发症：术中低体温，与术前出血多、使用大量液体清创和手术时间长有关。

9. 焦虑、恐惧（家长）：与家长担心预后差有关。

护士长：护士 B 提出了 9 条护理问题，基本涵盖了此手术患儿存在的危险点，那么我们针对这些护理问题该如何制定相应的护理措施？请大家讨论。

护士 C：针对血容量不足的护理措施：

1. 术前

①尽量减少患儿的搬动，避免因体位的变化引发出血。

②去病房接患儿时，检查患儿配血单，与术者沟通是否需要术前输血，如需要，术者下医嘱取血，由运送人员直接送到手术室。

③使用输血输液加温仪进行血液的输注，使输入的血温不超过患儿的体表温度，以减少不良反应的发生。

④严格执行查对制度及无菌技术操作规程。

⑤手术开始前建立 2 条静脉通路，保证机体的有效灌注量。

2. 术中

①密切观察生命体征与中心静脉压的变化，并注意有无急性肺水肿、急性心力衰竭的表现，遵医嘱调整补液的速度和量。

②严密观察病情，加强巡视，若出现输血反应，如寒战、气促、咳嗽、呼吸困难等，应立即停止输血，保留余血以便进行复查及核对，并通知医生，遵医嘱进行处理。正确记录每小时的尿量并观察尿的颜色和性质。

③严格掌握输血量及输液量，避免输血、输液过快、过量。

④及时调整输液滴速，在快速补液过程中，警惕肺水肿、心力衰竭出现，发现问题及时采取相应措施，并统计手术中的出入量。

护士 D：针对有手术部位感染的危险的护理措施：

1. 环境的管理

①因为是夜班急诊手术，接到手术通知后立即开启手术室空气净化系统。

②手术室的温度应保持在 22 ~ 25 ℃，湿度保持在 30% ~ 60% 。

③保证手术室门关闭，术前将一次性用物准备齐全，手术过程中，手术室人员不能随意外出，尽可能地减少手术室内的开门次数。

④随时保持手术室整洁。

⑤所有的清创完毕后，骨科和神经外科一起消毒铺单开始手术，骨科打石膏要等神经外科手术结束后才可以进行。

2. 人员的管理

①由于是多科联合手术，人员较多，所以术中要严格限制手术室的人数，严格管理手术室人员。

②严格执行无菌技术操作原则。监督手术医生各项操作，如有违反，立即纠正。

3. 药物的管理

①严格执行术前预防用抗生素的给药时间，保证在患儿切皮之前的30分钟到1小时之内输注完毕。

②手术时间超过3个小时或失血量超过1500 mL时遵医嘱使用第2剂预防用抗生素。

护士F：针对清理呼吸道无效的护理措施：

①术前及时安装好负压吸引装置，连接好吸引器，处于备用状态。

②维持有效呼吸。密切观察患儿呼吸情况，保持呼吸道通畅，给予氧气吸入。

③配合麻醉医生，必要时给患儿进行吸痰。

护士G：针对皮肤完整性受损的危险的护理措施：

1. 术前

①术前做好患儿皮肤压疮的评估，手术室人员在思想上提高对压疮预防的重视程度，早期对患儿进行正确的评估判断。

②保持床单干燥、整洁、无皱褶。

③摆放体位时，动作轻柔，不可以生拉硬拽，要与麻醉医生、手术医生互相协作，共同摆放。头下置凝胶头圈，摆放时注意耳郭完全放置在头圈的中空位置，防止受压。

④受压部位及骨隆突处的皮肤，用小棉垫进行保护。

⑤约束患儿的双下肢时松紧度以一指为宜。

⑥摆放体位时，要注意男性外生殖器避免受压。

⑦电刀负极板的导线、尿管及其他管路勿与患儿的皮肤直接接触。

2. 术中

①及时查看受压部位的皮肤情况，调整受压部位。

②查看各管路、导线，防止移位对患儿的皮肤造成损伤。

护士 H：针对有受伤的危险的护理措施：

①患儿有癫痫病史，转运患儿时携带监护仪时刻监测生命体征，床档保护，发作时勿强按压肢体，以免引起骨折；保护患儿肢体，防止造成皮肤破损、骨折或脱臼、坠床。

②警惕继发性癫痫发作，当有频繁呕吐，出现头痛等神经系统功能障碍表现时，应及时查因处理，有癫痫先兆发生或局部肢体抽搐时，使患儿平卧，松开衣领，头转向一侧，有舌后坠时用舌钳将舌拉出，防止窒息；在患儿上、下臼齿之间放置牙垫或厚纱布包裹的压舌板，防止舌被咬伤；及时吸氧，清理呼吸道分泌物，保持呼吸道畅通。

③与手术医生共同安全转运患儿。

护士 L：针对潜在并发症的护理措施：

1. 主动加温

①手术全程使用变温毯。

②输血输液使用输血输液加温仪。

2. 被动加温

①手术全程使用小棉被进行覆盖保暖，消毒时，将患儿消毒范围以外的部位加盖被子。

②使用温的冲洗液。

③术前静脉穿刺及大面积清创时避免过多的裸露。

3. 控制室温

手术室的室温调至 24 ℃，湿度为 30% ~ 60%。

4. 加强术中体温的监测

术中严密观察体温变化，早期发现，早期处理，防止低体温并发症的发生。

护士 I：针对焦虑、恐惧（家长）的护理措施：

尊重患儿家属的知情权，进行各项操作前向其解释说明，对患儿家属的疑问和要求进行合理的解释和解决。

护士长：很好，还有其他补充内容吗？

护士 A：对于洗手护士来说，要分别管理好各自的器械，避免弄混及交叉使用，注意无菌技术操作原则，巡回护士要分别进行清点，洗手护士也要将各自的用物分别放入到各自的清点架位置内。

护士 B：由于神经外科和骨科的手术同时进行，需要 2 名洗手护士，患儿失血性休克及手术创面大需要抢救，夜班及节假日如遇此种情况巡回护士第一时间要联系备班人员及时到岗，以提高手术配合质量。

护士 C："多科室联合手术"就是在一位患儿同时患有两种或多种疾病时，多科室联合通过"一次麻醉，一次手术"的方式分工协作，同时解决多个问题。目的是让患儿在最短时间内，用最小的创伤解决问题，在减轻患儿病痛的同时尽可能减少患儿家长的陪护时间和患儿住院费用，减轻患儿家庭经济负担。

护士长：通过各位老师们的积极发言，就此手术的配合大家有什么要问的吗？

实习生 A：老师们好，手指关节断离后，缝合后还有功能吗？

N3 级护士 A：手指远端关节断离后，因为丧失末节对手的功能影响不大，因而不主张再植，况且单纯的原位缝合也有一定的存活率。

护士 F：术前清点物品时，对不同切口所使用的器械、纱布如何记录？

N2 级护士 C：为便于术中清点及记录，我们使用 2 张手术物品清点记录单，分别是骨科和神经外科专用清点记录单，术中追加物品时也是分别记录，手术结束后 2 名洗手护士要在 2 张清点记录单上签全名。

护士长总结：通过本次病例讨论我们学习了休克患儿的急救知识和多专业联合手术洗手护士、巡回护士的工作要点及特殊点，为我们以后遇到此类患儿提供了工作指导，使我们更加娴熟地完成手术室护理工作，为患儿顺利进行手术治疗提供优质的手术室护理服务。

今天的讨论到此结束。谢谢大家的积极发言！

第八节　肺静脉异位引流术

病例：完全性肺静脉异位引流矫治术、房间隔缺损修补术、胸腔闭式引流术。

姓名：王××，性别：女，年龄：1 个月，体重：2 kg。

诊断：先天性心脏病。

1. 复杂畸形、完全性肺静脉异位引流（心内型）。

2. 房间隔缺损。

3. 肺动脉高压、心功能Ⅲ级。

实施手术：完全性肺静脉异位引流矫治术、房间隔缺损修补术、胸腔闭式引流术。

主持人：护士长。

参加人员：手术室在岗工作人员、规培护士、实习护生。

讨论目的：通过该病例讨论让大家了解体外循环的知识和手术配合要点，提高对重大手术配合水平，同时强化术中压疮防护的具体措施，使我们能在手术中更加注重患儿的细节管理，提高护理人员临床业务技术水平及手术护理质量。

护士长：大家好，今天我们进行一例复杂型先天性心脏病手术病例讨论，所实施手术为完全性肺静脉异位引流矫治术、房间隔缺损修补术、胸腔闭式引流术。就此病例进行术后讨论，请大家积极发言，以便于此类患儿得到更优质、安全的手术室护理，为患儿的顺利康复奠定基础，为临床工作做出指导。

下面由巡回护士来汇报病例及工作要点。

巡回护士：大家下午好，现在由我来汇报病例及巡回护士工作要点。

一、病例汇报

患儿，女，1个月，主因患儿10天前因"口唇发青"就诊于当地医院发现心脏杂音入住我院，入院诊断为先天性心脏病，复杂畸形，完全性肺静脉异位引流（心内型），房间隔缺损，肺动脉高压，心功能Ⅲ级。

辅助检查：

超声心动图：房间隔缺损、完全性肺静脉异位引流（心内型）、右心室和右心房肥大。

核磁共振：肺血管增多，肺动脉段凸出，右心室、右心房增大，异位引流入左上腔时，上纵隔阴影增宽，整个心影呈"8"字形。心导管检查：提示右心房压力高，肺血流量与肺动脉压亦增高，周围动脉血氧含量低。

体格检查：查体可无特异性杂音或胸骨左缘第2肋间有收缩期吹风样喷射型杂音，肺动脉瓣区第二心音分裂并亢进，在引流部位相对应的胸部可听到血管性杂音。心浊音界增大，心前区可有抬举性搏动，可见杵状指（趾）。

在气管插管静脉复合麻醉、体外循环下行完全性肺静脉异位引流矫治术、房间隔缺损修补术、胸腔闭式引流术。手术顺利，术后患儿带气管插管，返回外科监护室继续治疗。

二、巡回护士工作要点

（一）用物准备

1. 仪器设备：高频电刀、负压吸引装置、无影灯、变温毯、头灯、除颤仪、输血输液加温仪。

2. 体位用物：小棉垫、凝胶足跟垫、约束带。

3. 一次性用物：三通、碘伏、生理盐水、瓶装冰冻生理盐水、导尿包、6号硅胶导尿管、输血器、24号静脉留置针。

（二）工作要点

1. 制作冰屑：接患儿前从医用冰箱的冷藏室取两瓶500 mL的生理盐水放入冷冻室内。

2. 孩子年龄小，体温调节中枢发育不完善，患儿入室前调节室温至23～25 ℃，提前开启变温毯设置为37.8 ℃，将小棉被和体位垫覆盖于变温毯上预热，做好患儿入室后的保暖工作，待手术开始后根据体外循环师的要求及时关闭变温毯，根据医嘱必要时调低室温。

3. 携手术申请单、手术患儿及物品核查交接表与病房护士逐项核查交接。检查评估患儿皮肤情况。观察患儿生命体征，患儿呼吸急促需在转运途中携氧气袋给予鼻导管吸氧。

4. 患儿入手术室后，选择下肢建立静脉通路。待气管插管静脉复合麻醉后，协助麻醉医生建立动、静脉的穿刺置管。留置导尿时严格执行无菌技术操作，防止尿路感染；动作轻柔，防止尿道黏膜损伤。患儿术中需监测肛温和鼻温，因此，选择正确的测温导线。插入肛温导线时动作要轻柔、旋转缓慢插入，防止损伤患儿的直肠黏膜。

5. 根据患儿的体重选择新生儿负极板，粘贴部位为腰背部，术毕，从边缘沿皮纹方向缓慢地将负极板整片水平自患儿身体上揭除，揭除后观察局部皮肤的情况。

6. 术中严密观察手术进展情况，待心包悬吊完成后及时将电刀功率调小到5～8 W。

7. 根据医嘱及时记录尿量，分别为体外循环转机前、中、后3个时间段。

8. 由于手术时间长，患儿消瘦，摆放体位时注意保持床单的干燥和平整，骨隆突处粘贴防压疮敷料，裸露的四肢用小棉垫包裹，减少皮肤的暴露，检查各种导线和管路摆放顺畅，并用小棉垫隔离，防止与患儿皮肤直接接触而引起压力性损伤，约束带固定，松紧适宜，保证患儿舒适。

9. 复温后，及时开启变温毯，连接除颤仪，放于妥善位置，便于心脏复跳过程出现异常情况时紧急使用。

10. 取回的血液制剂应由麻醉医生和巡回护士核对，首先，双方确认取回的血液制剂是否为此手术室患儿的血液制剂，然后按照输血核查制度共同核对，无误后双签字。

11. 输注血液制剂时，严格执行口头医嘱，在执行口头医嘱时必须复述确认。输注时使用输血输液加温仪，将温度设置为 38 ℃。在不影响手术情况下，随时观察输注部位有无红肿、外渗。

12. 离开手术室前，巡回护士再次检查皮肤完整性，确认各管路通畅，整理管路，妥善固定。转运患儿过程中与麻醉医生、手术医生共同协作防止意外伤害的发生，如坠床、肢体挤压、非计划性拔管。

13. 患儿术后回重症监护室，因患儿未拔气管插管，所以要携带氧气瓶，麻醉医生利用简易呼吸器给患儿辅助呼吸，患儿在离开手术室前，巡回护士要提前通知接收科室做好相关准备。

护士长：下面由洗手护士汇报此例手术的洗手护士工作要点。

洗手护士：现在由我汇报洗手护士的工作要点。

（一）用物准备

1. 常规用物：心脏敷料包、手术衣包、心脏中单、无菌持物钳。

2. 手术器械：心脏器械、婴儿心脏器械、心脏探子、胸骨锯、灯把。

3. 一次性用物：无菌手套、20 号手术刀片、15 号手术刀片、11 号手术刀片、显影纱布套包、电刀手笔、一次性吸引器、3 - 0 无损伤涤纶线、50 mL 注射器、20 mL 注射器、5 mL 注射器、一次性手术切口贴膜（20 cm×30 cm）、骨蜡、4 号、7 号、10 号慕丝线、6 cm×7 cm 贴膜、16 号硅胶胸腔闭式引流管、心包引流管、3 - 0 抗菌薇乔、4 - 0 单乔、0 号 PDS、9 cm×10 cm 敷贴、引流敷贴、6 cm×7 cm×8 cm 显影纱布。

（二）工作要点

1. 洗手护士必须提前熟悉手术步骤，了解解剖结构。手术中关注手术进展，掌握手术步骤及主刀医生习惯，提前准备并正确传递手术器械，及时擦拭器械上的血渍，传递前及使用后均需检查器械的完整性。

2. 手术所使用的一次性物品较多，包括体外循环的各种管路，术前一定要检查包装的完整性及失效期，严格按照无菌操作技术规范执行。

3. 做好标准预防，正确传递锐器，防止发生锐器伤。由于手术中用的缝针比较多且小，要做到心中有数，根据操作的部位及缝针的大小选择合适的器械，监督手术医生对精细器械的使用，用后及时擦净、收回。

4. 协助手术医生贴一次性手术切口贴膜，保护切口不被污染。心脏低温保护时需要冰屑，提醒手术医生在倒冰屑时勿将手术切口周围浸湿，若有浸湿及时加盖小单。

5. 用完的骨蜡残渣、残线端及生物补片碎屑要及时清理，防止带入心脏造成血栓。

6. 术中使用外科生物补片，其为体内植入物，严格按照使用说明书进行操作。

7. 每次完成物品清点后（对电刀头上的保护帽、蚊式钳头端的橡皮管一定格外关注其完整性），告知手术医生物品数目正确、完整。

8. 手术台上使用器械多，要及时收回切口周围不用的器械，防止器械对患儿增加外源性的压力。

护士长：巡回护士与洗手护士已将该手术患儿的病例及工作要点向大家做了汇报。就此台手术的配合还有哪些注意点，下面请大家进行讨论。

护士A：我们首先来了解一下什么是完全性肺静脉异位引流。

肺静脉异位引流又称肺静脉畸形引流或肺静脉畸形连接，是指肺静脉的一支或全部不与左心房连接，肺循环血液不能流入左心房内，而是直接或间接通过体循环的静脉系统回流至右心房。肺静脉异位引流分为完全性和部分性两种类型，常合并房间隔缺损、卵圆孔未闭或其他心血管畸形。

完全性肺静脉异位引流是指所有肺静脉均与右心房或引入右心房的静脉异位连接，而不与左心房相连。可合并房间隔缺损（约25%）或卵圆孔未闭（约75%）。临床较为少见，但较严重，是婴幼儿四大发绀型心脏病之一。

（一）病理生理

其特点为在右心房内形成双向分流。影响双向分流的因素有异位连接通道的阻塞、房间隔缺损的大小以及合并其他心脏畸形等，最终完全取决于在右心房内体和肺循环静脉混合程度，患儿临床症状的轻重也取决于上述因素。如无肺静脉异位连接的阻塞和房间隔缺损够大，则心腔四腔的血氧饱和度相同，体循环动脉血氧饱和度仅有轻度下降，临床则可无发绀，可仅有轻度发绀。如房间隔缺损，临床则可出现明显发绀。此外，部分病例尚可形成肺动脉高压，甚至出现右心室衰竭。

（二）诊断要点

1. 症状：临床症状与肺循环高压程度与性质有关，主要表现为呼吸急促、发绀、右心扩大和充血性右心衰竭等。有肺动脉高压或肺静脉狭窄者，发绀明显，肺水肿反复发生。反之，无肺动脉高压或肺静脉狭窄者，则发绀出现相对较晚、较轻。

2. 体征：发绀、心脏扩大、固定性第二心音分裂和 X 线胸片上肺血增多，称之完全性肺静脉异位连接的四联症。本病的体征特点有：①发绀与杵状指（趾）；②肝脏大；③心脏杂音与房间隔缺损相似，于胸骨左缘第 2 ～第 3 肋间可闻及收缩期杂音，肺动脉瓣第二心音亢进分裂；④左上胸部可闻及连续性杂音，此乃血液流经异位肺静脉所产生。

3. 辅助检查：主要通过超声心动图及右心导管检查确诊。

（三）手术适应证及禁忌证

1. 手术指征与手术时机

（1）完全性肺静脉异位引流应在新生儿出生后尽快确立诊断，一旦发现有肺静脉回流阻塞，应立即手术。

（2）无肺静脉回流阻塞，而有肺动脉高压者，需早期手术；无肺静脉回流阻塞、无肺动脉高压者，应择期于 5 岁以内手术。

（3）新生儿时期有肺动脉高压和全肺阻力上升者，不是手术禁忌证。

2. 手术禁忌证

（1）合并无法修复的复杂先天性心脏畸形。

（2）全肺阻力/体循环阻力 0.75 者。

（四）预后

完全性肺静脉异位引流的预后极差，80% 死于 1 岁以内。本病的手术死亡率有明显差异，在 Oelert 总结的病例中，心下型手术死亡率高达 42%，心上型为 14%，心内型为 11%。影响外科治疗效果的最重要因素是肺总静脉阻塞引起的肺动脉高压。

护士 B：下面我们来学习心功能分级。

心功能分级目前主要采用美国纽约心脏病学会 1928 年提出的一项分级

方案。该方案主要是根据患儿自觉的活动能力划分为四级。

Ⅰ级：患儿患有心脏病但体力活动不受限制。平时一般活动不引起疲乏、心悸、呼吸困难、心绞痛等症状。

Ⅱ级（轻度心力衰竭）：体力活动轻度受限。休息时无自觉症状，一般的活动可出现上述症状，休息后很快缓解。

Ⅲ级（中度心力衰竭）：体力活动明显受限。休息时无症状，轻于平时一般的活动即引起上述症状，休息较长时间后方可缓解。

Ⅳ级（重度心力衰竭）：不能从事任何体力活动。休息时亦有心力衰竭的症状，体力活动后加重。

护士C：因为心脏手术用物比较多，洗手护士应提前洗手上台整理器械台，术日提前30分钟刷手上台，并逐一对台上的器械进行检查。包括婴儿心脏器械的功能是否完好，如果有功能损坏的器械及时通知巡回护士给予更换，保证手术的顺利进行。

心脏手术需建立体外循环，各管道上台时要监督体外循环医生的无菌操作，洗手护士将体外管道上的杂项物品及时收回，以防异物的遗留。

全麻患儿注意眼睛的保护，用湿纱布覆盖双眼，避免角膜干燥及损伤。

护士D：该手术患儿的护理问题如下。

1. 自主呼吸障碍：与肺静脉淤血、缺氧有关。

2. 有术中低体温的危险：与体温调节功能差，麻醉及手术环境有关。

3. 有切口感染的危险：与患儿体质弱、免疫功能不足有关。

4. 有高频电刀负极板灼伤的可能：与体重低，肌肉缺乏，可粘贴的部位局限及粘贴面积小有关。

5. 有皮肤完整性受损的危险：与皮下脂肪较薄，皮肤娇嫩有关。

6. 有体液容积过量的危险：与输液量过多有关。

7. 有液体外渗的危险：与婴儿血管隐匿、细微有关。

8. 活动无耐力：与体循环血量减少或血氧饱和度下降有关。

9. 生长发育迟缓：与患儿心功能差、喂养困难有关。

护士长：护士D提出了9条护理问题，基本涵盖了此手术患儿存在的危险点，

那么我们针对这些护理问题该如何划定相应的护理措施？请大家讨论。

护士A：针对自主呼吸障碍的护理措施：

1. 维持有效呼吸。患儿呼吸急促易发生缺氧。给予吸氧，保持呼吸道

通畅，肩下放置柔软小枕，避免颈部弯曲、呼吸道梗阻。密切观察呼吸情况，尤其在转运途中伸直气道，给予氧气吸入。

2. 提前将吸引器连接好，有分泌物时及时吸除。协助麻醉医生进行气管插管。

护士 B：针对术中低体温的护理措施：

1. 采取综合保温措施。加强体温监测。

2. 术前调节室温到 25 ℃、相对湿度在 55% ~ 60%。

3. 入室前开启变温毯，预热盖被，保证床单干燥。

4. 新生儿体温调节功能差，皮下脂肪较薄，体表面积相对较大，容易散热；产热主要依靠棕色脂肪的代谢。入室后，给予变温毯保暖，加盖被服，头部戴棉帽，四肢棉垫包裹，减少暴露。

5. 使用输血输液加温仪加热输入液体及血液制剂，并随时观察加温仪运行情况。

6. 患儿离开手术室前，将包被提前放于变温毯上加热，转运中包裹好患儿。

7. 由于心脏手术的特殊性，体外循环转机时需要低温保护心肌细胞。复温后及时将变温毯开启。

护士 C：针对切口感染的护理措施：

1. 规范手术室管理：严格控制人员，保持手术室门处于关闭状态，减少开门次数，手术室净化系统处于功能状态，回风口不得遮挡，保持环境表面清洁。

2. 严格遵守无菌技术规范，监督手术人员手卫生、穿手术衣、戴手套、消毒铺单等操作。

3. 保持无菌物品的无菌状态，手术中若手套破损或接触到污染物品，应立即更换无菌手套；无菌区的铺单若被浸湿，应加盖无菌巾或更换无菌单；严禁跨越无菌区；若有或疑似被污染应按污染处理。

4. 打开无菌包前严格执行手卫生，检查包装是否完好、有无潮湿、是否在有效期内。

5. 落实术前抗菌药物使用制度，切皮前 0.5 ~ 1 小时给予抗菌药物，术中超过 3 小时追加抗菌药物遵医嘱执行，减少手术相关性感染性风险。

6. 密切配合手术医生，了解手术医生习惯，尽量缩短手术时间。

护士 D：针对高频电刀灼伤的护理措施：

1. 根据患儿体重选择新生儿型负极板。新生儿负极板适用于体重＜2.7 kg 的患儿。

2. 使用前检查回路负极板的有效期，完整性，有无瑕疵、变色、附着物，以及干燥程度；过期、损坏及导电凝胶变干的回路负极板禁止使用；回路负极板不得叠放，打开包装后立即使用。

3. 安置体位后，避免患儿身体任何部位直接接触手术床金属部分，以免发生电灼伤。

4. 粘贴部位选择易于观察，肌肉丰富，皮肤清洁、干燥的区域。选择粘贴在患儿的腰背部。

5. 手术医生进行术野皮肤消毒时，消毒剂使用量适度，不滴为宜，防止浸湿床单。

6. 电刀手笔在术中不使用时及时放入保护盒内。

7. 使用过程中若出现报警提示，应及时停止使用。

8. 每次使用单极电刀时，提醒手术医生避免长时间连续操作，因回路负极板不能及时分散电流，易导致皮肤灼烧。

9. 输出功率大小以满足手术效果为宜，应从小到大逐渐调试（10 ~ 15 W），待心包悬吊完成后及时将电刀功率调小到 5 ~ 8 W。

护士 E：针对术中发生皮肤完整性受损的护理措施：

1. 保持床单整洁、平整、干燥，无杂物。消毒剂使用量适度，不滴为宜。

2. 搬动患儿时，动作轻柔，避免拖、拽、拉。

3. 患儿皮肤娇嫩，皮下脂肪较薄，骶尾部、足跟处、肩胛处使用防压疮敷料，同时垫小棉垫。枕部垫小棉垫；四肢小棉垫包裹。

4. 合理安置各种管路，避免与皮肤直接接触。

5. 术中应尽量减少手术设备、器械和手术人员对患儿造成外部压力。

护士 F：针对体液容积过量的护理措施：

1. 心脏手术患儿要求使用注射泵，要准确控制滴数，减轻心脏负担。

2. 术中用药严格按公斤体重计算，避免摄入量过多引起肺水肿的发生。

护士 A：针对液体外渗的护理措施：

1. 选择合适的穿刺部位。避开关节附近，选择血流速度较快、粗直、弹性好的血管进行穿刺。一般选择下肢股静脉或踝静脉。

2. 婴儿血管隐匿、细微，尤其是肥胖、水肿及微循环障碍的患儿静脉穿刺难度更大，而且术中穿刺部位往往被遮盖，对输液中出现的渗出、肿胀等意外难以发现，应严密观察输液速度及输注部位。

护士 G：针对活动无耐力的护理措施：

1. 术前 1 日去病房访视患儿，了解病情，告知家属尽量让患儿保证充足睡眠。

2. 告知家属喂奶时避免呛咳，用易清洗消毒的玩具尽量哄逗患儿，避免情绪激动和大哭大闹，增加心肌耗氧量引起缺氧的发作。

护士 H：针对生长发育迟缓的护理措施：

手术次日回访时告诉家长患儿术后喂养注意事项，喂奶的体位，如何防止窒息，如何分时喂养以防止引起心功能不良，回家后如何喂药，观察患儿的生命体征，分阶段补充辅食，使患儿出院后都能较好地生长发育。

护士长：好的，以上大家针对此患儿提出的几点护理问题以及采取相应护理措施非常重要，那么大家还有其他补充内容或有疑问的吗？

规培护士：老师好，我想问下病例汇报说完全性肺静脉异位引流（心内型），那么还有其他分型吗？

护士 A：肺静脉异位引流又称肺静脉畸形引流或肺静脉畸形连接，是指肺静脉的 1 支或全部不与左心房连接，肺循环血液不能流入左心房内，而是直接或间接通过体循环的静脉系统回流至右心房。常合并房间隔缺损、卵圆孔未闭或其他心血管畸形。

1. 肺静脉异位引流分类：①完全性肺静脉异位引流；②部分性肺静脉异位引流。

2. 根据肺静脉引流的位置，可分为 4 种类型：①心上型（45%～50%）最常见；②心内型（25%）；③心下型（20%）；④混合型（5%～10%）。

护士 E：老师们好，请问冰冻瓶装生理盐水什么时间段拿出以及它的作用是什么？

护士 B：

1. 常规放置 1.5 小时左右，呈冰水混合物状态最好，小于 1 小时不结冰，大于 2 小时已结冰难倒出，影响使用。

2. 作用是当心脏停搏后，在心包内注入冰屑能够降低心肌的代谢，减轻心肌缺血、缺氧，从而做好心肌保护。

规培护士：老师外科生物补片的结构及使用方法注意事项有哪些？

心胸专科组长护士 C：外科生物补片的结构：取自于 12～36 个月经检

疫确认健康的黄牛心包组织，经特有化学改性处理去其免疫原性，最终制成一片适用于软组织修复的代用品。

使用注意事项：①以无菌方式去除外包装；用无菌剪刀剪开内包装，用无菌无损伤镊夹住补片边缘，以无菌技术取出补片。②将取出的补片放在盛有无菌生理盐水的小药杯中，手术医生按需要的形态大小裁剪，手术缝合过程中补片必须保持湿润，因此，洗手护士需要注射器打水。

护士长总结：谢谢各位老师的精彩讲解。通过本次病例讨论我们学习了完全性肺静脉异位引流、房间隔缺损手术的配合要点和注意事项，尤其是针对患儿提出的各项护理措施很全面，为我们以后的工作提供了指导，使我们更加娴熟地完成手术室护理工作，为患儿顺利进行手术治疗提供优质的手术护理。

今天的讨论到此结束。谢谢大家的积极发言！

第九节　普外科腹腔镜手术中转开腹术

病例：腹腔镜探查中转开腹术、化脓性阑尾切除术、肠粘连松解术、腹腔冲洗引流术病例讨论。

姓名：王××，性别：女，年龄：3 岁，体重 14 kg。

诊断

1. 急性化脓性阑尾炎并穿孔。

2. 泛发性腹膜炎。

3. 肠粘连。

4. 粘连性肠梗阻。

5. 化脓性大网膜炎。

实施手术：腹腔镜探查中转开腹术、化脓性阑尾切除术、肠粘连松解术、腹腔冲洗引流术。

主持人：护士长。

记录人：×××。

参加人员：手术室在岗工作人员、规培护士、进修护士、实习护生。

讨论目的：通过对该病例的讨论，提出护理问题并制定相应的护理措施，减少并发症的发生，提高护理人员临床业务技术水平及手术护理质量。

护士长：大家下午好，今天我们进行的手术病例讨论是一例急诊腹腔镜探查中转开腹手术，所实施手术是化脓性阑尾切除术、肠粘连松解术、腹腔冲洗引流术，就此病例进行术后病例讨论，希望大家积极发言，提出最佳护理措施，解决工作中的难点，以便于让此类患儿得到更优质、更安全的手术护理，为患儿的快速康复奠定基础，为临床工作做出指导。

下面由巡回护士汇报病例及叙述巡回护士工作要点。

巡回护士：大家下午好，现在由我来汇报病例及叙述巡回护士工作要点。

一、病例汇报

患儿，女，3 岁，主因间断性腹痛伴发热 5 天入院。患儿于 5 天前无明显诱因出现间断性腹痛，不伴呕吐，伴发热，最高体温 39.5 ℃，家长未予以重视。3 天前腹痛加剧，就诊于当地医院，给予灌肠、小儿柴胡口服液等对症治疗，效果欠佳，为求进一步诊治入住我院普通外科。

专科检查：精神状态欠佳；全腹腹肌紧，下腹压痛阳性，以脐周及右下腹为甚，反跳痛阳性，未触及肿块。

辅助检查：腹部立卧位片：肠梗阻。腹部彩超：右下腹低回声不均包块（疑：阑尾周围脓肿），腹部淋巴结肿大。血常规：白细胞 $16.73 \times 10^9/L$，C - 反应蛋白 81.06 mg/L。

急诊在全麻 + 气管插管下行腹腔镜探查术，术中探查发现阑尾周围脓肿、异位阑尾，肠管粘连严重，腹腔镜下操作困难，中转开腹，行化脓性阑尾切除术、肠粘连松解术、腹腔冲洗引流术。

二、巡回护士工作要点

（一）用物准备

1. 仪器设备：腹腔镜系统、CO_2 气体、高频电刀、负压吸引装置、变温毯、输血输液加温仪。

2. 体位用物：小棉垫、约束带。

3. 药物：钠钾镁钙葡萄糖注射液。

4. 一次性用物：三通、碘伏、生理盐水。

（二）工作要点

1. 接到急诊手术申请单后，根据所实施手术进行术前准备。

2. 手术间温度设置为 24 ~ 26 ℃，开启变温毯设置为 37.8 ℃。将棉被覆盖于变温毯毯面上进行预热。

3. 检查腹腔镜系统及相关设备，处于备用状态。做好中转开腹准备，备好开腹手术器械、术中可能使用物品。

4. 携手术申请单、手术患儿和物品核查交接表与病房护士进行逐项核查交接。

5. 转运途中，位于患儿头侧，密切观察患儿病情变化。

6. 患儿入室时，用玩具及鼓励的语言安抚患儿，减轻患儿紧张恐惧的心理。入室后，看护在患儿的身旁，防止坠床。

7. 协助麻醉医生进行麻醉。

8. 选择儿童型负极板，粘贴于患儿腰背部，小棉垫覆盖儿童型负极板和负极板导线连接部位，避免其与皮肤直接接触，预防术中皮肤损伤。术中随时观察负极板粘贴情况。

9. 术中密切观察手术进展情况，当术中需中转开腹，应迅速与洗手护士协调配合。

10. 清点腹腔镜手术中使用的缝针、纱布、器械，清点无误后，放置在固定的位置。及时供应手术台上所需无菌物品及手术器械，对追加的物品及器械，双人原位清点并及时记录。

11. 术中注意观察静脉穿刺的部位，防止发生输液外渗，使用输血输液加温仪将输注的液体进行加热，严密观察输液情况，根据医嘱控制输液速度。

12. 患儿术前体温高，铺好无菌单后变温毯暂时关闭，根据患儿监测体温情况使用变温毯。

13. 术中使用大量加温生理盐水冲洗腹腔，提前准备。

护士长：下面由洗手护士汇报此例手术洗手护士工作要点。

洗手护士：大家下午好，现在由我汇报洗手护士的工作要点。

（一）用物准备

1. 常规用物：敷料包、手术衣包、无菌持物钳。

2. 手术器械：儿科腹腔镜包、普外腹腔镜器械、气腹管、0°腹腔镜目镜。

另备开腹器械：小儿开腹包、小肠钳。

3. 一次性用物：无菌手套、腹腔镜套袋、11 号手术刀片、吸引器管、输血器、5-0 快薇乔、3-0 抗菌薇乔、2-0 带针慕丝线、止血绫、6 cm×

7 cm×8 cm 显影纱布、8 cm×10 cm×8 cm 显影纱布、5 mL 注射器、一次性腹腔引流管、一次性抗反流引流袋、6 cm×7 cm 敷贴。

另备开腹用的一次性用物：电刀手笔、一次性吸引器、20 号手术刀片、引流敷贴、9 cm×15 cm 敷贴、显影纱布套包。

（二）工作要点

1. 接到急诊手术通知单后，即刻准备相关的用物及器械。中转开腹使用到的小儿开腹包、小肠钳、电刀手笔、一次性吸引器、20 号手术刀片、9 cm×15 cm 敷贴、一次性腹腔引流管、一次性抗反流引流袋等，提前准备至手术室。

2. 洗手护士尽早上台整理器械台，做到沉着冷静，忙而不乱。

3. 手术开始时注意与巡回护士沟通好冷光源打开时间，不要过早打开，避免灼伤患儿皮肤或敷料，发生危险。

4. 手术过程中对使用器械做好保护，不用时及时收回，避免器械掉落，延误手术顺利进行。

5. 密切关注手术进展，在中转开腹时，要做到沉稳、有序、不慌张，先清点。将新上台的器械及用物按手术使用的先后顺序准备。

6. 中转开腹手术关腹前进行腹腔冲洗要使用温盐水，冲洗前在切口周围加盖无菌小单，防止冲洗时浸湿无菌单，冲洗结束后，及时撤下切口周围无菌小单，重新加盖无菌小单。

7. 术中切下的标本放于弯盘内，湿纱布加盖，注射器抽取的脓液，单手将针头复套，放于固定位置。术后，与手术医生核对手术标本后送检。

护士长：巡回护士与洗手护士已将该手术患儿的病例及洗手护士、巡回护士工作要点向大家做了汇报。此手术为夜间值班期间的急诊手术，工作人员较少，术中由腹腔镜手术中转开腹，那么在人员少、操作多的情况下，我们应该如何更安全高效地完成工作，在手术室护理方面有哪些注意点？请大家进行讨论。

护士 A：首先，我们来了解一下腹腔镜手术在小儿外科的优势。

在微创手术快速发展的今天，腹腔镜手术在临床儿科广泛应用。相比传统开腹手术，其具有手术创伤较小、术中出血量少、术后恢复迅速、并发症较少等优点。腹腔镜阑尾切除术在微创和探查腹腔上更具优越性，适用于小儿阑尾炎。首先，腹腔镜阑尾切除术切口较小，降低了腹腔残余感染及切口感染的发生率。其次，如发现合并其他需手术处理的疾病也可同时处理，处理上腹部病变也很方便，对穿孔性阑尾炎和异位阑尾腹腔镜阑尾切除术更能显示出优越性。再次，腹腔镜阑尾切除术可在直视下彻底吸尽腹腔内脓液，避免术后因残余脓液感染腹腔。最后，腹腔镜阑尾切除术缩短了切口的长度，减轻了术后痛苦，缩短了引流时间及住院时间，降低了粘连发生的概率。

护士C：此手术是由于阑尾的异位，由腹腔镜手术转为开腹手术的，那么我来说说什么是异位阑尾。

在第6周的胚胎，中肠远侧支对系膜缘出现一个锥形盲囊，即盲肠和阑尾的原基。盲囊的尖端逐渐成长为阑尾，于第10周，脐带内的中肠返回腹腔，并开始逆时针方向旋转，至出生时共旋转270°，原左下方的盲肠和阑尾旋转到右髂部。如中肠不旋转或旋转不全，盲肠和阑尾则位于左下腹原位或转位途中的某一部位，即形成异位阑尾。异位阑尾的另一原因是中肠固定不完全致盲肠和阑尾处于游离状态。异位阑尾有以下几种。①不转位畸形：小肠位于右侧，结肠位于左侧，盲肠和阑尾异位在左下腹；②旋转不完全：盲肠和阑尾异位于旋转途中的某一部位，如左上腹或肝下，后者也称高位阑尾；③升结肠固定不全：盲、升结肠固定不全致阑尾位置多变；④反向转位：极罕见，中肠按顺时针方向旋转，使小肠全位于左侧，升结肠位于右侧，少数情况下，盲肠和阑尾位于中位。在阑尾异位中可见另一种情况，即阑尾位于盲肠后方的腹膜外，这是由于在盲肠伸长下降过程中阑尾转向盲肠后腹膜外所致。

护士D：腹腔镜手术转为开腹手术的注意点。

由腹腔镜手术转为开腹手术，在工作日人员充足的情况下，可以安排其他人员帮助撤离腹腔镜系统及供应手术台物品。那么此台手术为夜间急诊手术，在人员少、操作多的情况下，对手术护士是一个考验，需要密切观察手术进展情况，当腹腔镜手术过程中出现特殊的情况必须中转开腹，手术医生做出决定后应立即予以及时配合。首先，要有良好的心理素质，沉着冷静，反应敏捷。器械护士快速整理好器械台，与巡回护士共同清点核对使用过的器械敷料，准确无误后立刻撤离相应的仪器、器械及敷料，撤离过程中注意保护各仪器系统勿出现损坏并及时记录。同时立即准备开腹所需要的器械物品，并与器械护士清点开腹手术用的器械物品。由于中转开腹时间仓促，尤其应注意缝针、纱布的清点，不可慌乱。根据需要决定是否重新变换体位，消毒，铺巾，洗手，以及更换手术衣、手套，积极配合医生完成每一手术步骤。

护士长：护士 A、护士 C、护士 D 对腹腔镜手术的优势、异位阑尾的解剖知识及中转开腹的注意点讲解得很全面。那么该患儿在手术护理工作中会存在哪些护理问题？

护士 B：该手术患儿的护理问题：

1. 疼痛：与阑尾炎症刺激腹膜有关。

2. 有异物遗留体腔的危险：与术中改变术式有关。

3. 有皮肤完整性受损的危险：与术中使用高频电刀及腹腔镜冷光源有关。

4. 有高碳酸血症与呼吸性酸中毒的危险：与建立 CO_2 气腹有关。

5. 有手术部位感染的危险：与患儿疾病有关。

6. 有术中体温过高的危险：与原发疾病有关。

7. 有液体外渗的危险：与患儿静脉纤细、病史较长有关。

护士长：护士 B 提出 7 条护理风险问题，基本涵盖此台手术风险点，那么我们具体有哪些护理措施？大家进行讨论。

护士 A：针对疼痛护理措施：

1. 疼痛是一种包括感觉和情感的主观感受，一般认为是个体经受有严重不适或不舒服的感觉。小儿由于所处的年龄段不同，对疼痛的耐受和表达有较大差异。较小的孩子表现为抽泣、哭闹、呻吟等。

2. 术前患儿专科检查发现麦氏点有压痛、腹膜刺激征（＋），因此，转运患儿时协助患儿取舒适的体位，如将转运床头部抬高，患儿取半卧位，可放松腹肌减轻腹部张力，缓解疼痛。

3. 使用玩具及鼓励的语言安抚患儿，转移其注意力。

护士 D：针对有异物遗留体腔危险的护理措施：

1. 术前要严格执行手术清点制度，及时记录，避免发生器械物品清点不清，造成遗留。

2. 术前了解病情，特别是手术申请单注明备开腹时，术前要有所准备。

3. 术中根据患儿病情需要紧急开腹手术时，洗手护士与巡回护士要共同清点好腹腔镜手术器械、物品与开放手术器械、物品，做到心中有数，快速应对意外情况。清点所有的器械及用物并及时记录，尤其是螺丝、螺帽、缝针、纱布等。

护士 E：针对有皮肤完整性受损危险的护理措施：

1. 术前根据患儿年龄、体重选择儿童型负极板，粘贴于靠近手术部位、血管肌肉丰厚处，注意避开骨隆突处、瘢痕、脂肪及毛发多处。不可裁剪负极板，粘贴紧密，保证有效接触面积，在消毒皮肤时碘伏不可浸湿负极板。术中随时检查高频电刀使用及负极板粘贴情况。对患儿肢体进行固定，防止其与金属物品接触，以免引起旁路电灼伤。

2. 高频电刀在常规功率使用效果差时，不可盲目调大功率，应先检查负极板与患儿的接触连接情况，功率应由小到大逐渐调试。

3. 术前检查腹腔镜器械绝缘层的完整性，在使用电切、电凝时避免腹腔镜视野内和视野外发生由于绝缘物失败、电容耦连、电流直接耦合等，导致肠管、脏器和腹壁的意外烧灼伤。

4. 目镜不使用时，先关闭光源，并及时收回，避免手术时间长，冷光源温度高烫伤患儿皮肤或烧焦敷料。

护士 F：针对高碳酸血症与呼吸性酸中毒危险的护理措施：

1. 相对高压和更长时限气腹易导致高碳酸血症与呼吸性酸中毒。气腹压力过大使膈肌的上升受到限制，胸腔内气压加大使肺的扩张受到影响，降低肺的顺应性，致使肺通气血流比值失调，CO_2 潴留而出现高碳酸血症。CO_2 进入腹腔经血液吸收，致使血液中所含 $PaCO_2$ 升高，导致高碳酸血症。

2. 依照患儿的具体状况对气腹压力值和二氧化碳气流参数进行设置。手术中对患儿的生命体征进行密切监测，并适当对其参数值进行调整，确保手术医师拥有充足的术野和手术空间，同时保证患儿的各项生命体征维持在正常范围内，且机体能够承受建立气腹。进气速度要慢，压力要低，进气压力一般控制在新生儿：5~8 mmHg（1 mmHg=0.133 kPa），儿童：9~12 mmHg。气流速度控制在 1.0 L/min。

护士 G：针对有手术部位感染危险的护理措施：

1. 于术前 30 分钟~1 小时遵医嘱预防用抗生素，手术时间超过 3 小时或出血量超过 1500 mL 遵医嘱给予第 2 剂预防用抗生素。

2. 腹腔镜手术器械是直接穿过皮肤进入人体无菌组织器官的器材，属于高度危险性物品，必须达到灭菌水平，使用器械包时检查灭菌结果，合格方可使用。

3. 做好患儿皮肤的准备，脐部备皮困难，术前检查备皮情况。

4. 此手术为急诊手术，又由腹腔镜转开腹。必须严格执行无菌技术操作原则，并监督参加手术人员严格执行；手术台浸湿后及时更换或加盖无菌单重建无菌区；减少开门次数，减少人员流动。

5. 手术室护士对中转手术所需要的手术器械和物品的充分准备可使手术医生心态稳定，及时撤离腹腔镜器械，准备好开腹器械，忙而不乱，有条不紊配合医生，确保手术顺利进行，尽量缩短手术时间，降低感染发生机会。

6. 遵医嘱给予大量温抗生素液体冲洗腹腔及切口。

护士 H：针对术中体温过高的护理措施：

1. 加强体温监测，给予物理降温。

2. 遵医嘱补液。

护士 B：针对有液体外渗危险的护理措施：

1. 选择合适的穿刺部位，避开关节处，选择弹性好、粗直的血管进行穿刺。

2. 术中及时关注穿刺部位，是否有红肿、出血。

3. 给药前确认静脉通路通畅，再进行给药。

护士长：好的，大家针对此患儿提出的护理问题及采取的护理措施非常重要，那么大家还有没有补充的内容呢？

护士 D：我有几点补充。

1. 术中转换手术方式，术者要出手术室和与患儿家长谈话，提醒术者脱去手术衣和手套。返回手术室上台前重新进行外科手消毒，穿无菌手术衣及戴无菌手套后上台。

2. 腹腔镜手术术中还要注意降低噪音，保持环境安静，有利于手术人员保持平和心态，集中注意力完成手术。

3. 在中转开腹后及时调整无影灯，充分暴露术野，利于手术操作。

4. 手术中转开腹时，CO_2 排放注意不要直接排放于空气中，利用台上套袋进行废气收集。

护士长：术后患儿管路较多还有哪些需要注意的点呢？

护士 C：我来说说。

1. 胃管、尿管、腹腔引流管要妥善固定。将患儿转运至手术推车上时，先将各自管路理清，防止意外脱管。

2. 转运途中，约束患儿，防止术后患儿躁动将管路拔除。

3. 送患儿至病房后，由巡回护士先将管路固定，再搬运患儿，并告知家属各种管路的重要性，以防误拔管路。

护士长：还有其他补充内容吗？

护士 E：为防止切口感染，处理完脓肿的器械，关闭腹腔时不可再次使用，放于固定位置，便于清点；处理阑尾时，要用干纱布覆盖阑尾周围组织。

实习生 A：老师好，切除阑尾时为什么要用干纱布保护组织呢？

护士 F：阑尾为空腔器官，与肠管相通，在切开肠管及空腔脏器前，为了保护周围的组织不被污染，要用干纱布铺在切开的组织下。

规培护士 A：老师好，辅助检查常规项目是白细胞计数，请问 C－反应蛋白是什么？它有什么意义？

护士 I：C－反应蛋白简称 CPR，它是机体受到感染或者组织损伤时，血浆中的一些急剧上升的蛋白质。正常情况下，含量极微量（＜5 mg/L），在急性创伤和感染时其血浓度急剧升高，因此，它被认为是人体急性炎症时反应最主要、最敏感的标志物之一。它可以用于细菌和病毒感染的鉴别诊断：细菌感染时 CPR 水平升高；而病毒感染时，CPR 不升高或轻度升高，从而帮助医生针对性地给予药物治疗。

护士长总结：谢谢各位的精彩讲解，通过本次病例讨论，从腹腔镜手术中转开腹的手术配合中，让我们学习了此类手术配合要点，并针对存在的护理问题采取相应的护理措施，为我们今后的工作提供了指导，使我们更加娴熟地完成手术室护理工作。那么护理人员也应加强业务能力的提升，以便娴熟应对急诊手术及术中的突发事件。

今天的讨论到此结束，谢谢大家的精彩发言！

第十节　膀胱镜检、双侧输尿管逆行插管造影、左侧重复肾上半肾切除术、术中转换体位手术

病例：膀胱镜检、双侧输尿管逆行插管造影、左侧重复肾上半肾切除术。

姓名：赵××，性别：女，年龄：3 岁 6 个月，体重：15 kg。

诊断：

1. 尿失禁。

2. 左侧重复肾。

3. 输尿管扩张，右侧输尿管开口异位。

实施手术：膀胱镜检、双侧输尿管逆行插管造影、左侧重复肾上半肾切除术。

主持人：护士长。

参加人员：手术室在岗工作人员、规培护士、实习护生。

讨论目的：通过对该病例的讨论，提出护理问题并制定相应的护理措施，减少并发症的发生，提高护理人员临床业务技术水平及手术护理质量。

护士长：大家下午好！今天我们进行的病例讨论是一名左侧重复肾患儿，所实施的手术是膀胱镜检、双侧输尿管逆行插管造影、左侧重复肾上半肾切除术。该病例是将术前诊断检查和具体实施手术一并进行，手术过程中患儿体位需由截石位转换为仰卧位，术中使用仪器设备多，以及使用手术器械多等，就此手术的配合进行术后病例讨论，希望大家积极发言，以便于缩短此类患儿的手术时间，让此类患儿得到更优质、安全的手术室护理，为患儿的快速康复奠定基础，为临床工作作出指导。

下面由巡回护士汇报病例及巡回护士工作要点。

巡回护士：大家下午好，现在由我来汇报病例及巡回护士工作要点。

一、病例汇报

患儿，女，3岁6个月，于2年前家长发现患儿每日湿裤，排尿期间有漏尿，夜间漏尿较白天略好，不伴发热、尿频、尿急、尿痛，无尿液浑浊及血尿、咳嗽、大笑后尿失禁无加重，现为求进一步诊治入住我院泌尿外科。自发病以来，患儿精神食欲可，大便正常。

辅助检查：彩超：左肾囊肿，残余尿29.4 mL。静脉肾盂造影检查：肾轮廓显示欠佳。造影：左肾盂重复畸形。注意左侧输尿管膀胱入口异常。核磁共振尿路成像回报：左肾体积稍增大，左肾可见两组肾盂结构，输尿管开口位置偏低。右肾大小形态及位置未见异常，左侧重复肾盂伴部分重复输尿管；左侧输尿管扩张伴输尿管开口异位。

专科检查：神志清，反应好，腹不胀，会阴部潮湿，挤压膀胱后，观察可见阴道外口有尿液溢出。

在全麻＋气管插管下行膀胱镜检、双侧输尿管逆行插管造影、左侧重复肾上半肾切除术。术程顺利，术后安返病房。

二、巡回护士工作要点

（一）用物准备

1. 仪器设备：高频电刀、负压吸引装置、变温毯、膀胱镜系统、输血输液加温仪、C形臂X光机。

2. 体位用物：面架、小棉垫、体位垫、约束带。

3. 药物：30%碘海醇注射液（造影剂）、生理盐水。

4. 其他：三通、碘伏。

（二）工作要点

1. 检查手术室静压差正常，提前将手术室环境温度设置为23～25 ℃，开启变温毯设置为37.8 ℃。将棉被覆盖于变温毯毯面上进行预热。

2. 协助麻醉医生进行麻醉。

3. 卸去手术床腿板，放置面架于床尾处，与手术医生、麻醉医生共同安置手术体位，取截石位，将患儿双腿脚踝处用小棉垫包裹，约束带捆绑悬吊于面架上，松紧适宜，上肢约束。

4. 膀胱镜检查后，置管注入造影剂，将手术床腿板安装好后，将双腿放平，撤去面架，行C形臂透视，并做好个人防护。

5. 根据C形臂透视结果确定手术方式，即行左侧重复肾上半肾切除术。

6. 患儿取仰卧位，将体位垫放于患儿腰部，暴露术野，保护受压部位皮肤，约束四肢。

7. 将电刀负极板粘贴于左小腿肌肉丰厚处，调节好手术灯。

8. 将患儿输液的肢体放在易观察的位置，利于观察输液部位皮肤及静脉给药。

护士长：下面由洗手护士汇报此例手术洗手护士工作要点。

洗手护士：现在由我汇报此手术洗手护士的工作要点。

（一）用物准备

1. 常规用物：敷料包、手术衣包、单孔巾、无菌持物钳。

2. 手术器械：小儿开腹包、泌尿器械、膀胱镜器械包、F10膀胱镜镜头、膀胱镜鞘。

3. 一次性用物：无菌手套、石蜡油、输血器、医用无菌保护套、显影纱布套包、20号手术刀片、针型电刀手笔、一次性吸引器、3－0抗菌薇乔、1号薇乔线、4号丝线、2－0带针慕丝线、一次性8号硅胶尿管、引流袋、

9 cm×15 cm 敷贴。

（二）工作要点

1. 提前一天熟悉手术步骤及了解肾脏解剖知识，并与手术医生沟通，提前准备好相关用物，如手术中使用的膀胱镜目镜和膀胱镜鞘的型号，检查诊断后实施。

2. 手术中可能用到的手术用物。

3. 协助巡回护士配合手术医生做好膀胱镜检、双侧输尿管逆行插管造影术。

4. 随时观察手术进展情况。膀胱镜检、双侧输尿管逆行插管造影术完成后，立即准备左侧重复肾上半肾切除术的用物，打包刷手上台。

5. 与巡回护士共同清点手术所有用物。

6. 术中妥善固定电刀手笔和吸引器，电刀导线勿缠绕于金属器械上，不用时将其放入电刀保护盒内，防止电灼伤。

7. 术中观察手术进展，做重复肾切除时递湿纱布垫保护周围组织，防止损伤；并备好4号钳吊线用来结扎血管，结扎线的残端及时收回，防止遗留体腔。

8. 术中切下的标本要放于治疗碗内，并用湿纱布覆盖，妥善保管。

9. 除了常规清点物品外，在关闭后腹膜时增加一次清点时机，与巡回护士共同清点手术用物。

10. 缝合皮肤后协助手术医生留置导尿管，提前检查硅胶尿管是否通畅，气囊是否完好，有尿液流出时及时连接尿袋。

护士长：巡回护士与洗手护士已将该手术患儿的病例及工作要点向大家做了汇报。此手术患儿术中要转换体位，还会在手术中使用C形臂，那么在手术过程中应该如何更安全高效地完成转换工作，还有什么补充的吗？下面请大家进行讨论。

护士A：此手术术中要转换手术体位，一定要和麻醉医生、手术医生一起进行。避免气管导管的脱出，同时要将患儿轻轻抱起，重新放置，不可拖、拉、拽，使皮肤产生剪切力，造成皮肤的损伤。

护士B：该手术是将术前诊断检查与实施手术一并进行，术中使用的仪器设备多。在膀胱镜检、双侧输尿管逆行插管造影手术结束后，将膀胱镜系统及C形臂机归位放置。各光源导线清洁、消毒后盘大圈放于台车抽屉内。在转换体位时可以让其他人协助进行，从而可以高效完成转换工作，减少等待时间，使手术顺利进行。

护士 C：术中造影使用 C 形臂，做好防护工作，减少职业暴露。手术安排在铅防护手术室进行。参与手术的医务人员包括手术医生、麻醉医生、护士等人员均穿戴防护眼镜、颈套、防护衣等，再实施手术治疗。射线放出前使用铅屏风，减少射线的照射量，且必须准确地对准投照部位；尽量远离放射源，最大化减少 X 线对医务人员的损伤；同时操作者应对 C 形臂机的功能予以熟练掌握，对曝光条件予以良好控制，尽量缩短 X 射线曝光时间、次数，避免重复曝光。

护士长：回答得很好，那么在手术室护理工作中可能会存在哪些护理问题？

护士 A：该手术患儿的护理问题如下。

1. 有潜在的皮肤完整性受损的危险：与尿失禁、手术时间长、肢体固定不当有关。

2. 有坠床的危险：与变换体位有关。

3. 有手术部位感染的危险：与术中低体温及手术未严格执行无菌操作规范有关。

4. 有出血的危险：与肾脏血流丰富有关。

5. 恐惧与害怕：与患儿未接触过陌生环境、陌生人有关。

6. 有管道滑脱的危险：与变换体位有关。

护士长：护士 A 提出了 6 条护理问题，基本涵盖了此手术患儿存在的危险点，那么我们针对这些护理问题该如何制定相应的护理措施？请大家讨论。

护士 A：针对患儿皮肤完整性受损的护理措施：

1. 保持床单干燥，若床单被浸湿，及时更换，保持患儿身下干燥。

2. 患儿先做膀胱镜检查术，取截石位。由于年龄较小，截石位的安置方法不同于年长儿与成人，需要将脚踝部悬吊于面架上，脚踝处用棉垫包裹，避免肢体直接接触面架，约束下肢时，注意松紧适宜。

3. 禁止患儿裸露的皮肤与手术床的金属部位直接接触，以防发生旁路电灼伤。

4. 根据手术情况，做到忙而不乱，配合精准到位，从而缩短等待时间，使手术时间减少。

5. 由截石位转换为平仰卧位时，不可拖、拉、硬拽，造成皮肤的二次损伤。

6. 转换体位后，床单要平整，腰桥体位垫要柔软、平整舒适。在不影响手术的情况下抬起肢体重新放下，改变着力点。

护士 B：针对术中患儿有发生坠床危险的护理措施：

1. 患儿取截石位时，要妥善固定双下肢于面架上，固定之前必须确认面架是牢固的。

2. 患儿腹部以上位置用中单覆盖，并将垂至两边的部分塞于床垫下起固定患儿的作用，双上肢用约束带固定于床旁两侧。

3. 时刻关注患儿的生命体征，保证静脉液路的通畅，尽可能缩短 C 形臂透视时间，将仪器连接好，默契配合，缩短等待时间。

护士 C：针对术中发生感染的护理措施：

1. 严格执行术前预防性抗生素的使用，遵医嘱在术前 0.5～1 小时给予预防用抗生素。

2. 术中要注意保暖，预防感染。

3. 手术消毒范围面积过大，暴露时间长，除使用加温毯外，使用输血输液加温仪对输注液体加温。

4. 术中严格执行无菌操作规范，膀胱镜检查完毕后，重新外科手消毒及切口部位皮肤的消毒，发现违规操作立即给予纠正。

护士 D：针对术中发生出血危险的护理措施：

1. 手术过程中密切观察患儿病情变化及生命体征。

2. 提前备静脉穿刺用物，必要时开放第 2 条静脉通路。

3. 及时评估纱布上及吸引器瓶内失血量并通知手术医生。

4. 熟悉手术步骤，精准配合，缩短手术时间。

护士 E：针对患儿恐惧与害怕的护理措施：

应积极与患儿及家长进行沟通交流，对患儿及家长的不安与焦虑表示理解，并进行安慰及劝解，给予其心理慰藉。态度应诚恳，语气应和蔼亲切，语言通俗易懂，从而在最短的时间内拉近护患之间的心理距离，取得患儿及家长的信任，消除陌生和紧张无助感。

护士 F：针对患儿有管道滑脱危险的护理措施：

1. 患儿向床尾移动时注意保护静脉液路及气管插管，防止脱出。

2. 患儿取截石位后，妥善固定各管路。

3. 术中留置尿管后保持管路通畅，勿打折弯曲，防止受压。

4. 麻醉苏醒时，由于患儿躁动，脱管的风险较高，需守护在患儿身旁，适当约束。

5. 术后转运患儿时保护输液管路及尿管，并观察其有无阻塞。保持引流袋低于尿道平面，防止逆行感染。

护士长：以上各位老师介绍的护理措施很全面，还有其他问题吗？

实习护生 A：请问老师患儿腰下为什么需要垫体位垫？还有什么时候取出呢？

护士 E：此手术在完成膀胱镜检查、双侧输尿管逆行插管造影术后，转换成仰卧位。肾脏位于腰部脊柱两侧，贴附于腹后壁，位置较深，腰部垫体位垫是为了暴露手术部位，方便手术医生操作。那么成人手术可以利用手术床的腰桥来实现此手术体位，而儿科手术因为孩子的年龄、身高、体重各有差异，手术床的腰桥无法满足，这就要求巡回护士提前了解手术患儿的身高、体重，使用海绵制作个性化体位垫来替代手术床的腰桥。那么，撤除腰部体位垫的时机是在手术结束，关闭手术切口前撤出，以减少切口张力，利于缝合。在撤除腰桥时，与手术医生沟通，不能影响医生操作及污染手术切口。

规培护士：请问老师此类手术清点用物的时机有哪些呢？

护士 F：首先我们要知道手术物品的清点时机：第 1 次清点，即手术开始前；第 2 次清点，即关闭体腔前；第 3 次清点，即关闭体腔后；第 4 次清点，即缝合皮肤后。如果术中需要交接班、手术切口涉及两个及以上部位或腔隙时均应清点，如关闭膈肌、子宫、心包、后腹膜等需要增加一次清点次数。其次要遵循手术物品的清点原则：双人逐项清点原则；同步唱点原则；逐项即刻记录原则；原位清点原则。

我们今天这个手术，实际是做了两个手术。第一个是膀胱镜检、双侧输尿管逆行插管造影术，第二个是左侧重复肾上半肾切除术。那我们需要完整地做两个手术的物品清点。在做第一个手术膀胱镜检、双侧输尿管逆行插管造影术时，因为不需要洗手护士，那手术物品的清点是由巡回护士与手术医生进行了 4 次清点。在第二个手术开始之前，把第一个手术的所有用物打包放于固定位置。进行第二个手术左侧重复肾上半肾切除术时，因需要打开后腹膜，巡回护士要与洗手护士进行 5 次清点，即手术开始前、关闭体腔前、关闭后腹膜、关闭体腔后和缝合皮肤后。

实习护生 B：请问老师术中切下的标本为什么要用湿纱布覆盖？为什么

需要浸泡在福尔马林里？

护士 H：因为术中切下的病理组织，在术后要送至病理科进行病理检查，为术后治疗提供可靠依据。如果切下的组织未做保湿处理，长时间暴露在空气中，就会风干、脱水、变性，影响术后病理检查。术中标本要求离体30 分钟内浸泡于 10% 中性缓冲福尔马林内固定。

10% 中性缓冲福尔马林组织固定剂，是由 10% 中性福尔马林溶液（即4% 甲醛）、磷酸盐缓冲液等组成。用作固定的浓度为 10% 的福尔马林，实际含甲醛 4%，10% 福尔马林渗透力强，固定均匀，对组织收缩少。对脂肪、神经及髓鞘、糖等固定效果好，是最常用的固定剂。使用时注意：因其有一定毒性，不可口服、不可外用活体；不慎溅入眼中立即用饮用自来水冲洗；用后医疗废弃物按照医用垃圾管理条例，由专业公司处理。

那么，所谓"固定"就是组织离体后，用各种方法使其细胞内的物质尽量接近其生活状态时的形态结构和位置的过程。固定的目的，是为了防止组织细胞自溶与腐败，防止细胞内的酶对蛋白质的分解作用，使细胞内的各种成分如蛋白质、脂肪、碳水化合物或酶类转变为不溶性物质，以保持原有的结构与生活时相仿。另外，组织固定后均呈一定的硬化状态，增加组织韧性，而且不易变形，有利于以后的组织处理。所以组织一旦离体必须及时固定，固定液的量应为组织的 4 倍。固定的关键主要与固定的及时性、固定液的选择、固定液的浓度、固定液的温度和时间有关。

护士长总结：大家的发言非常积极，内容非常丰富。本次病例讨论我们学习了检查诊断与手术同时进行，体位由截石位转换为仰卧位时的注意事项和在手术中使用 C 形臂的工作要点，以及针对该手术护理问题采取的护理措施。以上内容基本涵盖该手术的注意点、关键点，为我们今后的工作提供了指导，使我们更加娴熟地完成了手术室护理工作，为患儿顺利进行手术治疗提供优质的手术室护理服务。

今天的讨论到此结束。谢谢大家的积极发言！

第九章　护理查房

第一节　右顶骨凹陷性骨折复位术、右顶部硬膜外血肿清除术

主持人：N3 级护士。

内容：右顶骨凹陷性骨折复位术、右顶部硬膜外血肿清除术手术护理。

汇报人员：洗手护士、巡回护士。

指导人员：N3 级以上护士或相关专科组长。

参加人员：全体护士、规培护士、进修护士、实习护生。

目 的

1. 掌握右顶骨凹陷性骨折复位术、右顶部硬膜外血肿清除术手术配合要点，提高该手术护理质量。

2. 了解相关知识，提高专科手术护理水平。

3. 关注患儿手术过程中的相关风险，做到防患于未然。

4. 解决重症疑难问题，提高该类患儿的手术护理质量。

5. 掌握双极电凝、高频电刀、磨钻、变温毯、输血输液加温仪等仪器设备的使用。

6. 通过查房发现问题、解决问题，对护士的工作起到指导和监督作用。

7. 激发护士学习多学科知识的兴趣，提高护士运用多学科知识分析问题、解决问题的能力。

主持人：大家早上好！今天我们查房的内容是一例右顶骨凹陷性骨折复位术、右顶部硬膜外血肿清除术的手术护理，通过此次查房，学习顶骨凹陷性骨折的手术配合要点及其相关知识，了解该疾病的解剖、熟悉病理生理、掌握手术护理及护理并发症防范等知识，从而提高该手术的护理质量，为患儿及手术医生提供更为全面的优质护理服务，下面请洗手护士进行病例

汇报。

洗手护士

病例汇报

患儿，张××，女，4 岁，体重 17 kg。入院前 10 小时不慎从约 2 米高的楼梯上坠落，当时患儿哭闹明显，无呕吐、昏迷、抽搐等不适，无鼻腔出血，行颅脑 CT 显示右顶部凹陷性骨折，右顶部硬膜外血肿，为求进一步治疗入住我院。

专科检查：神志清楚，自主睁眼，可注视物体，GCS 评分：15 分。右顶部可扪及局限性凹陷，范围约 4 cm×3 cm，凹陷深约 0.8 cm。

颅脑 CT：显示右顶骨凹陷骨折。

术前诊断：急性闭合性颅脑损伤，右顶部凹陷骨折，右顶部硬膜外血肿。

麻醉方式：全麻＋气管插管。

实施手术：右顶骨凹陷骨折复位术、右顶部硬膜外血肿清除术。

主持人：目前我们对该患儿的病情有了一定了解，下面请洗手护士进行汇报。

一、用物准备

1. 常规用物：敷料包、手术衣包、中单包、无菌持物钳。

2. 手术器械：开颅器械包、磨钻、神经外科双极电凝镊、冲洗盆。

3. 一次性用物：20 号手术刀片、11 号手术刀片、一次性吸引器、显影纱布套包、无菌手套、医用脑棉片（2 cm×7 cm）、骨蜡、一次性头皮夹、一次性静脉输液针、电刀手笔、微创颅脑引流套装、3 − 0 抗菌薇乔、2 − 0 带针慕丝线、4 − 0 带针慕丝线、医用手术薄膜（30 cm×20 cm）、颅脑手术薄膜（45 cm×45 cm）、9 cm×20 cm 敷贴、明胶海绵、颅骨固定夹、50 mL 注射器、20 mL 注射器、5 mL 注射器、1 mL 注射器。

二、手术配合要点

1. 术前了解该手术解剖知识、手术方式及所需的特殊器械及用物。

2. 术日提前 20 分钟刷手上台整理手术器械及物品，与巡回护士共同清点手术台上所有器械、纱布、缝针及其他物品，重点关注脑棉片、缝线残端及头皮夹的清点，检查手术器械完整性、功能是否良好，并做到定位放置。

3. 制作"冲洗器"：一次性使用静脉输液针从乳头端保留 3 ~ 4 cm 长度，剪去带针头的部分，将剪下的乳头端连接在 50 mL 注射器上，抽取生理盐水，制作成"冲洗器"。

4. 局麻药的配制：15 mL 生理盐水 + 5 mL 利多卡因注射液 + 0.1 mL 盐酸肾上腺素注射液。利多卡因注射液的浓度是 0.5%，盐酸肾上腺激素的浓度是 1：200 000。

5. 制作"布兜"：小单全部展开，长的两侧向中间对折，然后一侧对折到另一侧的 3/4 时，最后用 2 把艾利斯固定。

6. 消毒铺单

①消毒范围：前至眶缘，后至肩部，右侧至耳部。

②铺单：对折中单铺于头下，切口周围依次铺 4 块小单，递手术医生 1 块酒精纱布擦拭切口处脱碘，待干后贴医用手术贴膜（30 cm × 20 cm），托盘置于患儿胸前，将 2 块中单纵向铺于切口两侧，1 块中单铺于托盘，最后铺有口大单，短端向头部、长端向下肢，头端要铺盖过患儿头部，两侧及头端应下垂超过手术台边缘 30 cm。

7. 递颅脑手术薄膜（45 cm × 45 cm）于术者粘贴于术野，将"布兜"放置于手术贴膜上，并用艾利斯固定。

8. 将电刀手笔、双极电凝镊放置于"布兜"内，一次性吸引器递于术者并用布巾钳妥善固定，检测双极电凝是否正常工作。

9. 在头皮下注射配制好的局麻药。

10. 20 号手术刀放于弯盘内传递于术者，做"马蹄形"切口，头皮夹夹皮瓣止血。递骨膜剥离子分离骨膜，完全游离后，2 - 0 带针线固定皮瓣，用湿纱布覆盖保护。

11. 安装磨钻，试用后递于术者，递"冲洗器"于手术助手。先在切口周围钻 3 个孔，边钻孔边冲水，钻孔完成后换铣刀刀头锯开骨瓣，边锯边冲洗。递骨膜剥离子撬开骨瓣，取下的骨瓣浸泡于盛放生理盐水的冲洗盆中保存备用。用咬骨钳咬平骨窗边缘，清除骨屑，若骨缘出血，用骨蜡涂抹止血。

12. 递神经剥离子将血肿从硬脑膜上游离，遇活动性出血，用双极电凝镊止血，及时清理双极电凝镊头部焦痂。

13. 在无菌器械台左上角铺设双层无菌小单，建立一个相对隔离区域，术者将骨瓣清洗干净后，用骨膜剥离子和鹰嘴咬骨钳将骨瓣凹陷处撬回原位，并用磨钻将骨瓣边缘磨至与骨窗边缘吻合，之后继续保存于生理盐水中。

14. 用4-0带针慕丝线将硬膜外层缝吊于骨窗缘的骨膜上。

15. 与巡回护士共同清点所有手术用物，并检查器械完整性，清点无误后，骨瓣回置，颅骨固定夹固定。

16. 将微创颅脑引流套装中的引流管取出，检查引流管是否通畅，去除静电并润滑，递于术者，骨瓣外留置引流管，用3-0抗菌薇乔固定。

17. 与巡回护士共同清点所有手术用物，并检查器械完整性，确认无误，3-0抗菌薇乔逐层缝合。

18. 皮肤缝合后再次清点，9 cm×20 cm敷贴覆盖、包扎切口。

三、关注点

1. 制作"冲洗器"时，需要将头皮针从乳头端保留3~4 cm长度，剪去带针部分，将剪下的乳头端连接在50 mL注射器上。及时与巡回护士清点，防止异物遗留。

2. 局麻药的配制，与巡回护士共同核对药物的名称、剂量、浓度、用法和有效期等。

3. 注意将冲洗水与浸泡脑棉片的生理盐水分开放置，不可混用。脑棉片如需修剪，必须与巡回护士严格核对，剪去部分丢弃于台下固定位置。

4. 及时检测双极电凝是否正常使用，使用后要及时用湿纱布擦拭双极镊的焦痂。

5. 取下的骨瓣不可随意放置，应置于盛放生理盐水的冲洗盆内。

6. 在修复取下的骨瓣时，要提前用无菌小单铺设一块隔离区域，在区域内进行操作，主要目的是保护大无菌台，防止在修剪骨瓣时碎骨飞溅，造成异物留存于手术台上。

7. 术中使用颅骨固定夹为植入物，禁止用手直接接触，使用手术器械进行辅助操作。

8. 当打开颅脑外引流器时，应存放在无菌小单内，减少用手直接接触颅脑外引流器。

9. 神经科的精密器械在传递时注意轻拿轻放，整理器械时注意精密器械的保护。

主持人：下面请巡回护士进行汇报。

巡回护士

一、用物准备

1. 仪器设备：高频电刀、负压吸引装置、双极电凝、磨钻、变温毯、输血输液加温仪。

2. 体位用物：头圈、约束带、硅胶足跟垫、体位垫、小棉垫。

3. 消毒液：75% 酒精、碘伏。

4. 药品：盐酸肾上腺素注射液、利多卡因注射液。

5. 其他：生理盐水、三通、无菌导尿包、8 号一次性硅胶导尿管、儿童型负极板、头套。

二、手术配合要点

（一）术前配合

1. 调节好手术室内温度为 23 ℃，检查静压差及湿度正常。

2. 检查各仪器设备，是否功能良好、处于备用状态。开启变温毯，温度设置为 37.5 ℃，小棉被铺于毯面预热。

3. 携手术通知单、手术患儿及物品核查交接表与病房护士床旁交接患儿，采取两种以上方式进行患儿身份核对，确认手术部位、体表标识正确，将患儿接至手术室。

4. 麻醉开始前，在麻醉医生主持下，与手术医生、麻醉医生共同进行手术患儿安全核查。

5. 协助麻醉医生进行麻醉。

6. 选择 8 号一次性硅胶尿管，为患儿留置导尿，严格执行无菌技术操作，妥善固定，粘贴导尿管标识。

7. 体位安置：与麻醉医生、手术医生共同安置体位。患儿取平卧位，头部偏向左侧。麻醉完成后，尽量将患儿头部靠近床头，头下置头圈，摆放时注意：耳郭完全放置在头圈的中空位置，防止耳郭受压；眼睛放置于头圈缺口处。肩下垫体位垫，双上肢固定在身体两侧，并用约束带固定，松紧适宜，骶尾部垫小棉垫、双足跟部均垫凝胶足跟垫，凝胶约束带固定于膝关节上 5 cm 处，棉被覆盖患儿整个身体进行保暖。摆放完毕后检查尿管，管路无弯折，保证尿管引流通畅，管路连接处切勿直接接触皮肤，必要时用小棉垫隔开，尿袋悬挂于床旁。

8. 儿童型负极板粘贴于患儿大腿前侧肌肉丰富处，肢体避免与金属物品接触。

9. 与洗手护士共同清点手术台上所有用物，逐项记录。

10. 协助手术医生穿手术衣，为手术台上提供物品，调节无影灯。

11. 连接双极电凝、高频电刀、吸引器、磨钻。

12. 手术开始前，在麻醉医生主持下，与手术医生、麻醉医生共同进行手术患儿安全核查。

（二）术中管理

1. 仪器设备

①高频电刀：电刀功率调至 20 W，手术过程中巡回护士应根据手术情况随时调整功率，观察负极板粘贴情况，保证手术顺利进行。

②双极电凝：正确进行开机自检，手术开始调节功率至 9 W，术中调整功率为 5 W。

③磨钻：术中及时观察磨钻是否正常工作。

④变温毯：术前调节变温毯至 37.5 ℃，术中随时监测患儿体表温度。

⑤输血输液加温仪：温度设置为 38 ℃，术中随时观察设备运行状况。

2. 管路管理

①输液管理：术中密切观察输注部位是否有渗出，液体输注是否通畅，遵医嘱严格控制输液滴速及输注量。

②尿管管理：术中及时查看尿量、尿管情况，保证引流的通畅。

3. 体位：随时观察患儿，因手术部位在头部不能及时查看，提醒术者勿按压患儿头部，观察患儿的皮肤和受压情况。

4. 用药：手术过程中要配置局麻药，盐酸肾上腺素注射液和利多卡因注射液，与洗手护士共同核对药品名称、有效期、失效期及药物剂量，无误后抽取药液。盐酸肾上腺素注射液和利多卡因注射液安瓿保留至手术结束后方可丢弃。

5. 植入物：手术中所需使用的植入物即颅骨固定夹，在使用前做好查对工作，在手术清点记录单背面粘贴植入物标识。

（三）术后管理

1. 逐次与洗手护士清点手术器械及用物。

2. 手术结束后，与麻醉医生共同将患儿恢复成平卧位，缓慢将其放平，同时观察受压部位皮肤的完整性。加盖棉被，注意保暖。

3. 协助麻醉医生拔出气管插管，保持呼吸道通畅，全程密切关注患儿的安全。

4. 去除儿童型负极板，动作轻柔，检查粘贴部位皮肤情况。

5. 患儿离开手术室前，在麻醉医生主持下，与手术医生、麻醉医生共同进行手术患儿安全核查。

6. 与麻醉医生共同护送患儿至苏醒室，与苏醒室护士做好手术患儿交接工作，及时逐项填写手术患儿及物品核查交接表，将手术相关用物进行交接。

7. 整理手术室，将体位用品、仪器设备归位放置。

三、关注点

1. 保暖：采取综合保温措施达到全程无缝隙为患儿保暖。

2. 安全用药：局麻药的核对和正确配制。

3. 压疮的防护：气管插管、尿管以及电极片妥善固定，用小棉垫精心保护，防止与局部皮肤接触受压造成压疮。

4. 眼睛的保护：眼睛用贴膜覆盖，防止消毒液流入，摆放体位时注意勿使眼睛在头圈的边缘受压。

5. 植入物的管理：查对植入物的灭菌效果及有效期，正确留存并粘贴植入物标识。

6. 安全转运：在转运患儿过程中要注意保护头部，尽量减少扭动，防止引流管脱出。

7. 出入量的观察：头皮血运丰富，及时观察出血量，告知手术医生和麻醉医生。

主持人：洗手护士和巡回护士对手术配合及护理关注点做了详细汇报。接下来由神经科专科组长×××带大家学习"颅骨骨折"的相关知识。

颅骨骨折相关知识

一、定义

指骨折局部以骨板凹陷（多 0.5 cm 以上）为主要特征的一类骨折，它可以单独或与线状骨折合并发生。凹陷性骨折一般较局限，能较好地反映致伤物作用面的大小和形状。

二、解剖

颅骨位于脊柱上方，由 23 块形状和大小不同的扁骨和不规则骨组成（图 9-1），起着保护和支持脑、感觉器官以及消化器和呼吸器的起始部分的作用。颅分脑颅和面颅两部分。脑颅位于颅的后上部，内有颅腔，容纳脑，共 8 块。面颅为颅的前下部分，包含眶、鼻腔、口腔等结构，构成面部的支架，共 15 块。

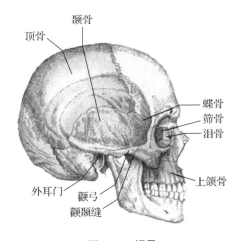

图 9-1　颅骨

三、分类

1. 乒乓球样骨折：一般见于婴幼儿，因其颅骨以有机成分为主，弹性好而不容易在受伤时破裂，仅在受力作用的局部颅骨像乒乓球样被压陷变形，但不出现骨折线（图 9-2），多可自动恢复。

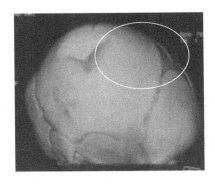

图 9-2 乒乓球样骨折

2. 舟状骨折：指像小船样凹陷的骨折，一般多见于条形棍棒垂直用力打击。

3. 阶梯状骨折：指凹陷骨折片呈阶梯状分层下陷，多见于锤面或斧背倾斜打击时。

4. 套环状骨折：见于圆形锤面或斧背垂直打击颅盖部时，因力的传导，可以同时有环形的伴行骨折线出现。

5. 漏斗状骨折：见于钝器角部垂直打击时，凹陷骨折形如漏斗，中央部呈尖形向内凹陷。

四、临床表现

1. 头皮血肿。在受力点头皮血肿或挫伤。

2. 局部下陷。急性期可检查出局部骨质下陷。

3. 神经功能障碍。当骨折片下陷较深时，可刺破硬脑膜，损伤及压迫脑组织而出现偏瘫、失语等。

五、诊断

1. X 线切线位片，了解凹陷深度。

2. CT 显示骨折情况，有无脑损伤。

六、治疗原则

1. 非手术治疗：对骨折位于非功能区凹陷不足 1 cm 的小面积骨折，无临床症状者不需要手术治疗。新生儿的凹陷性骨折，应尽量采取非手术复位方法。

2. 手术治疗

①合并脑损伤，大面积骨折片凹陷使颅腔缩小引起颅内压增高，CT 示中线移位明显有脑疝者，应立即手术。

②非功能区，凹陷程度 >1 cm 者，视为相对适应证，可考虑择期手术。

③开放性骨折，需要手术清创、去除全部骨片，修补硬膜，以免引起感染。

④对于大静脉处的骨折，即使下陷较深，如无明显临床症状，可经观察，待充分准备后择期手术。

主持人：×××护士对该疾病的相关知识进行了详细讲解，使大家对该疾病有了更深一步的了解，那么下面由护士长进行提问。

护士长：洗手护士及巡回护士对右顶部凹陷性骨折复位术的手术配合及关注点进行了详细汇报。×××护士也针对此疾病从定义、解剖、临床表现、诊断、治疗方面给大家做了讲解。为了巩固今天查房内容，使大家更精准地完成手术配合工作，接下来进入提问环节，请大家积极回答。

首先针对相关知识进行提问。

1. 护士长：通过颅骨骨折相关知识的学习，请 N1 级护士×××说一说它的临床表现有哪些？

N1 级护士×××：

①头皮血肿。在受力点头皮血肿或挫伤。

②局部下陷。急性期可检查出局部骨质下陷。

③神经功能障碍。当骨折片下陷较深时，可刺破硬脑膜，损伤脑组织而出现偏瘫、失语等。

2. 护士长：此台手术中体位安置的注意事项有哪些？

巡回护士：由于手术部位在头部，因此将患儿尽量靠近手术床头位置，头下垫硅胶头圈时，注意要将耳郭完全放置在头圈的中空位置，防止耳郭受压。

N2 级护士×××：做好防压疮措施，在骶尾部、双足跟部均垫小棉垫和足跟垫，约束双上肢时松紧度以容纳一指为宜，维持体位稳定。

N1 级护士×××：安置体位时，避免患儿身体任何部位直接接触手术床金属部分，以免发生电灼伤；避免患儿裸露的不同部位皮肤之间直接接触，以免发生电灼伤。

3. 护士长：使用脑棉片时有哪些注意事项？

洗手护士：

①术前洗手护士与巡回护士认真清点脑棉片的数量，将脑棉片完全打开进行清点，认真查看脑棉片的完整性。

②术中会裁剪成大小不同的脑棉片，裁剪时及时通知巡回老师，生理盐水浸湿后备用。

③及时收回使用后的脑棉片，以 5 个为一组进行清点。

④物品清点时应仔细检查每块棉片，确认完整，以防遗留。

4. 护士长：说一说脑棉片的清点时机？

N1 级护士×××：脑棉片的清点时机分别是手术开始前、骨瓣回置时、缝合皮肤前、皮肤完全缝合后。

5. 护士长：掀开骨瓣前洗手护士需要做哪些工作？

N1 级护士×××：掀开骨瓣前备好脑棉片及盛放有生理盐水的冲洗盆，注意不可以用浸泡过脑棉片的生理盐水。

6. 护士长：叙述一下"冲洗器"如何制作？

N1 级护士×××：头皮针从乳头端，留 3 ~ 4 cm 长度剪断，弃去带针部分，将剪下部分连接在 50 mL 注射器上，抽取生理盐水，洗手护士要及时与巡回护士进行沟通，剪下部分及时弃去，防止遗留。

7. 护士长：取下骨瓣后，修整时需要提前做哪些准备？

N2 级护士×××：修整取下的颅骨骨瓣时，应提前在无菌器械台左上角铺设一块双层无菌小单，建立一个相对隔离的区域，之后继续保存于盛放有无菌生理盐水的冲洗盆中。

8. 护士长：如何进行手术植入物品准入管理？

神经科专科组长×××：严格执行医疗器械准入规定，根据《医疗器械监督管理条例》第 26 条规定，医疗器械经营企业和医疗机构应当从取得医疗器械生产企业许可证的生产企业或取得医疗器械经营许可证的经营企业购进合格的医疗器械，并验明产品的生产许可证、产品合格证、进口注册证、准销证等卫生权威机构的认可证明，不得使用未经注册、过期失效或淘汰的医疗器械。我们使用的植入物都是通过医院严格审核，招标进入医院设备科的。

9. 护士长：术中使用植入物颅骨固定器，那么植入物的概念以及对于植入物应该如何管理？

N3 级护士×××：植入物是放置于外科操作造成的或生理存在的体腔中，存留≥30 天的可植入型物品。

植入物在术中管理：严格执行无菌技术操作。由于颅骨固定器属于贵重植入物，开启前巡回护士要与手术医生再次核对型号后再开启，同时认真检查外包装有无破损、潮湿、过期现象。打到器械台上的植入物未立即使用，要用治疗巾包裹，放置于安全处。使用后，要及时将植入物标识粘贴在手术清点记录单的背面。

10. 护士长：病例汇报中提到的道格拉斯昏迷指数的评估，谁来和大家一起学习一下？

N3 级护士×××：道格拉斯昏迷指数的评估，简称 GSC 评分，其中有睁眼反应、语言反应和肢体运动 3 个方面，这 3 个方面的分数加总即为昏迷指数，昏迷指数是医学上评估患儿昏迷程度的指标。轻度昏迷：13 分到 14 分，中度昏迷：9 分到 12 分，重度昏迷：3 分到 8 分。最低 3 分，最高 15 分。

11. 护士长：术后如何安全转运患儿？

进修护士×××：由于手术部位在头部，并留置引流管，所以在患儿转运过程中，除了要注意减少在搬运过程中的挪动，也要注意将引流管固定牢靠，加强局部保护，防止管路的意外脱出。

N1 级护士×××：尿管和输液管路在转运时也要妥善放置，与麻醉医生共同协作转运患儿，防止脱出。

12. 护士长：术前留置尿管时都有哪些注意点呢？

实习护生×××：留置尿管时一定要严格遵守无菌技术操作原则，留置尿管之前要检查尿管的气囊是否完好，留置完毕后要及时粘贴尿管标识。

13. 护士长：针对此患儿保暖措施有哪些？

N2 级护士×××：术前提前将室温调至 23 ℃，术前将变温毯调至 37.5 ℃，将小棉被展开铺于变温毯上预热；术前留置尿管时，将皮肤暴露的部位用小棉垫进行加盖保暖；术中静脉输注的液体使用输血输液加温仪进行加热；术后将患儿平卧后及时加盖棉被进行保暖。

14. 护士长：手术中使用加有盐酸肾上腺素的局麻药的作用？

N1 级护士×××：使用加有盐酸肾上腺素的局麻药有利于头皮瓣膜的分离和减少术中头皮软组织出血。

15. 护士长：神经外科使用双极电凝比较多，那么使用中应该关注什么？

N3 级护士×××：应根据凝血组织随时调节功率大小。头皮、肌肉是 9 W，硬膜是 9 W，脑组织是 5 W。使用时有焦痂及时用湿纱布将其擦拭，禁止用刀片等坚硬的用物刮除，防止损伤镊子前端防粘连涂层，而损坏电凝镊，影响止血效果。

16. 护士长：大家还有什么问题比较困惑？

实习护生×××：老师，使用磨钻时为什么要用冲洗水呢？

N1 级护士×××：使用磨钻时，钻头的温度太高，冲洗水可以起到降温的作用；另外可将骨屑冲走，使术野清晰。

实习护生×××：老师，请问冲洗水与浸泡过脑棉片的水为什么要分开放置？

N1 级护士×××：浸泡过脑棉片的水中会有碎屑、杂物等，不适合再进行冲洗使用，所以一定要区分放置。

主持人：提问环节到此结束，最后请护士长进行本次查房总结。

护士长总结：感谢各位老师详尽的讲解，我们通过对右顶骨凹陷性骨折复位术手术配合、护理关键点及相关知识的学习和提问，相信大家对该手术有了更进一步的了解。手术中需要关注如体位的安置、压疮防护、植入物的管理等方面，希望大家能够掌握并应用到临床工作中，从而提高手术护理质量，为患儿的快速康复奠定基础。

主持人：感谢大家，今天的查房到此结束！

第二节　脊髓栓系松解术＋脊膜膨出修补术

主持人：N3 级护士。

内容：脊髓栓系松解术＋脊膜膨出修补术手术护理。

汇报人员：洗手护士、巡回护士。

指导人员：N3 级以上护士或神经外科专科组长。

参加人员：全体护士、规培护士、进修护士、实习护生。

目的

1. 掌握脊髓栓系松解术手术配合要点，提高围术期手术护理质量。

2. 了解该疾病相关知识，提高专科手术护理水平。

3. 关注患儿手术过程中的相关风险，做到防患于未然。

4. 掌握显微镜、图文系统、磨钻、神经外科双极电凝、变温毯、输血输液加温仪等仪器设备的使用。

5. 通过查房发现问题、解决问题，对护士的临床工作起到指导和监督作用。

6. 激发护士学习知识的兴趣，提高护士分析问题、解决问题的能力。

主持人：大家下午好！今天我们查房的内容是一例脊髓栓系松解术＋脊膜膨出修补术的手术护理，通过此次查房，学习脊髓栓系的手术配合要点及其相关知识，最终了解该疾病的解剖、熟悉病理生理、掌握手术护理及护理并发症防范等知识，从而提高该手术的护理质量，为患儿及手术医生提供更为全面的优质护理服务。下面请洗手护士进行病例汇报。

洗手护士

病例汇报：患儿，黄××，女，4 天，体重 3.5 kg，患儿出生后家长即发现腰骶部一肿物，约鸡蛋大小，无不适，无下肢活动障碍及大小便失禁，为求进一步治疗，前来就诊。

专科检查：腰骶部可见肿物大小约 7 cm×6 cm×4 cm，基底部宽，表皮发青，皮肤薄，未见破溃，表面轻度糜烂，少许炎性渗出，肿物质软，无压痛，周边无毛发生长。

辅助检查：腰骶部 MRI 检查示脊髓脊膜膨出。腰尾椎 CT 示骶尾部脊髓脊膜膨出、脊髓栓系。

术前诊断：脊髓栓系综合征、腰骶部脊髓脊膜膨出伴表皮破溃。

麻醉方式：全麻＋气管插管。

实施手术：脊髓栓系松解术＋脊膜膨出修补术。

主持人：目前我们对该患儿的病情有了一定了解。下面请洗手护士对手术配合工作进行汇报。

一、用物准备

1. 常规用物：敷料包、手术衣包、中单包、无菌持物钳。

2. 手术器械：栓系器械包、磨钻器械。

3. 一次性用物：20 号手术刀片、11 号手术刀片、显影纱布套包、一次性吸引器、无菌手套、一次性电刀手笔、神经外科双极电凝镊、2－0 带针慕丝线、4－0带针慕丝线、医用脑棉片（2 cm×7 cm）、骨蜡、一次性使用静脉输液针、6－0普迪斯、3－0抗菌薇乔、显微镜套袋、人工硬膜修补材料、9 cm×20 cm敷贴、20 mL注射器、无菌导尿包、6号一次性硅胶尿管。

二、手术配合要点

1. 术前了解该手术解剖知识、手术方式及所需的特殊用物和器械。

2. 术日，提前20分钟刷手上台整理手术器械及用物。与巡回护士共同清点手术台上所有器械、纱布、缝针、脑棉片及物品的数目，检查手术器械的完整性，保证其功能良好并做到定位放置。

3. 制作"简易冲洗器"：一次性使用静脉输液针从乳头端保留3～4 cm长度，剪去带针头的部分，将剪下的乳头端连接在20 mL注射器上，抽取生理盐水，制作成"冲洗器"。

4. 制作"布兜"：将一块小单全部展开，纵向对折，一侧对折到另一侧的3/4时，对折处内折3～4 cm，最后用2把艾利斯固定两端，便于术中存放一次性电刀手笔和双极电凝镊。

5. 麻醉后，消毒铺单。

①消毒范围：上至两腋窝连线，下过臀部，两侧至腋中线。

②铺单：对折一块中单铺于切口下方，切口周围铺四块小单，布巾钳固定，沿切口两侧依次铺中单、有口大单。

6. 递"布兜"放置于手术切口下方，用艾利斯固定。将一次性电刀手笔、双极电凝镊放置于"布兜"内，一次性吸引器递于术者并用布巾钳妥善固定。准备湿纱布检测双极电凝镊正常工作。

7. 消毒皮肤，20号手术刀放于弯盘内递于术者。沿脊柱方向紧邻肿物取梭形切口切开皮肤、皮下组织，暴露出椎旁筋膜。

8. 递牵开器撑开两侧皮下组织，之后用骨膜剥离子分离筋膜肌层，游离肿物到达基底部，递2－0带针慕丝线结扎并使用一次性电刀手笔电切分离肿物，肿物离体后置于弯盘内，用湿纱布覆盖保存，将结扎的基底部残留部分用2－0带针慕丝线缝合，暴露棘突与椎板，双极电凝止血。

9. 根据手术要求选择合适钻头，及时安装好磨钻，确认安装无误，放于妥善位置备用，用磨钻去除暴露的棘突及椎板，用咬骨钳咬除多余组织，递骨蜡止血，将脑棉片浸湿备用。

10. 将显微镜套袋交于术者，在巡回护士的协助下套显微镜套袋，整个操作过程中严格执行无菌技术操作，两块中单分别双折铺于手托上，并用布巾钳固定。

11. 准备显微器械，递 11 号手术刀切开硬膜，4 - 0 带针慕丝线悬吊两侧的硬膜，在显微镜下，递 11 号手术刀切开蛛网膜，暴露终丝及神经，用小剥离子、显微剪刀分离粘连的终丝，递小脑棉片置于硬膜腔内，一边用温生理盐水冲洗，一边将吸引器放于脑棉片上方吸引，检查有无出血，出血时用双极电凝镊止血。

12. 与巡回护士共同清点手术台上所有器械、纱布、缝针、脑棉片数目，并检查器械完整性。无误后，递 6 - 0 普迪斯关闭硬膜腔。

13. 递人工硬膜修补材料于术者，修补硬脊膜。

14. 与巡回护士共同清点手术台上所有器械、纱布、缝针、脑棉片数目，并检查器械完整性。无误后，用 3 - 0 抗菌薇乔逐层缝合肌层、韧带、皮下组织及皮肤。再次与巡回护士共同清点。

15. 9 cm×20 cm 敷贴覆盖，包扎切口。

三、关注点

1. 硬膜修补材料属于体内植入物，传递过程中禁止用手直接接触，使用手术器械辅助进行操作。

2. 熟练掌握磨钻的正确安装方法，减少操作过程中的安全隐患，最大限度地确保术中患儿和医护人员的安全。

3. 提前将"布兜"制作完毕，并在手术开始前递于术者固定在合适的位置。

4. 术中使用显微镜时，传递器械要稳、准、轻，用力适度以达到提醒术者注意力为限，不可触碰手术床及显微镜。

5. 注意将冲洗水与浸泡脑棉片的生理盐水区别放置，不可混用。脑棉片如需修剪，剪去部分丢弃时应与巡回护士确认。

6. 制作"简易冲洗器"时，将一次性使用静脉输液针接口处保留 3 ~ 4 cm 长度，剪去带针的部分并弃去，将剪好的一次性使用静脉输液管连接在 20 mL 注射器上。

7. 标本的管理：及时用湿纱布保管好病理标本，术后与手术医生核对、送检。

8. 密切关注手术进展情况，洗手护士提前备好大小合适的骨蜡便于术中止血。

主持人：下面请巡回护士对手术配合工作进行汇报。

巡回护士

一、用物准备

1. 仪器设备：高频电刀、负压吸引装置、神经外科双极电凝、变温毯、输血输液加温仪、磨钻、显微镜、图文系统、手托。

2. 体位用物：头圈、约束带、体位垫、小棉垫、防压疮敷料。

3. 其他：生理盐水、三通、坐凳、碘伏、75% 酒精。

二、手术配合要点

（一）术前配合

1. 调节手术室内温度为 23 ℃，检查静压差及湿度正常。

2. 检查手术室负压吸引装置、高频电刀、双极电凝、磨钻、变温毯及输血输液加温仪等仪器设备，是否功能良好、处于备用状态。开启变温毯，温度设置为 37.5 ℃，小棉被铺于毯面预热。

3. 携手术通知单、手术患儿及物品核查交接表与病房护士床旁交接患儿，采取两种以上方式进行患儿身份核对，确认手术部位正确，无误后将患儿接至手术室。

4. 麻醉开始前，在麻醉医生主持下，与手术医生、麻醉医生共同进行手术患儿安全核查。

5. 协助麻醉医生进行麻醉。

6. 术前留置尿管，严格执行无菌技术操作，并进行妥善固定，粘贴标识。

7. 体位安置：与麻醉医生、手术医生共同安置体位，取右侧卧位。将患儿背部靠近手术床边缘，头下置头圈，腋下及身下垫体位垫，左下肢自然屈曲，右下肢伸直，前后分开放置，两腿间垫体位垫，左上肢环形抱一体位垫放于胸前，四肢用约束带固定，松紧度以一指为宜。

8. 压疮防护：为预防压力性损伤，头圈上垫一有孔小棉垫，耳郭完全放置在头圈的中空位置，注意保护骨突部（右侧肩部、髋部、膝外侧及踝部），垫防压疮敷料，四肢约束前用小棉垫保护。保持床单元干燥无皱褶，各管路及导线不与皮肤直接接触。

9. 负极板的选择：患儿出生 4 天，体重 3.5 kg，选取儿童型负极板，粘贴于患儿大腿肌肉丰富处，方向与身体的纵轴垂直，并与皮肤粘贴紧密。

10. 与洗手护士共同清点手术台上所有用物，逐项准确记录。

11. 协助手术医生穿手术衣，为手术台上提供用物，调节无影灯，摆放坐凳。

12. 连接高频电刀、双极电凝、负压吸引装置及磨钻。

13. 手术开始前，在麻醉医生主持下，与手术医生、麻醉医生共同进行手术患儿安全核查。

（二）术中管理

1. 仪器设备

①高频电刀：电刀功率调至 15 W，手术过程中巡回护士应根据手术情况随时调整功率，保证手术顺利进行。

②神经外科双极电凝：手术开始前，调节功率至 9 W，显微镜下操作时功率调整至 6 W。

③磨钻：术中连接好导线，待使用时再开机并检测，避免钻头误伤医务人员及患儿。（功率为 7000 r/min）

④变温毯：术中关注毯面温度，监测患儿体温。

⑤手托：术中使用手托时，根据手术医生的要求调至合适的高度。

⑥图文系统：连接好显微镜后，将其放置在第二助手和洗手护士视线范围内。

⑦显微镜

a）使用前：先将显微镜推至手术床尾部，将各关节伸展并固定，协助手术医生将无菌显微镜套袋套于显微镜上。操作过程中，严格执行无菌操作原则，手部切勿触及显微镜套袋无菌面。

b）使用中：推动显微镜时及时将无影灯、坐凳移开。位置摆放妥当后，插好电源，先打开第一开关，等待自检，自检完成后，再打开第二开关，然后根据术者要求调节亮度。使用显微镜时减少人员走动，以免触碰无菌显微镜套袋。

c）使用后：关闭显微镜时，先将亮度旋钮旋至最小，然后关闭第二开关，再关闭第一开关，最后拔除电源。

2. 管路管理

①输液管理：术中密切观察输注部位是否有渗出，液体输注是否通畅，遵医嘱严格控制输液滴速及输注量。

②尿管管理：术中及时查看尿量，尿管是否有扭曲、打折情况，保证引流的通畅。

3. 操作：监督手术台上所有人员的无菌技术操作，如有违规，立即纠正。

4. 生命体征：术中随时观察患儿的生命体征及血氧饱和度，有异常时第一时间告知麻醉医生，保证手术顺利进行。

（三）术后管理

1. 手术结束后，与洗手护士共同清点手术台上所有用物，准确记录。

2. 在麻醉医生及手术医生协助下撤去所有体位垫，将患儿平卧，检查患儿皮肤的完整性，注意保暖。

3. 协助麻醉医生拔出气管插管，保持呼吸通畅，随时守护在患儿身旁，全程密切关注患儿的安全。

4. 去除负极板时动作轻柔，检查粘贴部位的皮肤情况。

5. 提醒手术医生正确处理病理标本，定位加锁放置。

6. 患儿离开手术室前，在麻醉医生主持下，与手术医生、麻醉医生共同进行手术患儿安全核查。

7. 与麻醉医生共同护送患儿到苏醒室，并与苏醒室护士做好交接工作，逐项填写手术患儿及物品核查交接表。

8. 整理手术室，将体位用品、仪器设备归位放置。

三、关注点

1. 保暖：采取综合保温措施达到全程无缝隙保暖，尤其注意被动保温措施在皮肤消毒时的应用。

2. 协助手术医生套显微镜套袋并将其妥善固定，操作中严格执行无菌技术原则。

3. 术中使用的仪器设备，要熟练掌握使用流程及注意事项。

4. 摆放体位前将所需用物准备齐全。头圈 1 个，有孔棉垫 1 个，大、中、小体位垫各 1 个，约束带 4 条，小棉垫若干，防压疮敷料若干。

5. 各管路妥善固定，避免与皮肤直接接触。

6. 术前留置尿管时，严格执行无菌技术操作，动作轻柔，防止污染及损伤尿道。

7. 患儿出生 4 天，体重 3.5 kg，皮肤娇嫩，手术结束后，去除负极板时动作轻柔。

8. 术中密切观察输液量及输注部位。

9. 植入物"人工硬膜修补材料"开启前，仔细检查有效期及包装完整性，合格后方可使用，及时将植入物标识粘贴在手术物品清点记录单的背面。

10. 磨钻导线连接好，待使用时再开机。将脚踏妥善放置，使用完毕后及时收回，避免误踩。

11. 手术过程中随时根据手术情况调整高频电刀、神经外科双极电凝的功率。

12. 严格控制手术室的参观人数，术中减少人员走动。

主持人：洗手护士和巡回护士对手术配合及护理关注点做了详细汇报。接下来由神经外科专科组长护士带大家学习"脊髓栓系合并脊膜膨出"的相关知识。

脊髓栓系合并脊膜膨出相关知识

一、定义

脊髓栓系综合征是由于胚胎在脊髓上移过程中，如存在神经管闭合不全、椎管内脂肪瘤、脊髓纵裂等原因导致脊髓牵拉、圆锥低位等病理改变，造成脊髓末端回缩不良，马尾终丝被粘连、束缚而引起发育不良。

脊膜膨出是临床常见的小儿先天性中枢神经系统发育畸形，是因为胚胎时期椎弓发育障碍、神经管未能正常闭合引起的椎管内容物未闭合处膨出于椎管外，从而在背部正中线皮下形成囊性包块。

二、解剖

脊髓位于椎管内，呈圆柱形，前后稍偏，外包被膜（图 9-3）。脊髓的上端在平齐枕骨大孔处与延髓相连，下端平齐第一腰椎下缘，长 40 ~ 45 cm。脊髓的末端变细，称为脊髓圆锥。自脊髓圆锥向下延伸为细长的终丝，它是无神经阻滞的细丛，在第 2 骶椎水平被硬脊膜包裹，向下止于尾骨的背面。

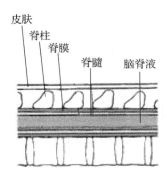

图9-3　正常解剖

三、病理和病因

病理：在胚胎发育早期，脊髓在椎管内大致与椎管等长，以后椎管的增长较快，而脊髓的增长却与之不同步（图9-4）。正常情况下胚胎20周时，脊髓的末端位于L4～L5椎骨平面；婴儿出生时，其圆锥位于L3椎体下缘；出生后2～3个月逐渐升至L1椎体下缘或L2椎体上缘。自圆锥向下为一根细长的终丝，终丝主要起固定脊髓作用，当终丝被脂肪组织包裹或发生纤维变性时，发生脊髓牵拉现象，导致脊髓栓系综合征。

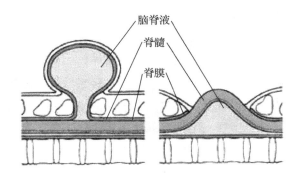

图9-4　脊膜膨出

病因：小儿造成脊髓栓系的原因有很多，除上述终丝脂肪浸润造成终丝粗大变性外，神经管闭合不全、椎管内胚胎组织残余肿瘤、纤维血管神经束等，也是脊髓栓系形成的机制。脊髓各段对牵拉的敏感性不同，骶尾脊髓最易损伤，腰段次之。

①各种先天性脊柱发育异常，如脊膜膨出：由神经管末端的闭锁不全所引起。出生后大部分的病例在数天之内施行了修复手术，目的是将异常走行的神经组织，尽可能地修复到正常状态。随后，脊髓硬脊膜管再建后的愈合过程中，产生的粘连，可以引起脊髓末端的栓系。

②脊髓脂肪瘤及硬脊膜内外脂肪瘤：脊髓脂肪瘤及硬脊膜内外脂肪瘤是由神经外胚叶与表皮外胚叶的过早分离所引起，中胚叶的脂肪细胞进入还没有闭锁的神经外胚叶中。脂肪组织可以进入到脊髓的中心部，也可通过分离的椎弓与皮下脂肪组织相连接，将脊髓圆锥固定。在幼儿期以后的病例与存在于蛛网膜下腔的脂肪发生炎症，造成神经根周围的纤维化、粘连瘢痕化而致的栓系有关。

③潜毛窦：潜毛窦是神经外胚叶与表皮外胚叶未能很好地分化，而在局部形成的索条样组织从皮肤通过皮下、脊椎造成对脊髓圆锥的栓系。也可由潜毛窦壁的组织扩大增生而产生皮样囊肿、表皮样囊肿及畸胎瘤，它们可包绕或牵拉脊髓神经而导致栓系。

④终丝紧张：终丝紧张是由于发育不成熟的脊髓末端部退行变性形成终丝的过程发生障碍，而使得终丝比正常的终丝粗，残存的部分引起脊髓栓系。

⑤神经源肠囊肿：所谓神经源肠囊肿是由于脊索导管的未闭而使得肠管的肠系膜缘与脊柱前方的组织形成交通的状态。根据脊索导管未闭和相通的程度，可以伴有脊椎前方骨质缺损，称为脊肠瘘。它有脊肠瘘和脊柱管内外的肠囊肿等表现形式。

四、临床表现

脊髓栓系的临床表现复杂，对脊髓圆锥牵拉的程度决定出现症状的年龄。当脊髓圆锥被严重牵拉时，在婴儿期就会出现神经损伤；牵拉程度不严重时则为轻微的非进展性损害；最轻微的牵拉在儿童期可无症状。半数以上患儿存在腰背部皮肤异常，包括腰骶部正中毛发丛、皮肤凹陷、皮肤窦道、赘生物以及显性脊柱裂。另外一些患儿，会出现运动功能障碍，主要为进行性下肢无力、步行困难、肌张力减退、腱反射减弱或消失、出现排尿和排便功能障碍，泌尿系统功能障碍以尿失禁、排尿异常最多见，排便功能障碍表现为失禁和便秘。此外脊柱的畸形有脊柱侧弯、前凸、后凸、蝴蝶椎等。

五、影像学检查与诊断

1. X 线平片：可显示骨性异常，如隐性脊柱裂、脊髓纵裂骨性间隔等。

2. CT 扫描：能显示棘突裂，但对软组织分辨率较低难以显示增粗的终丝。

3. MRI 扫描：有较高的软组织分辨率，成为诊断脊髓栓系最佳的方法。

六、治疗

对本病治疗的唯一手段就是手术松解，手术的目的是清除骨赘、纤维间隔、硬脊膜和松解纤维神经血管束及其粘连，解除对脊髓的栓系，纠正局部的扭曲和压迫，恢复受损部位的微循环，促使神经功能最大限度地恢复。脊髓栓系综合征的患儿，持久的站立、腰部弯曲活动都可以对脊髓造成潜在的损伤，使症状加重。手术将栓系松解后，脊髓局部的血运明显改善。除有严重的脑积水和其他严重并发症的患儿以外，诊断一经确定，就应及时采用手术治疗，且越早手术越好。

主持人：×××护士对该疾病的相关知识进行了详细讲解，使大家对该疾病有了更深一步的了解，那么下面由护士长进行提问。

护士长提问：

护士长：洗手护士及巡回护士对脊髓栓系松解术＋脊膜膨出修补术的手术配合及关注点进行了详细汇报。×××护士也针对此疾病从定义、解剖、病理病因、临床表现、诊断、治疗方面给大家做了讲解。为了巩固今天查房内容，使大家更精准地完成手术配合工作，接下来进入提问环节，请大家积极回答。

1. 护士长：脊髓栓系发生于多大年龄的患儿？会有哪些常见症状？

N2 级护士×××：脊髓栓系一般多见于新生儿和儿童。常见症状是疼痛运动、感觉障碍、膀胱和直肠功能障碍、皮下肿块。

2. 护士长：做脊髓栓系松解术的目的是什么？

N2 级护士×××：脊髓栓系松解术是为了清除骨赘、纤维间隔，松解纤维神经血管束及其粘连，解除对脊髓的包裹，纠正局部的扭曲和压迫，恢复受损部位的微循环，促使神经功能最大限度的恢复。

3. 护士长：在这台手术中，巡回护士安置完体位后需要进行哪些检查？

巡回护士：体位摆放好后，要依次检查患儿的受压部位，是否用小棉垫保护到位，具体包括头圈摆放是否将眼部悬空，防止受压；耳郭是否完全放置在头圈的中空位置；右侧肩部、髋部用防压疮敷料保护；右侧膝关节处、两腿交叠处、右侧脚踝处以及足尖处要用小棉垫进行保护；确保体位固定牢靠。还要检查各种导线，包括心电导线、负极板导线的连接部位等都切勿与患儿皮肤直接接触；同时注意检查各条管路，保证通畅，无受压、打折。

4. 护士长：巡回护士对体位安置的总结比较全面，那么我们在术前访视时需要注意哪些问题呢？

巡回护士：在手术前一日到病房探视患儿，阅读病历，通过对患儿的系统观察，了解患儿的年龄、身高、体重等生长发育情况，以及体温等一般情况。评估患儿皮肤、营养状况及预估手术时间，必要时填写手术患儿压疮预防措施执行表并告知家长。与主治医生沟通了解手术步骤、术中患儿体位、术中所需特殊器械。

5. 护士长：压疮的好发部位有哪些及压疮的分期是什么？

巡回护士：压疮常发生于患儿的枕部、骶尾部、足跟部及骨突处，尤其是低体重指数低的患儿。压疮分为Ⅰ～Ⅳ期：Ⅰ期，指连续两个观察日在同一部位出现压之不褪色的红斑；Ⅱ期指表皮和（或）真皮受损，表现为皮肤破损、水泡或浅火山口状溃疡；Ⅲ期指皮下组织溃烂或坏死，可能侵及深层筋膜，临床表现为深火山口状溃疡，伴有或不伴有邻近组织的损坏；Ⅳ期指深部组织受到破坏，可深达肌层、骨骼。

6. 护士长：除了低体重还有哪些因素是导致压疮发生的高危因素？

N3级护士×××：还有手术时间及术中血压的影响。术中低血压时间较长等可能引起组织灌注不足，可降低组织对缺血、缺氧的耐受能力，是影响术中压疮发生的危险因素。护理人员根据患儿的情况采取有针对性的压疮预防措施，防止术后压疮的发生。

7. 护士长：使用神经外科双极电凝的注意事项有哪些？

N1级护士×××：使用双极电凝过程中，应用生理盐水间断冲洗或滴注，保持组织湿润、无张力及术野清洁，避免高温影响电凝周围的重要组织和结构，准备好湿纱布，勤擦拭，减少组织焦痂与双极电凝镊的黏附，禁止用刀片等坚硬的用物刮除，防止损伤镊子前端的防粘连涂层，影响止血效果。

8. 护士长：洗手护士应注意怎样的细节才能够更好地配合手术？

洗手护士：首先，要在术前一天复习该疾病的解剖及相关手术配合要点，以便于在手术中能及时有效配合；注意浸湿过棉片的水不能用于冲洗组织；棉片使用时，根据要求裁剪所需大小，裁剪下来的部分及时丢弃，切勿留存在手术台上；湿纱布及时清除双极镊上的焦痂；在套显微镜套袋时，注意监督无菌操作；手术在显微镜下操作时，传递器械一定要轻、稳、准。

9. 护士长：摆放体位时，使用头圈需要注意哪些点？

巡回护士：耳郭完全放置在头圈的中空位置，眼部与气管导管安置于头圈侧面空缺处，防止眼部受压，同时注意气管导管不要打折。

10. 护士长：在使用显微镜套袋时有哪些注意事项？

巡回护士：在套显微镜套袋时，手术医生手持套袋外侧（无菌面），将手包裹，巡回护士的手接触套袋内侧，逐步展开，整个过程中注意沟通，严格执行无菌操作原则，手部不得接触套袋外侧（无菌面），防止污染，尤其在粘贴固定胶带时。

11. 护士长：使用显微镜时应注意哪些？

N2 级护士×××：使用前，将显微镜放置在安全位置，并固定好，打开各关节，推动显微镜时，清除显微镜旁边的物品。使用时，按顺序正确开关机，开机顺序为第一开关，等待自检，第二开关，旋转亮度调节按钮；关机顺序为亮度旋转按钮调至最小，第二开关，第一开关。

12. 护士长：手术中使用的脑棉片和人工硬膜材料需要注意什么？

洗手护士：神经外科手术对脑棉片的要求极高，可将统一规格的脑棉片剪成不同尺寸，以适应手术时的需要；使用时应提醒手术医生将棉线置于创缘以外以防遗失。使用人工硬膜材料时，与手术医生确认型号后再打开包装，使用后在手术物品清点记录单背面"植入物"一栏做好登记并填写植入物医疗器械使用登记表。

13. 实习护生：老师，请问为什么要制作"简易冲洗器"？

N1 级护士×××：手术中要利用其冲洗术野，清除碎屑，保证术野无明显血迹；其次就是简易冲洗器可以对较小的术野进行冲洗，便于手术医生查看出血部位。

主持人：提问环节到此结束，最后请护士长进行本次查房总结。

护士长总结：很感谢各位老师详细的讲解。我们通过对脊髓栓系松解术＋脊膜膨出术的手术配合、护理关键点及相关知识的学习和提问，相信大家对此类手术都有了更深层次的了解。手术患儿取特殊体位，危险系数高；手术进行时间长；术中压疮防护方面风险系数较高；标本管理方面的问题；

特殊用物的制作及使用都有许多需要注意的地方。另外，需要使用的仪器设备种类较多，要求巡回护士在手术中注意线路保护以及人员的管理，防止仪器设备使用故障。希望大家能够正确掌握，继续认真学习，在工作中不断进步，提高护理质量，为患儿的快速康复奠定基础。

第三节　人工耳蜗植入术

主持人：N3 级护士。

内容：人工耳蜗植入术手术护理。

汇报人员：洗手护士、巡回护士。

指导人员：N3 级以上护士及相关专科组长。

参加人员：全体护士、规培护士、进修护士、实习护生。

目的

1. 针对新开展手术进行回顾性总结，为以后的手术配合做好培训，提高该手术的配合能力。

2. 掌握人工耳蜗植入术手术配合要点，提高该手术护理质量。

3. 了解该疾病相关知识，提高专科手术护理水平。

4. 关注手术过程中的相关风险，做到防患于未然。

5. 掌握显微镜、高频电刀、双极电凝、磨钻、变温毯等仪器设备的使用。

6. 通过查房发现问题、解决问题，对护士的工作起到指导和监督作用。

7. 激发护士学习多学科知识的兴趣，提高护士运用多学科知识分析问题、解决问题的能力。

主持人：大家早上好！今天我们查房的内容是一例耳鼻喉科新开展手术——人工耳蜗植入术的手术护理，通过此次查房，学习耳蜗疾病手术配合要点及其相关知识，了解该疾病的解剖、熟悉病理生理、掌握手术护理及护理并发症防范等知识，从而提高该手术的护理质量，为患儿及手术医生提供更为全面的优质护理服务。下面请洗手护士进行病例汇报。

洗手护士

一、病例汇报

患儿，高××，2 岁，体重 10 kg，入院前半年发现患儿语言发育迟缓，对声音反应差，对正常声音无反应，仅对较高的声音有反应，听力呈现波动性变化，遂就诊于我院耳鼻喉科。

听力检查：双耳极重度感音神经性耳聋。

颞骨 CT：双侧前庭导水管扩大；左侧外耳道异常密度影。

术前诊断：先天性耳聋。

麻醉方式：全麻＋气管插管。

实施手术：左侧人工耳蜗植入术。

主持人：目前我们对该患儿的病情有了一定了解。下面请洗手护士针对手术配合工作进行汇报。

二、用物准备

1. 常规用物：敷料包、手术衣包、无菌持物钳。

2. 手术器械：耳蜗包、骨锤、骨凿、牵开器、磨钻、耳蜗显微器械、吸引器头、双极电凝。

3. 一次性用物：无菌手套、针形电刀手笔、10 cm×15 cm×8 cm 显影纱布、8 cm×10 cm×8 cm 显影纱布、6 cm×7 cm×8 cm 显影纱布、无菌棉球、1 mL 注射器、5 mL 注射器、20 mL 注射器、输血器、一次性吸引器管、明胶海绵、医用皮肤胶、显微镜套袋（270 cm×123 cm）、3－0 抗菌薇乔、弹力绷带、手术贴膜（45 cm×45 cm）。

4. 药物准备：注射用头孢派酮钠舒巴坦钠（1 g）、注射用氢化可的松（40 mg）、盐酸肾上腺素注射液、地塞米松磷酸钠注射液、2% 利多卡因注射液、亚甲蓝注射液。

5. 其他：人工耳蜗、人工耳蜗磨具。

三、手术配合要点

1. 术前了解该手术解剖知识、手术方式、所需的特殊用物及器械。

2. 提前 20 分钟刷手上台整理手术器械及用物。与巡回护士共同清点手术台上所有器械、纱布、缝针等用物，检查手术器械完整性、功能是否良好，并定位放置。

3. 配制局麻药：0.5% 的利多卡因 + 1：200 000（0.005%）的盐酸肾上腺素注射液。

4. 配制抗生素冲洗液：巡回护士将注射用头孢派酮钠舒巴坦钠（0.5 g）溶于 200 mL 生理盐水中。

5. 制作冲水装置：将输血器一端，连接吸引器头，另一端连接 500 mL 生理盐水。

6. 麻醉后，消毒铺单。

①消毒范围：以耳为中心，消毒耳郭、耳道及耳前、后、上、下方 6 ~ 8 cm。

②铺单顺序：患儿头偏向健侧，对折一块中单和包布一同铺于患儿头下，包布将患儿头部包裹，四块小单对折后覆盖切口四周，粘贴手术贴膜，铺设中单时切口上方中单覆盖头部，下方中单依次覆盖切口下及下肢，最后铺有口大单，短端向头侧，长端向足侧，悬垂至手术床左右及床尾 30 cm 以下。

7. 将针形电刀手笔、双极电凝镊、一次性吸引器、磨钻导线递于术者妥善固定。

8. 用棉球填塞外耳道，亚甲蓝注射液画线定位。20 号手术刀放于弯盘递于术者，左耳后 2 ~ 2.5 cm 做弧形切口，切开后递双极电凝止血，用牵开器暴露术野，剥离子剥离骨膜。

9. 递磨钻进行乳突腔轮廓化，用湿纱布收集磨出的骨粉。将剪下的颞肌以及颞骨，一同保存在盛有抗生素水的治疗碗内，留取备用。

10. 暴露砧骨短脚、砧骨窝、圆窗龛后鼓室入路做面神经轮廓化，在砧骨脚下的 1 mm 打开面神经隐窝，直视圆窗龛，递 0.8 ~ 1.0 mm 直径磨钻钻头磨除部分圆窗龛，暴露圆窗膜后打开（磨除、冲洗、吸引同步进行），根据手术医生需要更换不同型号吸引器头。

11. 植入体骨槽成型，递植入体模型，粗吸引器头，骨槽成型后，用抗生素冲洗术腔，待医生更换手套后重新用无菌洞巾加盖术野，将耳蜗植入体放入磨好的骨槽。

12. 制作抗生素明胶海绵：将半块明胶海绵剪成绿豆大小并置于小药杯中，与注射用头孢派酮钠舒巴坦钠粉末（0.5 g）及注射用氢化可的松粉末

（40 mg）混合。

13. 在显微镜下植入电极，递电极镊夹住电极竖推入耳蜗，刺激接收器置于埋植床下，刺激电极缓慢植入鼓阶，植入顺利后，1 mL 注射器抽取 1 支地塞米松磷酸钠注射液，冲洗圆窗。待完全植入后用显微器械探针将颞肌块填入耳蜗开窗口后用抗生素明胶海绵封闭，将取下的颞骨瓣复位。

14. 与巡回护士共同清点所有手术用物，并检查器械完整性，无误后用 3 - 0 抗菌薇乔逐层缝合肌骨膜瓣、皮下组织，医用皮肤胶黏合皮肤切口。

15. 再次与巡回护士共同清点手术用物并检查器械完整性，确认无误。用神经反应遥测监测正常后，酒精消毒切口，酒精棉球压在切口处，纱布加压包扎，弹力绷带固定。

四、关注点

1. 将配制好的局麻药在注射器上粘贴标识，防止与其他药品混淆。

2. 手术台上取下的组织及骨瓣妥善保管浸泡在含有抗生素生理盐水的治疗碗内，防止丢失。

3. 使用后的双极电凝镊，要及时用湿纱布擦除焦痂，以免影响手术顺利进行。

4. 手术台上需要特殊器械较多，合理规划摆放器械。

5. 监督参加手术人员无菌技术操作。

巡回护士

一、用物准备

1. 仪器设备：高频电刀、双极电凝、变温毯、显微镜、磨钻、负压吸引装置、输血输液加温仪。

2. 体位用物：约束带、体位垫、凝胶头圈。

3. 其他：生理盐水、碘伏、75% 酒精、三通、6 cm × 7 cm 贴膜。

二、手术配合要点

（一）术前配合

1. 调节好手术室内温、湿度，检查静压差正常。

2. 检查手术室各种仪器设备，是否功能良好、处于备用状态。将变温毯毯面温度调节至 37.5 ℃，小棉被铺于毯面预热。

3. 携手术通知单、手术患儿及物品核查交接表与病房护士床旁交接患儿，取得家属配合，采取两种以上方式核对，再次确认手术部位及体表标识，无误后将患儿接至手术室。

4. 麻醉开始前，在麻醉医生主持下，与手术医生、麻醉医生共同进行手术患儿安全核查。

5. 协助麻醉医生进行麻醉，麻醉完成后与手术医生、麻醉医生一起将患儿身体方向调转，头朝向床尾。根据手术医生术野的需要调整手术床的位置向床尾方向移动 50 cm 左右。

6. 将患儿眼部用 6 cm × 7 cm 贴膜从上往下进行闭合式粘贴，防止冲洗时液体进入眼内引起感染。

7. 体位安置：与麻醉医师、手术医生共同安置体位。头偏向健侧，为避免耳郭受压并有利于头部固定，头下置凝胶头圈（摆放时注意将眼部悬空，防止受压，耳郭完全放置在头圈的中空位置），颈肩部位垫体位垫，上肢掌心朝向身体两侧，肘部微屈，四肢用约束带固定，松紧适宜，以免因术中患儿体位变动影响手术进行。检查各种导线线路勿压在患儿身下，防止压力性损伤的发生。

8. 粘贴儿童负极板，连接高频电刀、双极电凝及一次性吸引器。

9. 与洗手护士共同清点手术台上所有用物，准确记录。

10. 手术开始前，在麻醉医生主持下，与手术医生、麻醉医生共同进行手术患儿安全核查。

（二）术中管理

1. 仪器设备的管理：协助手术医生套显微镜套袋，遵医嘱随时调整高频电刀功率，术中显微镜下操作时高频电刀功率调小至 6 ~ 8 W。

2. 将显微镜推至手术床尾部，将各关节伸展并固定，配合手术医生套无菌显微套袋。操作过程中，严格执行无菌操作原则，未戴手套的手勿触及显微镜套袋外侧。

3. 使用显微镜时将无影灯移开，避免污染显微镜。

4. 药物使用：与洗手护士认真核对药物，严格掌握药物使用方法以及局麻药的浓度。

（三）术后管理

1. 手术结束后，在麻醉医生及手术医生协助下撤去所有体位垫，将患儿平卧。

2. 自上而下撤去患儿眼部 6 cm × 7 cm 贴膜，动作要轻柔，防止皮肤损伤。

3. 术毕，从边缘沿皮纹方向缓慢地将负极板整片水平自患儿身上揭除，揭除后观察并清洁局部皮肤。

4. 协助麻醉医生拔除气管插管，保持呼吸通畅。

5. 患儿离开手术室前，在麻醉医生主持下，与手术医生、麻醉医生共同进行手术患儿安全核查。

6. 患儿年龄较小，加之没有听力，在进手术室整个过程中需要专人守护在患儿身旁，防止坠床。

7. 与麻醉医生共同护送患儿到苏醒室，并与苏醒室护士做好交接工作，并对人工耳蜗配套设施做好交接。及时填写手术患儿及物品核查交接表。

8. 体位用物、仪器设备消毒后归位放置。

9. 整理手术室，保持整洁。

三、关注点

1. 在配合手术医生套显微镜套袋时，巡回护士只能接触套袋内侧，严格执行无菌技术操作，防止污染。套好套袋后，将显微镜放在固定位置，防止人员走动造成污染。

2. 患儿眼睛闭合后用 6 cm × 7 cm 贴膜进行闭合式粘贴，粘贴和揭除方向从上眼睑至下眼睑。

3. 人工耳蜗为植入物，做好管理，植入物的标识粘贴在手术清点记录单背面，以备查询。

主持人：洗手护士和巡回护士对手术配合及护理关注点做了详细汇报。接下来由 N3 级护士×××带大家学习"先天性耳聋、人工耳蜗"的相关知识。下面由 N3 级护士×××做相关知识指导。

先天性耳聋的相关知识

一、定义

先天性耳聋是指因母体妊娠过程、分娩过程中的异常或遗传因素造成的耳聋，多为感音神经性耳聋。先天性耳聋可分为遗传性和非遗传性两大类。

根据病理类型又可分为传导性、感音神经性和混合性 3 类。

二、解剖

耳朵分为 3 部分：外耳、中耳、内耳。外耳位于鼓膜以外的部分，包括耳郭、外耳道；中耳由鼓室、咽鼓管、鼓窦、乳突组成；内耳位于颞骨岩部的骨质内，由于结构复杂，又称为迷路，含有听觉、位觉感受装置，由骨迷路和膜迷路构成。骨迷路包括前庭、半规管、耳蜗；膜迷路由骨腔内各部相同之膜囊、膜管构成（图 9-5）。

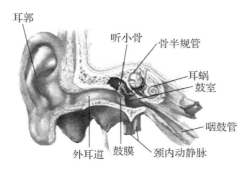

图 9-5　耳部解剖

三、病因

1. 遗传性因素：父母有先天性耳聋，孩子易患此病，但并非所生子女全是耳聋；其次，近亲结婚也可造成先天性耳聋。此外，胎儿耳组织发育有畸形者，也会造成先天性耳聋，但可以通过手术矫正，恢复听力。

2. 药物中毒：孕期母亲使用了如庆大霉素、奎宁等耳毒性药物，药物可通过胎盘进行胎儿的体内，导致胎儿第七颅神经中毒而引发耳聋。母亲在孕期若受过深度麻醉的，也会造成胎儿听力损害。

3. 疾病损害：父母一方若患有性病，如淋病、梅毒等，可诱发孩子先天性耳聋。母亲在妊娠 3 个月内患有风疹、弓形虫感染等，病毒可经胎盘而对胎儿构成威胁，引起内耳发育畸形，导致耳聋。新生儿出生时体重小于1500 克、患高胆红素血症、产时严重窒息、患有化脓性脑膜炎等均可能导致耳聋。

4. 分娩过程：母亲在分娩的时候，产钳使用不当会损伤孩子的听觉器官。

四、临床表现

先天性耳聋表现为出生时或出生后不久，就已存在的听力障碍。

五、检查

全面系统地收集病史，详尽的耳鼻部检查，严格的听功能、前庭功能和咽鼓管功能检测，必要的影像学和全身检查等是诊断和鉴别诊断的基础，客观的综合分析则是其前提。

六、诊断

根据病因、临床表现及听力检查等即可做出诊断。

七、治疗

1. 治疗原则
①恢复或部分恢复已丧失的听力。
②尽量保存并利用残余的听力。
2. 药物治疗：目前多在排除或治疗原发疾病的同时，尽早选用可扩张内耳血管的药物、降低血液黏稠度和溶解小血栓的药物、维生素 B 族药物、能量制剂，必要时还可应用抗细菌、抗病毒及类固醇激素类药物。药物治疗无效者可配用助听器。
3. 助听器：一般需要经过耳科医生或听力学家详细检查后才能正确选用。
4. 耳蜗植入器。
5. 听觉和言语训练：听觉和言语训练相互补充，相互促进，不能偏废，应尽早开始，穿插进行。如果家属与教员能密切配合，持之以恒，一定能达到聋而不哑的目的。

人工耳蜗的相关知识

一、定义

人工耳蜗又称人工耳蜗赝复物，它实质上是一种特殊的声－电转换电子装置。其工作原理是将环境中的机械声信号转换为电信号，并将该电信号传入患儿耳蜗，刺激患耳残存的听神经使患儿产生某种程度的听觉。

人工耳蜗主要由植入电极、言语处理器、麦克风和传送装置组成，除植入电极是植入人体（耳蜗蜗轴），其余都在外面，传送装置是靠磁性吸附在头上（隔着颅骨吸附体内的植入体）（图9-6），言语处理器和麦克风分体配式和耳背式两种。

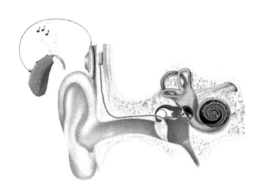

图9-6　耳蜗植入图

二、分类

目前临床上应用的人工耳蜗装置有数十种，可按下列特点对人工耳蜗装置进行分类。

1. 按电极排列方式，可分为人工耳蜗和双极式人工耳蜗。

2. 按刺激电极通道的数目，可分为单通道人工耳蜗和多通道人工耳蜗。

3. 按刺激电极埋置的部位，可分为蜗内电极人工耳蜗和蜗外电极人工耳蜗。

4. 按刺激信号的种类，可分为模拟式人工耳蜗和脉冲式人工耳蜗。

5. 按信号处理方式，可分为宽频带信号人工耳蜗和提取言语特征信息人工耳蜗两种。

6. 按刺激信号的传递时间特征，可分为同时刺激式人工耳蜗和穿皮插座式人工耳蜗。

三、人工耳蜗植入者术前检查

人工耳蜗植入患儿在术前需接受全面而系统的检查，以保证人工耳蜗植入术及听觉言语康复后能获得良好的效果，有效避免无意义的人工耳蜗植入术。主要包括医疗常规检查、听力学检查、精神学检查等。

1. 聋儿听力状况的确定：对于年龄在 2~3 岁的全聋患儿，需确定助听器是否有助于改善该患儿的听力。试戴助听器，密切观察患儿佩戴助听器的反应并给予适当的语言听觉康复训练非常重要。

2. 聋儿中耳化脓性炎症及分泌性中耳炎的排除：术前需保证中耳无急、慢性炎症存在，分泌性中耳炎亦需治愈后方可做人工耳蜗植入手术。

主持人：×××护士对该疾病的相关知识进行了详细讲解，使大家对该疾病有了更深一步的了解，那么下面由护士长进行提问。

护士长提问

护士长：洗手护士及巡回护士对人工耳蜗植入术的手术配合及关注点进行了详细汇报。×××护士也针对此疾病从定义、病因、解剖、临床表现、检查、诊断、治疗方面给大家做了讲解。为了巩固今天的查房内容，使大家更精准地完成手术配合工作，接下来进入提问环节，请大家积极回答。

1. 护士长：请规培护士×××回答先天性耳聋的病因？

N0 级护士×××：先天性耳聋的病因有以下几方面。

①遗传性因素：父母有先天性耳聋，孩子易患此病。

②药物中毒：孕期母亲使用了如庆大霉素、奎宁等耳毒性药物，药物可通过胎盘进入胎儿的体内，导致胎儿第七颅神经中毒而引发耳聋。母亲在孕期若受过深度麻醉的，也会造成胎儿听力损害。

③疾病损害：父母一方若患有性病，可诱发孩子先天性耳聋。母亲在妊娠 3 个月内患有风疹、弓形虫感染等，病毒可经胎盘而对胎儿构成威胁，引起内耳发育畸形，导致耳聋。新生儿出生时体重小于 1500 克、患高胆红素血症、产时严重窒息、患有化脓性脑膜炎等均可能导致耳聋。

④分娩过程：产钳使用不当也会损伤孩子的听觉器官。

2. 护士长：请问实习护生×××，什么是人工耳蜗？

实习护生×××：人工耳蜗又称人工耳蜗赝复物，它实质上是一种特殊的声－电转换电子装置，是将环境中的机械声信号转换为电信号，并将该电信号传入患儿耳蜗，刺激患儿残存的听神经使患儿产生某种程度的听觉。

3. 护士长：为什么要尽早进行人工耳蜗植入手术？

N2 级护士×××：1~3 岁左右是语言学习的最佳时期，也是听觉中枢发育期。由于耳聋，听觉中枢长期不能接受声信号的刺激则会出现萎缩，一且出现萎缩，使其重新恢复将非常困难。因此，一旦诊断明确，就要尽早接受人工耳蜗植入治疗。语后聋患儿时间可以放的宽一些，但同样越早进行人工耳蜗移植，效果也越好。

4. 护士长：人工耳蜗植入后，患儿恢复听力需要如何训练？

N3 级护士×××：听力康复在人工耳蜗植入患儿中有重要作用，耳蜗植入只是解决了听到的问题，但我们还要听懂，怎样听懂，就需要听力语音的训练。由于人工电子耳蜗装置不能完全模拟正常人的耳蜗功能，获得的只是有限的听觉信息，所接收到的声音存在失真或畸变。为使患儿达到语言交流水平，术后应鼓励患儿坚持长期的康复训练，如训练对环境声、词、句子等的注意力，识别和分辨能力及听觉理解能力等。除坚持完成听觉训练课程外，尽可能多使用人工电子耳蜗装置进行自我训练，如听广播、看电视等。

5. 护士长×××：患儿为特殊人群，如何做好患儿心理护理？

N1 级护士×××：巡回护士术前一日访视患儿，患儿由于自幼听力受损，存在语言交流障碍及一定程度上的社交障碍。将注意事项告知家长，需家长配合通过写字、手势或口型等方法消除患儿陌生感、恐惧心理，很好地配合手术。

6. 护士长：针对此类患儿，接患儿是如何进行患儿身份确认？

N1 级护士×××：患儿年龄小，不会表达，接患儿时应与其监护人核对相关信息，同时与病房护士共同核对患儿腕带信息。

7. 护士长：手术台上药物如何管理？

洗手护士：该手术用药较多，用到了注射用头孢派酮钠舒巴坦钠、注射用氢化可的松、盐酸肾上腺素注射液、地塞米松磷酸钠注射液、2% 利多卡因注射液、亚甲蓝注射液。对于手术台上使用两种以上药物时，抽吸药液后即刻用无菌记号笔，在小药杯或注射器上写上相应的药物名称。抽吸药液与书写标识时与巡回护士双人核对。

8. 护士长：手术中所使用的抗生素明胶海绵如何制作？

N3 级护士×××：将半块明胶海绵剪成绿豆大小并置于小药杯中，与注射头孢派酮钠舒巴坦钠粉末（0.5 g）及注射用氢化可的松粉末（40 mg）混合。

9. 护士长：请 N0 级护士×××回答，患儿体位的摆放的特殊性及使用头圈的注意事项？

N0 级护士×××：患儿体位为仰卧位，头偏向健侧，为避免耳郭受压并有利于头部固定，头下置凝胶头圈，摆放时注意将眼部悬空，防止受压，耳郭完全放置在头圈的中空位置。颈肩部位垫体位垫，上肢掌心朝向身体两侧，肘部微屈，双手自然放于身体两侧，四肢用约束带固定，松紧适宜。

10. 护士长：减少或避免感染并发症的发生应注意的事项有哪些？

N2 级护士×××：小儿骨质较薄，在骨槽成形的过程中易损伤硬脑膜。由于人工耳蜗植入为内耳手术，一旦发生感染时易沿内听道扩散导致颅内感染，因此，此手术安排在洁净手术室进行，整个手术过程中加强手术室环境及人员管理，监督工作人员的无菌技术操作，在放耳蜗植入体前提醒手术医生更换手套，重新用无菌洞巾加盖术野。

11. 护士长：其他人还有什么问题？

①N0 级护士：老师请问，患儿眼部粘贴膜、外耳道塞干棉球的作用有哪些？

N1 级护士×××：眼部粘贴膜可防止冲洗液进入眼内引起感染。外耳道塞干棉球可防止消毒液流入导致损伤。

②实习护生：老师请问，为什么使用磨钻时需要边操作边冲水？

N2 级护士×××：使用磨钻时要对操作部位保持连续冲水，可散热降温，避免导致面神经的损伤。

主持人：提问环节到此结束，最后请护士长进行查房总结。

护士长总结：感谢各位老师详尽的讲解，我们通过对人工耳蜗植入术的手术配合、护理关键点及相关知识的学习和提问，相信大家对该手术有了更深层次的了解。手术中需要关注体位的安置、手术器械的管理、药物管理等方面，希望大家能够掌握并运用到临床工作中，提高护理质量，为患儿的快速康复奠定基础。

第四节　腭裂修复、组织瓣转移、悬雍垂裂修复术

主持人：N3 级护士。

内容：腭裂修复、组织瓣转移、悬雍垂裂修复术手术护理。

汇报人员：洗手护士、巡回护士。

指导人员：N3 级护士或相关专科组长。

参加人员：全体护士、规培护士、进修护士、实习护生。

目的

1. 掌握腭裂修复、组织瓣转移、悬雍垂裂修复术配合要点，提高该手术护理质量。

2. 了解该疾病相关知识，提高专科手术护理水平。

3. 关注患儿手术过程中的相关风险，做到防患于未然。

4. 掌握双极电凝、变温毯的使用。

5. 通过查房发现问题、解决问题，对护士的临床工作起到指导和监督作用。

6. 激发护士学习多学科知识的兴趣，提高护士运用多学科知识分析问题、解决问题的能力。

主持人：大家早上好！今天我们查房的内容是一例腭裂修复、组织瓣转移、悬雍垂裂修复术的手术护理，通过此次查房，学习腭裂的手术配合要点及其相关知识，了解该疾病的解剖、熟悉病理生理、掌握手术护理及护理并发症的防范等知识，提高该手术的护理质量，为患儿及手术医生提供更为全面的优质护理服务。下面先请洗手护士进行病例汇报。

洗手护士

病例汇报

患儿，郑××，女，1岁3个月，患儿出生后家长发现其上腭有一裂隙，不伴吸吮困难及呛咳，不伴腹泻、发热、抽搐等。初步诊断为先天性不完全腭裂，为求进一步治疗入住我院。

专科检查：上腭可见一裂隙，最宽约13 mm，悬雍垂、软腭及部分硬腭裂开。扁桃体不大。同侧牙槽裂未见裂隙。

诊断：先天性不完全腭裂。

麻醉方式：全麻 + 气管插管。

实施手术：腭裂修复、组织瓣转移、悬雍垂裂修复术。

主持人：目前我们对该患儿的病情有了一定了解。下面请洗手护士对手术配合进行汇报。

一、用物准备

1. 常规用物：整形敷料包、手术衣包、无菌持物钳。

2. 手术器械：腭裂器械包、双极电凝、无影灯灯把。

3. 一次性用物：无菌手套、15 号手术刀片、8 cm×10 cm×8 cm 显影纱布、6 cm×7 cm×8 cm 显影纱布、一次性吸引器、5 mL BD 注射器、1 mL 注射器、20 mL 注射器、唇裂套针、传统 3－0 丝线、5－0 双针普迪斯、棉签。

二、手术配合要点

1. 术前了解该手术解剖知识、手术方式、所需的特殊用物及器械。

2. 术日提前 20 分钟刷手上台，整理手术器械及物品。与巡回护士共同清点手术台上所有器械、纱布、缝针及特殊物品，检查手术器械完整性、功能是否良好，并做到定位放置。

3. 配制局麻药：20 mL 注射器抽取 2% 利多卡因 5 mL＋0.9% 氯化钠注射液 15 mL，1 mL 注射器抽取 1∶1000 盐酸肾上腺素 0.1 mL 加入上述稀释后的利多卡因溶液中。配置成 0.5% 的利多卡因＋1∶200 000（0.005%）的肾上腺素局麻药。

4. 6 cm×7 cm×8 cm 显影纱布纵向 3 折制作纱条，用于术中擦拭血迹和压迫止血。

5. 麻醉后，协助医生消毒、铺单。

①75% 酒精纱布进行皮肤消毒，消毒范围：上至发际线、下至颈上缘、左右两旁至耳前方。碘伏棉签消毒鼻孔。

②铺单：一块中单横向打开，一块小单横向折一长边，折叠部分朝向中单重叠于中单上，将头包裹（包括眼睛及耳朵）布巾钳固定；三块小单呈三角形铺于切口周围，布巾钳固定；器械托盘放置于患儿胸部位置；面部下方依次铺两块中单；最后铺整形大单，开口端向头部、长端向下肢，头端铺盖过患儿头部，足端盖过托盘，下垂超过手术台边缘 30 cm。

6. 将双极电凝镊、一次性吸引器递于术者并固定。

7. 递开口器暴露口腔。

8. 递碘伏棉签消毒鼻孔。碘伏 10 mL＋0.9% 氯化钠注射液 20 mL 配制好碘伏冲洗液放于小药杯内，冲洗液冲洗口腔时及时吸除冲洗液。

9. 5 mL BD 注射器抽取局麻药注射于上腭的软、硬腭组织。

10. 15 号手术刀放于弯盘内递于术者，递双极电凝、一次性吸引器及纱布及时清除血液，防止血液过多阻碍术野，必要时使用纱条填塞压迫止血。

11. 递腭裂剥离子翻开双侧蝶骨窦沟，神经剥离子钝性游离口腔黏膜、鼻腔黏骨膜。

12. 递剥离器松解腭大神经血管末梢周围组织。

13. 传统 3-0 丝线悬吊口腔黏膜层，充分暴露腭帆张肌，15 号手术刀分离肌层。

14. 递扁桃体剪剪开腭腱膜，修剪悬雍垂，恢复功能位。

15. 与巡回护士共同清点所有手术用物，并检查器械完整性，确认无误，传统 3-0 丝线间断缝合鼻腔黏膜肌层，5-0 双针普迪斯褥式缝合口腔黏膜层。

16. 再次与巡回护士共同清点手术用物，并检查器械完整性，确认无误，取下开口器，吸净口腔内血液。

17. 手术结束后取下无影灯灯把，收回双极电凝镊。

三、关注点

1. 腭裂手术器械不同于普通常规手术器械，术前要熟悉手术器械的名称及作用，术中正确传递特殊器械，比如：在剥离左侧蝶骨窦沟时递左弯剥离子，剥离右侧时递右弯剥离子。

2. 制作纱条时将纱布毛边包裹在内面，避免外露。

3. 每次清点物品时注意清点纱条数目并检查其完整性。

4. 消毒纱布及消毒棉签不要沾消毒液过多。

5. 由于在组织剥离过程中 15 号手术刀的损耗较大，因此要及时进行更换，以免影响手术进展，使用后的刀片取下定位放置，做好保管工作。

6. 与巡回护士共同核对药物名称、剂量、用法、有效期、浓度。正确配制局麻药，抽取盐酸肾上腺素剂量要准确，抽吸后的注射器定位放置，不再做他用。

7. 注射局麻药物使用 5 mL BD 注射器。

主持人：下面由巡回护士对手术配合进行汇报。

巡回护士

一、用物准备

1. 仪器设备：双极电凝、负压吸引装置、变温毯。

2. 保温设备：将变温毯毯面预设温度调节至 37.5 ~ 38 ℃，小棉被铺于毯面预热。

3. 体位用物：约束带、体位垫、体位架、小棉垫。

4. 药物：2% 利多卡因、1 mL：1 mg 盐酸肾上腺素。

5. 其他：碘伏、75% 酒精、生理盐水。

二、手术配合要点

（一）术前配合

1. 调节好手术室温、湿度，检查手术室静压差正常。

2. 检查仪器设备，保证功能良好均处于备用状态。

3. 携手术通知单、手术患儿及物品核查交接表与病房护士共同核对患儿病历、住院证、腕带等相关信息，注意核对手术知情同意书上的手术名称及手术部位。与家长反向核查患儿身份信息，将患儿接至手术室。

4. 麻醉开始前在麻醉医生主持下，与手术医生、麻醉医生共同进行手术患儿安全核查。

5. 配合麻醉医生进行麻醉。

6. 用输液贴膜将患儿双眼自上眼睑向下眼睑方向粘贴，保护眼角膜。注意粘贴松紧度，保持患儿眼睑自然闭合即可。

7. 体位安置：麻妥，与麻醉医生、手术医生共同安置体位。患儿平卧于"大"字体位架上，头后仰，枕部垫小棉垫，防止压力性损伤，四肢用约束带固定，松紧度以能伸进一指为宜。

8. 待手术医生铺完切口处小单时，放置托盘至患儿胸部位置。

9. 协助手术医生穿手术衣，为手术台上提供物品，调节手术灯。

10. 与洗手护士共同清点手术台上所有用物，准确记录。

11. 手术开始前在麻醉医生主持下，与手术医生、麻醉医生共同进行手术患儿安全核查。

（二）术中管理

1. 仪器设备管理

①双极电凝：打开双极电凝，调节功率至 9 W，术中根据手术需求随时进行功率调整，保证手术顺利进行。

②变温毯：术中随时巡视，观察患儿体温变化，根据需要调节变温毯温度。

2. 输液管理：术中密切观察输注部位是否有渗出，液体输注是否通畅，遵医嘱调节输液速度。

3. 配制局麻药：与洗手护士认真核对药物名称、剂量、用法、有效期、浓度，严格掌握配制方法及局麻药的浓度。

4. 术中及时巡视检查患儿肢体是否受压。

5. 随时供应手术所需用物。

（三）术后管理

1. 手术结束后，与麻醉医生及手术医生共同将患儿平卧于手术床上。

2. 自上眼睑向下眼睑方向撤去患儿眼部贴膜，动作要轻柔，防止皮肤损伤。

3. 配合麻醉医生拔除气管插管，备好吸引器，保持呼吸通畅。

4. 患儿离开手术室前，在麻醉医生主持下，与手术医生、麻醉医生共同进行手术患儿安全核查。

5. 与麻醉医生共同护送患儿到苏醒室，并与苏醒室护士做好交接工作，及时逐项填写手术患儿及物品核查交接表。

6. 体位用物、仪器设备消毒后归位放置。

7. 整理手术室，保持整洁。

三、关注点

1. 腭裂患儿年龄普遍偏小，做好患儿保暖工作。

2. 摆放体位前应准备好体位用物。由于手术中使用"大"字体位架，在使用前，铺设平整小单，固定四肢时再加垫小棉垫，避免患儿皮肤直接接触。

3. 包裹头部时，巡回护士协助将患儿头部抬起，抬起时注意避免污染术野，放下时动作要轻，不可将头部过度后仰，防止气管插管移位、脱出及颈部损伤。

4. 撤去患儿眼部贴膜，动作要轻柔，防止皮肤损伤。

5. 注意用药安全，配制局麻药时，严格执行查对制度，双人核对药物名称、剂量、用法、有效期、浓度，严格掌握配制方法及局麻药的浓度。抽吸药液时严格执行无菌操作。

6. 对于手术台上增加的纱条数目要及时记录，防止遗漏。

主持人：洗手护士和巡回护士对手术配合及护理关注点做了详细汇报。

接下来由 N3 级护士×××带大家学习先天性腭裂的相关知识。

先天性腭裂相关知识

一、定义

腭裂可单独发生也可与唇裂同时伴发。腭裂不仅有软组织畸形（图9-7），大部分腭裂患儿还可伴有不同程度的骨组织缺损和畸形。由于颌骨生长发育障碍还常导致面中部塌陷，严重者呈蝶形脸，咬合错乱（常呈反颌或开颌）。

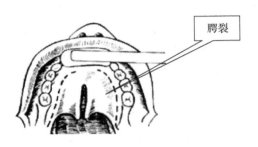

图 9-7　腭裂

二、解剖

口腔上壁，可分软腭和硬腭两部分，硬腭是以骨质作为基础表面覆以黏膜而成；软腭连于硬腭之后，由肌和黏膜组成，其后缘中央有一向下垂的突起，称为腭垂（悬雍垂）。自腭垂向两侧各有两条弓形黏膜皱襞，前方的一条向下连于舌根部，称为腭舌弓；后方的一条向下连于咽侧壁，称为腭咽弓。两弓之间的窝内有腭扁桃体，是淋巴组织，具有防御功能。腭咽闭合环破裂，则腭咽不能闭合，发音不清。同时由于长期不正常的语音和吞咽功能影响，出现软腭肌肉的发育异常，形成代偿性或失用性解剖特点（图9-8）。

三、临床分类

根据硬腭和软腭的骨质、黏膜、肌层的裂开程度和部位，多采用下列的临床分类方法。

1. 软腭裂：仅软腭裂开，有时只限于腭垂。不分左右，一般不伴唇裂，临床上以女性较多见。

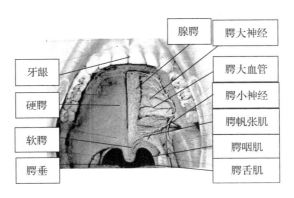

图 9-8　腭解剖

2. 不完全性腭裂：亦称部分腭裂。软腭完全裂开伴有部分硬腭裂；有时伴发单侧不完全唇裂，但牙槽突常完整。本型也无左右之分。

3. 单侧完全性腭裂：裂隙自腭垂至切牙孔完全裂开，并斜向外侧直抵牙槽突，与牙槽裂相连；健侧裂隙缘与鼻中隔相连；牙槽突有时裂隙消失仅存裂缝，有时裂隙很宽；常伴发同侧唇裂。

4. 双侧完全性腭裂：与双侧唇裂同时发生，裂隙在前颌部分，各向两侧斜裂，直达牙槽突；鼻中隔、前颌突及前唇部分孤立于中央。

除此之外，国内还有一种常用的腭裂分类方法，即将其分为Ⅰ°、Ⅱ°、Ⅲ°。

Ⅰ°：只是腭垂裂。

Ⅱ°：部分腭裂，裂未及切牙孔。根据裂开部位又分为：①浅Ⅱ°裂，仅限于软腭；②深Ⅱ°裂，包括一部分硬腭裂开（不完全性腭裂）。

Ⅲ°：全腭裂开，由腭垂到切牙区，包括牙槽突裂，常与唇裂伴发。

四、病因

1. 遗传因素：部分腭裂的患儿，其直系或旁系亲属中可发现类似的畸形发生，因而认为与遗传有一定的关系。

2. 营养因素：有动物实验发现缺乏维生素 A、B_2 及泛酸、叶酸等时，可以发生包括腭裂在内的各种畸形。

3. 感染和损伤：临床发现，母体在怀孕初期遇到某些损伤，特别是引起子宫及邻近部位的损伤，如不全人工流产或不科学的药物堕胎等均能影响胚胎的发育而导致畸形。

4. 内分泌的影响：妊娠期，孕妇生理性、精神性及损伤性等因素，可使体内肾上腺素皮质激素分泌增加，从而诱发先天性畸形。

5. 药物因素：有些药物可能导致畸形的发生，如环磷酰胺、甲氨蝶呤、苯妥英钠、抗组胺药物等均可能导致胎儿畸形。

6. 物理因素：胎儿发育时期，如孕妇频繁接触放射线或微波等有可能影响胎儿的生长发育导致唇腭裂的发生。

7. 烟酒因素：流行病学资料表明：妇女妊娠早期大量吸烟（包括被动吸烟）及酗酒，其子女发病率比无烟酒嗜好的妇女要高。

五、诊断

腭裂的诊断并不困难，但其治疗既复杂又需要较长的周期，而且并非一个科室和一位医师能独立完成，既需要多学科的密切合作，也应该取得患儿及其家属的良好配合，才能获得较为理想的治疗效果。

六、治疗

先天性腭裂一般均需手术治疗。而大部分腭隐裂患儿可能不需治疗，部分需要语音训练，少部分需要手术治疗。

腭裂手术修复是序列治疗的关键部分，其主要目的是：修复腭部的解剖形态，改善腭部的生理功能，重建良好的"腭咽闭合"，为正常吸吮、吞咽、语音、听力等生理功能恢复创造条件。

修复的基本原则是：封闭裂隙，延伸软腭长度；尽可能将移位的组织结构复位；减少手术创伤，保留与腭部的营养和运动有关的血管、神经和肌的附着点，以改善软腭的生理功能，达到重建良好的腭咽闭合功能之目的。同时应尽量减少手术对颌骨发育的干扰，确保患儿的安全。

手术年龄：腭裂修复术最合适的手术年龄，至今在国内大部分学者主张早期手术，即在腭裂患儿语音发育前手术，在 8~18 个月手术为宜。在腭裂患儿语音发育前或发育完成前，如能完成腭裂修复，有助于患儿比较自然地学习说话，也有利于养成正常的发音习惯；同时可获得软腭肌群较好的发育，重建良好的腭咽闭合，得到较理想的发音效果。

主持人：×××护士对该疾病的相关知识进行了详细讲解，使大家对该疾病有了更深一步的了解，那么下面由护士长进行提问。

护士长：洗手护士和巡回护士对腭裂修复、组织瓣转移、悬雍垂裂修复术的手术配合及关注点进行了详细汇报。×××护士也针对此疾病从定义、解剖、临床分类、病因、诊断、治疗方面给大家做了讲解。为了巩固今天的查房内容，使大家更精准地完成今后的手术配合工作，接下来进入提问环节，请大家积极回答。

首先对相关知识部分进行提问。

1. 护士长：根据硬腭和软腭的骨质、黏膜、肌层的裂开程度和部位，腭裂分为哪几类？

N2 级护士×××：分为 4 类，分别如下。

①软腭裂：仅软腭裂开，有时只限于腭垂。不分左右，一般不伴唇裂，临床上以女性较多见。

②不完全性腭裂：软腭完全裂开伴有部分硬腭裂；有时伴发单侧不完全唇裂，但牙槽突常完整。

③单侧完全性腭裂：裂隙自腭垂至切牙孔完全裂开，并斜向外侧直抵牙槽突，与牙槽裂相连；健侧裂隙缘与鼻中隔相连；牙槽突有时裂隙消失仅存裂缝，有时裂隙很宽；常伴发同侧唇裂。

④双侧完全性腭裂：常与双侧唇裂同时发生，裂隙在前颌部分，各向两侧斜裂，直达牙槽突；鼻中隔、前颌突及前唇部分孤立于中央。

2. 护士长：腭裂的病因有哪些？

N1 级护士×××：遗传因素、营养因素、感染和损伤、内分泌的影响、药物因素、物理因素、烟酒因素。

3. 护士长：腭裂手术修复的主要目的是什么？

N1 级护士×××：腭裂手术修复的主要目的是修复腭部的解剖形态，改善腭部的生理功能，重建良好的"腭咽闭合"，为正常吸吮、吞咽、语音、听力等生理功能恢复创造条件。

4. 护士长：腭裂修复术在什么年龄做？

N0 级护士×××：手术患儿语音发育前或发育完成前，如能完成腭裂修复，有助于患儿比较自然地学习说话，也有利于养成正常的发音习惯。因此腭裂修复术最合适的手术年龄，在 8～18 个月。

护士长：回答得很好，下面对手术配合及护理部分进行提问。

5. 护士长：回答一下局麻药的配制以及如何使用？

N2 级护士×××：2% 利多卡因 5 mL ＋ 0.9% 氯化钠注射液 15 mL ＋ 1∶

1000 盐酸肾上腺素 0.1 mL，配制成 0.5% 利多卡因 +1∶200 000 的肾上腺素局麻药。

6. 护士长：配制好的局麻药如何保存和使用？

N1 级护士×××：配制好的局麻药保存在 20 mL 注射器内，并做好标识，使用时用 5 mL BD 注射器抽取。

7. 护士长：制作纱条时应该注意什么？

N3 级护士×××：将 6 cm×7 cm×8 cm 纱布展开，将四边折回，沿长边按 2 cm 宽度翻折三次，之后按压平整。尤其注意，一定要将纱布毛边包裹在内面，避免外露。

8. 护士长：腭裂手术进行组织分离，需要提前做怎样的准备？

洗手护士：分离过程中刀片损耗比较多，所以要提前准备足够数量的 15 号手术刀片，术中及时更换。

9. 护士长：双极电凝如何管理？

巡回级护士：术前将脚踏放于术者脚下，并及时连接双极电凝线；术中及时根据医嘱调节功率。

洗手护士：手术开始前用布巾钳妥善固定，避免打折、绕圈，禁止缠绕在布巾钳上；术中及时用湿纱布擦拭双极电凝镊上的焦痂，放于无菌台上，防止掉落，并注意使用后的双极电凝镊勿接触患儿皮肤，防止烫伤；监督手术人员操作，防止误踩脚踏，造成烫伤。

10. 护士长：这台手术中在手术用物清点时需要注意什么？

洗手护士：由于手术过程中，会往口腔中填塞纱条进行止血，所以在清点用物时，尤其要注意纱条的数量以及完整性。

11. 护士长：眼部粘贴贴膜的作用是什么？在粘贴以及去除眼部贴膜时需要注意什么？

巡回护士：粘贴眼部贴膜第一为了避免眼角膜在术中干燥受伤，第二为了防止面部消毒时消毒液溅入眼睛造成眼部损伤。粘贴时要将患儿眼部自然闭合，顺眼睑闭合方向进行粘贴，注意检查双眼是否完全闭合，防止粘贴贴膜时损伤角膜，检查贴膜周边粘贴是否紧密，防止消毒液进入眼睛。术后揭除输液贴膜时动作轻柔，从上眼睑至下眼睑方向缓慢揭除，揭除后检查眼周皮肤完整性。

12. 护士长：手术体位如何摆放？摆放时应注意什么？

巡回护士：与麻醉医生、手术医生共同安置体位，体位架放于患儿肩下，使头充分后仰；颈下垫小棉垫卷，防止颈部无支撑力造成损伤；枕部垫小棉垫，防止压力性损伤；体位架上铺平整小单，四肢与体位架之间垫小棉垫再用约束带固定，松紧度以能伸进一指为宜；固定上肢时，将呼吸机管路与一侧肢体固定在一起，防止术中管路脱出。

13. 护士长：现在问一下其他护士还有问题吗？

规培护士×××：老师，用物准备里有无影灯灯把，请问是灭菌的吗？还有就是术中怎么用的？

巡回护士：对，准备的无影灯灯把是经过低温灭菌，由洗手护士开台前递给术者安装到无影灯上。因为腭裂手术术野特别小，所以在手术过程中，手术医生可以自行调节无影灯。

规培护士×××：明白了，谢谢老师。

主持人：提问环节到此结束，最后请护士长进行本次查房总结。

护士长总结：很感谢各位老师详尽的讲解。我们通过对腭裂修复、组织瓣转移、悬雍垂裂修复术的手术配合、护理关键点及相关知识的学习和提问，相信大家对此类手术都有了更深层次的了解。手术涉及体位保护方面危险系数较高，特殊用物的制作及使用都有许多需要注意的地方。希望大家能够认真学习，在工作中不断进步，提高护理质量，为患儿的快速康复奠定基础。

主持人：感谢大家，今天的查房到此结束！

第五节　鼻内镜下低温等离子体腺样体消融术＋双侧扁桃体切除术

主持人：N3 级护士×××。

内容：鼻内镜下低温等离子体腺样体消融术＋双侧扁桃体切除术手术护理。

汇报人员：巡回护士。

指导人员：N3 级护士×××。

参加人员：全体护士、规培护士、进修护士、实习护生。

目的

1. 掌握鼻内镜下低温等离子体腺样体消融术＋双侧扁桃体切除术手术

配合要点，提高该手术护理质量。

2. 了解该疾病相关知识，提高专科手术护理水平。

3. 关注手术患儿手术过程中相关风险，做到防患于未然。

4. 掌握鼻内镜系统、PLA 等离子体手术系统的使用。

5. 通过查房发现问题、解决问题，对护士的工作起到指导和监督作用。

6. 激发护士学习知识的兴趣，提高护士分析问题、解决问题的能力。

主持人：大家早上好！今天我们查房的内容是一例鼻内镜下低温等离子体腺样体消融术＋双侧扁桃体切除术的手术护理，通过此次查房，学习该手术配合要点及其相关知识，了解该疾病的解剖、熟悉病理生理、掌握手术护理及护理并发症防范等知识，提高该手术的护理质量，为患儿及手术医生提供更为全面的优质护理服务。下面请巡回护士进行病例汇报。

巡回护士

病例汇报　患儿，郭××，男，4 岁 9 个月，3 年前无明显诱因出现扁桃体反复感染，每年 3～4 次，表现为扁桃体充血、肿胀，偶有发热，2 年前患儿出现睡中打鼾、张口呼吸，否认夜间睡眠中有呼吸暂停及憋醒现象，为求进一步治疗入住我院。

专科检查：咽无充血，双侧扁桃体Ⅱ°增大，无充血，表面未见脓苔及角化物，隐窝口无明显凹陷。软腭活动正常，咽后壁可见黏脓涕。

辅助检查：电子鼻咽镜提示腺样体阻塞后鼻孔 1/2～2/3。

术前诊断：腺样体肥大、慢性扁桃体炎。

麻醉方式：全麻＋气管插管。

实施手术：鼻内镜下低温等离子体腺样体消融术＋双侧扁桃体切除术。

主持人：目前我们对该患儿的病情有了一定了解。下面请巡回护士针对手术配合工作进行汇报。

一、用物准备

1. 仪器设备：鼻内镜系统、PLA 等离子体手术系统。

2. 体位用物：约束带、颈垫、凝胶体位垫。

3. 常规用物：扁腺敷料包、无菌持物钳。

4. 手术器械：扁腺器械包、70°耳鼻喉目镜。

5. 一次性用物：无菌手套、6 cm×7 cm×8 cm 显影纱布、一次性吸引

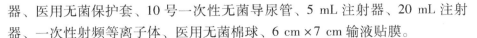

器、医用无菌保护套、10 号一次性无菌导尿管、5 mL 注射器、20 mL 注射器、一次性射频等离子体、医用无菌棉球、6 cm×7 cm 输液贴膜。

6. 其他：生理盐水、75% 酒精、碘伏、三通、盐酸肾上腺素注射液。

二、手术配合要点

（一）术前配合

1. 调节好手术室内温度为 24 ℃，静压差及湿度正常。

2. 检查手术室电动吸引器、无影灯、变温毯、PLA 等离子体手术系统设备等功能良好，使其处于备用状态，开启变温毯，温度设置为 38 ℃。

3. 携手术通知单、手术患儿及物品核查交接表与病房护士床旁交接患儿。取得家属配合，采取两种以上方式进行患儿身份核对，确认手术部位，无误后将患儿接至手术室。

4. 麻醉开始前，在麻醉医生主持下，与手术医生、麻醉医生共同进行手术患儿安全核查。

5. 协助麻醉医生进行麻醉。

6. 体位安置：取头颈后仰卧位。与手术医生、麻醉医生共同安置手术体位，由手术医生双手抬起患儿肩部，麻醉医生保护气管导管，避免脱出，巡回护士在患儿肩下垫凝胶体位垫，颈下置颈垫，使头后仰，保持头颈中立位。凝胶体位垫用小单包裹使用，勿与皮肤直接接触，保持床单平整、干燥。用凝胶约束带约束患儿，松紧度以可容纳一指为宜。

7. 患儿双眼闭合，用 6 cm×7 cm 输液贴膜粘贴，由上眼睑向下眼睑方向粘贴。

8. 协助手术医生消毒铺单。

①消毒范围：上至前额、下至颈上缘、左右至耳前方。

②铺单：手术医生展开中单和小单，小单在上中单在下，巡回护士抱起患儿头部，手术医生将展开的中单放于头下，小单包裹患儿头部，用布巾钳固定；3 块小单铺于切口周围，布巾钳固定；下方双折中单覆盖患儿胸部及托盘；最后铺孔巾。

9. 协助手术医生穿手术衣，为手术台上提供物品，调节无影灯。

10. 药物的配制：0.5% 的利多卡因 + 1：200 000（0.005%）的肾上腺素局麻药。

11. 将 70°耳鼻喉目镜、一次性射频等离子体递于手术台上。

12. 内镜导线以及光源线套于医用无菌保护套内，打开内窥镜显示系统、光源的开关。

13. PLA 等离子体手术系统的使用。

①连接

A. 连接一次性射频等离子体设备电源；

B. 连接脚踏开关，并注意卡口位置，将等离子体设备脚踏放于主刀医生脚旁；

C. 根据手术需要连接一次性射频等离子体手术刀头，切割消融和止血使用同一个输出插口，刀头连接插孔与脚踏连接插孔要安装正确；

②开机：打开电源开关，并预热 2 分钟。

③按照手术要求调节需要的功率。

④将手术电极上的输液冲洗管路，与生理盐水连接，手动固定好管路，关掉手动固定键，默认为脚控。

14. 与手术医生共同清点手术台上所有用物，尤其是医用无菌棉球数量，及时、准确记录。

15. 手术开始前，在麻醉医生主持下，与手术医生、麻醉医生共同进行手术患儿安全核查。

（二）术中管理

1. 仪器设备

①PLA 等离子体手术系统：术中查看使用的生理盐水，用完及时更换。

②负压吸引装置：及时查看，若满及时更换。

2. 管路管理：术中密切观察输注部位是否有渗出，液体输注是否通畅，遵医嘱调节输液速度。

3. 用药：严格执行口头医嘱查对制度，认真核对药物名称、剂量、浓度、有效期等。

4. 病理标本：术中监督手术医生用湿纱布保存标本，并分清左右侧，防止遗失和混淆。

5. 手术结束前、后与手术医生共同清点手术台上所有用物，并准确记录。

（三）术后管理

1. 手术结束后，与麻醉医生、手术医生共同撤去凝胶体位垫，使患儿平卧，加盖棉被，注意保暖。撤去患儿眼部贴膜，动作要轻柔，防止损伤角膜。

2. 麻醉医生拔除气管导管后，保持呼吸道通畅，全程密切关注患儿的安全。

3. 监督手术医生处理病理标本，并定位加锁放置。

4. 患儿离开手术室前，在麻醉医生主持下，与手术医生、麻醉医生共同进行手术患儿安全核查。

5. 与麻醉医生共同护送患儿到苏醒室，转运途中为患儿取侧卧位，有利于口腔分泌物及伤口渗血流出，防止误吸，并与麻醉苏醒室护士共同进行患儿交接工作，及时填写手术患儿及物品核查交接表。

6. 整理手术室，将体位用物、仪器设备消毒后归位放置。

三、关注点

1. 口腔手术在麻醉苏醒过程中部分患儿会烦躁，要加强手术床旁的看护，苏醒期间严密观察患儿，防止坠床发生。

2. 摆放体位时要动作轻柔，防止颈部过度后仰及气管导管滑脱。

3. 将患儿双眼用输液贴闭合粘贴，术后揭除时动作轻柔，由上眼睑向下眼睑方向揭除。

4. 术中会留取 3 个病理标本，做好标记，及时将标本放入标本袋中。

5. 提前准备充足的生理盐水。

6. 此台手术没有器械护士，与手术医生共同清点手术台上的所有用物，清点时尤其注意棉球的数量。

主持人：巡回护士对手术配合及护理关注点做了详细汇报。接下来由 N3 级护士×××带大家学习"腺样体肥大、慢性扁桃体炎"的相关知识。

腺样体肥大

一、定义

腺样体又称咽扁桃体，位于鼻咽顶后壁中线处，为咽淋巴结环内环的组成部分。腺样体肥大多由咽部感染和反复炎症刺激导致，常与慢性扁桃体炎、扁桃体肥大而存在。若腺样体增生肥大且引起相应症状者称腺样体肥大。本病多发生在 3～5 岁儿童，成年人罕见。

二、解剖

腺样体位于鼻咽顶后壁中线处（图9-9），在正常生理情况下，6~7岁发育至最大，青春期后逐渐萎缩，在成人则基本消失。

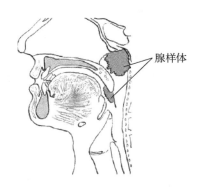

腺样体

图9-9　腺样体位置

三、病因

鼻咽部及其毗邻部位或腺样体自身的炎症反复刺激，使腺样体发生病理性增生。

四、临床表现

1. 局部症状：腺样体肥大可引起耳、鼻、咽、喉等处症状。

①耳部症状：咽鼓管咽口受阻，将并发分泌性中耳炎，导致听力减退和耳鸣。有时可引起化脓性中耳炎。

②鼻部症状：常并发鼻炎、鼻窦炎，有鼻塞及流鼻涕等症状。说话时带闭塞性鼻音，睡时发出鼾声。

③咽、喉及下呼吸道症状：分泌物刺激呼吸道黏膜，常引起阵咳，易并发气管炎。

④长期张口呼吸，影响面骨发育，导致上颌骨边长，腭骨高拱，牙列不齐，上切牙突出，唇厚，缺乏表情，出现所谓的"腺样体面容"。

2. 全身症状：主要为慢性中毒及反射性神经症状。表现为营养发育不良、反应迟钝、注意力不集中、夜惊、磨牙、遗尿等症状。

五、影像学检查与诊断

1. 视诊：可见部分患儿呈"腺样体面容"，咽部充血，咽喉壁附有脓性分泌物，硬腭高而窄，常伴有腭扁桃体肥大。

2. 触诊：可扪及鼻咽部顶后壁有柔软的淋巴组织团块，不易出血。

3. 鼻镜检查：可见鼻咽部红色块状隆起。

4. 鼻咽 X 线侧位拍片或 CT 扫描，有助诊断。

六、治疗

视症状及腺样体肥大程度而定，轻者可药物治疗，严重者需行手术切除腺样体。

慢性扁桃体炎

一、定义

慢性扁桃体炎是临床上最常见的疾病之一，儿童多表现为腭扁桃体的增生肥大，成人多表现为炎性改变。

二、解剖

扁桃体位于消化道和呼吸道入口的交汇处（图 9-10），包括腭扁桃体、咽扁桃体和舌扁桃体，其中以腭扁桃体最重要。

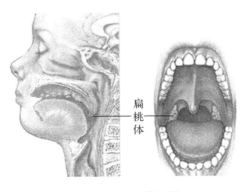

扁桃体

图 9-10　扁桃体位置

三、病因

急性扁桃体炎反复发作使抵抗力降低，细菌易在隐窝内繁殖，诱致本病的发生和发展，也可继发于某些急性传染病之后。

四、病理

可分为 3 型。

1. 增生型或称肥大型：为淋巴组织增生。凡扁桃体显著肥大，突出于腭弓之外，色淡红，质软者，如见于儿童，多属生理性，至青春期后多萎缩，但尚保持一定大小。

2. 纤维型或称萎缩型：扁桃体间质内纤维组织增生，继以纤维组织收缩，使扁桃体体积缩小，淋巴组织萎缩。

3. 隐窝型：主要病变深居扁桃体隐窝之内，扁桃体隐窝及淋巴滤泡有明显慢性炎症表现。

按肿大程度分为三度。

一度是指扁桃体肿大，局限于扁桃体窝内，内侧缘没有超过前方的舌腭弓；

二度是指扁桃体肥大，位于扁桃体窝内，内侧缘介于舌腭弓以及咽腭弓之间；

三度是指扁桃体肥大，明显突出扁桃体窝内，内侧缘已经超过后方的咽腭弓甚至是超过咽后壁正中线。

五、症状

1. 有咽痛反复发作、易感冒或扁桃体周脓肿的病史，或伴有扁桃体炎全身性疾病的症状。

2. 咽部经常不适或有口臭，若扁桃体隐窝内有大量豆渣样脓栓积留，或有大量厌氧菌生长，口臭更为严重。

3. 扁桃体具有丰富的神经末梢感受器，故在炎症时期容易产生各种反射失调现象，如阵发性咳嗽、咽异物感、刺痛感或各种感觉异常。

4. 扁桃体过于肥大，可引起呼吸困难、吞咽困难或言语含糊不清，但皆少见。有之，仅见于幼儿。

5. 隐窝脓栓被咽下，对胃肠敏感患儿可引起消化障碍。

6. 由于毒素吸收，可引起头痛、四肢无力、易疲劳或低热。

上述症状并非全部出现，也可全无自觉症状。

六、治疗

扁桃体肿大建议及时地应用抗感染药物治疗改善病情，如果病情反复，要进行手术切除。

主持人：×××护士对该疾病的相关知识进行了详细讲解，使大家对该疾病有了更深一步的了解，那么下面由护士长进行提问。

护士长提问

护士长：洗手护士和巡回护士对鼻内镜下低温等离子体腺样体消融术＋双侧扁桃体切除术的手术配合及关注点进行了详细汇报。×××护士也针对此疾病从定义、解剖、病因、临床表现、诊断、治疗方面给大家做了讲解。为了巩固今天查房内容，使大家更精准地完成今后的手术配合工作，接下来进入提问环节，请大家积极回答。

1. 护士长：现在有一个问题就是既然腺样体青春期后逐渐萎缩，在成人则基本消失，那腺样体肥大必须做手术吗？

N2级护士×××：如果病史超过3个月，症状重，打呼噜出现过呼吸暂停等，会使患儿鼻子变扁平，鼻翼发育不好，药物治疗效果不好，应及时选择手术。因为长期反复炎症对身体的损害可能远大于留下腺样体所带来的益处，而且长期大量用药会对肝肾功能造成损害。

2. 谁来回答一下腺样体肥大的定义？

N1级护士×××：我来回答，腺样体又称咽扁桃体，位于鼻咽顶后壁中线处，为咽淋巴结内环的组成部分。正常生理情况下，6~7岁时发育为最大，青春期后逐渐萎缩，到成人则基本消失。若腺样体增生肥大且引起相应症状者称腺样体肥大。本病多发生在3~5岁儿童，成年人罕见。

3. 护士长：盐酸肾上腺素是局麻药吗，有什么作用？

N2级护士×××：盐酸肾上腺素不是局麻药。在术中小剂量使用，有收缩血管、止血的作用；大剂量使用，用于心脏骤停、过敏性休克等。

4. 护士长：说一说使用等离子体设备有什么注意事项？

N2级护士×××：必须用生理盐水作为介质，刀头必须要有介质才能形成等离子效应，连接一次性射频等离子体手术电极上的输液管路，手动固定管路。如果关掉手动固定键，则自动默认为脚控。注意打开排气孔。

5. 护士长：手术结束后应注意什么？

N3 级护士×××：患儿手术后会出现伤口疼痛，其次就是咽部有异物感，感觉到呼吸不畅，所以此手术患儿容易躁动，转运中保持用手扶着患儿，防止坠床，同时注意保护液路。

6. 护士长：为什么等离子冲洗管路排气时为自动，排气完成后改为手控或者脚控？请巡回护士回答。

巡回护士：①自动排气速度快；②便于手术医生操作，避免设备空激发不做功，从而损坏设备。

7. 护士长：提问巡回护士，本台手术病理标本是如何管理的呢？

巡回护士：术中病理标本离体后，应暂时保存在弯盘内，用湿纱布覆盖，提醒手术医生分清左、右侧。手术结束后，提醒手术医生，按要求放于标本袋浸泡固定，再放置于相应标本柜内加锁存放。为了便于清点病理标本，将相应的标本登记贴粘贴于标本登记本上，同时再次检查浸泡的标本以及病理检查申请单的填写内容，确认无误后签名。

8. 护士长：术中使用的一次性无菌导尿管是什么材质？型号是什么？有什么作用？

N1 级护士×××：一次性无菌导尿管是橡胶材质，型号是 10 号，作用是牵拉腭部软组织，暴露术野。

9. 护士长：在术前准备时为什么要使用输液贴膜覆盖患儿双眼？

N1 级护士×××：①防止消毒液流入双眼；②防止眼结膜长时间暴露，导致眼结膜干燥。

10. 护士长：摆放体位时为什么要防止颈部过度后仰？

N3 级护士×××：可能会引起甲状腺手术体位综合征。甲状腺手术体位综合征是指在颈部极度后仰的情况下，使椎间孔周围韧带变形、内凸而压迫颈神经根及椎动脉，从而引起的一系列临床症状，表现为术中不适、烦躁不安，甚至呼吸困难，术后头痛、头晕、恶心、呕吐等症状。

11. 实习护生：老师，请问什么是腺样体面容？

N2 级护士×××：腺样体面容是指由于腺样体肥大导致面骨发育发生障碍，出现颌骨变长、腭骨高拱、牙列不齐、上切牙突出、唇厚、缺乏表情的面容，也可以成为"痴呆面容"，一旦形成，难以恢复。

12. 实习护生：老师，等离子的电切原理是什么？

N2 级护士×××：生理盐水中的氯化钠和水经过足够能量生成过氧化

氢，过氧化氢具有高氧化性，所以对组织不炭化，产生的离子在足够能量下撞击运动形成薄膜，进行切割。

主持人：提问环节到此结束，最后请护士长进行本次查房总结。

护士长总结：很感谢各位老师详尽的讲解。我们通过对鼻内镜下低温等离子体腺样体消融术＋双侧扁桃体切除术手术配合、护理关键点及相关知识的学习和提问，相信大家对此类手术都有了更深层次的了解。手术涉及标本管理方面、仪器设备使用方面，以及术后患儿防坠床等问题。希望大家能够掌握并运用到实际工作中，提高护理质量，为患儿的快速康复奠定基础。

第六节　腹腔镜下幽门环肌切开术

主持人：N3 级护士。

内容：腹腔镜下幽门环肌切开术手术护理。

汇报人员：洗手护士、巡回护士。

指导人员：新生儿外科专科组长。

参加人员：全体护士、规培护士、进修护士、实习护生。

目的

1. 掌握腹腔镜下幽门环肌切开术手术配合要点，提高该手术护理质量。

2. 了解该疾病相关知识，提高专科手术水平。

3. 关注患儿手术过程中的相关风险，做到防患于未然。

4. 掌握腹腔镜设备、变温毯及输血输液加温仪的使用。

5. 通过查房发现问题、解决问题，对护士的临床工作起到指导和监督作用。

6. 激发护士学习知识的兴趣，提高护士分析问题、解决问题的能力。

主持人：大家下午好！今天我们查房的内容是一例腹腔镜下幽门环肌切开术的手术护理，通过此次查房，学习先天性肥厚性幽门狭窄的手术配合要点及其相关知识，了解该疾病的解剖、熟悉病理生理、掌握手术护理及护理并发症防范等知识，从而提高该手术的护理质量，为患儿及手术医生提供更为全面的优质护理服务，下面请洗手护士进行病例汇报。

洗手护士

病例汇报

患儿，段××，男，42 天，出生体重 2.3 kg，于 7 天前无明显诱因出现呕吐，量多，呈非喷射性，呕吐物为胃内容物，含有乳凝块，为求进一步治疗入住我院。

实验室检查：血常规：白细胞 12.70×10^9/L↑，血红蛋白 125 g/L↓。肝功能：间接胆红素 11 μmol/L↑。电解质：钾 5.37 mmol/L↓，钠 134.5 mmol/L↓。

胃肠道彩超：幽门肌肥厚。

X 线腹部平片：显示胃部有严重扩张，腹部其他部位无气体。

上消化道造影征象：单泡征、幽门酒窝征，但无幽门鸟嘴征。

术前诊断：先天性肥厚性幽门狭窄。

麻醉方式：全麻＋气管插管。

实施手术：腹腔镜下幽门环肌切开术。

主持人：目前我们对该患儿的病情有了一定了解，下面请洗手护士对手术配合工作进行汇报。

一、用物准备

1. 常规用物：敷料包、手术衣包、无菌持物钳。

2. 手术器械：幽门腹腔镜器械包、腹腔镜器械包、气腹管、0°腹腔镜目镜。

3. 一次性用物：无菌手套、11 号手术刀片、5－0 快薇乔、4－0 带针慕丝线、6 cm×7 cm 敷贴、医用无菌保护套、5 mL 注射器、医用皮肤胶、8 cm×10 cm×8 cm 显影纱布、6 cm×7 cm×8 cm 显影纱布。

二、手术配合要点

1. 术前了解该手术解剖知识、手术方式、所需的特殊用物及器械。

2. 术日提前 20 分钟刷手上台整理手术器械。与巡回护士共同清点台上所有器械、纱布、缝针及其他物品的数目，检查腹腔镜手术器械上的零件是否齐全及功能良好，并做到定位放置。

3. 准备 2 个长度约 2 cm 的橡胶管，分别套于 5 mm、3 mm Trocar 上，

橡胶管距 Trocar 前端约 1.5 ~ 2 cm。

4. 用 6 cm × 7 cm × 8 cm 显影纱布制作纱条：将 6 cm × 7 cm × 8 cm 显影纱布完全展开，沿着显影条左右各 1 cm 宽度进行裁剪，长度约 10 cm，宽度约 2 cm，及时与巡回护士清点纱条的数目，并将制作纱条的边缘材料弃去。

5. 消毒铺单

①消毒范围：上至乳突，下至大腿上 1/3 处，两侧至腋后线。

②铺单：腹部切口四周分别铺 4 块小单，用布巾钳固定；依次铺中单；最后铺有口大单。

6. 配合术者分别将纤维导光束、摄像系统导线和单极导线套入医用无菌保护套，妥善固定。

7. 消毒皮肤待干后 11 号手术刀切皮，在脐部做第一切口，递安装好橡胶管的 5 mm Trocar，直视下穿入腹腔，4 - 0 带针慕丝线将橡胶管与皮肤缝合固定，连接气腹管，建立气腹并置入目镜。

8. 在腹腔镜辅助下，于右中腹做第二切口，置入安装好橡胶管的 3 mm Trocar，与皮肤缝合固定。

9. 递腹腔镜电钩在幽门肥厚处纵行电切浆膜层及部分肌层，然后递幽门钳分离深肌层至黏膜膨出。

10. 根据术者要求准备止血纱条，在巡回护士协助下抽取蛇毒血凝酶注射液，将纱条浸湿，递与术者放于幽门切口处压迫止血。

11. 与巡回护士共同清点手术台上所有用物，对于术中制作的纱条数目要与巡回护士一一核对，并检查器械完整性，确认无误后，用 5 - 0 抗菌薇乔缝合皮下组织，医用皮肤胶黏合皮肤，与巡回护士再次清点手术用物。用 6 cm × 7 cm 敷贴覆盖切口。

三、关注点

1. 术前制作固定 Trocar 的橡胶管要认真清点数量，并安装在合适的位置。

2. 患儿年龄偏小，术中及时收回不用的器械，防止对患儿造成压伤。

3. 术中使用蛇毒血凝酶注射液时严格执行安全用药制度。

4. 及时清除腹腔镜电钩上的焦痂，幽门腹腔镜器械大部分为 3 mm 器械，比较纤细，要轻拿轻放，保护器械不被损坏。

5. 电钩切开部分肌层后及时递幽门钳，用于分离深肌层至黏膜膨出。

6. 制作纱条时，均需保留显影条。

主持人：下面请巡回护士对手术配合工作进行汇报。

巡回护士

一、用物准备

1. 仪器设备：腹腔镜设备、高频电刀、负压吸引装置、变温毯、输血输液加温仪。

2. 体位用物：小棉垫、约束带。

3. 药物：蛇毒血凝酶注射液。

4. 其他：生理盐水、75% 酒精、碘伏。

二、手术配合要点

（一）术前管理

1. 调节手术室内温度为 23 ℃，检查静压差及湿度在正常范围内。

2. 检查各仪器设备，是否功能良好、处于备用状态。腹腔镜设备摆放于患儿头侧左上方位置。变温毯毯面温度调至 38 ℃，小棉被铺于毯面上预热。

3. 携手术通知单、手术患儿及物品核查交接表与病房护士床旁交接患儿，取得家属配合，采取两种以上方式核对，再次确认手术部位、体表标识及皮肤完整性，无误后将患儿接至手术室。

4. 麻醉开始前在麻醉医生主持下，与手术医生、麻醉医生共同进行手术患儿安全核查。

5. 协助麻醉医生进行麻醉。

6. 麻醉后进行体位安置：患儿取仰卧位。头部戴棉帽，枕部、骶尾部、双足跟部各垫一小棉垫，四肢用小棉垫包裹后约束，松紧适宜，处于功能位。

7. 负极板的选择：患儿 2.3 kg，选用儿童型负极板，粘贴在患儿的臀部。

8. 将胃肠减压器妥善放置在手术床头侧下方，避免拖拽胃管。

9. 与洗手护士共同清点手术台上所有用物，准确记录。

10. 协助手术医生穿手术衣，为手术台上提供手术用物，调节手术灯。

11. 配合手术医生套医用无菌保护套，将纤维导光束、摄像系统导线和单极导线及气腹管连接在正确的位置。

12. 连接电刀、吸引器，调节无影灯、电刀的功率以及气腹压力。

13. 手术开始前在麻醉医生主持下，与手术医生、麻醉医生共同进行手术患儿安全核查。

（二）术中管理

1. 仪器设备

①高频电刀：调节高频电刀功率在 15 W。

②气腹机：气腹压力设置为 6 mmHg。

③变温毯：术中关注毯面温度，监测患儿体温。

④输血输液加温仪：温度设置为 38 ℃，术中随时观察设备运行状况。

2. 管路管理：该手术管路有胃管、气管插管、输液管，均需妥善管理，术中密切观察头部输注的液体是否通畅，是否有渗出或红肿，遵医嘱严格控制输液滴速及液量，注意防止各管路脱出。

3. 体位：约束带松紧度以一指为宜。

4. 用药：手术过程中手术医生下达口头医嘱"使用蛇毒血凝酶注射液用于切口止血。"巡回护士复述一遍确认无误后，与洗手护士共同核对药品名称、有效期、失效期及剂量，无误后抽取药液。蛇毒血凝酶注射液药瓶保留至手术结束后方可丢弃。

5. 生命体征：术中随时观察患儿的生命体征及血氧饱和度，有异常时第一时间告知麻醉医生，保证手术顺利进行。

6. 其他：手术中需要制作纱条时，一定要认真清点、及时记录。

（三）术后管理

1. 关闭体腔前后和缝合皮肤后与洗手护士共同清点所有器械及用物。

2. 手术结束后，协助麻醉医生拔除气管插管，保持患儿呼吸通畅，全程密切关注患儿的安全，注意保暖。

3. 去除电刀负极板，动作轻柔，检查粘贴部位皮肤情况。

4. 转运患儿时注意胃管、输液管路，防止脱管事件发生。

5. 患儿离开手术室前，在麻醉医生主持下，与手术医生、麻醉医生再次进行手术患儿安全核查。

6. 与麻醉医生一起护送患儿至苏醒室，与苏醒室护士做好手术患儿交接工作，及时逐项填写手术患儿及物品核查交接表。

7. 体位用物、仪器设备消毒后归位放置。

8. 整理手术室，保持整洁。

三、关注点

1. 由于患儿营养不良，术中体温及压疮的管理更为重要。

2. 术前根据体重选取儿童负极板，粘贴在臀部，术后去除负极板时动作轻柔。

3. 术中有用到药物，注意用药安全。

4. 严密观察静脉输注部位，并遵医嘱，控制输液速度及入量。

5. 人工气腹压力调节为 6 mmHg。

主持人：洗手护士和巡回护士对手术配合及护理关注点做了详细汇报。接下来由新生儿外科专科组长×××带大家学习"先天性肥厚性幽门狭窄"的相关知识。

先天性肥厚性幽门狭窄

一、定义

先天性肥厚性幽门狭窄（congenital hypertrophic pyloric stenosis，CHPS）是由于幽门环肌肥厚、增生，使幽门管腔狭窄而引起的机械性幽门梗阻（图 9-11），是新生儿、婴幼儿常见病之一。

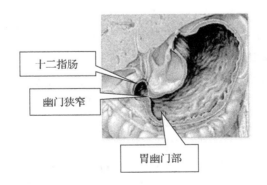

图 9-11　幽门狭窄

二、解剖

幽门为胃和十二指肠连接口，食物从此口进入十二指肠。此处为消化道最狭窄的部位（图9-12），正常直径约 1.5 cm，因此容易发生梗阻。

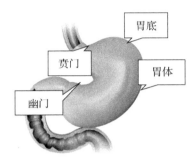

图 9-12　幽门

三、临床表现

主要表现为高位消化道梗阻症状，如呕吐，上腹部可见胃蠕动波和触到肥大的幽门肿块。

1. 呕吐：为本病的首发症状。多于生后 2～3 周出现呕吐，少数病例生后即吐，也偶有迟至 7～8 周才吐，早产儿多发病晚。呕吐多在喂奶后数分钟即出现，由一般性呕吐变为喷射性。未成熟儿幽门狭窄时呕吐多不典型，为一般性呕吐，无喷射性。

2. 胃蠕动波：约95%的患儿于上腹部可见胃蠕动波，起自左肋下，向右上腹移动，然后消失，有时可看到两个波相继出现，尤其是在喂奶后易看到。

3. 腹部肿物：在右上腹部触到橄榄样肿块是幽门狭窄的特有体征。

4. 脱水和营养不良：由于呕吐进行性加重，入量不足，常有脱水。其体重可较出生体重低20%左右，呈营养不良貌。皮下脂肪减少，皮肤松弛、干燥、有皱纹、弹性消失，前囟及眼窝凹陷，颊部脂肪消失，呈老年人面容。

5. 碱中毒：由于长期呕吐，丢失大量胃酸和钾离子，可致低氯、低钾性碱中毒，临床表现为呼吸浅慢。但如患儿脱水严重，肾功能低下，酸性代谢产物潴留体内，部分碱性物质被中和，故有明显碱中毒者并不多见。少数晚期病例甚至以代谢性酸中毒为主，表现为精神萎靡、拒食、面色灰白。

6. 黄疸：2%～3% 患儿出现黄疸，主要为间接胆红素增高。

四、病理病因

病因目前尚无统一认识，有以下几种学说。

1. 幽门肌间神经丛异常：由于神经节细胞发育不正常，数目减少或退行性变，使幽门括约肌神经控制不平衡，长期处于痉挛状态，使幽门肌肉肥厚、增生，幽门管腔狭窄而形成幽门部不全梗阻。

2. 遗传学说：有人认为本病系多基因遗传，发生于同胞兄弟机会是3%~6%，同卵双生儿为22%。母患病子女风险率为19%和7%，父患病子女风险率为5.5%和2.4%。

3. 其他学说：有人认为高胃泌素及低生长抑素水平与本病有关；还有报道与母亲巨细胞病毒感染及妊娠末期精神紧张有关；与血型有关（B或O型）；与维持动脉导管未闭的外源性前列腺素E的应用有关；近来有报道幽门环肌中一氧化氮合成酶及肠间质细胞的异常分布（减少）与本病的发病机制有关。

五、诊断

根据患儿典型呕吐病史，即出生后2~3周出现呕吐，进行性加重，呈喷射性，呕吐物不含有胆汁，仅为奶和奶块，即应疑为先天性肥厚性幽门狭窄；如果同时上腹部可见胃蠕动波并可触及肿块，即可诊断。若不能触及，则需要进行B超检查，B超已经成为首选的辅助诊断方法。

六、治疗

诊断明确后，应尽早实施手术，行幽门环肌切开术。

主持人：×××护士对该疾病的相关知识进行了详细讲解，使大家对该疾病有了更深一步的了解，那么下面由护士长进行提问。

护士长提问

护士长：洗手护士和巡回护士对腹腔镜下幽门环肌切开术的手术配合及关注点进行了详细汇报。新生儿专科组长也针对此疾病从定义、解剖、临床症状、病理病因、诊断、治疗方面给大家做了讲解。为了巩固今天查房内容，使大家更精准地完成手术配合工作，接下来进入提问环节，请大家积极回答。

1. 护士长：什么叫先天性肥厚性幽门狭窄？

N1 级护士×××：先天性肥厚性幽门狭窄，是指由于幽门环肌肥厚、增生，使幽门管腔狭窄而引起的机械性幽门梗阻，是新生儿、婴幼儿常见病之一。

2. 护士长：那么，先天性肥厚性幽门狭窄有哪些主要临床表现？

N1 级护士×××：主要表现为高位消化道梗阻症状，如喷射性呕吐、上腹部可见胃蠕动波和右上腹部可触到幽门狭窄特有的橄榄样肿块。

3. 护士长：幽门狭窄的特有体征是什么？请实习护生×××回答。

实习护生×××：右上腹部触到橄榄样肿块是幽门狭窄的特有体征。

4. 护士长：请规培护士×××回答，消化道最狭窄的部位？

规培护士×××：幽门位于胃和十二指肠连接口，食物从这个口进入十二指肠，此处是消化道最狭窄的部位。

5. 护士长：请洗手护士回答，术中用到的药物"蛇毒血凝酶注射液"的作用及用法？

洗手护士：

①作用：蛇毒血凝酶注射液是一种止血药，可避免或减少手术部位术中及术后的出血。

②用法：将其均匀喷洒在纱条上，放于幽门切口处起到压迫止血的作用。

6. 护士长：那么，还是请洗手护士回答一下制作纱条时的注意点。

洗手护士：在制作纱条时，巡回护士需要全程关注，制作完成以后，双人清点，及时记录。每一条纱条均需保留显影标识。

做法：将 6 cm×7 cm×8 cm 显影纱布展开，沿着显影标识左右各 1 cm 处剪开，将纱条的毛边进行处理，然后将其分成等长的三段，每一段顺着一个方向搓成细卷，最终制作成长度约 10 cm 的纱条。

7. 护士长：Trocar 上为什么需要套橡胶管？

巡回护士：由于患儿皮下脂肪菲薄，术中 Trocar 易脱出，需要缝合固定于皮肤上，因此 Trocar 前端需要安装橡胶管。按要求将橡胶管修剪成 2 段，长度约 2 cm，套于 5 mm、3 mm Trocar 上，橡胶管距 Trocar 前端 1.5~2 cm。

8. 护士长：虽然此手术时间短，体位又是平卧位，但是该患儿有营养不良，那么我们该如何降低压疮的风险呢？

N1 级护士×××：患儿体重 2.3 kg，营养不良，评估此患儿属于压疮高风险，摆放体位时，用小棉垫分别垫于患儿的枕部、骶尾部、肩胛部。

N2 级护士×××：患儿四肢用小棉垫包裹，然后进行约束，约束带松紧度以一指为宜。

N1 级护士×××：电刀负极板导线与患儿皮肤接触处用小棉垫保护，输液管路和胃管妥善放置，各种导线禁止与皮肤直接接触，防止压疮的发生。

规培护士×××：床单干燥无皱褶。

9. 护士长：术中使用蛇毒血凝酶注射液时如何做到用药安全？

巡回护士：术中用药时，医生下达口头医嘱，巡回护士复述一遍确认无误执行。与洗手护士双人共同核对药物名称、剂量、有效期及失效期后，抽吸药液。抽吸药液时，因是双人配合抽吸，一定要配合默契，首先注意无菌技术操作，其次避免针刺伤的发生。

10. 护士长：由于该患儿体重轻，加之又有营养不良，会有低体温的风险，那么低体温会对患儿带来哪些危害？

新生儿外科专科组长×××：

①手术部位的感染。

②心血管系统并发症的发生。

③抑制凝血功能，增加出血量。

④耗氧量增加。

⑤对中枢神经系统及内分泌系统的影响。

⑥麻醉苏醒时间延长。

⑦新生儿硬肿症的发生，甚至危及生命。

⑧延长住院时间。

11. 护士长：针对此类患儿如何做好体温管理？

N2 级护士×××：采取综合保温措施。患儿入室前，手术室的室温调至 23 ℃，变温毯调至 38 ℃，小棉被铺于变温毯上预热；术中使用的生理盐水提前放入暖箱预热；使用输血输液加温仪，保证输入加温后的液体；消毒时减少患儿皮肤暴露的面积，用小棉垫进行加盖保暖；术后撤去无菌敷料后及时加盖棉被进行保暖。

12. 护士长：大家在使用腹腔镜设备过程中有哪些注意点呢？

N2 级护士×××：

①开启设备时严格执行操作流程。开机顺序从上向下依次开机，最后打开光源；关机顺序是先关闭光源，然后从下往上依次关机。关闭光源前现将

光源调至最小，再关闭。

②气腹的压力设置为 6 mmHg。

③注意各导线的管理：手术结束后分别将各种导线理顺，大圈盘绕，放在固定位置。

13. 护士长：患儿在转运过程中有哪些注意事项？

N1 级护士×××：患儿离开手术室前，与麻醉医生共同转运患儿，应确认输液管路和胃管通畅并妥善固定，确保患儿的安全，防止意外事件的发生，如坠床、脱管等。转运前确保输注液体的剩余量可维持至目的地。交接双方共同确认患儿信息、病情和携带用物，根据手术患儿及物品核查交接表逐项核对，无误后双方签全名，完成交接。

护士长：那么，大家还有其他问题吗？

14. 实习护生×××：老师，我想请问一下，检验结果中血红蛋白降低，电解质中钾、钠降低有什么含义？

N3 级护士×××：血红蛋白是衡量营养状况的指标之一，先天性肥厚性幽门狭窄患儿伴有呕吐症状，且量多，消瘦，提示营养不良；而长期呕吐也会造成患儿水电解质紊乱，所以导致血中钠、钾值的降低，以上都是诊断先天性幽门狭窄的参考数据。

15. 实习护生×××：请问一下，老师制作好的纱条为什么每个都要留有显影标识？

N2 级护士长×××：术中将止血纱条暂时放入腹腔内，在幽门处进行压迫止血，为防止异物遗留，规定手术所使用的纱布类物品必须保留显影标识。

主持人：提问环节到此结束，最后请护士长进行本次查房总结。

护士长总结：感谢各位老师详尽的讲解，我们通过对腹腔镜下幽门环肌切开术手术配合、护理关键点及相关知识的学习和提问，相信大家对该手术有了更深层次的了解。手术中需要关注的体温管理，压疮的防护，纱条的制作以及腹腔镜器械、设备使用等方面，希望大家能够掌握并应用到临床工作中，从而提高手术护理质量，为患儿的快速康复奠定基础。

主持人：感谢大家，今天的查房到此结束！

第七节　腹腔镜下胆囊、胆总管囊肿切除，肝总管－空肠 Roux-Y 吻合术

主持人：N3 级护士。

内容：腹腔镜下胆囊、胆总管囊肿切除，肝总管－空肠 Roux-Y 吻合术手术护理。

汇报人员：洗手护士、巡回护士。

指导人员：N3 级护士。

参加人员：全体护士、规培护士、进修护士、实习护生。

目的

1. 掌握腹腔镜下胆囊、胆总管囊肿切除，肝总管－空肠 Roux-Y 吻合术手术配合要点，提高该手术护理质量。

2. 了解该疾病相关知识，提高专科手术护理水平。

3. 关注患儿手术过程中的相关风险，做到防患于未然。

4. 解决重症疑难问题，提高重症患儿的手术护理质量。

5. 掌握腹腔镜设备、高频电刀、超声刀、输血输液加温仪等设备的使用。

6. 通过查房发现问题、解决问题，对护士的临床工作起到指导和监督作用。

7. 激发护士学习多学科知识的兴趣，提高护士运用多学科知识分析问题、解决问题的能力。

主持人：大家早上好！今天我们查房的内容是一例腹腔镜下胆囊、胆总管囊肿切除，肝总管－空肠 Roux-Y 吻合术手术护理。通过此次查房，学习先天性胆总管囊肿的手术配合要点及其相关知识，了解该疾病的解剖、熟悉病理生理、掌握手术护理及护理并发症防范等知识，从而提高该手术的护理质量，为患儿及手术医生提供更为全面的优质护理服务。下面请洗手护士进行病例汇报。

洗手护士

病例汇报

患儿，冯××，女，7个月，体重7 kg。于半个月前无明显诱因出现呕吐，呕吐物为胃内容物，非喷射性，考虑胆总管囊肿扩张症，3 天前出现皮肤黄染，偶有陶土样大便，现为求进一步治疗入住我院。

实验室检查：全生化示 γ - 谷氨酰转肽酶 464 U/L↑，总胆红素 45.3 μmol/L↑，血常规示白细胞 12.61×10^9/L↑，中性粒细胞绝对值 5.00×10^9/L，C - 反应蛋白 10.69 mg/L↑。

彩色多普勒超声：肝门处囊性肿物，胆囊增大，壁厚。

胰胆管水成像：胆总管囊肿。

术前诊断：先天性胆总管囊肿。

麻醉方式：全麻 + 气管插管。

实施手术：腹腔镜下胆囊、胆总管囊肿切除，肝总管 - 空肠 Roux-Y 吻合术。

主持人：目前我们对该患儿的病情有了一定了解。下面请洗手护士针对手术配合进行汇报。

一、用物准备

1. 常规用物：敷料包、手术衣包、无菌持物钳。

2. 手术器械：普外腹腔镜器械、小儿开腹包器械、气腹管、30°腹腔镜目镜、超声刀、单包 5 mm STORZ Trocar、小肠钳。

3. 一次性用物：无菌手套、11 号手术刀片、20 号手术刀片、5 - 0 抗菌薇乔、5 - 0 快薇乔、3 - 0 抗菌薇乔、2 - 0 带针慕丝线、4 号慕丝线、电刀手笔、6 cm×7 cm 敷贴、9 cm×10 cm 引流敷贴、医用无菌保护套、5 mL 注射器、一次性吸引器、医用皮肤胶、8 cm×10 cm×8 cm 显影纱布、6 cm×7 cm×8 cm 显影纱布、一次性抗反流尿袋、止血绫、输血器。

二、手术配合要点

1. 术前了解该手术解剖知识、手术方式、所需的特殊用物及器械。

2. 术日提前20分钟刷手上台整理手术器械及物品。与巡回护士共同清点所有器械、纱布、缝针及其他物品，检查手术器械完整性，功能是否良好，并做到定位放置。

3. 制作"碘伏纱布块"：将 6 cm×7 cm×8 cm 显影纱布平均剪成大小相同的 4 份，保证每一块都有显影条，叠成方形，用碘伏消毒液浸湿即可。纱块数目要与巡回护士共同清点。

4. 麻醉后，消毒铺单。

①消毒范围：上至乳头下至耻骨联合平面，两侧至腋后线。

②铺单：切口周围依次铺 4 块小单，布巾钳固定；切口下方依次铺 2 块中单（足侧超过手术台），第 3 块中单铺于切口上方超过麻醉面架；最后铺有口大单，短端向头部、长端向下肢，头端要铺盖过患儿头部和麻醉架，两侧及足端应下垂超过手术台边缘 30 cm。

5. 将一次性电刀手笔、一次性吸引器递于术者并固定。

6. 正确安装超声刀，并配合巡回护士进行设备连接。

7. 正确连接和固定各种导线，操作过程中严格执行无菌技术操作原则。

8. 递消毒纱布消毒皮肤。11 号手术刀放于弯盘内传递于术者。在脐窝处做纵向切口约 5 mm，将气腹针刺入腹腔，连接气腹管、打开气腹机，注入 CO_2 气体，建立气腹后置 5 mm Trocar，置入镜头。在腹腔镜监视下，分别在左上腹、脐旁右侧、右上腹做第二、第三、第四切口，置 5 mm Trocar 后，递无损伤抓钳探查腹腔。

9. 针持夹持 2-0 带针慕丝线递于术者，由腹壁穿入腹腔，腹腔镜针持夹持缝针将肝脏进行悬吊，将缝针从腹壁穿出，递蚊式钳在腹腔外固定缝线、悬吊，缝针不剪，暴露腔内术野。递超声刀处理胆囊血管，及时用湿纱布擦拭超声刀头的焦痂。

10. 递电钩切开胆囊浆膜，切开胆囊前壁，吸引器吸除胆汁。断胆囊动脉前，需提前准备长约 10 cm 的 4 号慕丝线，用生理盐水浸湿递于术者，结扎胆囊动脉，递腹腔镜直剪，剪去结扎线，残段及时收回，避免遗留腹腔内。超声刀、单极电钩、腹腔镜弯钳游离胆囊、胆总管囊肿，并切除。

11. 递腹腔镜弯钳于术者，提起距十二指肠悬韧带 10~15 cm 处空肠，消毒脐部，20 号手术刀扩大脐部切口至 2 cm，将空肠随 Trocar 一并从中提出腹壁外，超声刀处理肠系膜血管，小肠钳夹闭肠管，干纱布垫于肠管下，高频电刀切断肠管，碘伏纱布消毒。

12. 5-0 抗菌薇乔线将远端肠管闭合，近端肠管与距远端肠管切开处 20 cm 的位置做端侧吻合，吻合完成后，将肠管还纳腹腔，3-0 抗菌薇乔关闭脐部切口。

13. 再次建立气腹，在横结肠系膜的右侧无血管区超声刀置孔，远段空肠穿过，准备 2 根 5 - 0 抗菌薇乔，自缝针端 15 cm 处剪去余线，将 2 根线尾端打结，通过 Trocar 放进腹腔，将肝总管与空肠远端行端侧吻合。

14. 弯钳取出胆囊，包裹在湿纱布内存放在治疗碗中。

15. 放置腹腔引流管，3 - 0 抗菌薇乔固定。

16. 与巡回护士共同清点所有手术用物，并检查器械完整性，确认无误，撤出镜头，排净 CO_2 气体，拔除 Trocar，递 3 - 0 抗菌薇乔缝合腹膜、皮下，5 - 0 抗菌薇乔缝合皮内。

17. 与巡回护士共同清点所有手术用物，并检查器械完整性，确认无误后用医用胶黏合皮肤，再次与巡回护士共同清点所有手术用物，敷贴覆盖各切口。

三、关注点

1. 术前及时准备该手术特殊使用器械：超声刀、小肠钳、单包 Trocar。

2. 制作"碘伏纱布块"时注意将 6 cm×7 cm×8 cm 显影纱布平均裁剪成 4 块，保留显影部分，蘸取碘伏消毒液后，定位放置。及时告知巡回护士做好记录。使用后，定位放置，清点物品时注意清点数目。

3. 在制作双针 5 - 0 抗菌薇乔缝线时，需用 2 把普通持针器将缝针塑形成 3/8 圆，注意线尾端不可留存过长。在进出 Trocar 后，检查缝针的完整性。

4. 肝脏悬吊针线在腹腔外固定悬吊，及时准备固定悬吊线的手术器械并管理缝针不丢失。

5. 处理胆囊动脉的结扎线提前准备，正确传递于术者。

6. 近端肠管与距远端肠管端侧吻合是在腹壁外进行，为医生提供普通手术器械。

主持人：下面由巡回护士进行汇报。

巡回护士

一、用物准备

1. 仪器设备：腹腔镜设备、高频电刀、负压吸引装置、变温毯、输血输液加温仪、超声刀。

2. 保温设备：将保温毯毯面温度调节至 37.5 ℃，小棉被铺于毯面预热。

3. 消毒液：碘伏、75% 酒精。

4. 体位用物：约束带、小棉垫、颈枕。

5. 一次性用物：三通、输液贴。

二、手术配合要点

（一）术前配合

1. 调节好手术室内温、湿度，检查静压差正常。

2. 检查手术中使用的仪器设备，是否功能良好、处于备用状态。

3. 携手术通知单、手术患儿及物品核查交接表至病房。与病房护士核对患儿病历、住院证、腕带等相关信息。与家长反向核查患儿身份信息，并确认体表标识无误，将患儿接至手术室。

4. 麻醉开始前，在麻醉医生主持下，与手术医生、麻醉医生共同进行手术患儿安全核查。

5. 协助麻醉医生进行麻醉。

6. 用输液贴膜将患儿双眼，自上眼睑向下眼睑方向粘贴。

7. 手术体位安置：患儿取仰卧位，枕部、骶尾部、双足跟各垫一小棉垫，颈部置颈枕，四肢用小棉垫包裹并约束。

8. 选择儿童电刀负极板，粘贴在患儿小腿肌肉丰富处，患儿肢体避免与金属物品接触。

9. 与洗手护士共同清点手术台上所有用物，准确记录。

10. 协助手术医生穿手术衣，为手术台上提供物品，调节手术灯。

11. 配合手术医生套腹腔镜套袋，连接各仪器设备及导线。

12. 手术开始前，在麻醉医生主持下，与手术医生、麻醉医生共同进行手术患儿安全核查。

13. 关注手术进展，气腹针进入腹腔连接气腹管时，开气腹机注入 CO_2。镜头进入 Trocar 时开冷光源，关闭手术灯。

（二）术中管理

1. 仪器设备

①气腹机：调节 CO_2 气腹压力在 9～10 mmHg。掌握好开关气腹机的时

机，肠管在腹外进行吻合时，要及时将气腹机关闭，待肠管还纳腹腔时，再打开气腹机。

②变温毯：术中随时巡视，观察患儿体温变化，根据需要调节变温毯温度。

③输血输液加温仪：温度设置为 38 ℃，术中随时观察设备运行状况。

④超声刀：连接好超声刀导线，打开电源，告知洗手护士空激发，通过检测后方可使用，使用前、后与洗手护士共同检查超声刀垫片的完整性。

2. 管路管理

①输液管理：术中密切观察输注部位是否有渗出，液体输注是否通畅、遵医嘱调节输液速度。

②尿管管理：观察留置尿管是否有扭曲、打折情况，保证引流的通畅。

③腹腔引流管管理：术毕，固定腹腔引流管时观察引流管是否有扭曲、打折情况，固定是否牢靠，防止脱出。

3. 用物管理：术中消毒切开肠管使用的"碘伏纱布块"时，要与洗手护士清点并及时记录。

（三）术后管理

1. 关闭体腔前后、缝合皮肤后与洗手护士共同清点所有器械及用物。

2. 手术结束后，在麻醉医生及手术医生协助下使患儿平卧。

3. 自上眼睑向下眼睑方向撤去患儿眼部贴膜，动作要轻柔，防止损伤眼角膜。

4. 协助麻醉医生拔除气管插管，保持患儿呼吸道通畅。

5. 协助手术医生正确处理手术标本，定位加锁放置。

6. 去除电刀负极板，动作轻柔，并检查局部皮肤情况。

7. 患儿离开手术室前，在麻醉医生主持下，与手术医生、麻醉医生共同进行手术患儿安全核查。

8. 与麻醉医生共同护送患儿到苏醒室，并与苏醒室护士做好交接工作，逐项填写手术患儿及物品核查交接表。

9. 体位用物、仪器设备消毒后归位放置。

10. 整理手术室，保持整洁。

三、关注点

1. 由于手术时间长，手术中要加强巡视，尤其是肢体受压部位以及输液肢体。

2. 掌握气腹机的开关时机，当肠管在腹壁外进行吻合时，要及时将气腹机关闭；将肠管还纳腹腔时，再打开气腹机。

3. 将患儿双眼用输液贴膜闭合粘贴，术后揭除输液贴膜时动作轻柔，从上眼睑至下眼睑方向撤除。

4. 术后检查病理标本按要求存放。

5. 患儿皮肤娇嫩，在手术结束，去除负极板时一定要动作轻柔。

6. 由于患儿年龄小、体重轻，手术中监督手术医生暂时不用的手术器械切勿放在患儿身上。

7. 该手术使用的电外科设备较多，术中及时观察电外科设备有无报警，及时查找原因并解除。如负极板报警，及时检点负极板线接头有无松动、负极板有无脱落。

主持人：洗手护士和巡回护士对手术配合及护理关注点做了详细汇报。接下来由 N3 级护士×××带大家学习"先天性胆总管囊肿"疾病的相关知识。

先天性胆总管囊肿

一、定义

先天性胆总管囊肿又称胆总管扩张症，是以胆总管囊肿或梭状扩张，伴有或不伴有肝内胆管扩张为特点的胆道畸形，是最常见的一种先天性异常，也为先天性肝胆系统囊肿中最多见的一种疾病，可同时存在其他病变。一般认为多在婴儿期和儿童期。

二、解剖

由肝总管和胆囊管在肝十二指肠韧带内汇合而成，向下与胰管相汇合（图9-13）。胆总管起始段位于十二指肠上部上方，在肝十二指肠韧带内，然后居十二指肠上部后方，再向下，在胰头与十二指肠降部之间或经胰头之后，最后斜穿十二指肠降部后内侧壁中，在此处与胰管汇合，形成略膨大的肝胰壶腹，开口于十二指肠大乳头。其病变主要是指胆总管的一部分呈囊性或梭状扩张（图9-14），有时可伴有肝内胆总管扩张的先天性畸形。

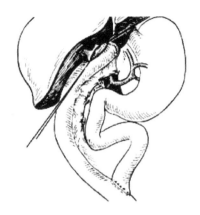

图 9-13　胆总管位置

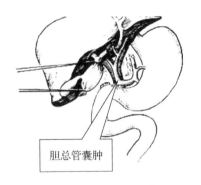

胆总管囊肿

图 9-14　胆总管囊肿

三、病因

1. 先天性胰胆管交界部发育畸形：形成合流异常，是指胰胆管汇合部位不在十二指肠乳头，而在十二指肠壁外或汇合部形态和解剖的先天性畸形。如胚胎期胆总管、胰管未能正常分离，导致胰管和胆总管远端异常连接，结果使胰液反流入胆总管，引起胆总管反复发生炎症，使管壁失去张力而扩张。

2. 胆道发育不良：在胚胎期原始胆管上皮细胞增生不平衡，如远端过度增生，远端出现狭窄，近端扩张而形成此病。

3. 病毒感染：通过组织病理的改变，发现乙型肝炎病毒、巨细胞病毒、腺病毒等均可引起胆管腔阻塞或管壁变薄弱，产生胆管的畸形。

4. 神经分布异常。

四、临床表现

1. 腹痛：右上腹或上腹中部疼痛，性质和程度不同，有时是绞痛、牵拉痛或轻微胀痛。继发感染时可伴有发热，时有恶心。

2. 包块：位于右上腹肋缘下，上界为肝边缘所覆盖。巨大者可超越腹中线，包块表面平滑，呈球状囊性感，小的胆总管囊肿，由于位置深，不易扪到。在感染、疼痛、黄疸发作时，包块增大，好转后又可缩小。以右上腹包块就诊者约占70%。

3. 黄疸：60%~90%病例有黄疸，黄疸的程度与胆道梗阻的程度有直接关系。黄疸一般为再发性，多合并感染及发热。

以上症状多为间歇性发作。

五、诊断

1. 生化检查：大多数患儿血、尿及粪等一系列检查均为异常，直接胆红素明显升高，碱性磷酸酶和谷氨酰转肽酶也升高。

2. B超：是最为简便且无创的检查手段，可确定囊肿的大小、胆管远端的狭窄程度，并可知肝内胆管扩张的程度和范围是否合并胆管内。

3. CT扫描：可明确肝内外胆管有无扩张、扩张的部位、程度及形态、位置，胆总管远端狭窄的程度，以及有无肝内胆管扩张，扩张的形态及部位等，有助于术式的选择。

4. 经内镜逆行性胰胆管造影：可显示胰胆管全貌，尤其对胰胆管合流异常更能清晰显影，对治疗方法的选择提供可靠依据。

5. 磁共振胰胆管呈像技术：是目前最新的胆管造影法，不需要造影剂，经计算机处理后，仅留胆管和胰管较清楚的立体结构影像。

六、治疗

本病如不手术治疗，多因反复感染、胆汁性肝硬化、胆总管穿孔或癌变而死亡。因此当明确诊断后应及时手术。手术的主要目的是恢复胆汁向肠道内引流，以免发生上行性胆管炎。

主持人：×××护士对该疾病的相关知识进行了详细讲解，使大家对该疾病有了更深一步的了解，那么下面由护士长进行提问。

护士长提问

护士长：洗手护士和巡回护士对腹腔镜下胆囊、胆总管囊肿切除，肝总管 – 空肠 Roux-Y 吻合术的手术配合及关注点进行了详细汇报。×××护士也针对此疾病从定义、解剖、病因、临床表现、诊断、治疗方面给大家做了讲解。为了巩固今天查房内容，使大家更精准地完成今后的手术配合工作，接下来进入提问环节，请大家积极回答。

1. 护士长：请问规培护士×××先天性胆总管囊肿的临床表现体现在哪些方面？

规培护士×××：我来回答，主要有以下 3 点。

①腹痛：右上腹或上腹中部疼痛，可以是绞痛、牵拉痛或轻微胀痛。继发感染时可伴有发热，时有恶心。

②包块：位于右上腹肋缘下，上界为肝边缘所覆盖。巨大者可超越腹中线，包块表面平滑，呈球状囊性感，小的胆总管囊肿，由于位置深，不易扪到。

③黄疸：黄疸的程度与胆道梗阻的程度有直接关系。黄疸一般为再发性，多合并感染及发热。

以上症状多为间歇性发作。

2. 护士长：在此类患儿的实验室检查中，哪些数据可以提示先天性胆总管囊肿的可能？

N2 级护士×××：梗阻性黄疸的一系列检查均为异常，包括血清胆红素，主要是直接胆红素明显升高，碱性磷酸酶和 γ – 谷氨酰转肽酶也升高；合并囊肿内感染者可见外周血常规白细胞计数增高和中性粒细胞增高等的炎症改变。

3. 护士长：手术中会使用到超声刀，需要注意哪些方面？

巡回护士：

①每次开机前连接好脚踏开关及手柄连线后打开发生器电源开关，机器通过 10 s 自检进入待机模式。

②每当发生器退出待机方式被激活时，握住刀头使其在空气中悬空，并按压脚踏开关或功率水平键。图形显示屏上将显示出现"正在进行测试"字样，5 s 后检查完成，会听到提示音，将刀头放到组织上激活可使用。

③启动时发生器默认功率设置为 3（MIN）和 5（MAX）可根据凝血速

度和切割速度进行能量调节。

洗手护士：

①使用刀头闭合夹持时间不要过长，不得超过 10 s、时间过长会损坏刀口上的白色护垫，使超声功率降低，以致刀头报废。

②使用 10 min 左右把刀头浸泡在生理盐水中，按压工作键轻轻抖动，借助气流冲出血块和组织，清洗刀头。注意不可触碰水碗的金属部分。

③严禁刀头夹持金属物、骨头以免刀头断裂，夹持组织不宜太多。

④当系统不使用时，将发生器调至待机方式。更换刀头时用刀头扳手顺时针拧紧刀头，不要过分用力，听到两声咔咔就好。

4. 护士长：这台手术中需要准备的特殊器械有哪些？

N1 级护士×××：30°腹腔镜目镜、超声刀、单包 5 mm STORZ Trocar、小肠钳。

5. 护士长：该手术共有几个切口？空肠做端侧吻合时需扩大哪个切口？

N2 级护士×××：该手术共 4 个切口，脐窝处、左上腹、脐旁右侧、右上腹，空肠做端侧吻合时扩大脐部切口，便于将空肠提出腹壁外。

6. 护士长：手术中所用缝线的种类以及作用？

N2 级护士×××：2-0 带针慕丝线：悬吊肝脏，暴露术野；4 号慕丝线：结扎胆囊动脉；5-0 抗菌薇乔分别将空肠远端肠管部分缝合，并与肝总管行端端吻合，空肠近端肠管与距远端肠管切口的 20 cm 处做端侧吻合；3-0 抗菌薇乔固定引流管，缝合腹膜、皮下；5-0 快薇乔缝合皮下。

7. 护士长：请 N0 护士×××回答：肝总管 - 空肠 Roux-Y 吻合术有几个吻合口？都是哪几个？

N0 护士×××：肝总管 - 空肠 Roux-Y 吻合术有两个吻合口。一个是空肠近端与空肠远端的端侧吻合，一个是肝总管与空肠远端的端端吻合。

8. 护士长：请问此手术在切除胆囊、胆总管囊肿时洗手护士应做什么？

N2 级护士×××：切开胆囊前壁前及时准备吸引器递于手术医生吸除胆汁；断胆囊动脉前，提前准备长约 10 cm 的 4 号慕丝线，用生理盐水浸湿递于术者；切除胆囊、胆总管囊肿时准备超声刀、单极电钩。

9. 护士长：空肠端侧吻合是在腔镜下操作还是直视下操作？如何操作？

N3 级护士×××：空肠端侧吻合是在直视下操作的。腹腔镜弯钳从脐部切口处将肠管提出腹壁，超声刀处理肠系膜血管，小肠钳夹闭肠管，干纱布垫于肠管下，高频电刀切断肠管，碘伏小纱布消毒。用 5-0 抗菌薇乔线将近端肠管与距远端肠管切开处 20 cm 的位置做端侧吻合。

10. 护士长：所使用的 5 - 0 抗菌薇乔在进行肝总管与空肠端端吻合时，应注意什么？

洗手护士：应提前准备 2 根 5 - 0 抗菌薇乔，自缝针端 15 cm 处剪去余线，将 2 根线尾端合在一起打结，注意线尾端不可留存过长。在进出 Trocar 时，尤其注意针的完整性。

11. 护士长：术中缝针如何管理？而且进出 Trocar 的缝针次数较多，如何管理？

洗手护士：在塑形缝针的时候注意不要用针持夹持缝针和缝线连接处，防止进入腹腔发生针线分离；在缝针出入 Trocar 时要提醒术者必须在腹腔镜镜头直视下操作，动作轻柔，不要生拉硬拽造成针线分离等其他意外事件发生。

12. 护士长：请问实习护士×××切开肠管时，为什么要垫干纱布？

实习护士×××：为了保护肠管周围组织及手术切口不被污染。

13. 护士长：请问巡回护士，腹腔镜设备如何管理？

巡回护士：腹腔镜设备要摆放于患儿的左边近头侧位置，即术者的对面。气腹压力调节至 9 ~ 10 mmHg。当肠管在腹壁外进行吻合时，要及时将气腹机关闭，停止进气，肠管吻合完毕还纳腹腔时，再打开气腹机恢复进气。

14. 护士长：转运患儿过程中如何防止计划外拔管？

巡回护士：此患儿有腹腔引流管、静脉输液管路、留置尿管。转运前，检查各管路固定牢固，放于安全位置；患儿躁动，用约束带约束四肢。转运过程中，注意保护各管路。转运后，做好交接工作，将各管路固定稳妥。

主持人：提问环节到此结束，最后请护士长进行本次查房总结。

护士长总结：很感谢各位老师详尽的讲解。我们通过对腹腔镜下胆囊、胆总管囊肿切除，肝总管 - 空肠 Roux-Y 吻合术手术配合、护理关键点及相关知识的学习和提问，相信大家对此类手术都有了更深层次的了解。此手术时间长，患儿体温管理、病理标本管理方面、特殊缝线的制作及使用都有许多需要注意的地方。希望大家能够掌握并应用到临床工作中，从而提高手术护理质量，为患儿的快速康复奠定基础。

主持人：感谢大家，今天的查房到此结束！

小儿外科手术室护理工作手册

第八节　胸腔镜下食道 I 期吻合术、胸腔闭式引流术

主持人：N3 级护士。

内容：胸腔镜下食道 I 期吻合术手术护理。

汇报人员：洗手护士、巡回护士。

指导人员：新生儿外科专科组长。

参加人员：全体护士、规培护士、进修护士、实习护生。

目的

1. 掌握胸腔镜下食道 I 期吻合术手术配合要点，提高该手术护理质量。

2. 了解先天性食道闭锁相关知识，提高专科手术护理水平。

3. 关注新生儿手术过程的相关风险，做到防患于未然。

4. 掌握胸腔镜设备、变温毯等仪器设备的使用。

5. 通过查房发现问题、解决问题，对护士的工作起到指导和监督作用。

6. 激发护士学习多学科知识的兴趣，提高护士运用多学科知识分析问题、解决问题的能力。

主持人：大家早上好！今天我们查房的内容是一例胸腔镜下食道 I 期吻合术、胸腔闭式引流术手术护理，通过此次查房，学习食道闭锁的手术配合要点及其相关知识，了解该疾病的解剖、熟悉病理生理、掌握手术护理及护理并发症防范等知识，从而提高该手术的围术期护理质量，为患儿及手术医生提供更为全面的优质护理服务。下面请洗手护士进行病例汇报。

洗手护士

病例汇报

患儿，李××之子，男，1 天，体重 2 kg，生后家长发现其频繁吐沫，偶有口唇面部青紫，拍背后好转，为求进一步治疗就诊于我院。

实验室检查：白细胞 18.30×10^9/L，中性粒细胞百分比：80.74% 。

胸部 CT：上段胸椎区含气囊状影，初步诊断为食道闭锁。

诊断：先天性食道闭锁、气管食管瘘、低出生体重儿。

麻醉方式：全麻 + 气管插管。

实施手术：胸腔镜下食道 I 期吻合术、胸腔闭式引流术。

主持人：目前我们对该患儿的病情有了一定了解。下面请洗手护士进行汇报。

一、用物准备

1. 常规用物：敷料包、手术衣包、无菌持物钳。

2. 手术器械：小儿开腹包、新生儿胸腔镜器械包、气腹管、30°胸腔镜目镜。

3. 一次性用物：无菌手套、11 号手术刀片、1 号泰丝线、4-0 带针慕丝线、6 cm×7 cm 敷贴、9 cm×10 cm 引流敷贴、医用无菌保护套袋、一次性吸引器、医用皮肤胶、8 cm×10 cm×8 cm 显影纱布、6 cm×7 cm×8 cm 显影纱布、5-0 抗菌薇乔、5 mL 注射器、石蜡油棉球、胸腔闭式引流瓶、胸腔闭式引流管。

二、手术配合要点

1. 术前了解该手术解剖知识、手术方式、所需的特殊用物及器械。

2. 术日提前 20 分钟刷手上台整理手术器械及物品。与巡回护士共同清点台上所有器械、纱布、缝针及用物。检查胸腔镜手术器械上的零件是否齐全、性能是否良好，并做到定位放置。

3. 分别在距 5 mm、3 mm Trocar 前端约 1.5~2 cm 处套一个长度约 2 cm 的橡胶管。

4. 消毒铺单

①消毒范围：患儿左侧卧位，前后过正中线，上至颈部上缘，下过肋缘，右臂上 1/3 处及腋窝。

②铺单顺序：患儿左侧卧位，4 块小单对折后覆盖切口四周，铺设中单时切口上方中单覆盖头架，下方中单依次覆盖托盘及下肢；最后铺有口大单，短端向头侧，长端向足侧，悬垂至手术床左右及床尾 30 cm 以下。

5. 递医用无菌保护套分别将纤维导光束、摄像系统导线和单极导线套入并进行固定。

6. 递 6 cm×7 cm×8 cm 显影纱布消毒切口，11 号手术刀放于弯盘内传递于术者，在右肩胛下角处做第一切口约 0.5 cm，缓慢刺入气腹针连接气腹管注入 CO_2，缓慢拔除气腹针，置入 5 mm Trocar，并用 4-0 带针慕丝线固定。

7. 用弯盘传递 11 号手术刀于术者，腋后线第 6 肋间、腋中线第 2 肋间分别做 0.3 cm 的切口，分别置入 2 个 3 mm Trocar 并用 4 - 0 带针慕丝线固定。

8. 用电钩游离奇静脉周围组织，递 8 cm 长的 1 号泰丝线结扎奇静脉并切断。

9. 递胸腔镜弯钳，寻找食道盲端，用 4 - 0 带针慕丝线牵引食道盲端。

10. 递胸腔镜弯钳与电钩分离食道与气管间组织，游离食道约 2 cm，寻找食道远端，食道两端相距约 1.5 cm，游离远端。

11. 递 8 cm 长的 1 号泰丝线结扎食道 - 气管瘘瘘口并切断，递 2 把无损伤钳检查食道两端无明显张力，切开食道盲端。

12. 用 5 - 0 抗菌薇乔间断缝合食道。缝合前，需将缝线自缝针端留存 10 cm 长，剪去余线，用持针器将缝针塑形成 1/4 弧度，方便吻合时使用。

13. 吻合结束，用含有蛇毒血凝酶注射液的纱条局部止血，查看无活动性出血后，与巡回护士共同清点所有手术用物，并检查器械完整性，确认无误。

14. 第 6 肋间原 Trocar 孔放置胸腔闭式引流管，3 - 0 抗菌薇乔固定。

15. 与巡回护士共同清点所有手术用物，并检查器械完整性，确认无误后 5 - 0 抗菌薇乔缝合，医用皮肤胶黏合各切口，敷贴包扎切口。

三、关注点

1. 按要求将橡胶管修剪成 2 段，长度约 2 cm，套于 5 mm、3 mm Trocar 上，橡胶管距 Trocar 前端 1.5 ~ 2 cm。

2. 由于手术器械较多，患儿手术取左侧卧位，因此将胸腔镜单极电钩及一次性吸引器固定好，防止器械掉落影响手术的进展。

3. 由于该手术需要进行胸腔闭式引流，及时将胸腔引流管及胸腔闭式引流瓶备好，在与巡回护士进行管路连接时注意无菌操作，避免污染。

4. 术中使用纱条止血，注意纱条的清点。

5. 提前准备好结扎瘘口的丝线，长度 8 cm，及时递于手术医生。

主持人：下面由巡回护士进行汇报。

巡回护士

一、用物准备

1. 仪器设备：胸腔镜设备、高频电刀、负压吸引装置、变温毯、输血输液加温仪。

2. 体位用物：小棉垫、约束带、颈枕、肩垫、胸垫、凝胶头圈。

3. 输血输液加温仪：温度设置为 38 ℃，术中随时观察设备运行情况。

4. 消毒液：75% 酒精、碘伏。

5. 其他：生理盐水、一次性导尿包、6 号一次性硅胶尿管、防压疮敷料。

二、手术配合要点

（一）术前配合

1. 调节好手术室温、湿度，检查手术室静压差是否正常。

2. 检查手术室仪器设备，性能是否良好，处于备用状态，胸腔镜设备置于患儿的背侧。

3. 患儿为低出生体重儿，需提前开启变温毯，将毯面温度设置 37.5 ℃，覆盖棉被进行预热。

4. 携手术通知单及手术患儿及物品核查交接表与病房护士床旁交接患儿，取得家属配合，采取两种以上方式核对患儿身份，确认手术部位体表标识，无误后将患儿接至手术室。

5. 麻醉开始前，在麻醉医生主持下，与手术医生、麻醉医生共同进行手术患儿安全核查。

6. 配合麻醉医生进行麻醉。麻醉后进行留置导尿，妥善固定，粘贴标识。

7. 体位安置：与麻醉医生、手术医生共同安置体位。患儿取左侧卧位，头下置凝胶头圈，高度平下侧肩，使颈椎处于水平位置，术侧上肢屈曲抱合适体位垫，两膝之间垫棉垫。约束带固定松紧适宜。

8. 为防止压力性损伤，患儿髋部使用防压疮敷料，其他易受压部位垫小棉垫。

9. 体位摆放完毕后检查尿管，保证引流通畅，管路无打折，管路连接处切勿直接接触皮肤，用棉垫隔开；由于患儿年龄较小，做好保暖工作，裸露的四肢，用棉垫包裹，下肢用小棉被覆盖；检查各种导线勿压在患儿身下。在摆放体位过程中应尽量将患儿靠近手术床左侧，方便术者操作。

10. 选择一次性新生儿负极板，粘贴在患儿臀部肌肉丰富处，肢体避免与金属物品接触。

11. 与洗手护士共同清点手术台上所有用物，准确记录。

12. 协助手术医生穿手术衣，为手术台上提供物品。

13. 配合手术医生将所需的胸腔镜导线套医用无菌保护套，并将导线、气腹管与胸腔镜设备连接。

14. 连接一次性吸引器，调节高频电刀的功率及气腹机的压力。

15. 手术开始前在麻醉医生主持下，与手术医生、麻醉医生共同进行手术患儿安全核查。

（二）术中管理

1. 仪器设备管理

①根据医嘱随时调节胸腔镜气腹机的压力为 4~6 mmHg。

②变温毯：术中关注毯面温度，监测患儿体温。

③输血输液加温仪：温度设置为 38 ℃，术中随时观察设备运行状况。

2. 管路管理

①密切观察患儿静脉输液穿刺部位有无渗出，液体输注是否通畅，遵医嘱调节输液速度。

②观察尿管引流的通畅情况，避免导尿管扭曲、打折。

3. 特殊用物管理

①空肠营养管：吻合食道前遵医嘱经鼻腔置入空肠营养管，在通过吻合口后停止，妥善固定，粘贴标识。

②胸腔闭式引流瓶：500 mL 生理盐水倒入胸腔闭式引流瓶内，与液面平齐做水位标识，关闭胸腔后连接胸腔闭式引流管，观察胸腔闭式引流瓶水封管内水柱波动情况。

（三）术后管理

1. 手术结束后，在麻醉医生及手术医生协助下撤去所有体位垫，将患儿平卧。

2. 协助麻醉医生拔除气管插管，保持呼吸通畅。

3. 去除负极板动作轻柔，并检查局部皮肤。

4. 用胶布妥善固定胸腔闭式引流管，防止管路的脱出，粘贴标识。

5. 多人合作共同转运患儿，妥善固定胸腔闭式引流管、尿管及液体管路，防止管路脱出。

6. 患儿离开手术室前，在麻醉医生主持下，与手术医生、麻醉医生共同进行安全核查。

7. 与麻醉医生共同护送患儿至苏醒室，与苏醒室护士做好交接，及时填写手术患儿及物品核查交接表。

8. 体位用物、仪器设备消毒后归位放置。

9. 整理手术室，保持整洁。

三、关注点

1. 此手术体位为侧卧位，使用的体位垫较多，摆放体位前需准备充足体位垫。用小棉垫将患儿的左侧肩胛部、髋部、双下肢进行包裹。体位固定稳定，防止术中移位。麻醉插管、导尿管以及负极板粘贴后妥善固定，防止与局部皮肤接触造成压力性损伤。

2. 新生儿皮肤娇嫩，在手术结束，去除负极板时一定要慢、动作轻柔。

3. 搬动患儿过程中，要注意及时与手术医生、麻醉医生沟通，避免患儿头部过度后仰，防止吻合口裂开。

4. 患儿入手术室后必须由专人看护，防止发生坠床。

主持人：洗手护士及巡回护士对手术配合及护理关注点做了详细汇报。接下来由新生儿专科组长×××带大家学习"先天性食道闭锁"疾病的相关知识。

先天性食道闭锁

一、定义

先天性食管闭锁及气管食管瘘，是新生儿期消化道的一种严重发育畸形（图9-15）。其占消化道发育畸形的第3位，仅次于肛门直肠畸形和先天性巨结肠。男孩发病率略高于女孩。

二、解剖

成人食管全长25～30 cm，位于气管后方（图9-16），在第6颈椎高度，起于咽，穿过膈后续于胃贲门相连的一条细长管道。全长分为3段：颈段、胸段和腹段。

三、临床表现

小儿出生后即出现唾液增多，不断从口腔外溢，频吐白沫。呼吸时咽部

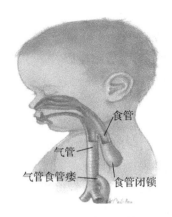

图 9-15 食管闭锁

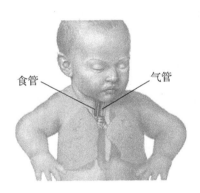

图 9-16 食管位置

可有呼噜声，呼吸不畅。常在第 1 次喂奶或喂水时，咽下几口即开始呕吐，多呈非喷射状，引起呛咳及青紫，甚至窒息，呼吸停止，但在迅速清除呕吐物后症状即消失。无气管瘘者腹部呈舟状，有气管瘘者因大量空气进入胃内，腹胀较明显。最初几天排胎便，但以后仅有肠分泌液排出，很快发生脱水和消瘦。

四、病理生理

食管闭锁常与食管气管瘘同时存在，约占 90%，极少数病例无瘘管，可分为 5 个类型。

Ⅰ型：食管上下两段不连接，各成盲端，两段间的距离长短不等，同气管不相通连，无食管气管瘘。可发生于食管的任何部位，此型较少见，占 4%~8%。

Ⅱ型：食管上段与气管相通，形成食管气管瘘，下段呈盲端，两段距离较远。此型更少见，占 0.5%~1%。

Ⅲ型：食管上段为盲管，下段与气管相通，其相通点一般多在气管分叉处或其稍上处。食管下段与气管相通，两段间距离超过 2 cm 者称 A 型，小于 1 cm 者称 B 型。此型最多见，占 85%~90% 或以上。

Ⅳ型：食管上下段分别与气管相通连。此型也是极少见的一种类型，占 1%。

Ⅴ型：无食管闭锁，但有瘘与气管相通，又称 H 型，为单纯食管气管瘘，占 2%~5%。

五、诊断

简易方法：从鼻孔插入 8 号导尿管，插入到 8~12 cm 时，常因受阻而折回，正常小儿可顺利无阻通入胃内。

X 线检查简便、准确，对本病有决定性的诊断意义。应先行胸腹部常规透视或拍片。如腹部无气体则为食管闭锁的特征；如有食管气管瘘，胃及肠内均可有气体积聚。

六、治疗

明确先天性食管闭锁是危及生命的严重畸形，应早期手术治疗。尽早实施食管吻合术。

主持人：×××护士对该疾病的相关知识进行了详细讲解，使大家对该疾病有了更深一步的了解，下面由护士长对手术配合及相关知识进行提问。

护士长提问：

护士长：洗手护士和巡回护士对胸腔镜下食道 I 期吻合术的手术配合及关注点进行了详细汇报。×××护士也针对此疾病从定义、解剖、临床表现、病理生理、诊断、治疗方面给大家做了讲解。为了巩固今天查房内容，使大家更精准地完成手术配合工作，接下来进入提问环节，请大家积极回答。

首先针对相关知识进行提问。

1. 护士长：请规培护士回答一下食道闭锁的分为几型？哪一型最常见？

规培护士×××：可分为 5 型，Ⅲ型最常见，占 85%～90% 或以上。

2. 护士长：请实习护生说一下低出生体重儿的定义？

实习护生×××：出生体重低于 2500 克的新生儿称为低出生体重儿。

3. 护士长：请问洗手护士手术中胸腔镜下吻合使用缝针与普通手术有何不同之处？

N0 级护士×××：缝合前，需将缝线自缝针端预留 10 cm 长，剪去余线。用 2 把持针器将缝针塑形成 1/4 弧度，便于胸腔镜下吻合使用。

4. 护士长：请问手术台上使用自制无菌纱条需要注意哪些内容？

N1 级护士×××：用 6 cm×7 cm×8 cm 显影纱布沿显影条两侧剪一块约 5 cm×3 cm×4 cm 大小纱布，保留显影条，去除多余纱线，沿同一方向卷成实心纱条。洗手护士与巡回护士注意清点纱条数目及完整性。

5. 护士长：谁能说一下低体温的危害？

N0 级护士×××：我来说吧！新生儿皮下脂肪少，体表面积大，尤其是低出生体重儿体温调节功能不稳定，毛细血管丰富，易受外界环境影响，导致热量丢失，发生低体温。一旦发生低体温，可引起心动过速、酸中毒、低血压，如果保暖不当，还会发生新生儿硬肿症。

6. 护士长：既然低体温的危害大家了解了，那我们该如何预防低体温的发生？

N3 级护士×××：我们应当从手术前、手术中、手术后三个时间段进行干预。手术前：提前将变温毯开启，小棉被平铺于毯面上预热，小棉垫将四肢包裹，由于婴幼儿头部散热多，因此需要注意头部保暖。手术中：巡回护士随时观察患儿鼻温监测情况，调节变温毯温度；使用输血输液加温设备对液路进行加温。手术后：转运时减少暴露时间，提前将患儿的包被进行加温，做好患儿头部保暖。

7. 护士长：Trocar 前端为什么要套橡胶管？

N1 级护士×××：置 Trocar 后，将橡胶管与组织缝合，对 Trocar 进行固定。新生儿胸壁组织薄，在胸腔镜手术操作中 Trocar 容易移位，如脱出易造成 Trocar 孔周围皮下气肿；如 Trocar 进入过深，易误伤胸腔内组织。手术过程中 Trocar 位置移动，会延长手术时间，影响手术正常进行。

8. 护士长：该手术术中有使用药物——蛇毒血凝酶注射液，如何执行口头医嘱？

N3 级护士×××：医生下达口头医嘱护士复述一遍确认无误后，巡回护士与洗手护士双人严格执行"三查七对"制度，使用前检查药物的外观、标签、有效期和批号、药物有无变质、瓶口有无松动、瓶体有无裂缝等，核对无误后方可使用。

9. 护士长：如何管理新生儿液体的输注量？

N1 级护士×××：新生儿使用一次性滴定管式输液器（15 滴 = 1 mL）或者遵医嘱泵控液体，术中遵医嘱调节输液速度，防止短时间进入大量液体导致急性肺水肿发生。

10. 护士长：如何选择一次性负极板及粘贴部位？

N2 级护士×××：负极板分三种，即成人型、儿童型、新生儿型。根据患儿的体重进行选择，2.7 kg 以下的患儿应选择新生儿负极板。该患儿体重 2 kg，因此选择新生儿负极板。粘贴部位：由于该患儿体表面积小，胎脂及胎毛较多，粘贴负极板的位置比较局限。选择易于观察、肌肉血管丰富、干燥的区域（毛发丰富区域不宜粘贴），粘贴前先清洁粘贴部位皮肤，以减少阻抗；如胎毛过多，可以使用一次性备皮刀刮除部分胎毛。

11. 护士长：胸腔镜设备的光源该如何正确关闭？

实习护生×××：关闭光源时先将光源调到最暗，再关光源开关。这样可以延长光源灯泡的使用寿命。

12. 护士长：患儿有胸腔闭式引流，有哪些注意事项？

N2 级护士×××：准备胸腔闭式引流瓶，以及连接胸腔闭式引流管时注意无菌操作。保持胸腔闭式引流瓶直立，确保水封管置于液面以下 2～3 cm。连接后可见水封管内水柱随呼吸上下波动，如水柱无波动，则提示胸腔闭式引流管不通畅。转运患儿时要确保胸腔闭式引流瓶液面应低于引流管胸腔出口平面至少 60 cm 或者使用管道钳夹管。转运的途中避免胸腔闭式引流瓶倾斜、水封管露出水面等情况的发生。

13. 护士长：摆放特殊体位侧卧位如何预防压力性损伤？

N1 级护士×××：患儿为低出生体重儿，皮肤娇嫩，注意保护骨突部（肩部、健侧胸部、髋部、膝外侧及踝部），使用防压疮敷料，手术前粘贴防压疮敷料，保护受压组织，预防压力性损伤发生。使用凝胶头圈防止健侧眼睛、耳郭受压，注意保护外生殖器，防止受压。

14. 护士长：放置空肠营养管时注意事项有哪些？

N1 级护士×××：空肠营养管使用前检查物品名称、包装有无破损、是否在有效期内、灭菌是否合格，检查无误后方可使用。严格执行无菌操作，从鼻腔缓慢置入，与手术医生及时进行沟通，在空肠营养管前端通过吻合口，遵医嘱送入指定长度后，妥善固定，并做好插入长度标识，防止术后空肠营养管移位无法辨识。

15. 护士长：手术后空肠营养管的固定、防止意外脱管非常重要，为什么？

N2 级护士×××：空肠营养管的作用除了提供患儿术后营养供给需要，还能为食道吻合口起到支架作用，预防手术后食道狭窄的发生。如果转运患儿过程中管路意外脱出，不能重新置入，以免盲插引起食管吻合口瘘，给患儿术后恢复带来极大隐患。

主持人：好，本次查房提问环节到此结束，最后请护士长进行查房总结。

护士长总结：很感谢各位老师详尽的讲解。我们通过对胸腔镜下食道Ⅰ期吻合术手术配合、护理关键点及相关知识的学习和提问，相信大家对此手术有了更深层次的了解。手术中需要关注低出生体重儿体位摆放、保暖，皮肤压力性损伤的预防及胸腔闭式引流的管理等。希望大家能够掌握并运用到实际工作中，提高护理质量，为患儿的快速康复奠定基础。

第九节　室间隔缺损修补术

主持人：N3 级护士。

内容：室间隔缺损修补术手术护理。

汇报人员：洗手护士、巡回护士。

指导人员：N3 级以上护士或相关专科组长。

参加人员：全体护士、规培护士、进修护士、实习护生。

目的

1. 掌握室间隔缺损修补手术配合要点，提高该手术护理质量。

2. 了解该疾病相关知识，提高专科手术护理水平。

3. 关注手术患儿手术过程中的相关风险，做到防患于未然。

4. 掌握除颤仪、头灯、变温毯、高频电刀、输血输液加温仪的使用。

5. 通过查房发现问题、解决问题，对护士的工作起到指导和监督作用。

6. 激发护士学习多学科知识的兴趣，提高护士运用多学科知识分析问题、解决问题的能力。

主持人：大家早上好！今天我们查房的内容是一例室间隔缺损修补术的手术护理，通过此次查房，学习先天性室间隔缺损的手术配合要点及其相关知识，了解该疾病的解剖、熟悉病理生理、掌握手术护理及护理并发症防范等知识，从而提高该手术的护理质量，为患儿及手术医生提供更为全面的优质护理服务。下面请洗手护士进行病例汇报。

洗手护士

病例汇报

患儿，李××，男，2 岁，体重 8.5 kg，主因体检发现心脏杂音 8 月余，为求进一步治疗，于 1 天前就诊于我院。

专科查体：心前区有轻度隆起，室间隔缺损听诊特点为胸骨左缘第 3、第 4 肋间可闻及Ⅲ - Ⅳ级全收缩期杂音，向心前区传导。

超声心动图：显示左心室腔增大，室间隔膜周部可见 6.1 mm 回声缺失。

诊断：先天性心脏病、室间隔缺损、心功能Ⅲ级。

麻醉方式：全麻 + 气管插管。

实施手术：室间隔缺损修补术。

主持人：目前我们对该患儿的病情有了一定了解，下面请洗手护士针对手术配合进行汇报。

一、用物准备

1. 常规用物：心脏敷料包、手术衣包、心脏中单、无菌持物钳。

2. 手术器械：心脏器械、婴儿心脏器械、胸骨锯、无菌灯把、心脏探子。

3. 一次性用物：无菌手套、20 号手术刀片、15 号手术刀片、11 号手术刀片、7×17 皮针、4 号慕丝线、7 号慕丝线、10 号慕丝线、3 - 0 无损伤涤纶线、3 - 0 抗菌薇乔、4 - 0 单乔、0 号普迪斯关胸线、5 - 0 普理灵线、6 - 0 普理灵线、心脏套针、20 mL 注射器、5 mL 注射器、50 mL 注射器、一次性吸引器、8 cm×10 cm×8 cm 显影纱布、6 cm×7 cm×8 cm 显影纱布、10 号一次性胃管、橡胶引流管、18 号一次性硅胶引流管、手术贴膜（30 cm×20 cm）、电刀手笔、骨蜡、9 cm×10 cm 敷贴、9 cm×10 cm 引流敷贴。

4. 其他：心胸外科生物补片（2.5 cm×3 cm）。

二、手术配合要点

1. 术前了解该手术解剖知识、手术方式、所需的特殊用物及器械。

2. 术日提前 20 分钟刷手上台整理手术器械及物品。与巡回护士共同清点所有器械、纱布、缝针及其他物品，检查手术器械完整性、功能是否良好，并做到定位放置。

3. 麻醉后，消毒铺单。

①消毒范围：左右过腋中线，上至锁骨下至脐平行线。

②铺单：患儿仰卧，分别将 3 块中单对折，铺于患儿胸部左、右侧及头侧，4 块小单对折后覆盖切口四周，粘贴手术贴膜，铺设中单时切口上方中单覆盖头架，下方中单依次覆盖托盘及下肢，最后铺有口大单，短端向头侧，盖过患儿头部及麻醉头架，长端向足侧，悬垂至手术床两侧及床尾 30 cm 以上。

4. 将电刀手笔、一次性吸引器递于术者并固定。

5. 正确安装胸骨锯电池。

6. 递 6 cm×7 cm×8 cm 显影纱布消毒皮肤。20 号手术刀放于弯盘内传递于术者，切开皮肤、皮下组织，经胸骨正中用胸骨锯劈开胸骨，骨蜡涂抹胸骨创面止血。电刀手笔分离心包，开胸器撑开胸骨，切开心包暴露心脏，8×14 圆针、4 号慕丝线将心包悬吊于皮肤边缘上，充分暴露术野。

7. 缝合荷包：主动脉根部用 3-0（4×12）无损伤线进行主动脉插管荷包及冷灌针荷包缝合，在右心耳处进行上腔静脉荷包缝合。

8. 建立体外循环：11 号手术刀在主动脉荷包中心做一切口，插入主动脉插管，收紧荷包，10 号慕丝线固定；冷灌针插入后，收紧荷包，7 号慕丝线固定。直角钳分离上腔静脉与心房交界上约 1 cm 处，置钳吊 10 号慕丝线于上腔静脉下间隙位置；肾蒂钳分离下腔静脉周围组织，置钳吊 10 号慕丝线于下腔静脉下，准备阻断下腔静脉。右心耳荷包中心插入上腔静脉管，收紧荷包；插入下腔静脉管，及时清理结扎线残端。

9. 阻断上、下腔静脉及升主动脉。

10. 弯盘内传递 11 号手术刀在右心房壁做一切口，同时体外循环灌注心肌保护液，灌注完毕后，在心包腔内放入冰屑或冰水保护心肌。用心房拉钩拉开右心房及三尖瓣充分暴露术野，探查室间隔缺损的部位及大小。

11. 根据医嘱准备修补材料：心胸外科生物补片。手术医生根据室间隔缺损的大小选择合适种类的心包补片，并进行裁剪，将剩余的补片浸泡在生理盐水中。

12. 6-0 普理灵缝线，连续缝合缺损部位。

13. 室间隔缺损修补后，用 50 mL 注射器连接 10 号胃管，保留连接口端 20 cm，经三尖瓣右心室注水，观察三尖瓣是否发生反流。

14. 5-0 普理灵线缝合右心房切口，依次拔除下腔静脉、冷灌针、上腔静脉、主动脉插管。在主动脉、冷灌针荷包处 5-0 普理灵线加固缝合。

15. 6 cm×7 cm×8 cm 消毒纱布消毒皮肤，弯盘递 15 号手术刀在手术切口下方做 5 mm 切口 2 个，放置胸腔和心包引流管，7×17 皮针 4 号慕丝线分别固定引流管。

16. 再次与巡回护士共同清点所有手术用物，并检查器械完整性，正确无误，递 3-0 无损伤涤纶线间断缝合心包。

17. 与巡回护士共同清点所有手术用物，并检查器械完整性，确认无误，0 号普迪斯线关闭胸腔，3-0 抗菌薇乔逐层缝合肌肉、皮下组织。

18. 与巡回护士共同清点所有手术用物，并检查器械完整性，确认无误，4-0 单乔线缝合皮肤，再次与巡回护士共同清点所有手术用物，9×10 引流敷贴包扎伤口。

三、关注点

1. 根据患儿体重、年龄、手术方法来选用合适的心内操作手术器械，提高手术配合质量。

2. 术前检查胸骨锯电池电量充足，术中正确安装电池。

3. 在建立体外循环动静脉插管前，及时准备好缝针。

4. 在准备主动脉荷包时备好心耳钳游离周围组织；建立体外循环插主动脉插管时，备好心耳钳，插管过程不顺利时夹闭主动脉插管切口，进行止血。

5. 在巡回护士往手术台上倾倒冰屑的时候，一定要做好器械车台面的保护工作。

6. 手术过程中使用缝针较多，做好缝针管理。

7. 心胸外科生物补片为植入物，要注意植入物的灭菌有效期及包装有无破损，洗手护士在接触、传递植入物时避免用手直接接触，在使用前再将植入物打上无菌台，减少植入物在空气中的暴露时间。

8. 在心脏复温复跳前，要与巡回护士沟通，预先备好心内除颤仪。

主持人：下面由巡回护士进行汇报。

巡回护士

一、用物准备

1. 仪器设备：高频电刀、变温毯、头灯、除颤仪、负压吸引装置。

2. 保温设备：提前了解患儿体温情况，将变温毯毯面温度调节至37.5 ℃，小棉被铺于毯面预热。

3. 体位用物：小棉垫、约束带、胸垫、肩垫、头枕、膝枕、凝胶足跟垫、防压疮敷料。

4. 其他：碘伏、生理盐水、胶布、一次性导尿包、8 号一次性硅胶尿管。

二、手术配合要点

（一）术前配合

1. 调节好手术室内温、湿度，检查手术室静压差正常。

2. 检查无影灯、手术床、高频电刀、变温毯、头灯、除颤仪、负压吸引装置是否功能良好，处于备用状态。

3. 预制冰屑：将冰箱冷藏 >3 小时的生理盐水拿出放入冰箱冷冻室预制冰屑。

4. 携手术通知单、手术患儿及物品核查交接表与病房护士床旁交接患儿，取得家属配合，采取两种以上方式核对，无误后将患儿接至手术室。

5. 患儿年龄较小，接患儿入手术室前使用玩具转移患儿注意力，减轻恐惧感，防止患儿哭闹导致缺氧发作。专人守护在患儿身旁，防止发生坠床。

6. 麻醉开始前，在麻醉医生主持下，与手术医生、麻醉医生共同进行手术患儿安全核查。

7. 配合麻醉医生进行麻醉，麻醉医生穿刺股动脉时应及时遮盖患儿裸露的皮肤。

8. 选择大隐静脉建立静脉通路，患儿体重为 8.5 kg，选择 8 号一次性硅胶尿管留置导尿，进行妥善固定并粘贴标识。

9. 留置肛温探头时，应先用润滑剂润滑肛温探头前端，缓慢、旋转插入 2~3 cm，防止损伤直肠黏膜。

10. 体位安置：与麻醉医生、手术医生共同安置体位。患儿取仰卧位，头部垫棉垫并处于中立位置，高度适宜；颈下置颈垫，肩部置适合高度的肩垫，头和颈椎处于水平中立位置；胸骨正中垫胸垫；膝下垫膝枕；足跟部垫凝胶足跟垫；骶尾部、肘部等骨隆突出处贴防压疮敷料；上肢掌心朝向身体两侧、肘部微屈，约束带固定；四肢用小棉垫包裹；膝关节上 5 cm 处用约束带固定，松紧以能容纳一指为宜，防止术中移位。头部用小布单包裹。

11. 患儿体重为 8.5 kg，选择儿童负极板，粘贴在臀部，避免患儿身体与金属部位接触，防止电灼伤。

12. 固定尿管、肛温，管路与皮肤之间棉垫保护，避免直接接触。

13. 协助手术医生穿手术衣，为手术台上提供所需物品，调节无影灯。

14. 连接高频电刀、一次性吸引器，连接头灯，调节所需亮度、视野。

15. 与洗手护士共同清点手术台上所有用物，准确记录。

16. 手术开始前在麻醉医生主持下，与手术医生、麻醉医生共同进行手术患儿安全核查。

（二）术中管理

1. 仪器设备的管理

①高频电刀：待术者悬吊心包时将电刀功率调小至 5~8 W，放置引流管时电刀功率恢复至 20 W。

②连接好除颤仪设备并处于备用状态。

③变温毯的使用要根据手术进展情况把握使用时机：体外循环中关闭变温毯，体外循环复温后打开变温毯。

2. 管路管理

①心脏手术患儿对液体入量管理要求高，遵医嘱调节静脉通路液体滴数，记录液量，密切观察穿刺部位有无红肿、渗出。

②检查留置尿管引流是否通畅，有无扭曲、打折的现象。在体外循环开始及停止时，分别记录患儿尿量告知体外循环医生及手术医生。

③观察肛温的监测情况。

3. 输注血液制品管理：严格执行输血查对制度，双人核对，内容准确无误后方可输血，输注后严密观察有无输血反应发生。

4. 特殊用物管理

①冰屑：待手术进展至阻断升主动脉前，从冰箱冷冻室内取出生理盐水上下摇匀即成冰屑。

②胸腔闭式引流瓶：在无菌技术操作下，将胸腔闭式引流瓶内注入 500 mL 生理盐水，并做好水位线标识。

③术中使用心胸外科生物补片，与洗手护士核对包装完整性，灭菌在有效期内，植入物的标识粘贴在手术清点记录单背面和特殊就医申请表上。

5. 关闭胸腔时，及时撤去胸骨正中体位垫，以减轻张力，便于关胸。

（三）术后管理

1. 妥善固定各种引流管，防止管路脱出，及时粘贴标识。

2. 手术结束后，在麻醉医生及手术医生协助下撤去其他部位的体位垫。

3. 术毕，去除负极板时动作轻柔，检查粘贴部位皮肤情况。

4. 手术结束后，统计出入量。

5. 患儿离开手术室前，在麻醉医生主持下，与手术医生、麻醉医生共同进行手术患儿安全核查。

6. 检查转运病床、氧气瓶、胸腔闭式引流瓶等用物已准备好。

7. 与麻醉医生共同护送患儿至监护室，与监护室的护士逐项做好患儿交接工作，及时填写手术患儿及物品核查交接表。

8. 体位用物、仪器设备消毒后归位放置。

9. 整理手术室，将体位用品、仪器设备归位放置。

三、关注点

1. 心脏手术时间长，所需设备较多，巡回护士提前准备可能用到的设备，并使其处于备用状态。

2. 由于患儿手术需要体外循环辅助，变温毯根据手术进展进行调节。

3. 输注血制品时使用输血输液加温仪。

4. 心胸外科生物补片为体内植入物，做好植入物管理。

5. 连接胸腔闭式引流瓶时，水位线处粘贴水位线标识，注意标识指示符号正确。

6. 在体外循环复温时，将除颤仪处于备用状态，发生室颤及时配合除颤。

7. 术中准确记录出入量。

8. 患儿在低温体外循环下行室间隔缺损修补术，低温状态下注意皮肤保护，防止发生皮肤压力性损伤。

9. 术后患儿转运至 ICU，转运过程要注意患儿生命体征变化，维持静脉通路通畅，保证泵控血管活性药物准确剂量给入。

主持人：洗手护士和巡回护士对手术配合及护理关注点做了详细汇报。接下来由心外科专科组长×××带大家学习"室间隔缺损的疾病"及体外循环的相关知识。

室间隔缺损

一、定义

室间隔缺损指室间隔在胚胎时期发育不全，形成异常交通，在心室水平产生左向右分流。室间隔缺损是最常见的先天性心脏病，约占先心病的20%，可单独存在，也可与其他畸形并存。缺损常在 0.1 ~ 3 cm，位于膜部者则较大，肌部者则较小；缺损若 < 0.5 cm 则分流量较小，多无临床症状。缺损小者心脏大小可正常，缺损大者左心室较右心室增大明显。

二、解剖

心脏的位置：一般人的心脏位于胸腔内两肺之间，约 2/3 居正中线左侧，1/3 居正中线右侧，心尖向左前下方体表投影位置，相当于左侧第 5 肋间隙，约距正中线 8 厘米处，心脏的大小和本人的拳头相当。正常人心脏是一个中空的肌性器官，它的功能是作为"血泵"维持全身的血液循环。房间隔、室间隔和左右房室口将心脏分隔成 4 个心腔，分别是右心房、右心室、左心房和左心室，它们分别与上、下腔静脉，肺动脉，左、右肺静脉及主动脉相连。在心脏的表面还有心脏自己的血液循环系统，即冠状动脉和冠状静脉（图 9-17）。

在右心房室和左心房室之间各有一组房室瓣，分别叫三尖瓣和二尖瓣。它们是单向瓣，允许血液从心房向心室流动，并防止其向反方向（即心室向心房）的流动。

在右心室与肺动脉、左心室与主动脉之间还各有一组半月形的瓣膜，分别为肺动脉瓣和主动脉瓣。同样，它们也是单向瓣，允许血液从心室向动脉流动，并防止血液从动脉向心室流动。

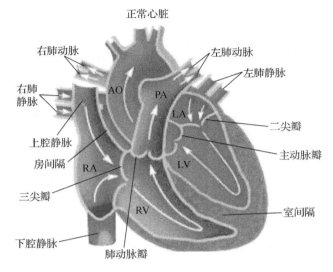

正常心脏

右肺动脉

右肺静脉

上腔静脉

房间隔

三尖瓣

下腔静脉

肺动脉瓣

左肺动脉

左肺静脉

二尖瓣

主动脉瓣

室间隔

图 9-17　心脏解剖

正是因为这些房室瓣和半月瓣的存在，才能保证心脏在执行其"泵"功能时，血液沿着一定的方向流动，周而复始，而不会出现反流。

血液流动方向为：

上、下腔静脉→右心房→右心室→肺动脉→肺循环→肺静脉→左心房→左心室→主动脉→体循环→上、下腔静脉。

室间隔缺损根据其解剖位置可分为 5 种类型。

1. 膜周型：也可称为室上嵴下型或膜部缺损，占室缺类型的 80% 左右，最为多见。其位置在三尖瓣隔瓣和前瓣交界处，包括膜部间隔，也可向前延伸至肌部室间隔，向上延伸至圆锥隔，向下延伸至隔瓣后。

2. 漏斗部室间隔缺损：约占室间隔缺损的 20%，可分为圆锥间隔缺损和肺动脉瓣下型室间隔缺损。一般位于右心室流出道的漏斗部，也有称为室上嵴上型、干下型等。

3. 肌部缺损：肌部缺损较少见，可发生在肌部的任何部位。整个缺损的边缘为肌性组织，好发于心尖部，由于肌小梁的阻挡，可形成许多大小不等的缺损，称"Swiss-Cheese"型缺损。

4. 房室同道型：也可称为隔瓣后型。较少见，仅占室间隔缺损的 5%。缺损位于右心室流入道，隔瓣后，前缘为肌部室隔，上缘可延伸至膜部。

5. 混合型：同时存在以上缺损的任何两种以上。膜部缺损伴肌部缺损较为多见。

三、病因

心脏胚胎发育第4周，在房隔形成的同时，原始心室底部肌小梁汇合，形成肌隆起，沿着心室前缘和后缘向上生长，与心内膜垫融合，将原始心室分为左右两部分。在其前上方暂时留有一孔，称为心室间孔，形成室隔的肌部。在胚胎发育第7周，心球的膜状间隔自上向下斜向生长，同时心内膜垫也向下延伸，使心室间孔闭合，组成室隔膜部。在这胚胎发育过程中，室隔肌部发育不良或膜部融合不完全（图9-18），即形成各种类型的室间隔缺损。

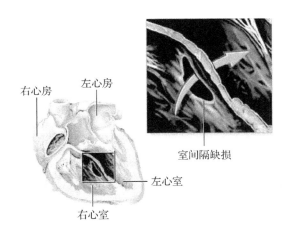

右心房 左心房

室间隔缺损

左心室

右心室

图 9-18 室间隔缺损

四、临床表现

临床表现决定于室间隔缺损的大小和肺循环的阻力。

小型室间隔缺损，患儿无明显症状，生长发育正常，胸廓无畸形，临床上多体检时发现杂音。中、大型室间隔缺损，在新生儿后期及婴儿期即可出现症状，有气促、呼吸困难、多汗、喂养困难、乏力和反复肺部感染，严重时可发生心力衰竭。长期肺动脉高压的患儿多有活动能力下降、青紫和杵状指。

五、并发症

支气管炎、充血性心力衰竭、肺水肿及亚急性细菌性心内膜炎。

六、检查

1. X 线：室间隔缺损小者心影多无改变。室间隔缺损中度大时，心影有不同程度增大，以右心室为主。缺损大者，左、右心室均增大，肺动脉干凸出，肺血管影增强，严重肺动脉高压时，肺野外侧带反而清晰。

2. 心电图：室间隔缺损小者心电图无异常。室间隔缺损中度大以上者，右心室或左、右心室肥大。

3. 超声心动图：左心房，左、右心室内径增大，室间隔回音声连续中断，可明确室间隔各部位的缺损；多普勒超声：从缺损右心室面向缺孔和左心室面追踪可探测到湍流频谱。

4. 心导管检查：右心室水平血氧含量高于右心房 0.9% 容积以上，偶尔导管可通过缺损到达左心室。依分流量的多少，肺动脉或右心室压力有不同程度的增高。

七、诊断

根据病因、临床表现及实验室检查即可做出诊断。

八、治疗

室间隔缺损小、X 线与心电图正常者不需手术；室间隔缺损大者直视下可行缺损修补术。若以左向右分流为主，手术以 4～10 岁效果最佳；若症状出现早或有心力衰竭者，也可在婴幼儿期手术。

体外循环

一、定义

体外循环是利用一系列特殊人工装置将回心静脉血引流到体外，经人工方法进行气体交换，调节温度和过滤后，输回体内动脉系统的生命支持技术。在体外循环过程中，由于人工装置取代了人体功能，因此也称心肺转流，体外循环机也称为人工心肺机。进行体外循环的目的是在实施心脏直视手术时，维持全身组织器官的血液供应。

体外循环由血泵和人工肺构成，血泵的功能是在心脏停止跳动的时候，替代心脏泵的功能，能够维持血液的循环，将血从静脉引流回来再将血泵入动脉。人工肺是替代肺的功能，在心脏停搏时，血液不流经肺脏，起到气体交换的功能，排出二氧化碳，吸入氧气。现代的人工心肺机已具有非常高的技术标准和部分人工智能化的功能，具有精确的流量控制功能和数字化的运转监测功能，血液破坏的程度已减少到尽可能低的程度。

二、插管技术

体外循环（cardiopulmonary bypass，CPB）心内直视手术时，一般采用胸骨正中劈开切口，大多数经升主动脉插入供血管，经右心房插入腔静脉引流管。只在特殊情况下，才有必要选用其他部位插管。

动脉供血管

升主动脉插管

升主动脉是最常用的插管部位，优点是操作容易，插管安全，并发症较少等。

静脉引流插管

上、下腔静脉插管

游离上、下腔静脉，套阻断带，右心耳荷包缝线内切开，插入上腔静脉引流管。通常在靠近下腔静脉入口处的右心房外侧壁行荷包缝合，插入下腔静脉引流管。如果手术中不必切开右心房，则两个荷包缝线可置于右心房壁的任何部位。经心耳荷包缝线内插管时，剪开心耳及心耳内肌小梁，以2把血管钳提起心耳内外侧缘插入引流管。心房壁荷包缝线内插管时，以尖刀在荷包缝线内刺一小口，助手用血管钳扩大切口，术者随即将引流管插入并送至腔静脉内，收紧荷包缝线，并用粗丝线将橡皮管与引流管结扎在一起，以防滑脱。

上、下腔静脉插管的荷包缝线也可直接缝在腔静脉前壁。对于婴幼儿或右心房内有较复杂操作的手术，宜选用直角静脉插管，以免影响手术操作和显露。

左心引流管

CPB期间，从支气管动脉、肌窦状隙血管系统、冠状静脉系统、心房和腔静脉插管周围均有血液回流至左心房。因此，要行左心引流、减压，防止左心室膨胀。

右上肺静脉插管：通常在右上肺静脉与左心房连接处置荷包缝线，插入18F 或 24F 带侧孔的导管，并经二尖瓣口送至左心室内。

护士长提问

护士长：今天洗手护士和巡回护士对手术配合部分汇报，以及心外科专科组长×××护士也针对此疾病从定义、解剖、病因、临床表现、并发症、检查诊断、治疗方面给大家做了讲解。为了巩固今天查房内容，使大家更精准地完成手术配合工作，接下来进入提问环节，请大家积极回答。

首先对相关知识部分进行提问。

1. 护士长：请 N0 级护士×××回答一下室间隔缺损的定义？

N0 级护士×××：室间隔缺损指室间隔在胚胎时期发育不全，形成异常交通，在心室水平产生左向右分流。室间隔缺损是最常见的先天性心脏病，约占先心病的 20%，可单独存在，也可与其他畸形并存。

2. 护士长：那么人体血液流动方向是什么呢？请×××来回答。

N1 级护士×××：好的，我来说一下血液流动的方向为：上、下腔静脉→右心房→右心室→肺动脉→肺循环→肺静脉→左心房→左心室→主动脉→体循环→上、下腔静脉。

3. 护士长：室间隔缺损分为几个类型？

N1 级护士×××：根据缺损的位置，可分为 5 种类型：膜周型（室上嵴下型或膜部缺损）、漏斗部室间隔缺损、肌部缺损、房室同道型（隔瓣后型）、混合型。

4. 护士长：什么是体外循环？

N2 级护士×××：体外循环是利用一系列特殊人工装置将回心静脉血引流到体外，经人工方法进行气体交换，调节温度和过滤后，输回体内动脉系统的生命支持技术。在体外循环过程中，由于人工装置取代了人体功能，因此也称心肺转流，体外循环机也称为人工心肺机。

5. 护士长：心脏手术清点的次数与普通手术有何不同？

N2 级护士×××：心脏手术需要增加 1 次清点，共清点 5 次：手术开始前、关心包时、关胸腔前、关胸腔后、皮肤完全缝合后。

6. 护士长：体外循环过程中，保护心肌使用冰屑的注意事项？

N3 级护士×××：心肌保护体外循环建立后，保护心肌最重要方法是使心肌达到深低温状态。冰屑水放置于心脏表面降温，使用冰屑时避免有尖锐冰屑，刺伤心肌；在往手术台上倾倒冰屑时，洗手护士将无菌小单双折铺于治疗碗下面，防止倾倒时浸湿器械车敷料，破坏无菌屏障。

7. 护士长：为患儿使用变温毯时应注意什么？

N0 级护士×××：由于手术需求，所以变温毯的使用要根据手术进展进行调节。手术开始前将变温毯毯面温度调节至 37.5 ℃，小棉被铺于毯面预热，体外循环中关闭变温毯，体外循环复温后打开变温毯。

8. 护士长：此台手术时间比较长，患儿有发生压力性损伤的风险，如何做好防范工作？

巡回护士：心脏手术时间长，患儿皮肤娇嫩，是压力性损伤的高危人群。压力性损伤防护：

①保持床单的干燥、平整。

②患儿年龄较小，制作体位垫宜选用柔软的小棉垫和凝胶体位垫。

③足跟部垫凝胶足跟垫，以防局部组织受压。

9. 护士长：巡回护士对防止皮肤压力性损伤做了很多工作，还有补充的吗？

N3 级护士×××：此患儿行室间隔缺损修补术，需进行低温体外循环，体温降低可直接损害机体免疫功能，减少皮肤组织的血氧供应，从而易导致皮肤压力性损伤。所以在棉垫保护外，还需在骨隆突处（枕后、肩胛、骶尾部、肘部等）使用防压疮敷料，使平卧位时的着力点得到保护。

N2 级护士×××：我还有一点需要补充。

此台手术术中根据手术医生的需求调节手术床，巡回护士注意密切观察，防止体位移位，对体位垫的放置情况重新评估，并观察原受压部位的情况。在不影响手术情况下，至少每隔 2 小时调整受压部位一次；术中及时收回用过的手术器械，提醒手术医生在用一次性吸引器时不要将手直接放在患儿身上，避免对患儿皮肤造成外部压力。

10. 实习护生：老师，为什么要在体外循环中关闭变温毯呢？

N3 级护士×××：由于心脏手术是在低温体外循环下进行的，为了减少心肌耗氧量，保护心肌，所以术中要求低温，还会用到冰屑，因此，在体外循环中变温毯应及时关闭，以免影响术中降温效果。

11. 护士长：如何把握观察尿量的时机及观察尿量作用有哪些？

N3 级护士×××：体外循环开始、结束及手术结束后，分别记录尿量告知手术医生。尿量是反应心功能和肾功能的指标。复温后若尿量少或颜色加深需提醒手术医生及体外循环医生。

12. 护士长：哪位老师能说一下心脏手术患儿液体如何管理？

N1 级护士×××：心脏病患儿病情重、病情变化快，入室后应尽快建立静脉通路，小儿建立外周静脉通路一般选用大隐静脉，因为此静脉较粗且便于术中管理。心脏手术患儿严格控制液体入量，以免加重心脏和肾脏的负担。

13. 护士长：请问如果复跳时，心脏发生室颤应该怎样做？

N3 级护士×××：巡回护士立即将心内除颤仪递于台上，实施心内除颤，巡回护士根据医嘱选择电能剂量进行充电，除颤，除颤时告知所有人员不得接触患儿、手术床。

14. 护士长：请问巡回护士，术后如何将患儿安全转运至 ICU？

巡回护士：

①术毕仍应严密监测并转运患儿至 ICU。

②转运前，手术室工作人员应将患儿术中情况所用血管活性药的剂量等向 ICU 工作人员通报，并应吸引气管内分泌物或更换气管导管，因为在心脏手术期间，气管导管内总有血液或分泌物积聚。

③转运途中采用便携式监护仪，连续监测 ECG、SpO_2 和动脉压等。使用带有蓄电池的微泵以确保已经应用的血管活性药物在途中不中断，患儿应裹以温暖的毯子，避免体温过低，给予氧气并继续控制呼吸，还应接一袋满的血液在静脉通路，以备发生突然出血时急用。

④到达 ICU，与 ICU 护士进行床旁逐项交接，交接内容包括患儿信息，静脉通路、尿管、引流管是否通畅妥善固定，伤口情况，皮肤受压情况及出入量。确认无误后签字。

护士长：其他人员还有什么不清楚的吗？

15. 实习护生：老师，我想问一下，心脏手术使用缝针那么多，如何管理？

N2 级护士×××：心脏手术缝针种类有单针、双针。洗手护士在传递缝针时一定要核对。手术台上用完的缝针放于一次性吸针板上，方便保管及清点。

16. 实习护生×××：老师，我想问一下室间隔缺损的修补材料是什么？

巡回护士：此台手术使用的一次性心胸外科生物补片。

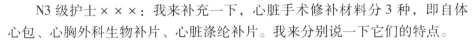

N3 级护士×××：我来补充一下，心脏手术修补材料分 3 种，即自体心包、心胸外科生物补片、心脏涤纶补片。我来分别说一下它们的特点。

①自体心包：取材方便、经济实惠、可塑性好、便于缝合、组织相容性好、抗感染强，但婴幼儿心包取材受限无法获取足够面积的心包，且心包较薄弱，一般不采用。

②心胸外科生物补片：该产品取自于牛心包组织，这是一种质密结缔组织，主要成分胶原，经过特殊的化学改性处理，厚度为 0.2～0.6 mm，加工制成长方形。厚度适中及优良的柔韧性、良好的张力强度、平整不蜷缩、缝合简单方便。

③心脏涤纶补片：质地薄、有较强的拉力和弹性，但涤纶补片经生理盐水或血液浸润后弹性下降，涤纶补片因涤纶纤维之间存在微孔，常易出现漏血。

17. 规培护士×××：老师，我不太清楚手术中使用骨蜡的作用是什么？

N2 级护士×××：骨蜡的作用是骨头创面的止血，是 70% 的蜂蜡和 30% 凡士林混合物。其具有良好的软化性能，用手揉变软后能塑形。作用原理是用物理方法堵住骨髓部毛细血管渗血的一种材料。

18. 实习护生×××：我想问一下，体内植入物指的是什么？遇到植入物还需要注意些什么？

N1 级护士×××：植入物是放置于外科操作造成的或者生理存在的体腔中，留置时间≥30 天的可植入型物品。心胸外科生物补片属于植入物。当我们手术中使用植入物时，需要核对植入物名称、包装是否完整、是否在有效期内，并在手术物品清点记录单背面和特殊就医申请表粘贴植入物标签及条形码。

主持人：提问环节到此结束，最后请护士长进行本次查房总结。

护士长总结：感谢各位老师详尽的讲解，我们通过对室间隔缺损手术配合、护理关键点及相关知识的学习和提问，相信大家对该手术有了更深层次的了解。手术中需要关注洗手护士配合要点、体位的安置、各管路的管理等方面，希望大家能够掌握并运用到临床工作中，提高护理质量，为患儿的快速康复奠定基础。

主持人：感谢大家，今天的查房到此结束！

第十节　腹腔镜下脾切除术

主持人：N3 级护士。

内容：腹腔镜下脾切除术手术护理。

汇报人员：洗手护士、巡回护士。

指导人员：N3 级以上护士或相关专科组长。

参加人员：全体护士、规培护士、进修护士、实习护生。

目的

1. 掌握腹腔镜下脾切除术手术配合要点，提高该手术护理质量。

2. 了解该疾病相关知识，提高专科手术护理水平。

3. 关注手术过程中手术患儿的相关风险，做到防患于未然。

4. 解决重症疑难问题，提高此类手术的护理质量。

5. 掌握超声刀、腹腔镜设备、高频电刀、变温毯、输血输液加温仪等仪器设备的使用。

6. 通过查房发现问题、解决问题，对护士的临床工作起到指导和监督作用。

7. 激发护士学习多学科知识的兴趣，提高护士运用多学科知识分析问题、解决问题的能力。

主持人：大家早上好！今天我们查房的内容是一例腹腔镜下脾切除术的手术护理。通过此次查房，学习手术配合关注要点及其相关知识，了解该疾病的解剖、熟悉病理生理、掌握手术护理及护理并发症防范等知识，从而提高该手术的护理质量，为患儿及手术医生提供更为全面的优质护理服务，下面请洗手护士进行病例汇报。

洗手护士

病例汇报

患儿，马××，女，13 岁，于 9 年前主因"全身皮肤出血点伴瘀斑"就诊于血液科，据骨髓等相关化验回报诊断为原发性免疫性血小板减少、脾功能亢进症，期间使用静注人免疫球蛋白、糖皮质激素等药物治疗，效果不佳，为求进一步治疗转入普外科。

实验室检查：白细胞 15.69×10^9/L，红细胞 3.70×10^{12}/L，血红蛋白浓度 102.00 g/L。

术前诊断：原发性脾功能亢进。

麻醉方式：全麻＋气管插管。

实施手术：腹腔镜下脾切除术。

主持人：目前我们对该患儿的病情有了一定了解，下面请洗手护士和巡回护士进行汇报。

一、用物准备

1. 常规用物：敷料包、手术衣包、中单包、无菌持物钳。

2. 手术器械：普外腹腔镜器械包、小儿开腹包器械包、气腹管、30°腹腔镜目镜、超声刀头、超声刀导线、单包 5 mm Trocar。

3. 一次性用物：11 号手术刀片、8 cm×10 cm×8 cm 显影纱布、6 cm×7 cm×8 cm 显影纱布、一次性吸引器、输血器、医用无菌保护套、无菌手套、6 cm×7 cm 敷贴、4－0 抗菌薇乔、2－0 抗菌薇乔、5－0 抗菌薇乔、医用胶、止血绫、引流管、5 mL 注射器、2－0 带针慕丝线、7 号慕丝线、电刀手笔、无菌导尿包。

二、手术配合要点

（一）术前配合

1. 术前了解该手术解剖知识、手术方式及所需的特殊用物及器械。

2. 术日提前 20 分钟刷手上台整理手术器械及物品，与巡回护士共同清点台上所有器械、纱布、缝针及其他物品，检查腹腔镜手术器械上的零件是否齐全及功能良好，并做到定位放置。

3. 准备 7 根长度为 10 cm 的 7 号慕丝线。

4. 使用一次性无菌导尿包中的引流袋制作术中标本收集袋。

5. 正确安装超声刀，检测成功后备用。

6. 麻醉完成后，消毒铺单。

①消毒范围：上至剑突，下至大腿上 1/3 处，两侧至腋后线。

②铺单：切口周围依次铺四块对折小单，布巾钳固定，切口下方铺一块中单至大腿上三分之一处，切口上方铺一块中单覆盖头架，双下肢分别铺对折中单，最后铺有口大单，短端向头侧覆盖头架，长端铺至患儿大腿上三分

之一处，再用两块中单对折后分别铺于双下肢，两侧及双下肢端应下垂超过手术台边缘 30 cm。

7. 递医用无菌保护套分别将纤维导光束、摄像系统导线和电刀导线套入医用无菌保护套内并进行固定。

（二）术中管理

1. 消毒皮肤，11 号手术刀放于弯盘内传递于术者，在脐部做一切口，将气腹针从切口刺入腹腔，缓慢注入 CO_2 建立气腹。

2. 置 5 mm Trocar，连接气腹管，置入 30°腹腔镜目镜。

3. 在腹腔镜监视下，分别在左上腹、脐旁右侧、右上腹做 5 mm 切口，分别置 5 mm Trocar 后，递术者无损伤抓钳探查腹腔。

4. 见脾脏后，分别递术者一把腹腔镜弯钳，助手一把腹腔镜抓钳，并将连接好的超声刀递于术者，处理脾胃韧带，游离并暴露脾静脉及脾动脉。

5. 将腹腔镜弯钳及备好的 7 号慕丝线递于术者结扎脾静脉，近心端结扎两根，远心端结扎一根。

6. 腹腔镜剪刀剪断远心端结扎线并剪断脾静脉，超声刀止血，并用吸引器吸出腹腔的血液。每次用完超声刀后均用湿纱布及时擦拭刀头焦痂，并检查刀头的完整性。

7. 同法处理脾动脉。

8. 用超声刀逐步切断脾结肠韧带、脾膈韧带、脾肾韧带，用一根备好的 7 号慕丝线结扎脾蒂并切断，游离脾脏。

9. 连接高频电刀。

10. 拔出脐部 Trocar 并消毒脐部，依次用 11 号手术刀、电刀及中弯钳将脐部切口扩大，将制作好的标本收集袋卷成卷状，递于术者，由脐部切口送入腹腔。

11. 递术者 2-0 慕丝线缝脐部使切口缩小，防止腹腔内 CO_2 气体外漏。

12. 将止血绫剪碎，用 3 mL 生理盐水溶解，溶解后用 5 mL 注射器抽取，连接于一次性注入管备用。

13. 将 Trocar 重新置于脐部切口，递腹腔镜弯钳于术者，腹腔镜直视下将脾脏装入收集袋内。温生理盐水冲洗腹腔后，注入溶解好的止血绫。

14. 拔除脐部 Trocar，递剪刀拆除脐部缝线，扩大切口，递弯钳，将标本收集袋从此切口处拖出，将脾脏捏碎，吸引器吸除，用卵圆钳夹取出袋内的病理标本，置于治疗碗内，直至能将标本收集袋从切口拖出，并与巡回护士共同确认收集袋的完整性。

15. 探查腹腔内无出血后，依次拔除 5 mm Trocar。

16. 与巡回护士共同清点所有手术用物，并检查器械完整性，确认无误后，用 2 - 0 抗菌薇乔缝合各切口肌层。

17. 再次与巡回护士共同清点所有手术用物，并检查器械完整性，确认无误，用 5 - 0 抗菌薇乔缝合各切口皮下组织，医用胶黏合皮肤，6 cm × 7 cm 敷贴包扎伤口。

18. 皮肤缝合后再次清点。

三、关注点

1. 此手术需要使用 4 个 5 mm Trocar，而普外腹腔镜器械包常规备 3 个，术前需准备单包 Trocar。

2. 正确安装好超声刀，检测成功后备用，使用后要及时用湿纱布擦拭刀头上的焦痂。

3. 此手术体位为头高脚低人字仰卧位，铺单与普通的平卧位有所区别。

4. 术中标本袋的制作是此手术与其他手术的不同之处。

5. 制作方法：使用一次性无菌导尿包中的引流袋。

①引流袋入口处的引流管在近袋子边缘处打结，剪去多余部分；

②在出口端，将引流袋封口处剪开，一层袋子边缘剪成弧形，一层保持不变。

6. 待标本取出后要核查标本收集袋的完整性。

7. 提前准备好处理脾动静脉及脾蒂，用线长 10 cm 长度的 7 号慕丝线并及时递于手术医生。

8. 部分操作转直视下进行，此时应管理好腔镜器械并做好普通手术器械的传递。

主持人：下面由巡回护士进行汇报。

巡回护士

一、用物准备

1. 仪器设备：腹腔镜设备、高频电刀、负压吸引装置、变温毯、输血输液加温仪、超声刀等设备。

2. 保温设备：将变温毯毯面温度调至 37.5 ℃，小棉被铺于毯面预热。

3. 输血输液加温仪：温度设置为 38 ℃，术中随时观察设备运行状况。

4. 体位用物：头圈、肩垫、颈枕、小棉垫、约束带、硅胶足跟垫。

5. 消毒液：75% 酒精、碘伏。

6. 其他：生理盐水、防压疮敷料。

二、手术配合要点

（一）术前配合

1. 调节好手术室温、湿度，手术室静压差正常。

2. 检查手术中使用各种仪器设备是否功能良好，处于备用状态。

3. 携手术通知单、手术患儿及物品核查交接表与病房护士床旁交接患儿，采取两种以上方式核对患儿身份，再次确认手术部位及体表标识，无误后将患儿接至手术室。

4. 麻醉开始前在麻醉医生主持下，与手术医生、麻醉医生共同进行手术患儿安全核查。

5. 协助麻醉医生进行麻醉。

6. 体位安置：与麻醉医师、手术医生共同安置体位。术者站于患儿双下肢中间进行操作，此手术体位为头高脚低人字仰卧位。麻醉完成后，将患儿向床尾移动，使骶尾部超出手术床背板边缘 5 cm，头枕头圈并处于中立，高度适宜，颈下置颈枕、肩部置适合高度的肩垫、头和颈椎处于水平中立位置，床头抬高 15°。调节腿板，使双下肢分开约 60°。有液体输注部位的右上肢外展放于手板上，注意右上肢与躯干夹角不超过 90°；左上肢用布单包裹自然放于身体侧，足跟处用足跟垫进行保护，约束带妥善固定肢体。

7. 摆好体位后，将尿管妥善固定，避免打折、扭曲，尿袋悬挂于床旁确保管路通畅。

8. 为预防压力性损伤，患儿骶尾部使用防压疮敷料保护，枕部、肩部、肘部等易受压部位垫小棉垫。

9. 一次性负极板粘贴于患儿小腿后侧肌肉丰富处，避免肢体与金属物品接触。

10. 与洗手护士共同清点手术台上所有用物，准确记录。

11. 协助手术医生穿手术衣，为手术台上提供物品，调节无影灯。

12. 将各种导线用 75% 酒精进行消毒后，递与手术医生套入医用无菌保护套内。

13. 连接超声刀、吸引器。

14. 手术开始前在麻醉医生主持下，与手术医生、麻醉医生共同进行手术患儿安全核查。

15. 遵医嘱通知取血人员到血库取血。

（二）术中管理

1. 仪器设备管理

①高频电刀：电刀功率调至 20 W，手术过程中巡回护士应根据手术情况随时调整功率，保证手术顺利进行。观察负极板粘贴情况。

②术前调节变温毯至 37.5 ℃，术中随时观察患儿体表温度和皮肤情况。

③输血输液加温仪：温度设置为 38 ℃，术中随时观察设备运行情况。

④腹腔镜系统：CO_2 流量调至 0.2 ~ 0.4 MPa，气腹机压力调至 10 ~ 12 mmHg；取出标本时及时关闭气腹机和光源。

⑤正确连接超声刀，并开机自检后备用。

2. 体位管理：随时巡视外展肢体，不可因手术人员操作而移位，造成过度外展而损伤神经。观察患儿的皮肤和受压情况。

3. 管路管理

①输液管理：术中密切观察输注部位是否有渗出，液体输注是否通畅、遵医嘱调节输液速度。

②输血管理：严密观察输血速度，保持输血管路通畅，观察患儿输血后反应。

③尿管管理：妥善固定尿管，术中随时观察管路是否通畅。

4. 输血时与麻醉医生严格执行输血查对制度，核对无误后开始输血并在输血申请单上记录开始时间，签全名。

5. 标本收集袋制作与管理：术中关注手术台上标本收集袋的制作，剪下的残端与洗手护士核对后立即弃去。取出标本后及时与器械护士检查标本收集袋的完整性。

（三）术后管理

1. 关闭体腔前后及缝合皮肤后与洗手护士共同清点所有器械及用物。

2. 手术结束后，将手术床复位，患儿向手术床头侧搬动。

3. 协助麻醉医生拔出气管插管，保持呼吸通畅。

4. 正确去除负极板，动作轻柔，检查皮肤完整性及受压部位。

5. 输血完毕后注明结束时间，将血袋保存冰箱 24 小时，以备必要时复检。

6. 患儿离开手术室前，在麻醉医生主持下，与手术医生、麻醉医生共同进行手术患儿安全核查。

7. 与麻醉医生共同护送患儿到苏醒室，并与苏醒室护士做好交接工作，逐项填写手术患儿及物品核查交接表。

8. 体位用物、仪器设备消毒后归位放置。

9. 整理手术室，保持整洁。

三、关注点

1. 此手术的手术体位比较特殊，采用的是头高脚低人字分腿仰卧位。具体摆放时，将患儿向床尾移动，使骶尾部超出手术床背板边缘 5 cm，头枕头圈并处于中立高度，颈下置颈垫、肩部置适合高度的肩垫、头和颈椎处于水平中立位置。调节腿板，使双下肢分开约 60°。有液体输注部位的右上肢外展放于手板上，注意右上肢与躯干夹角不超过 90°；左上肢用布单包裹自然放于身体侧面，足跟处用足跟垫进行保护，约束带妥善固定肢体。整个过程中应注意与手术医生及麻醉医生的合作。

2. 外展肢体注意用布单覆盖保暖，术中观察患儿体表温度并根据患儿体温调节变温毯。

3. 术中及时巡视检查外展肢体位置，防止移位损伤。

4. 制作标本收集袋时，剪下的部分要监督洗手护士及时丢弃，防止遗留在手术台上，标本取出后，与洗手护士共同检查标本收集袋是否完好。

5. 输血前与麻醉医生共同核对住院证、输血申请单、血型及血袋各项内容是否一致，严格执行输血查对制度。

6. 此手术所需仪器设备较多，合理摆放、便于操作。

主持人：洗手护士及巡回护士对手术配合及护理关注点做了详细汇报。接下来由 N3 级护士带大家学习"原发性脾功能亢进"的相关知识。

原发性脾功能亢进

一、定义

脾功能亢进症简称脾亢，是一种表现为脾脏肿大，一种或多种血细胞减少，而骨髓造血细胞相应增生，脾切除后血常规恢复，症状缓解的综合征。

二、解剖

脾位于左季肋区后外方肋弓深处，与第 9 ~ 第 11 肋相对。在正常状态下一般摸不到脾脏。脾可分为光滑隆突的膈面和凹陷的脏面两面。脏面前上方与胃底相邻，后方与左肾和左肾上腺相邻，下端与结肠相邻（图 9–19）。神经、血管自脏面中央的脾门处出入脾脏。脾蒂一般指出入脾门的动脉、静脉、淋巴管、神经及包被腹膜的总称。

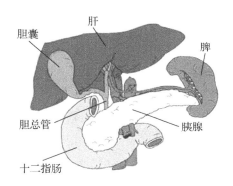

图 9–19　脾

脾的韧带共四条，即脾肾韧带、胃脾韧带、膈脾韧带和脾结肠韧带。

①脾肾韧带：位于脾门与左肾前面，内有出入的脾动脉、脾静脉和胰尾。也是固定脾的主要结构，断此韧带，脾即可移动。

②胃脾韧带：位于脾门与胃大弯之间，内有胃短血管通过。

③膈脾韧带：位于脾后端与膈后部间，十分薄弱。

④脾结肠韧带：位于脾前端与结肠左曲间，此韧带极短。

三、临床表现

1. 脾大：通常无症状，往往体检时发现。如是巨脾患儿可感到腹部不适，胃纳减小或向一侧睡时感到不舒服。

2. 贫血。

3. 感染。

4. 出血倾向。

四、病因

1. 感染性疾病：传染性单核细胞增多症、亚急性感染性心内膜炎、粟粒性肺结核、血吸虫病、疟疾等。

2. 免疫性疾病：特发性血小板减少性紫癜、自身免疫性溶血性贫血、系统性红斑狼疮及结节病等。

3. 淤血性疾病：充血性心力衰竭、缩窄型心包炎、肝硬化、门静脉或脾静脉血栓形成等。

4. 血液系统疾病

①溶血性疾病：遗传性球形细胞增多症、地中海贫血及镰形细胞贫血等。

②浸润性脾大：各类急慢性白血病、淋巴瘤、骨髓增生性疾病、恶性组织细胞病等。

5. 脾的疾病：脾淋巴瘤、脾囊肿及脾血管瘤等。

6. 原发性脾大：发病原因不明。

五、检查

1. 血常规检查。

2. B 超检查。

3. 骨髓象检查。

六、诊断

1. 脾大、肋下未触及脾者，B 超显像检查可供临床参考。

2. 红细胞计数、白细胞计数或血小板可以单一或同时减少。

3. 增生性骨髓象。

4. 脾切除后可以使细胞数接近或恢复正常。

七、治疗

应治疗原发病，若不能起效而原发病允许，可以考虑脾切除。

1. 手术治疗：①剖腹探查，脾切除术。②腹腔镜脾切除术。

2. 其他治疗：脾动脉栓塞术：部分脾动脉栓塞术减少了外科切脾的风险及创伤，是目前脾功能亢进症的常规治疗措施之一。

主持人：×××护士对该疾病的相关知识进行了详细讲解，使大家对该疾病有了更深一步的了解，那么下面由护士长进行提问。

护士长：洗手护士和巡回护士对腹腔镜下脾切除术的手术配合及关注点进行了详细汇报。×××护士也针对此疾病从定义、解剖、临床表现、病因、检查诊断、治疗方面给大家做了讲解。为了巩固今天的查房内容，使大家更精准地完成手术配合工作，接下来进入提问环节，请大家积极回答。

1. 护士长：谁来回答一下脾脏有哪些功能呢？

N1级护士×××：我来回答，脾脏的功能有以下几点：

①储血、供血：它是人体的"血库"，当人体休息、安静时，它贮存血液，当处于运动、失血、缺氧等应激状态时，它又将血液输送到血循环中，以增加血容量。

②毁血及滤血：能清除血液中衰老死亡的细胞，特别是红细胞和血小板。

③产生淋巴细胞免疫功能：脾脏可以产生淋巴细胞、制造免疫球蛋白、补体等免疫物质，发挥免疫作用。

2. 护士长：请问N0级护士××˙×，什么是脾蒂？脾的韧带有哪几条？

N0级护士×××：脾蒂一般指出入脾门的动脉、静脉、淋巴管、神经及包被腹膜的总称。脾的韧带共4条，即脾肾韧带、胃脾韧带、膈脾韧带和脾结肠韧带。

护士长：回答得很好，那么脾韧带的解剖特点是什么？

N0级护士×××：

①脾肾韧带位于脾门与左肾前面，内有出入的脾动脉、脾静脉和胰尾。也是固定脾的主要结构，断此韧带，脾即可移动。

②胃脾韧带：位于脾门与胃大弯之间，内有胃短血管通过。

③膈脾韧带：位于脾后端与膈后部间，十分薄弱。

④脾结肠韧带：位于脾前端与结肠左曲间，此韧带极短。

3. 护士长：请问洗手护士术前为什么准备小儿开腹器械包而不是普通腹腔镜器械包？

洗手护士：是因为在手术过程中若出现突发情况如脾脏粘连严重、巨脾切除困难或术中处理脾脏动、静脉时突发大出血时，而腹腔镜下又无法迅速进行止血和操作困难，就要中转开腹，而普通腹腔镜器械包内器械不能满足手术需要。

4. 护士长：如何正确安装超声刀？超声刀使用应注意哪些？

N1 级护士×××：

①正确安装超声刀：左手持导线手柄，右手持超声刀钳身，将超声刀自然垂直放于导线手柄上，顺时针旋紧，用钥匙顺时针上锁（听到"咔""咔"两声为准），撤去钥匙，钳口张开激发检测后即可备用。

②注意事项：洗手护士应准备好一块湿纱布，使用过程中及时清除刀头上的焦痂；要注意，在金属治疗水碗内激发超声刀清洁刀头时，不可以将刀头碰触到碗的边缘，防止损坏；手术过程中随时检查刀头完整性。

5. 护士长：请问标本收集袋的具体制作方法及注意事项？

N1 级护士×××：需选用一次性无菌导尿包内的引流袋。

制作方法：

①一次性使用引流袋入口处的引流管在近袋子边缘处打结，之后剪去多余部分。

②在出口端，将引流袋封口处剪开，一层袋子边缘剪成弧形，一层保持不变，便于手术医生在腹腔内将标本收集袋撑开，准确放入标本。

注意事项：

①制作标本收集袋过程中剪下的残端及时丢弃。

②标本收集袋取出后，仔细检查其完整性。

6. 护士长：请规培护士×××回答，处理脾脏的韧带及血管需要我们多准备什么样的缝线？

规培护士×××：应准备 7 根 10 cm 长的 7 号慕丝线。用于结扎脾动脉、脾静脉及脾蒂。

7. 护士长：请问洗手护士处理脾韧带、脾静脉、脾动脉及脾蒂需要什么手术器械？

洗手护士：处理脾韧带、脾静脉、脾动脉及脾蒂需要用腹腔镜弯钳、抓钳抓持，7 号慕丝线结扎，超声刀切断。

8. 护士长：请问巡回护士为什么手术体位采取头高脚低人字分腿仰卧位？

巡回护士：全麻后患儿取头高脚低位，可使胃靠自身重力向下牵拉，利于显露脾胃韧带和脾门区；双下肢分开有利于术者的操作。

9. 护士长：请问巡回护士手术患儿在摆放体位时需要特别注意什么？

巡回护士：手术体位为头高脚低人字分腿仰卧位。将患儿移至手术床靠近床尾位置，使骶尾部超出手术床背板与腿板连接处。右上肢有静脉液路一侧外展放于手板上，注意不应超过 90°；左上肢自然放于身体侧；然后调节腿板，使双下肢分开约 60° 角。以站一人为宜，避免会阴部组织过度牵拉；用约束带妥善固定四肢。足跟处用足跟垫进行保护。摆放体位前要注意评估患儿双髋关节功能状态，是否实施过髋关节手术。检查腿板连接处，防止腿板夹伤患儿。腿板、手板固定要牢固，防止术中出现移位。

10. 护士长：静脉输液通路在右上肢，那么术中如何管理？

N3 级护士×××：将右上肢外展放于手板上，注意不应超过 90° 及过度外旋，术中严密观察，并给予及时调整，避免臂丛神经及桡神经损伤。

11. 护士长：请问规培护士×××输血前应核对哪些内容？

规培护士×××：输血前应与麻醉医生一起核对。核对内容有：患儿姓名、性别、年龄、病案号、床号、血型、血液种类及血袋号、血液采集日期及失效期、交叉配血试验结果和保存血的外观。

12. 护士长：大家还有什么问题进行提问呢？

①实习护生×××：我想请问老师标本收集袋是从哪个切口进入腹腔的？

N2 级护士×××：标本收集袋是从脐部切口处，即镜头所在的 Trocar 处，用手术刀和电刀将切口扩大后进入的。

②规培护士×××：请问老师手术用物清点时需要注意什么呢？

N2 级护士×××：手术用物清点除了我们常规清点的器械、纱布、缝针等用物之外，尤其要注意在制作标本袋时剪去的多余部分，要及时丢弃，不可放置在手术台上；另外还要关注标本袋在放进及拿出体腔过程中，标本袋的完整性，防止因牵拉造成缺损。

③N1 级护士×××：请问洗手护士手术台上导线较多，如何固定？

洗手护士：腹腔镜系统的各导线与超声刀导线分别用布巾钳固定于患儿双下肢的无菌单上，注意布巾钳夹导线两侧的无菌单，切勿夹住导线，防止损坏。

④规培护士×××：请问老师术中切下的标本是如何管理？

巡回护士：手术医生用卵圆钳将捏碎的脾脏取出，由洗手护士用生理盐水纱布包裹保存于治疗碗内。手术结束后医生将标本让患儿家属查看后，放入标本袋中，用 10% 中性福尔马林液固定，封闭标本袋，放入手术室号相对应的标本柜内加锁保存。巡回护士逐项填写标本登记本并检查标本柜内标本名称、数量与病理检查申请单是否相符，无误后签名。

主持人：提问环节到此结束，最后请护士长对本次查房做总结。

护士长总结：很感谢各位老师详尽的讲解。我们通过对腹腔镜下脾切除术手术配合、护理关键点及相关知识的学习和提问，相信大家对此类手术都有了更深层次的了解。手术涉及体位保护方面危险系数较高，标本管理方面的问题，特殊用物的制作及使用都有许多需要注意的地方。希望大家能够正确掌握，继续认真学习，在工作中不断进步，提高护理质量，为患儿的快速康复奠定基础。

主持人：感谢大家，今天的查房到此结束！

第十一节　腹腔镜下左侧离断性肾盂输尿管再吻合术

主持人：N3 级护士。

内容：腹腔镜下左侧离断性肾盂输尿管再吻合术手术护理。

汇报人员：洗手护士、巡回护士。

指导人员：N3 级护士。

参加人员：全体护士、规培护士、进修护士、实习护生。

目的

1. 掌握腹腔镜下左侧离断性肾盂输尿管再吻合术手术配合要点，提高该手术护理质量。

2. 了解该疾病相关知识，提高专科手术护理水平。

3. 关注患儿手术过程中的相关风险，做到防患于未然。

4. 掌握手术中腹腔镜设备、超声刀、高频电刀、变温毯及输血输液加温仪设备的使用。

5. 通过查房发现问题、解决问题，对护士的临床工作起到指导和监督作用。

6. 激发护士学习知识的兴趣，提高护士分析问题、解决问题的能力。

主持人：大家早上好！今天我们查房的内容是一例腹腔镜下左侧离断性肾盂输尿管再吻合术的手术护理。通过此次查房，学习肾积水的相关知识及手术配合关注要点，了解该疾病的解剖、熟悉病理生理、掌握手术护理及护理并发症防范等知识，从而提高该手术的护理质量，为患儿及手术医生提供更为全面的优质护理服务，下面请洗手护士进行病例汇报。

洗手护士

病例汇报

患儿，张××，男，5 个月，体重 8.6 kg。于 1 个月前体检发现左肾积水，现为求进一步治疗入住我院。

辅助检查：泌尿系统核磁提示左肾体积明显增大，肾皮质明显菲薄，左肾盂、肾盏明显囊状扩张。

术前诊断：左侧肾积水，肾盂输尿管交界处狭窄。

麻醉方式：全麻 + 气管插管。

实施手术：腹腔镜下左侧离断性肾盂输尿管再吻合术。

主持人：目前我们对该患儿的病情有了一定了解，下面请洗手护士进行汇报。

一、用物准备

1. 常规用物：敷料包、手术衣包、无菌持物钳。

2. 手术器械：普外腹腔镜器械包、普通腹腔镜器械包、泌尿外科专用腔镜器械包、气腹管、30°腹腔镜目镜、超声刀。

3. 一次性用物：无菌手套、11 号手术刀片、5－0 抗菌薇乔、5－0 快薇乔、4－0 抗菌薇乔、2－0 带针慕丝线、6 cm×7 cm 敷贴、9 cm×10 cm 引流敷贴、医用无菌保护套、5 mL 注射器、吸引器、医用胶、止血绫、8 cm×10 cm×8 cm 显影纱布、6 cm×7 cm×8 cm 显影纱布、6 号一次性硅胶尿管、导尿包、输尿管支架（4.7 Fr×14 cm）、14 号一次性硅胶引流管、输血器、一次性引流袋。

二、手术配合要点

1. 术前了解该手术解剖知识、手术方式及所需的特殊用物及器械。

2. 术日提前 20 分钟刷手上台整理手术器械及用物。与巡回护士共同清点所有器械、纱布、缝针及其他物品的数目，注意检查腹腔镜手术器械上零件的完整性，使其功能良好并做到定位放置。

3. 准备 3 个长度约 2 cm 的橡胶管，分别套于 5 mm Trocar 上，橡胶管距 Trocar 头端约 1.5～2 cm。

4. 消毒铺单

①消毒范围：上至腋窝，下至耻骨联合处，前后过正中线。

②铺单：患儿取右侧卧位，首先铺一块对折中单于患儿腹部下方，依次铺四块对折小单于切口四周，布巾钳固定，最后铺中单及大单。

5. 分别将纤维导光束、摄像系统导线和单极导线套入医用无菌保护套内并固定，操作过程中监督手术医生的无菌技术操作。正确连接超声刀，备用。

6. 消毒皮肤。11 号手术刀放于弯盘内，递于术者在脐部做一切口，递两把蚊式钳提起切口两侧皮肤，将气腹针从切口内刺入腹腔，确认穿刺成功后，连接气腹管，缓慢注入 CO_2 成功建立气腹（压力 7 ~ 10 mmHg，流量 3 L/min），取出气腹针，置入目镜。

7. 脐轮上下缘，分别穿刺安装好橡胶管的 5 mm Trocar，2 - 0 带针慕丝线将橡胶管与皮肤缝合固定。

8. 递腹腔镜弯钳和超声刀于术者，切开降结肠系膜血管间隙处理腹膜，钝性分离显露扩张肾盂及输尿管上段，肾盂输尿管交界处迂曲狭窄，用 2 - 0 带针慕丝线将肾盂悬吊，切除肾盂扩张段和输尿管狭窄段。

9. 弯钳取出狭窄段标本，置于弯盘内，湿纱布保存。

10. 用 5 - 0 抗菌薇乔将肾盂最低点与输尿管做斜面吻合。缝合前需将缝线剪去一部分留存 10 ~ 12 cm 长，用两把持针器将缝针塑形成两头弯中间平的"船形"，方便缝合时使用。

11. 放置输尿管支架，经吻合口至膀胱，继续用 5 - 0 抗菌薇乔缝合肾盂。

12. 将 14 号一次性硅胶引流管放置于盆腔进行引流，并经脐缘下的 Trocar 口引出体外，用 4 - 0 抗菌薇乔固定引流管，连接一次性引流袋。

13. 与巡回护士共同清点手术台上所有用物，并检查器械完整性，确认无误，用 5 - 0 快薇乔缝合皮下组织，医用胶黏合各切口，与巡回护士再次清点手术用物。用 6 cm×7 cm 敷贴覆盖切口。

三、关注点

1. 超声刀是该手术使用的特殊器械，提前准备到位。安装超声刀时要垂直安装。

2. 修剪 3 个长度约 2 cm 的橡胶管，分别套于 5 mm Trocar 上，橡胶管距

Trocar 头端约 1.5 ~ 2 cm。

3. 由于患儿体位是侧卧位，使用完的器械要及时收回，防止掉落，将单极电钩、超声刀、吸引器妥善固定，以免影响手术的进展。

4. 对 5 - 0 抗菌薇乔缝针进行塑形时，应使用两把持针器，操作中防止锐器刺伤。操作中不可掰动针尖部分，保护针尖的完整性，以免影响手术操作。

5. 缝针在进出 Trocar 时，要在镜头直视下进行，切记要按压 Trocar 头附件，防止将缝针卡住或掉落。

6. 术中留取的病理标本（肾盂输尿管狭窄段）用湿纱布妥善保存，定位放置在治疗碗内，防止丢失。

7. 及时将一次性引流管剪去的残端弃去，防止带入切口。

主持人：下面请巡回护士进行汇报。

巡回护士

一、用物准备

1. 仪器设备：腹腔镜设备、高频电刀、负压吸引装置、变温毯、输血输液加温仪、超声刀。

2. 体位用物：小棉垫、约束带、体位垫、凝胶头圈、宽胶布，防压疮敷料。

3. 药物：蛇毒血凝酶注射液。

4. 其他：75% 酒精、碘伏、生理盐水。

二、手术配合要点

（一）术前配合

1. 调节手术室内温度为 23 ℃，检查静压差及湿度在正常范围内。

2. 检查各仪器设备，是否功能良好、处于备用状态。腹腔镜设备摆放于患儿左侧位置。开启变温毯，温度设置为 38 ℃，小棉被铺于毯面上预热。

3. 携手术通知单、手术患儿及物品核查交接表与病房护士床旁交接患儿，采取两种以上方式进行患儿身份核对，确认手术部位及体表标识正确，将患儿接至手术室。

4. 麻醉开始前在麻醉医生主持下，与手术医生、麻醉医生共同进行手术患儿安全核查。

5. 协助麻醉医生进行麻醉。

6. 术前留置尿管，严格执行无菌技术操作，并妥善固定，粘贴标识。

7. 体位安置：取右侧卧位。与麻醉医生、手术医生共同安置体位。头下置头圈，颈下置颈垫，使颈椎处于水平位置。距腋下 10 cm 处垫体位垫。上肢屈曲抱一体位垫，远端关节稍低于近端关节，维持胸廓自然舒展。背侧垫一体位垫固定骶尾部。双下肢屈曲位，前后分开放置，保持两腿呈跑步时姿态，两腿间用体位垫承托上侧下肢。两条宽胶布分别固定肩胛及髋部，约束带约束四肢，松紧度以一指为宜。防压疮敷料粘贴于受压骨隆突处。

8. 检查尿管引流通畅，管路无打折，关闭尿管。管路连接处及各种导线勿与皮肤直接接触。

9. 将固定肛管的胶布松开，便于术中拔除。

10. 负极板的选择：患儿 5 个月，体重 8.6 kg，选用儿童型负极板，粘贴在患儿的大腿上方，方向与身体的纵轴垂直，并与皮肤粘贴紧密。

11. 与洗手护士共同清点手术台上所有用物，逐项准确记录。

12. 协助手术医生穿手术衣，为手术台上提供物品，调节无影灯。

13. 配合手术医生套医用无菌保护套，将纤维导光束、摄像系统导线和单极导线及气腹管正确连接于腔镜系统上。

14. 连接电刀、吸引器、超声刀，调节无影灯、电刀的功率以及气腹机压力。

15. 手术开始前在麻醉医生主持下，与手术医生、麻醉医生共同进行手术患儿安全核查。

（二）术中管理

1. 仪器设备

①高频电刀：按手术需要随时调整电刀功率。

②输血输液加温仪：温度设置为 38 ℃，术中随时观察设备运行状况。

③变温毯：术中关注毯面温度，监测患儿体温。

④腹腔镜设备的正确使用：开机顺序从上往下依次开机，最后打开光源；关机顺序是先关闭光源，然后从下往上依次关机。

⑤正确安装和使用超声刀。

2. 管路管理

①输液管：术中密切观察输注部位是否有渗出，液体输注是否通畅、遵

医嘱调节输液速度。

②尿管：手术开始时，尿管处于夹闭状态；手术中，待打开后，及时观察尿管是否有扭曲、打折情况，保证引流的通畅。

3. 用药：术中遵医嘱将小壶加入蛇毒血凝酶注射液，认真执行口头医嘱查对制度，与洗手护士共同核对药物的名称、剂量、浓度、用法、有效期及失效期等。

4. 生命体征：术中随时观察患儿的生命体征及血氧饱和度，有异常时第一时间告知麻醉医生，保证手术顺利进行。

（三）术后管理

1. 手术结束后，与洗手护士共同清点手术台上所有用物，准确记录。

2. 在麻醉医生与手术医生协助下，撤去所有体位垫，使患儿平卧，并检查患儿皮肤的完整性，注意保暖。

3. 协助麻醉医生拔除气管插管，保持呼吸道通畅，全程密切关注患儿的安全。

4. 去除负极板时动作轻柔，检查粘贴部位皮肤情况。

5. 监督手术医生正确处理手术标本，定位加锁放置。

6. 妥善固定腹腔引流管，防止脱出。

7. 患儿离开手术室前，在麻醉医生主持下，与手术医生、麻醉医生共同进行手术患儿安全核查。

8. 与麻醉医生一起护送患儿至苏醒室，与苏醒室护士做好手术患儿交接工作，及时逐项填写手术患儿及物品核查交接表。

9. 体位用物、仪器设备消毒后归位放置。

10. 整理手术室，保持整洁。

三、关注点

1. 保暖：采取综合保温措施达到全程无缝隙保暖，尤其注意被动保温措施在皮肤消毒时的应用。

2. 术前留置尿管时，严格执行无菌技术操作，动作轻柔，防止污染及损伤尿道。

3. 摆放体位前应做好完善的准备，保证小棉垫数量充足。摆放体位时，用小棉垫将患儿的耳郭、肩胛部、髋部、双上肢和双下肢进行垫衬、包裹。体位固定牢靠，防止术中移位。各种管路妥善固定，防止与局部皮肤接触造成压疮。

4. 术中严密观察输注部位及输液量。

5. 术中遵医嘱打开尿管，及时观察尿管是否有扭曲、打折情况，保证引流的通畅。

6. 输尿管支架开启前，应注意检查有效期、包装的完整性、是否有潮湿，合格方可使用，及时将植入物标识粘贴在手术物品清点单的背面。

主持人：洗手护士及巡回护士对手术配合及护理关注点做了详细汇报。接下来由 N3 级护士×××带大家学习"输尿管肾盂狭窄"的相关知识。

输尿管肾盂狭窄

一、定义

输尿管肾盂连接处梗阻性肾积水，是指尿液不能顺利从肾盂进入上段输尿管，引起肾脏集合系统进行性扩张，造成肾脏损害。输尿管肾盂连接处梗阻是新生儿肾积水最常见的原因，占85%以上。男性多于女性，男女之比为2：1。左侧多于右侧，双侧者占10%左右，偶可见孤立肾积水。

二、解剖

肾盂是肾脏的一部分，是圆锥形的囊状物，下端通输尿管。输尿管上接肾盂，下连膀胱，是一对细长的管道，呈扁圆柱状，管径平均为 0.5 ~ 0.7 厘米（图9-20）。由于尿液从肾脏排出受阻，蓄积，造成尿液潴留而引起肾内压升高，以致肾盂肾盏逐渐扩张，肾实质萎缩与破坏，统称为肾积水。肾

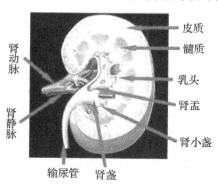

图9-20 肾脏解剖

盂积水是由于尿路阻塞而引起的肾盂肾盏扩大伴有肾组织萎缩，尿液通过出现障碍，造成尿流梗阻，梗阻以上部位因尿液排出不畅而压力逐渐增高，管腔扩大（图9-21），最终导致肾脏积水。

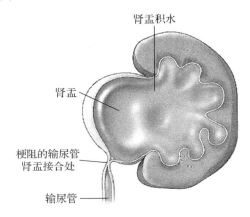

图 9-21　肾盂积水

三、病因及发病机制

1. 输尿管肾盂交界处固有梗阻：指输尿管肾盂交界处管腔狭窄，以输尿管壁病变为特征，伴或不伴输尿管扭曲。狭窄段长度多在0.5~2 cm，少数病例可达3~4 cm，个别病例有多发狭窄段。该段输尿管管腔狭窄，影响了输尿管的蠕动功能，使尿液由肾盂向输尿管推进困难。

2. 输尿管肾盂交界处外来梗阻：这类患儿较少，一般不超过3%，而且多见于较大儿童，其症状病理改变也较轻。

3. 输尿管肾盂交界处继发性梗阻：严重的膀胱输尿管反流常引起输尿管扭曲，导致输尿管肾盂交界处继发性梗阻，引起继发性肾积水。

四、临床表现

早期多无特殊临床症状，梗阻严重者，主要有以下几种表现。

1. 可没有任何症状，偶在外伤后出现血尿而被发现。

2. 腹部肿块：新生儿及婴儿约半数以上以无症状腹部肿块就诊。75%的患儿可扪到肿块。肿块光滑、无压痛、中度紧张、偶有波动。

3. 腰腹部间歇性疼痛：绝大多数患儿能陈述上腹或脐周痛。间歇性发作常提示间歇性肾积水。疼痛可在大量饮水后诱发，发作时多伴恶心、呕吐。

4. 血尿：肾髓质血管破裂或轻微腹部外伤或合并尿路感染、结石均可引起。发生率 10%~30%，为肉眼或镜下血尿。

5. 尿路感染：表现为尿频、尿急、排尿困难，常伴有高热、寒战和败血症等全身中毒症状。

6. 高血压：扩张的集合系统压迫肾内血管导致肾脏缺血，反射性引起肾素分泌增加，引起血压升高。

7. 肾破裂：扩张的肾盂受到外力发生破裂，表现为急腹症。

五、诊断

肾积水的诊断并不难，符合上述临床表现时要考虑本病。常用的辅助检查有以下几项。

1. 超声检查：最为常用。B 超发现肾脏集合系统分离（>1 cm）或肾内可见相互连通的多个液性暗区即可诊断为肾脏积水。

2. 逆行肾盂造影：仅在无法确定肾积水和输尿管梗阻部位时采用。该检查需要输尿管逆行插管，可能导致尿路感染，此项检查多主张术前 48 小时内实施。

3. 排尿性膀胱尿道造影：了解排尿时有无输尿管反流，并鉴别输尿管囊肿、尿道瓣膜和尿道憩室等。

六、治疗

肾积水的手术治疗应早期进行。

主持人：×××护士对该疾病的相关知识进行了详细讲解，使大家对该疾病有了更深一步的了解，那么下面由护士长进行提问。

护士长提问

护士长：洗手护士以及巡回护士对腹腔镜下左侧离断性肾盂输尿管再吻合术的手术配合及关注点进行了详细汇报。×××护士也针对此疾病从定义、解剖、病因及发病机制、临床表现及诊断、治疗方面给大家做了讲解。为了巩固今天查房内容，使大家更精准地完成手术配合工作，接下来进入提问环节，请大家积极回答。

1. 护士长：什么是输尿管肾盂连接处梗阻性肾积水？男女比例各是

多少?

N1 级护士×××:输尿管肾盂连接处梗阻性肾积水,是指尿液不能顺利从肾盂进入上段输尿管,引起肾脏集合系统进行性扩张,造成肾脏损害。输尿管肾盂连接处梗阻是新生儿肾积水最常见的原因,占 85% 以上。男性多于女性,男女之比为 2∶1。左侧多于右侧,双侧者占 10% 左右。

2. 护士长:有哪些临床表现?

N1 级护士×××:早期多无特殊临床症状,梗阻严重者,可以有腹部肿块、腰腹部间歇性疼痛、血尿、尿路感染、高血压肾破裂。

3. 护士长:5-0 抗菌薇乔经过 Trocar 进入腹腔吻合肾盂输尿管,对缝针有什么特殊要求?

N1 级护士×××:将 5-0 抗菌薇乔缝线剪至剩余 10~12 cm 长,并且将针塑形成"船形",方便使用。在塑形过程中,保证针尖的完好性及防止锐器伤的发生。

4. 护士长:手术台上腹腔镜导线、吸引器、超声刀导线、单极导线等各线路较多,请问洗手护士如何管理?

洗手护士:将腹腔镜导线、超声刀导线和单极导线用布巾钳固定在靠近床尾的有口大单上,而将吸引器固定在靠近床头的有口大单上,便于术者操作,妥善放置,防止掉落。

5. 护士长:体位安置的注意事项有哪些?

N3 级护士×××:

①该患儿健侧卧位,患侧垫高 45°~60°,尽可能靠近手术床边缘,注意下侧肢体的膝关节不要突出手术床边缘。因该患儿 5 个月,体重 8.6 kg 使用宽胶布固定患儿肩胛及髋部,胶布与皮肤接触部位用纱布保护,1 岁以上患儿使用凝胶约束带固定。四肢用约束带约束。该手术体位,患儿身体紧靠床边,应做好防坠床的工作。

②将眼部悬空,防止受压;耳郭完全放置在头圈的中空位置;防压疮敷料粘贴于受压骨隆突处;检查尿管,保证尿管引流通畅,管路无打折;各管路及导线勿直接接触皮肤,必要时用棉垫与皮肤隔开,做好压疮防护。

③整个操作过程要最小化的暴露患儿,及时加盖做好保暖及隐私保护。

6. 护士长:请问巡回护士,留置胃管及肛管有什么目的?什么时候拔除?

巡回护士:婴儿年龄幼小,腹腔空间较小,术前留置胃管,便于术中抽吸胃内气体，减少胃内气体对术野的干扰；术前进行清洁灌肠，留置肛管减少了结肠气体对术野的干扰，也减少了术中肠管损伤的概率。在肾盂输尿管吻合完毕后将肛管拔除。

7. 护士长：腹腔镜设备应摆放于患儿身体的哪侧？

N2 级护士×××：根据患儿的手术部位来决定腹腔镜设备的摆放位置，该患儿为左侧肾积水，右侧卧位，腹腔镜设备放于患儿的背侧，即患儿左侧。

8. 护士长：留置尿管时有哪些注意事项呢？

N2 级护士×××：留置尿管时，严格执行无菌技术操作，操作前检查尿管气囊完好。留置尿管后，直接将调节阀关闭，术中遵医嘱再打开，打开后观察尿管是否有扭曲、打折情况，保证引流的通畅。

9. 护士长：术中用的输尿管支架有什么作用？

N3 级护士×××：输尿管支架又称"猪尾巴管"，双 J 管一头在肾盂处，一头在膀胱内，对输尿管吻合口起固定支撑作用。

10. 护士长：术中如何使用蛇毒血凝酶注射液呢，有哪些注意事项呢？

N2 级护士×××：术中医生下达口头医嘱，使用蛇毒血凝酶注射液时，巡回护士先复述一遍，确认无误后方可执行。巡回护士与麻醉医生共同核对药物的名称、剂量、有效期及失效期，用 5 mL 注射器抽取药液，入小壶，通过静脉给药达到止血的作用。

11. 护士长：谁能说说超声刀使用的注意事项？

N1 级护士×××：超声刀工作时应避免长时间连续过载操作；不能闭合刀头空踩脚踏板或用超声刀头夹持金属组织及骨组织；术中清洗刀头，将刀头张开完全浸没于生理盐水中，利用脚控或手控开关启动超声刀清洁刀头，避免与金属容器边缘接触。

12. 护士长：那么，超声刀该如何维护和保养呢？

巡回护士：超声刀头应轻拿轻放，避免重压，不要碰撞硬物或落地。使用后，手柄线用湿布擦拭干净，不宜用水冲洗，并顺其弧度保持 15~20 cm 直径线圈盘绕存放。

13. 护士长：负极板粘贴和揭除时有哪些注意事项？

巡回护士：使用前检查其有效期、完整性、有无瑕疵及变色等，如过期、损坏或变干，禁止使用；负极板不得叠放，打开包装后立即使用；负极板粘贴方向与身体纵轴垂直，并与皮肤粘贴紧密；术毕，从边缘沿皮纹方向缓慢地将负极板整片水平自患儿身体上揭除，揭除后观察并清洁局部皮肤。

14. 护士长：术中取下的标本如何处理？

N1 级护士×××：术中取下的肾盂输尿管狭窄段洗手护士要保存于湿纱布内，放于固定的容器内，防止标本干燥、丢失或污染无菌台。

15. 护士长：在使用输尿管支架时，我们需要关注的重点有什么？

N1 级护士×××：输尿管支架属于体内植入物，使用时，巡回护士与洗手护士核对名称、型号及有效期。植入物标识要及时粘贴在手术物品清点记录单的背面。

16. 护士长：该患儿术后在转运过程中有哪些注意事项？

巡回护士：离开手术室前，确认该患儿的尿管、引流管以及输液管路通畅，固定稳妥。与麻醉医生一起负责转运患儿，转运中确保患儿安全；转运人员应在患儿头侧，注意患儿的身体不可伸出推车外，避免推车速度过快、转弯过急，以防意外伤害的发生，并注意隐私保护和保暖。

17. 护士长：实习同学还有问题吗？

①实习护生×××：老师，为什么导尿后需要先夹闭尿管，待术中医生下达医嘱后才打开尿管？

N2 级护士×××：术前留置尿管后夹闭尿管的目的如下。①让膀胱充盈，空间变大，避免术中置入输尿管支架时一端直接进入尿道内口；②术中探查吻合口，要挤压膀胱，使尿液反流，证明输尿管支架放置位置正确。

②实习护生×××：老师，请问 Trocar 头为什么要安装橡胶管？它有什么作用？

N1 级护士×××：婴儿腹壁薄弱，橡胶管的作用是固定 Trocar，通过它与皮肤的缝合固定，避免术者在更换器械或各角度倾斜操作时拔除 Trocar，延长手术时间，给患儿增加手术风险。

主持人：提问环节到此结束，最后请护士长进行本次查房总结。

护士长总结：很感谢各位老师详尽的讲解。我们通过对腹腔镜下左侧离断性肾盂输尿管再吻合术手术配合、护理关键点及相关知识的学习和提问，相信大家对此类手术都有了更深层次的了解。手术涉及体位安置，用药安全问题，腔镜器械、设备等的使用都有许多需要注意的地方。希望大家能够掌握并应用到临床工作中，提高护理质量，为患儿的快速康复奠定基础。

主持人：感谢大家，今天的查房到此结束！

第十二节 保留肾单位右侧肾母细胞瘤切除术

主持人：N3 级护士。

内容：保留肾单位右侧肾母细胞瘤切除术手术护理。

汇报人员：洗手护士、巡回护士。

指导人员：N3 级以上护士或相关专科组长。

参加人员：全体护士、规培护士、进修护士、实习护生。

目的

1. 掌握保留肾单位右侧肾母细胞瘤切除术手术配合要点，提高该手术护理质量。

2. 了解肾母细胞瘤的相关知识，提高专科知识水平。

3. 关注手术患儿手术过程中的相关风险，做到防患于未然。

4. 解决重症疑难问题，提高该类患儿的手术护理质量。

5. 掌握手术隔离技术的应用。

6. 掌握手术中高频电刀、变温毯的使用。

7. 通过查房发现问题、解决问题，对护士的工作起到指导和监督作用。

8. 激发护士学习多学科知识的兴趣，提高护士运用多学科知识分析问题、解决问题的能力。

主持人：大家早上好！今天我们查房的内容是一例保留肾单位右侧肾母细胞瘤切除术的手术护理，通过此次查房，学习保留肾单位肾母细胞瘤的手术配合要点及其相关知识，了解该疾病的解剖、熟悉病理生理、掌握手术护理及护理并发症防范等知识，从而提高该手术的护理质量，为患儿及手术医生提供更为全面的优质护理服务。下面请洗手护士进行病例汇报。

洗手护士

病例汇报

患儿，石××，男，5 岁，体重 18 kg。于一年前家长无意间发现患儿腹部肿物，后检查提示右侧肾母细胞瘤可能，于我院多次行化疗，肿块略变小，现为求治疗再次入住我院。

实验室检查

血常规：红细胞 $3.16×10^{12}$/L↓；血红蛋白浓度 87 g/L↓。

CT 检查：右侧腹膜后肾上、中极可见巨大囊实性肿物，大小约 12 cm×10.5 cm×16 cm。

术前诊断：右侧肾肿瘤：肾母细胞瘤？

麻醉方式：全麻＋气管插管。

实施手术：保留肾单位右侧肾母细胞瘤切除术。

主持人：目前我们对该患儿的病情有了一定了解。下面请洗手护士进行汇报。

一、用物准备

1. 常规用物：敷料包、手术衣包、无菌持物钳。

2. 手术器械：小儿开腹包、泌尿器械包。

3. 一次性用物：无菌手套、显影纱布套包、一次性吸引器、一次性电刀手笔、20 号刀片、4－0 抗菌薇乔、2－0 抗菌薇乔、3－0 抗菌薇乔、5－0 快薇乔、4 号慕丝线、明胶海绵、止血绫、一次性引流管、一次性使用引流袋、9 cm×20 cm 敷贴、血管阻断管、血管阻断带。

二、手术配合要点

1. 术前了解该手术解剖知识、手术方式及所需的特殊用物及器械。

2. 术日提前 20 分钟刷手上台整理手术器械及物品。与巡回护士共同清点手术台上所有器械、纱布、缝针及用物，检查手术器械完整性、功能是否良好，并做到定位放置。

3. 麻醉后，消毒铺单。

①消毒范围：上至乳头、下至大腿上 1/3，两侧至腋后线。

②铺单：先将一块小单铺于会阴处，另用四块小单分别对折后覆盖于切口四周，布巾钳固定，然后依次铺设中单、有口大单。将一次性电刀手笔、吸引器递于术者并固定。

4. 递消毒纱布消毒皮肤，20 号手术刀放于弯盘内递于术者，于右上腹做一横切口长约 20 cm，依次切开腹壁进腹腔，打开后腹膜，见右肾为瘤肾，瘤体位于肾内。

5. 递中弯钳逐层分离瘤肾，分离至内侧肾蒂处，探查肾动静脉及输尿管内未触及瘤栓，递阻断带及阻断管分别阻断肾动静脉，保护输尿管。用组织剪剪开肾纤维膜，完整剥除瘤体。

6. 将瘤体用弯盘盛装，连同与瘤体接触过的器械一起放于器械台隔离区，严格执行恶性肿瘤的隔离技术操作，预防和减少肿瘤细胞的种植。

7. 用42 ℃的温蒸馏水冲洗腹腔，冲洗后台上所有手术人员更换手套，切口周围铺无菌小单保护。

8. 用4－0抗菌薇乔修补肾盂，2－0抗菌薇乔褥式缝合肾脏，松开阻断带，肾脏转红，血运好，查肾门及肾窝内无活动性渗血，肾窝内置止血绫、明胶海绵两块，腹腔内置一次性引流管，递一次性使用引流袋。

9. 与巡回护士共同清点所有手术用物，并检查器械完整性，确认无误后，用2－0抗菌薇乔关闭后腹膜。

10. 关闭腹腔前，与巡回护士共同清点所有手术用物，并检查器械完整性，确认无误后用3－0抗菌薇乔关闭腹腔。

11. 腹腔完全关闭后再次与巡回护士共同清点所有手术用物，并检查器械完整性，5－0快薇乔缝合皮肤，皮肤缝合前后，与巡回护士共同清点台上所有用物，用敷贴包扎切口。

三、关注点

1. 准备好血管阻断带、血管阻断管等特殊用物用于肾蒂的阻断。

2. 严格执行手术隔离技术。

3. 密切关注手术进展情况，剥离瘤体时集中注意力，如有出血及时主动传递器械和用物。

4. 认真执行物品清点查对制度，掌握清点时机，关闭后腹膜时清点所有用物。

5. 负责手术台上标本的管理，严格执行手术标本管理制度。

6. 做好标准预防，正确传递锐器，防止发生锐器伤。

7. 腹腔冲洗后，切口周围及时加盖无菌巾。

主持人：下面由巡回护士进行汇报。

巡回护士

一、用物准备

1. 仪器设备：高频电刀、负压吸引装置、变温毯。
2. 体位用物：小棉垫、约束带、体位垫、防压疮敷料。
3. 消毒液：碘伏。
4. 其他：生理盐水、蒸馏水、三通、儿童型负极板。

二、手术配合要点

（一）术前配合

1. 调节好手术室内温度为 24 ℃，检查静压差及湿度正常。

2. 检查手术室高频电刀、变温毯等仪器设备，是否功能良好、处于备用状态。将变温毯毯面温度调节至 37.5 ℃，小棉被铺于毯面预热。

3. 携手术通知单、手术患儿及物品核查交接表与病房护士床旁交接患儿。取得家属配合采取两种以上方式核对，再次确认手术部位及体表标识，无误后将患儿接至手术室。

4. 麻醉开始前，在麻醉医生主持下，与手术医生、麻醉医生共同进行手术患儿安全核查。

5. 协助麻醉医生进行麻醉。

6. 体位安置：与麻醉医生、手术医生共同安置体位。患儿取平卧位，腰下垫体位垫，将患侧抬高 30°，约束带固定松紧适宜，摆放完毕后检查尿管，保证尿管引流通畅，管路无打折，各管路勿直接接触皮肤。

7. 负极板的选择：患儿体重是 18 kg，应选取儿童型负极板，粘贴部位选择患儿左侧大腿处。

8. 协助手术医生穿手术衣，为手术台上提供用物，调节无影灯。

9. 与洗手护士共同清点手术台上所有用物，逐项准确记录。

10. 手术开始前，由麻醉医生主持，与手术医生、麻醉医生共同进行手术患儿安全核查。

（二）术中管理

1. 仪器设备

①高频电刀：电刀功率在术中及时调整，开始预设为 15 W，根据手术

情况调整，剥瘤体时调至 8 W，便于术者精细操作，保证手术顺利进行，同时关注负极板粘贴情况。

②变温毯：术中观察患儿的体温，及时关注毯面温度。

③输血输液加温仪：输液时温度设置为 37.5 ℃，输血时温度设置为 40 ℃，术中随时观察设备运行状况。

2. 各种管路

①输液管理：术中密切观察输注部位是否有渗出或红肿，液路是否通畅，遵医嘱严格控制输液滴速及液量。

②输血管理：术中密切观察输血反应，遵医嘱严控制输血滴速及输血量。

③尿管管理：术中及时查看尿量、尿管打折情况，保证引流的通畅。

3. 其他

①监督手术人员严格执行无菌技术操作。

②腹腔冲洗水：提前在温箱中准备 1～2 瓶 42 ℃的温蒸馏水用于瘤体切除后的冲洗。

③关闭后腹膜时，撤去体位垫。

（三）术后管理

1. 手术结束后，及时查看受压部位皮肤的完整性，加盖棉被，注意保暖。

2. 协助麻醉医生拔除气管插管，保持患儿呼吸通畅，全程密切关注患儿的安全。

3. 监督手术医生正确处理病理标本，定位加锁放置。

4. 正确方法去除儿童型负极板，动作轻柔，检查粘贴部位皮肤情况。

5. 术后妥善固定引流管，及时粘贴引流标识。

6. 术后及时将血袋放置冰箱中保存 24 小时，以备必要时送检。

7. 患儿离开手术室前，在麻醉医生主持下，与手术医生、麻醉医生共同进行手术患儿安全核查。

8. 与麻醉医生共同护送患儿到苏醒室，并与苏醒室护士做好交接工作，及时逐项填写手术患儿及物品核查交接表，交接双方及时签字，方可离开。

9. 整理手术室，将体位用物、仪器设备消毒后归位放置。

三、关注点

1. 标本的管理：术中留取的病理标本，按要求保存，保证及时送检。

2. 转运过程中，保护好各种管路。

3. 术前在温箱备蒸馏水。

4. 及时调整电刀功率满足手术需求。

5. 患儿手术中取平卧位，将患侧垫高，而在关闭腹腔时，要将体位垫取出，减轻腹部张力，便于切口的缝合。

6. 关闭后腹膜时，增加一次手术物品清点的时机。

主持人：洗手护士及巡回护士对手术配合及护理关注点做了详细汇报。接下来由 N3 级护士×××带大家学习"肾母细胞瘤"的相关知识。

肾母细胞瘤

一、定义

肾母细胞瘤，或称肾胚胎瘤，是儿童常见的恶性肾脏肿瘤。由 Wilms 首先报道，故又称 Wilms 瘤。

1. 流行病学和病因学

肾母细胞瘤在婴幼儿的发病率为 1～2/1 000 000。诊断时年龄最多见于 1～3 岁，80% 病例见于 5 岁以前，平均年龄为 3 岁。肿瘤可能起源于后肾胚基，为发生于残留未成熟肾脏的胚胎性肿瘤，可合并泌尿生殖器畸形。肿瘤发生也可能与先天性遗传有关。

2. 病理

肾母细胞瘤可发生于肾的任何部位，常呈圆形、卵圆形或大结节性的实性包块，具有由纤维组织及被压迫的肾组织所构成的被膜。肿瘤常破坏并压迫肾组织致肾盂肾盏变形。肿瘤剖面呈灰白色鱼肉样膨出，可因局灶性出血及梗死而成棕色或黄色，间有囊腔形成（图 9-22）。肿瘤由胚芽、间质和上皮三种成分组成。

二、解剖

肾脏为成对的扁豆状器官，红褐色，位于腹膜后脊柱两旁浅窝中（图 9-23）。长 10～12 cm，宽 5～6 cm，厚 3～4 cm，重 120～150 g，左肾

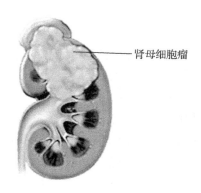

肾母细胞瘤

图9-22　肾母细胞瘤

较右肾稍大，肾纵轴上端向内、下端向外，因此两肾上极相距较近，下极较远，肾纵轴与脊柱所成角度为30°左右。肾脏一侧有一处凹陷，叫作肾门，它是肾静脉、肾动脉出入肾脏以及输尿管与肾脏连接的部位，这些出入肾门的结构，被结缔组织包裹，合称肾蒂。肾蒂主要的排列关系从前向后依次为肾静脉、肾动脉、输尿管；从上向下的排列关系依次为肾动脉、肾静脉、输尿管。由肾门凹向肾内，有一个较大的腔，称肾窦。肾窦由肾实质围成，窦内含有肾动脉、肾静脉、淋巴管、肾小盏、肾大盏、肾盂和脂肪组织等。

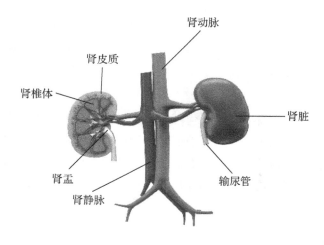

肾动脉

肾皮质

肾椎体

肾脏

肾盂

输尿管

肾静脉

图9-23　肾脏

三、临床表现

1. 腹部肿块：腹部肿块或腹大为最常见的表现，肿块较小时，无明显症状而易被忽视，常在换衣服或洗澡时偶然发现，约95%患儿在首次就诊时触及肿块。肿块位于上腹季肋部一侧，表面光滑，中等硬度，无压痛，早期可有一定活动性，迅速增大后可越过中线，肿瘤巨大时出现压迫症状，可有气促、食欲缺乏、消瘦、烦躁不安等表现。

2. 腹痛：约1/3患儿出现腹痛，程度从局部不适、轻微疼痛到剧烈疼痛、绞痛，如果伴有发热、贫血、高血压常提示肿瘤包膜下出血。很少发生瘤体腹腔内破裂所致的急腹症。

3. 血尿：约25%患儿有镜下血尿，10%~15%的患儿有肉眼血尿。血尿出现多半由于轻微外伤波及肿大的肾诱发，或与肿瘤侵入肾盂有关，不为肿瘤的晚期表现。

4. 高血压：约30%病例出现血压增高，可能是由于肿瘤细胞产生肾素，或由于肾血管栓塞或肾动脉受压缺血造成高肾素－血管紧张素所致。肿瘤切除后，血压恢复正常。

四、并发症

可能合并急性肾衰竭、精索静脉曲张、低血糖等。红细胞增多症罕见，原因可能与肿瘤产生红细胞生成素有关。合并肾病综合征，则称为Wilms肾炎。

五、转移症状

下腔静脉梗阻可导致肝大及腹水，如侵入右心房可致充血性心力衰竭。血行转移可播散至全身各部位，以肺转移为常见，可出现咳嗽、胸腔积液、胸痛、低热、贫血及恶病质等。

发热、疲力、烦躁、食欲缺乏及体重下降等。

近期有上呼吸道感染、肺炎或胸外伤病史，或经治疗症状好转后又加重。多起病急、病情重、进展快。

急性期，表现为呼吸急促、口唇青紫、常呈弛张高热、中毒症状明显、面色苍白、咳嗽、呻吟、呼吸困难、盗汗、食欲缺乏和体重减轻。

慢性期，中毒症状减轻、胸廓较对侧平坦、患侧肋间隙变窄、呼吸音减低、语颤可能增强、心界可能向患侧移位，重者可能出现脊柱侧弯。

六、诊断

1. 临床表现：熟知该疾病的临床特点，"虚弱婴幼儿腹部有大肿块""罗汉肚"应考虑肾母细胞瘤。

2. 影像学检查：IVP、B 超、CT、MRI 在诊断 Wilms 瘤方面具有重要作用。

①B 超：B 超可分辨囊性或实质性肿块，易与肾积水、多囊肾等鉴别，同时也可以明确对侧肾脏及肝脏是否受累。

②IVP：仍是一种重要的诊断手段，能了解对侧肾脏的形态及功能。

③CT：可判断肿块性质及原发瘤的侵犯范围，判断肿瘤与周围组织、器官的关系，有无双侧肾病变，有无肝转移等，根据肿块包含成分不同，可帮助与错构瘤相区别。

④MRI：可更明确评估肿瘤的大小、范围。

⑤血管造影：有助于确定瘤体太小的肾内性肿瘤和决定双侧肾母细胞瘤行肾部分切除的范围。

七、治疗

肾母细胞瘤最早应用手术、化疗、放疗综合治疗措施，而且是疗效最好的实体瘤之一，2 年无瘤生存率可达 80%~90%。

1. 手术：患侧抬高 30°，一般采用经腹部横切口，少用胸腹联合切口。首先评估肿瘤大小、累及范围，检查对侧肾、肝脏。肾门、主动脉旁如有重大淋巴结，需取活体组织检查。

2. 术后化疗：手术切除后，进一步的治疗需要根据肿瘤分期和病理分类施行。术后化疗对肾母细胞瘤预后有重要影响。首选一线药物为长春新碱、放线菌素 D 及阿霉素。

主持人：×××护士对该疾病的相关知识进行了详细讲解，使大家对该疾病有了更深一步的了解，那么下面由护士长进行提问。

护士长：洗手护士和巡回护士对保留肾单位右侧肾母细胞瘤切除术的手术配合及关注点进行了详细汇报。×××护士也针对此疾病从定义、解剖、临床表现、诊断及治疗方面给大家做了讲解。为了巩固今天的查房内容，使大家更精准地完成手术配合工作，接下来进入提问环节，请大家积极回答。

1. 护士长：请回答一下肾母细胞瘤的定义？

N0 级护士×××：肾母细胞瘤，或称肾胚胎瘤，是儿童常见的恶性肾脏肿瘤。由 Wilms 首先报道，故又称 Wilms 瘤。

2. 护士长：术中需要阻断肾动静脉，请问肾动静脉的解剖位置？

N2 级护士×××：肾脏一侧有一处凹陷，叫肾门，它是肾静脉、肾动脉出入肾脏以及输尿管与肾脏连接的部位，这些出入肾门的结构，被结缔组织包裹，合称肾蒂。肾蒂主要的排列关系从前向后依次为肾静脉、肾动脉、输尿管；从上向下的排列关系依次为肾动脉、肾静脉、输尿管。

3. 护士长：那么肾母细胞瘤会有哪些临床症状？

N1 级护士×××：腹部肿块、腹痛、血尿、高血压、转移症状如侵入右心房可致充血性心力衰竭，血行转移可播散至全身各部位，以肺转移为常见，可出现咳嗽、胸腔积液、胸痛、低热、贫血及恶病质等。

4. 护士长：保留肾单位的手术指征有哪些？

N3 级护士×××：保留肾单位手术的宗旨是，在完整切除肾脏肿瘤的同时，尽可能保留肾实质，有助于防止远期肾衰竭，尤其是对儿童来说，未来面临更长的岁月，并且有肾功能不全逐渐累积的风险。该术式的指征：①肿瘤较为局限，易于切除；②肿瘤切除后能保留超过 1/2 的肾脏；③发病年龄 >5 岁，不是肾母细胞瘤高发年龄；④术前影像学检查提示病变有良性的可能：如囊性占位、血供不丰富等。

5. 护士长：请问洗手护士此台手术是肿瘤手术，在手术中你是如何进行手术器械管理的？

洗手护士：因此台手术是肿瘤手术，在术中应采用手术隔离技术。那么，手术隔离技术就是在无菌区域建立出一块隔离区域，对明确有肿瘤、污染、感染、种植概念的手术，洗手护士要在无菌区域建立明确隔离区域，被隔离的器械、敷料放置在隔离区域不再使用，不可与其他无菌物品混淆使用。当瘤体剥除时，要准备弯盘盛装瘤体，并且将接触过瘤体的器械一起放在隔离区，还要更换手套。

6. 护士长：体腔冲洗液，使用什么液体？为什么？

N1 级护士×××：术中冲洗液，使用 42 ℃的蒸馏水。蒸馏水是一种不含杂质和有形成分的低渗性液体，其渗透压接近 0，而人体组织细胞的渗透压为 280～310 mmol/L，由于渗透压的差异，蒸馏水可以使肿瘤细胞肿胀，裂解肿瘤细胞膜，从而使肿瘤细胞失去活性，能有效避免肿瘤细胞的种植和播散。

N2 级护士×××：我来补充一下，42 ℃蒸馏水最常用于恶性肿瘤冲洗体腔，对肿瘤细胞杀伤作用明显。其原理如下。

（1）加热的细胞生物学研究

加热涉及细胞中 3 种结构：细胞膜、细胞骨架和细胞核。

加热的细胞杀灭机制：细胞膜的结构被破坏；细胞骨架塌陷；核蛋白溶入核基质、核破裂。

受热损害的细胞有 3 种结局：凋亡、坏死、数次分裂后死亡。

在加热的研究中发现以下规律。

①热耐受：已被加热过的细胞对以后的加热有抵抗性。

②热休克蛋白：这是热诱导的基因转录的结果。

（2）加热的生物学基础

其中包含两种机制：

①热直接杀伤肿瘤作用：热对缺氧细胞和 S 期细胞这两类细胞都有损伤作用。

②加热能使 S 期细胞的放射敏感性增加，还能抑制放射损伤的修复。

虽然加热对正常组织也有损伤和放射增敏作用，但是加热对肿瘤的作用更强，其原因为：

①慢性缺氧细胞对加热更敏感，而只有肿瘤才有缺氧细胞。

②低 pH 的细胞（pH < 6.8）对热耐受性差，肿瘤的代谢为无氧酵解，因而细胞呈酸性，容易被杀灭。肿瘤中血供差，热不易被血流带走，而血供丰富的正常组织，能通过血流来降温，因而热在肿瘤中维持的时间更长，所以，热对肿瘤造成的直接损伤更严重。

7. 护士长：手术中在阻断肾脏动静脉时，需要准备哪些特殊用物？

洗手护士：准备好血管阻断带，血管阻断带用于肾蒂阻断，肾蒂阻断时间为 20 min，在肾脏缺血时间安全范围内（肾脏热缺血时间为 20 ~ 30 min）。

8. 护士长：请问这台手术中手术物品清点了几次？

N1 级护士×××：此台手术因为需要打开后腹膜，因此在原有 4 次共清点的基础上增加一次，共清点 5 次。时机分别为：手术开始前、关闭后腹膜前、关闭体腔前、体腔完全关闭后、皮肤完全缝合后。

9. 护士长：针对此患儿如何做好心理护理？

N2 级护士：患儿由于年龄较小，对疾病缺乏认知，很容易受到父母情绪的影响，而患儿父母对疾病缺乏正确全面的了解，只一味地认为是恶性肿瘤，所以很容易有焦虑、暴躁的负面情绪，此时对患儿的情绪有极大的负面影响。我们在术前访视时，不仅要关注患儿的心理情绪，同时也要对患儿家长进行心理疏导，耐心地向家长讲解疾病的相关知识，让他们认识到肾母细胞瘤是可以通过手术和放化疗治疗的疾病，但是需要他们的积极配合，要在患儿面前表现乐观、积极的一面。

10. 护士长：该患儿为恶性肿瘤患儿，请问巡回护士术中如何进行护理？

巡回护士：恶性肿瘤都是消耗性疾病，患儿经常会有恶心、呕吐、食欲不振的症状，所以此类患儿会出现经常性营养不良甚至贫血。我重点是从体温管理和压疮管理两方面进行护理的。

①维持患儿正常体温。术中应监测患儿的体温，根据患儿的体温采取不同的保温或者降温措施，对于体温过低的患儿，采取综合性保温措施，保持床单干燥、平整；室温调节至 24 ℃；变温毯毯面温度调节至 37.5 ℃；患儿皮肤暴露的部位用小棉垫或盖被进行加盖保暖；体腔冲洗使用加温冲洗液；静脉输注的液体及血液使用输血输液加温仪进行加热。减少患儿在手术期间的体温波动。

②压疮预防。患儿取平卧位，腰部垫高，头部垫"O"型凝胶头圈；腰部及膝下垫柔软体位垫；骶尾部及肩胛粘贴防压疮敷料；足部垫足跟垫；四肢小棉垫包裹约束带固定。搬动患儿时，动作轻柔，安置体位时与手术医生、麻醉医生配合默契，动作协调一致，避免拖拉硬拽。各导线安置妥当，不要压在患儿身下。术中手术医生操作时不可对患儿身体施压。

11. 护士长：请问输血时的注意事项？

N2 级护士：

①取回及输注血制品时由麻醉医生与巡回护士核对。

②三查十对。三查：血的有效期、血的质量、输血装置是否完好。十对：患儿姓名、性别、年龄、住院号、床号、血型（ABO 及 Rh）、血液种类及血袋号、输血量、交叉配血试验结果、血液采集日期及失效期。

③使用符合标准的输血器进行输注。

④输血前后用静脉注射生理盐水冲洗输血管道。

⑤血制品从血库取回后 30 分钟内开始输注，4 小时内输完。

⑥血制品内不应随意加入其他药物。

⑦输血器 4 小时更换一次，输入不同组交叉配血的血制品应更换输血器。

⑧严密观察输血情况。

⑨使用输血输液加温仪加热血液。

⑩空血袋低温保存 24 小时。

12. 护士长：在转运过程中，怎样保护好各管路？

N2 级护士×××：注意引流管固定牢靠，用胶布固定在腹部，巡回护士双手紧握患儿上肢，防止患儿用手将引流管拽出，保护好引流袋；同时还能利于观察患儿输注液体的肢体情况，防止各管路脱出。

护士长：大家还有什么问题不明白？

13. 规培护士×××：老师，请问患儿为什么化疗后进行手术？

N3 级护士×××：化疗是化学药物治疗的简称，通过使用化学治疗药物杀死癌细胞达到治疗目的。化疗是目前治疗肿瘤最有效的手段之一，和手术、放疗一起并称肿瘤的三大治疗手段。手术和放疗属于局部治疗，只对治疗部位的肿瘤有效，对于潜在的转移病灶和已经发生转移的肿瘤就难以发挥有效的治疗了。化疗是一种全身治疗的手段，无论使用什么途径给药，化疗药物都会随着血液循环遍布全身的绝大部分器官和组织。通过术前化疗可以使病灶缩小，方便手术切除，或者使部分失去手术机会的病灶缩小后再获得手术机会，同时还可以杀死潜在的转移病灶，降低复杂转移的可能。

14. 规培护士×××：老师，请问什么是瘤栓？

洗手护士：是肿瘤常见并发症之一，是指癌细胞在生长、繁殖、转移过程中，侵袭或堆积血管和淋巴系统，或引起血液的凝血异常，导致血管功能和血液运行障碍、异常凝血、血栓形成，产生一系列病理生理改变的肿瘤并发症。所以我们一定要做好隔离。

15. 实习护生：老师，请问什么是褥式缝合？

洗手护士：是一种手术缝合方法。常用的缝合方式有：间断缝合、连续缝合、毯边（锁边）缝合、褥式缝合、荷包缝合、"8"字形缝合、减张缝合。褥式缝合：有垂直和水平式两种缝合方式，水平褥式缝合除做间断缝合外还可做连续褥式缝合。做褥式缝合时，根据需要可使切缘内翻或外翻，如胃肠道内翻缝合，吻合血管用外翻缝合；如缝合皮下组织较少的松弛皮肤，用间断垂直褥式缝合，可避免切缘内卷。

16. 实习护生：老师，请问怎样做才是正确去除儿童型负极板的方法？

巡回护士：揭除负极板时应从边缘沿皮纹方向缓慢揭除，避免速度过快、用力过猛，造成机械性损伤，揭除后观察负极板处皮肤情况。

主持人：提问环节到此结束，最后请护士长进行本次查房总结。

护士长总结：感谢各位老师详尽的讲解。我们通过对保留肾单位右侧肾母细胞瘤切除术手术配合、护理关键点及相关知识的学习和提问，相信大家对该手术有了更深层次的了解。手术中需要关注体位安置、手术隔离技术、管路管理等方面。希望大家能够掌握并运用到临床工作中，提高护理质量，为患儿的快速康复奠定基础。

第十三节　右侧锁骨截骨、改良 Woodward 肩胛骨下移、8 字绷带固定术

主持人：N3 级护士。

内容：右侧锁骨截骨、改良 Woodward 肩胛骨下移、8 字绷带固定术手术护理。

汇报人员：洗手护士、巡回护士。

指导人员：骨科专科组长。

参加人员：全体护士、规培护士、进修护士、实习护生。

目的

1. 掌握手术配合要点，提高围术期手术室护理质量。

2. 了解高肩胛疾病相关知识，提高专科手术护理水平。

3. 关注手术患儿的相关风险，做到防患于未然。

4. 掌握 C 形臂、高频电刀、双极电凝、变温毯、输血输液加温仪等仪器设备的使用。

5. 通过查房发现问题、解决问题，对护士的工作起到指导和监督作用。

6. 激发护士学习多学科知识的兴趣，提高护士运用多学科知识分析问题、解决问题的能力。

主持人：大家早上好！今天我们查房的内容是一例右侧锁骨截骨、改良 Woodward 肩胛骨下移、8 字绷带固定术手术护理。通过此次查房，学习高肩胛的手术配合要点及其相关知识，最终了解该疾病的解剖、熟悉病理生

理、掌握手术护理及护理并发症防范等知识，从而提高该手术的护理质量，为患儿及手术医生提供更为全面的优质护理服务，下面请洗手护士进行病例汇报。

洗手护士

病例汇报

患儿，申××，男，3岁，14 kg，主因发现右上肢活动受限，为求进一步治疗，就诊于我院。

辅助检查：X线检查表现为右侧肩胛骨位置升高，抬高的肩胛骨内上角居第1胸椎，下角升高，上界可超过胸廓高度，下角转向腋部，内上缘转向脊柱。

诊断：先天性右侧高肩胛症。

麻醉方式：全麻＋气管插管。

实施手术：右侧锁骨截骨、改良Woodward肩胛骨下移、8字绷带固定术。

主持人：目前我们对该患儿的病情有了一定了解，下面请洗手护士和巡回护士针对手术配合工作进行汇报。

一、用物准备

1. 常规用物：敷料包、手术衣包各两套、无菌持物钳。

2. 手术器械：骨科器械包、髋脱位器械包、牵开器。

3. 一次性用物：23号刀片、8 cm×10 cm×8 cm显影纱布、6 cm×7 cm×8 cm显影纱布、电刀手笔、双极电凝镊、一次性吸引器、4-0抗菌薇乔、2-0抗菌薇乔八根针、3-0抗菌薇乔八根针、爱惜邦x519、4-0单乔、止血绫、骨蜡、8号一次性硅胶胃管、无菌绷带、20 mL注射器。

二、手术配合要点

1. 术前了解该手术解剖知识、手术方式及所需的特殊用物及器械。

2. 术日提前20分钟刷手上台整理手术器械及物品。与巡回护士共同清点手术台上所有器械、纱布、缝针及用物。检查手术器械完整性、功能是否良好，并做到定位放置。

3. 先行右侧锁骨截骨术：麻妥，患儿取仰卧位，消毒铺单。

①消毒范围：前至左侧锁骨中线，右侧经肩关节、右上肢至肘关节、腋窝至右侧腋后线，上至颈部上缘，下至剑突水平。

②铺单：双折一块中单铺于右侧肩下，切口周围依次铺四块小单，布巾钳固定，放置托盘于手术床中部，切口下方铺一块中单至托盘上，托盘上再铺另一中单，切口上方铺一块中单；最后铺有口大单，短端向头部、长端向下肢，两侧及足端应下垂超过手术台边缘 30 cm。

4. 递术者电刀手笔、双极电凝镊、吸引器妥善固定。

5. 第一切口（右锁骨正中切口）：递消毒纱布消毒皮肤，23 号手术刀放于弯盘内递于术者切开皮肤，电刀和蚊式钳分离组织肌肉。

6. 递甲状腺拉钩暴露锁骨，递弧形剥离子、骨膜剥离子剥离骨膜，递锤子、中号骨刀截断锁骨，骨蜡止血。

7. 与巡回护士共同清点台上所有用物，确认无误后用 4 - 0 抗菌薇乔缝合组织。

8. 缝合切口前与巡回护士共同清点台上所有用物，确认无误后用 5 - 0 快薇乔缝合皮肤。再次与巡回护士共同清点台上所有用物。

9. 用 8 cm × 10 cm × 8 cm 去显影纱布覆盖切口，用敷贴覆盖固定。使用过的纱布不可拿离手术室，放置医疗垃圾袋内定位放置。

10. 将电刀手笔、双极电凝镊、吸引器用无菌布单包裹置于器械台上，用无菌单覆盖器械车台面，将器械车推离手术床，撤去使用后敷料。

11. 行改良 Woodward 肩胛骨下移术：更换手术体位为俯卧位，重新消毒铺单。

①消毒范围：左侧至腋中线，右侧腋窝至肩关节上、下达腋中线（包括右侧上肢至肘关节），上至颈部上缘，下至髂骨水平。

②铺单：对折中单铺于右侧身下，无菌小单包裹右手及前臂，无菌绷带缠绕固定，切口周围依次铺四块小单，布巾钳固定，放置托盘，切口下方依次铺两块中单，头侧铺一块中单；最后铺有口大单，短端向头部、长端向下肢，将右上肢从有口处移出自然放于身体旁。

12. 与巡回护士共同清点手术台上所有器械、纱布、缝针及用物。

13. 第二个切口（后背正中纵向切口）递消毒纱布消毒皮肤。23 号手术刀放于弯盘内递于术者，自颈 3 至胸 9 沿棘突处纵向切开皮肤，双极电凝止血，中弯钳、电刀切开肌肉组织，递深部拉钩暴露肩胛骨上缘、内侧缘与斜方肌外侧缘。

14. 自棘突处分别切断斜方肌、菱形肌及部分腰背筋膜。递牵开器显露右侧斜方肌发育差，自肩胛骨后、前方分别游离菱形肌和前锯肌并松解其与肩胛骨纤维束带。显露肩胛提肌，见挛缩明显，递骨膜剥离子分离，于肩胛上角处切断松解。

15. 推开肩胛冈上、下肌，见右肩胛骨岗上部向上向前翻转，为畸形骨，递生理盐水纱布保护周围组织，递咬骨钳将该部骨质及骨膜去除，骨蜡止血。

16. 由于右斜方肌上部挛缩明显，于颈 3 平面上方松解，双极电凝止血，20 mL 注射器冲洗创面。

17. 递布巾钳夹住肩胛骨及其附着的肌肉向下移位，使肩胛冈与左侧处于同一水平，爱惜邦将右肩胛上角、右肩胛骨内侧缘、下角与邻肋各缝一针固定，稳定肩胛骨在此矫正位置后，递 2－0 抗菌薇乔线将斜方肌和菱形肌缝合在原起点之下的棘突上，递电刀、中弯钳将斜方肌下端过剩部分切除。

18. 递 2－0 抗菌薇乔线缝合肌肉及筋膜，递 8 号一次性硅胶胃管置于伤口内放置引流，2－0 慕丝线固定引流管。

19. 与巡回护士共同清点台上所有用物，确认无误后用 3－0 抗菌薇乔线缝皮下组织。

20. 缝合皮肤前与巡回护士共同清点所有用物，确认无误后，4－0 单乔缝合皮肤。再次与巡回护士共同清点所有用物，敷贴包扎切口。

21. C 形臂透视可见右侧肩胛骨下移与左侧水平，复位满意。

22. 递无菌绷带从左侧腋下通过，经左肩通过背部到右侧腋下，途经右肩经后背再进入左侧腋下，反复缠绕做 8 字绷带固定术，整理用物，手术结束。

23. 将器械预处理后根据器械卡打包整理，协助巡回护士整理手术室。

三、关注点

1. 手术需要中单数量较多，术前准备充足。

2. 术中变换体位更换敷料时，要保护好电刀手笔、双极电凝镊、吸引器等不被污染，无菌器械台用无菌布单覆盖，避免污染。

3. 手术涉及两处切口，所用纱布较多，做到心中有数，使用去显影纱布时告知巡回护士并清点记录。严格执行手术物品清点查对制度，防止异物遗留。第一切口手术完毕后，使用过的纱布不可拿离手术室。

4. 妥善固定电刀手笔及双极电凝镊，导线勿缠绕于金属器械上，各导线不能捆扎成束，手术过程中随时清除电凝镊上焦痂。电刀手笔不用时，及时放入电刀保护盒内，防止误激发烫伤患儿。

5. 冲洗切口后，及时加盖无菌小单，保持切口周围布单干燥。

巡回护士

一、用物准备

1. 仪器设备：高频电刀、双极电凝、负压吸引装置、C 形臂、变温毯、输血输液加温仪。

2. 保温设备：将变温毯毯面温度调至 37.5 ℃，小棉被铺于毯面预加温。

3. 体位用物：小棉垫、头圈、肩垫、俯卧位体位垫、足跟凝胶垫、约束带等物品。

4. 一次性用物：一次性导尿包、8 号一次性硅胶尿管、防压疮敷料。

5. 消毒液：碘伏。

6. 其他：生理盐水。

二、手术配合要点

（一）术前配合

1. 调节好手术室温、湿度，手术室静压差正常。

2. 检查手术各种仪器设备，是否功能良好、处于备用状态。

3. 接患儿前将手术床调节合适位置，方便术中 C 形臂透视。

4. 携手术通知单、手术患儿及物品核查交接表与病房护士床旁交接患儿，取得家属配合，采取两种以上方式核对，再次确认手术部位及体表标识，无误后将患儿接至手术室。

5. 进入手术室后，巡回护士守护在患儿身旁，防止坠床。

6. 麻醉开始前在麻醉医生主持下，与手术医生、麻醉医生共同进行手术患儿安全核查。

7. 协助麻醉医生进行麻醉。

8. 选择 8 号一次性硅胶尿管，严格无菌技术操作下为患儿留置导尿，并进行妥善固定，粘贴标识。

9. 体位安置：与麻醉医生、手术医生共同安置体位。此手术体位为颈伸仰卧位。麻醉后，肩下置肩垫，抬高肩部，颈下置小棉垫，使头后仰，头部置小棉垫，保持头颈中立位，足部垫凝胶足跟垫，左上肢用布单包裹放于身体旁，约束带固定。

10. 选择儿童负极板粘贴在患儿臀部，并与皮肤紧密贴合，避免与金属物品接触。

11. 协助手术医生穿手术衣，为手术台上提供用物，调节手术灯。

12. 连接电刀、双极电凝，一次性吸引器等设备。

13. 与洗手护士共同清点手术台上所有用物，准确记录。

14. 手术开始前在麻醉医生主持下，与手术医生、麻醉医生共同进行手术患儿安全核查。

（二）术中管理

1. 仪器设备的管理

①高频电刀：电刀功率调至 20 W，手术过程中巡回护士应根据手术情况随时调整功率，保证手术顺利进行。观察负极板粘贴情况。

②术前调节变温毯至 37.5 ℃，术中随时观察患儿体表温度和皮肤情况，调节变温毯的温度。

③观察手术进展，随时调整无影灯的位置，保证手术顺利进行。

④正确使用 C 形臂，根据需要调整手术床高度。

⑤输血输液加温仪：温度设置为 38 ℃，术中随时观察设备运行情况。

2. 手术中增加纱布、缝针等用物，原位清点准确记录到手术物品清点记录单上。

3. 术中变换体位时，与手术医生、麻醉医生共同协作，采用轴线翻身法，将患儿由仰卧位变为俯卧位。将患儿头偏向一侧，头圈枕置于头下，耳部置于头圈中空位置、眼睛部位避免受压。左侧上肢屈曲自然放于头部，三个体位垫分别垫于胸前、髂部及踝部，避免腹部、生殖器、足尖等受压，在患儿胸前、双侧髂前上棘以及膝关节处粘贴防压疮敷料，约束带固定，松紧适宜。

4. 管路管理

①输液管理：术中密切观察输注部位是否有渗出，液体输注是否通畅，遵医嘱调节输液速度。

②尿管管理：妥善固定尿管，观察管路是否通畅。

5. 人员管理：监督手术人员严格执行无菌技术操作。手术开始后，手术室限制参观人数（不得超过 3 人），并监督所有人员不得违反无菌操作原则。C 形臂透视时，提示参观人员要回避。

6. 环境管理：手术开始后保持地面清洁，如有污染及时处理。减少开关门次数，保证手术间空气洁净度。

7. 手术用物清点管理：由于手术有二个切口，当第一切口手术完成后，要重新清点台上所有用物后，方可进行下一部位手术。将第一切口清点过的纱布放于手术室固定位置，不可拿离手术室。

8. 此手术时间超过 3 小时，遵医嘱给予预防使用抗生素，先查看病历中做皮试的时间和结果，再核对抗生素的名称、剂量、浓度、用法、批号和有效期。

（三）术后管理

1. 手术结束后，在麻醉师及手术医生协助下撤去所有体位垫。将患儿平卧，并保证安全。

2. 协助麻醉医生拔除气管插管，保持呼吸通畅。

3. 去除电刀负极板，动作轻柔，检查局部皮肤是否完整。

4. 患儿离开手术室前，在麻醉医师主持下，与手术医生、麻醉医生共同进行手术患儿安全核查。

5. 与麻醉师共同护送患儿到苏醒室，并与苏醒室护士做好交接工作，逐项填写手术患儿及物品核查交接表。

6. 体位用物、仪器设备清洁消毒后归位放置。

7. 整理手术室，保持整洁。

三、关注点

1. 掌握好手术物品清点时机：手术为双切口，除了常规的清点时机外，还要在准备进行第二手术部位开始前，与器械护士对手术台上所有用物进行清点后方可进行手术。

2. 台下清点过的纱布放置固定位置并妥善保管，待最后手术结束后方可弃去。

3. 手术中更换俯卧位时，要与麻醉医生、手术医生步调一致采用轴线翻身法将患儿俯卧。要注意眼部与耳郭部位的保护，受压部位要做好防压疮护理；对前胸、髂前上棘、双膝关节粘贴防压疮敷料；足尖自然下垂；肘关节用小棉垫加以垫衬保护；腹部悬空，防止腹部受压影响呼吸。

4. 术中注意对无菌物品的保护，防止污染。在改变体位前所有敷料要全部撤掉，协助器械护士保护无菌器械台不被污染，电刀手笔、双极电凝镊、吸引器用无菌布单包裹安置安全位置，监督手术室所有人员的无菌操作，防止污染；同时帮助器械护士打开敷料包及手术衣包，过程中注意无菌区域的保护。

5. 术中执行正确的操作以及使用 C 形臂，C 形臂球部与手术床水平面保持一定距离。

6. 术后转运患儿要注意安全，搬动时要注意保护好各管路，防止滑脱。

7. 严格管理参观人员，观看手术时要与无菌区域保持一定距离，在更换手术部位时，先让参观人员暂离手术室，待手术开始后方可进入。

主持人：洗手护士及巡回护士对手术配合及护理关注点做了详细汇报。接下来由骨科专科组长×××带大家学习"先天性肩胛高位症"的相关知识。

先天性肩胛高位症

一、定义

本病为较少见的一种先天性畸形，特征是肩胛骨处于较高的位置，患侧肩关节高于健侧，患肢上臂上举活动受限，可同时合并有肋骨、颈、胸椎的畸形。

二、解剖

肩胛骨也叫胛骨、琵琶骨。位于胸廓的后面，是倒置的三角形扁骨，介于第 2～第 7 肋之间。分为两个面、三个角和三个缘（图 9-24）。前面为肩胛下窝，是一大而浅的窝。后面有一横行的骨嵴，称肩胛冈。肩胛冈的外侧扁平，称肩峰。外侧角肥厚，有梨形关节面，称关节盂，关节盂的上、下方各有一小的粗糙隆起，分别称盂上结节和盂下结节。上角和下角位于内侧缘的上端和下端，分别平对第 2 肋和第 7 肋，可作为计数肋的标志。肩胛骨、锁骨和肱骨构成肩关节。肩胛骨位于背部的外上方。肩胛骨前面微凹，后面有一向外上的高嵴，称为肩甲冈，其外侧端称肩峰，是肩部的最高点。肩胛骨在体表可触及。

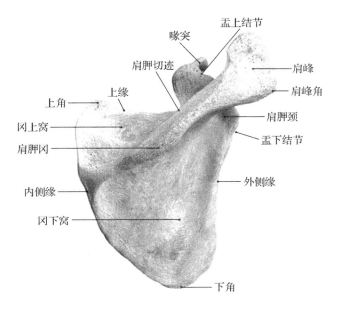

图 9-24　肩胛骨

三、病理病因

胚胎期肩胛骨下降不全是根本原因，常见原因：①羊水过多使宫腔压力增高；②肩胛骨与脊椎间异常连接，呈骨性或软骨性连接；③肩胛骨周围肌肉发育异常，对肩胛骨正常牵拉作用减弱或消失；④各种原因造成肩胛骨发育停顿，出现肩胛骨形状和体积异常；⑤与遗传因素有关。

四、症状体征

本病临床表现主要为患儿在 1 岁之后即能发现患肩增高，"高"即是指肩胛骨与胸廓相互关系而言，呈耸肩短颈的外形（图 9-25），肩关节外展上举功能明显受限，患肢肩胛带肌肉不发达，年龄稍大的患儿可合并脊柱及胸廓畸形，肩胛骨发育小，下角升高，肩关节的外展上举受限，与肩胛骨的位置及发育畸形不无关系，如①肩胛带的高度超过胸廓高度，内上角甚至向前弯曲；②肩胛骨的内侧缘紧靠椎体棘突；③肩椎骨折；④肩胛骨周围诸肌的异常。

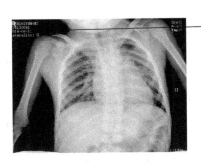

左侧肩胛高位

图 9-25　左侧高肩胛

五、临床表现

高肩胛症左侧多见，1/3 病例发生在双侧，出生时即见，逐渐加重。患儿两侧肩胛骨位置不对称，患侧肩胛骨发育偏小，高于健侧，并明显前移，严重者肩胛骨内上角甚至向前弯曲，在锁骨上方可触及肩胛骨棘。患肢上举时，肩胛骨向外和旋转活动受限，患侧肩部外展活动受限。患儿常同时合并有肋骨、颈椎、胸椎的畸形。对于疾病影响功能的程度，Cavendlish 分级如下：

一级：畸形不明显，两肩在同一水平，穿衣后外观近于正常。

二级：畸形较轻，两肩接近同一水平，但穿衣后可以看出畸形，颈蹼处可见隆起肿块。

三级：中等畸形，患肩关节可高于对侧 2～5 cm，畸形明显。

四级：严重畸形，患肩明显升高，几乎接近枕骨，有时常合并有短颈畸形。

六、诊断

本病主要是通过 X 线检查确诊，影像学表现：

1. 肩胛骨位置异常，较正常侧明显升高，内下角靠近脊柱。

2. 肩胛骨畸形，垂直径变短，外观呈偏小、宽窄等不同形态，肩胛骨内缘与颈椎可形成肩椎骨。

七、治疗

1. 非手术治疗：轻中度畸形，功能障碍不明显者，可不考虑手术治疗，做一些被动和主动的上肢活动，如外展、上举、下压及内收，伸展牵引短缩的肌肉，改善和增进肩的外展和上举功能。

2. 手术治疗：手术治疗适用于重度畸形、功能障碍明显的患儿。患儿除了肩胛骨的升高外，还合并有其他的骨性及软组织畸形。常用的手术方法有：肩胛骨内上部的肩椎骨桥切除术、肩胛骨大部分切除术、肩胛骨下移固定术、肩胛骨下移术。

主持人：骨科专科组长×××对该疾病的相关知识进行了详细讲解，使大家对该疾病有了更深一步的了解，那么下面由护士长进行提问。

护士长：洗手护士和巡回护士对右侧锁骨截骨、改良 Woodward 肩胛骨下移、8 字绷带固定术的手术配合及关注点进行了详细汇报。×××护士也针对此疾病从定义、解剖、病理病因、症状体征、临床表现、诊断、治疗方面给大家做了讲解。为了巩固今天的查房内容，使大家更精准地完成手术配合工作，接下来进入提问环节，请大家积极回答。

1. 护士长：谁来回答一下什么是高肩胛？

N2 级护士×××：高肩胛是一种先天性畸形，特征是肩胛骨处于较高的位置，患侧肩关节高于健侧，患肢上臂上举活动受限，可同时合并肋骨、颈、胸椎的畸形。

2. 护士长：请问洗手护士双切口手术清点要注意什么？

洗手护士：双切口手术，做第一切口手术时要按常规清点用物，但所用的纱布、纱垫放在手术室固定位置，不可拿离手术室。做第二切口前，要重新清点台上所有用物后，方可进行下一切口的手术。

3. 护士长：请问洗手护士在转换手术体位过程中如何保证电刀手笔、双极电凝镊、吸引器等用物不被污染？

洗手护士：应用无菌包布将用物进行包裹后放置在器械台上，之后用无菌中单覆盖器械台，注意防止牵拉掉落污染。

4. 护士长：请问巡回护士摆放俯卧位的注意点有哪些？

巡回护士：摆放俯卧位时，应与麻醉医生及手术医生沟通好一起协作，采用轴线翻身法进行安置，将患儿头偏向一侧，头圈枕置于头下，耳部置于头圈中空位置，保护眼睛、腹部、生殖器、足尖等处避免受压，用约束带固定，松紧适宜。保护好患儿的静脉液路和尿管，观察各种导线勿压于患儿身下。患儿易受压部位粘贴防压疮敷料，防止压力性损伤。手术过程中观察手术医生的操作，勿将较重的器械或直接通过肢体施压于患儿。

5. 护士长：术中使用 C 形臂 X 光机时应注意什么呢？

巡回护士：①正确连接 C 形臂，检查其处于备用状态；②将 C 形臂移动至合适位置再打开电源，防止误踩；③移动 C 形臂时关注周围环境宽敞，以免发生碰撞，保护好电源线及脚踏连接导线，防止受压损坏；④遵照使用说明进行操作；⑤做好射线的防护；⑥用后归位放置。

6. 护士长：为患儿导尿时应注意什么呢？

N1 级护士×××：为患儿导尿时首先选取合适型号的硅胶导尿管，严格执行无菌操作，操作前检查导尿管气囊，动作轻柔防止损伤尿道，粘贴相应标识。导尿过程中注意患儿的保暖，在操作区以外的部位覆盖保暖。

7. 护士长：手术过程中如何使用保护性约束呢？

巡回护士：由于患儿自控能力有限，易发生躁动，巡回护士应随时在床旁保护。麻醉及体位安置完成后用约束带约束患儿除患侧外的肢体，两端固定于床两侧，松紧适宜，防止坠床，同时也防止患儿因躁动而污染无菌区。术中变换为俯卧位后，双下肢约束同上，左上肢肘部可自然弯曲，处于舒适功能位后进行约束。

8. 护士长：使用双极电凝的注意事项有哪些？

N2 级护士×××：巡回护士应注意：①正确连接双极电凝导线，调节参数；②巡回护士将脚踏置于手术医生易操作部位；③术中变换体位时将脚踏拿离手术区，防止误激发。洗手护士应注意：①将双极电凝镊妥善固定，勿缠绕于金属器械上；②术中及时用生理盐水纱布擦拭使用过的电凝镊，勿使用清洁片或金属锐器刮拭，防止破坏双极电凝镊尖端涂层；③术中变换体位时，注意保护双极电凝镊，防止污染。

9. 护士长：术中如何正确执行口头医嘱呢？

N1 级护士×××：术中医生下达口头医嘱，护士需复述一遍，医生确认无误后方可执行。术中使用的空安瓿保留至手术结束后方可丢弃。

10. 护士长：请问巡回老师如何对患儿进行保暖，防止低体温的呢？

巡回护士：将手术室温度调至 21～25 ℃，提前开启变温毯并调节好温度，对棉被进行预热；为患儿留置尿管时将外露肢体用布单或者棉垫覆盖保暖，手术过程中术野以外的部位均加盖保暖；输液时使用输血输液加温仪，冲洗时使用温生理盐水。

11. 护士长：手术时间超过 3 小时预防使用抗生素需核对哪些内容呢？

N1 级护士×××：术中使用抗生素需核对药物的名称、浓度、剂量、用法、时间、有效期以及药物过敏试验结果，过敏试验抗生素与术中使用抗生素的批号一致。

12. 护士长：使用高频电刀时应注意哪些呢？

N2 级护士×××：洗手护士应注意使用时将电刀手笔妥善固定，导线勿缠绕于金属器械上，各导线不能捆扎成束，暂时不用时放入电刀保护盒内，防止误激发。巡回护士应注意将高频电刀负极板粘贴于肌肉丰富、无骨隆突、无破损、无瘢痕处，粘贴时应与皮肤紧密贴合，固定夹板时要牢靠，防止脱落；调节功率，术中及时巡视；术后撤去负极板，动作轻柔，将电刀各导线盘大圈后归位放置。

13. 护士长：下面谁还有问题需要提问的？

①规培护士×××：老师，我想知道对于手术中这些特殊的注意点及手术操作要求，是怎么了解的呢？

N1 级护士×××：手术前一天，我们会对患儿进行术前访视，了解患儿的基本情况。同时，对于特殊病例，比如说这台手术，我们就会与手术医生进行沟通，询问特殊需求，提前做好准备工作，以保证第二天手术顺利进行。

②实习护生×××：请问老师，俯卧位需要进行保护的受压部位有哪些？

巡回护士：有头部、两侧肩部、肘关节部、髂部、膝关节部、足尖部，要使用头圈、小棉垫和防压疮敷料加以垫衬保护，预防压力性损伤。

③规培护士×××：什么是压力性损伤？

N3 级护士×××：压力性损伤是位于骨隆突处、医疗或其他器械下的皮肤或软组织的局部损伤。损伤可表现为完整皮肤或开放性溃疡，可能会伴疼痛感。这种损伤是由于强烈或长期存在的压力或剪切力导致。

护士长总结：很感谢各位老师详尽的讲解，我们通过对高肩胛手术配合、护理关键点及相关知识的学习和提问，相信大家对此类手术都有了更深层次的了解。手术涉及时间长、手术中变换体位以及体位保护方面危险系数较高、手术物品清点查对、术中 C 形臂的正确使用。希望大家能够掌握并应用到临床工作中，从而提高手术护理质量，为患儿的快速康复奠定基础。

主持人：感谢大家，今天的查房到此结束！

第十四节　并指分离、指蹼成形、下腹部取皮、中厚皮片游离移植术

主持人：N3 级护士。

内容：并指分离、指蹼成形、下腹部取皮、中厚皮片游离移植术的手术护理。

汇报人员：洗手护士、巡回护士。

指导人员：N3 级以上护士或相关专科组长。

参加人员：全体护士、规培护士、进修护士、实习护生。

目的

1. 掌握并指分离、指蹼成形、下腹部取皮、中厚皮片游离移植术的手术配合要点，提高该手术护理质量。

2. 了解该疾病相关知识，提高专科手术护理水平。

3. 关注患儿手术过程中的相关风险，做到防患于未然。

4. 掌握高频电刀、双极电凝、变温毯的使用。

5. 通过查房发现问题、解决问题，对护士的工作起到指导和监督作用。

6. 激发护士学习多学科知识的兴趣，提高护士运用多学科知识分析问题、解决问题的能力。

主持人：大家早上好！今天我们查房的内容是一例并指分离、指蹼成形、下腹部取皮、中厚皮片游离移植术的手术护理，通过此次查房，学习该手术的手术配合要点及其相关知识，了解疾病的解剖、熟悉病理生理、掌握手术护理及护理并发症防范等知识，提高手术的护理质量，为患儿及手术医生提供更为全面的优质护理服务。下面请洗手护士进行病例汇报。

洗手护士

病例汇报

患儿，刘××，女，1 岁 4 个月，生后家长发现其左手第 3、第 4 指并指畸形，不伴疼痛、发热等不适，未予特殊处理，今为求进一步治疗入住我院。

专科检查：左手第 3、第 4 指并行生长，组织全部相连，远端分叉不明

显，指尖未及骨性连接，各有独立的指甲，掌指关节活动好，指尖关节活动欠佳。

X 射线检查：双手正位显示左侧第 3、第 4 指并指畸形。

术前诊断：先天性左手第 3、第 4 指并指畸形。

麻醉方式：全麻＋气管插管。

实施手术：并指分离、指蹼成形、下腹部取皮、中厚皮片游离移植术。

主持人：目前我们对该患儿的病情有了一定了解，下面请洗手护士对手术配合进行汇报。

一、用物准备

1. 常规用物：敷料包、手术衣包、单包孔巾、无菌持物钳。

2. 手术器械：疝气器械包、整形器械、布巾钳。

3. 一次性用物：15 号手术刀片、20 号手术刀片、电刀手笔、双极电凝、8 cm×10 cm×8 cm 显影纱布、6 cm×7 cm×8 cm 显影纱布、3－0 抗菌薇乔、5－0 快薇乔、唇裂套针、传统 3－0 慕丝线、20 mL 注射器、美皮贴、无菌手套、9 cm×10 cm 敷贴、驱血带、无菌绷带。

4. 药物：亚甲蓝。

二、手术配合要点

1. 术前了解该手术解剖知识、手术方式及所需的特殊用物及器械。

2. 术日提前 20 分钟刷手上台整理手术器械及物品。与巡回护士共同清点手术台上所有器械、纱布、缝针及用物，检查手术器械完整性、功能是否良好，并做到定位放置。

3. 麻醉后，协助消毒铺单。

①消毒范围：腹部上至剑突，下至大腿上 1/3 处，两侧至腋中线；左上肢上至肩关节，下至整个左手。

②铺单：患肢下铺两块对折中单，腋下周围依次铺四块小单，布巾钳固定；右下腹切口铺四块小单，布巾钳固定；两块中单交叉铺于右下腹切口和左肩之间；腹部切口下方铺第三块中单，足侧超过手术台；左上肢铺孔巾，腹部切口铺有口大单，短端向头部、长端向下肢，两侧及足端应下垂超过手术台边缘 30 cm。

4. 将电刀手笔、双极电凝递于术者并固定。

5. 酒精纱布脱碘，并指处用亚甲蓝画线，设计切口。

6. 用两块 8 cm×10 cm×8 cm 纱布（抽取显影条）分别包裹左手及部分前臂、肘下 1/3 处，第一条驱血带从手指缠绕到前臂 1/3 处，第二条驱血带接第一条驱血带再缠绕在肘下 1/3 处，8 cm×10 cm×8 cm 湿纱布对角绑于驱血带上，艾利斯钳固定纱布打结处。

7. 松第一条驱血带，15 号手术刀沿亚甲蓝画线处切开，分离并指形成指蹼，用 5-0 快薇乔间断缝合指蹼及部分创面。

8. 松第二条驱血带，双极电凝止血，用钢尺测量缺损手指面积。

9. 递亚甲蓝牙签在腹部画线，20 号手术刀片沿线取皮，高频电刀切割止血。

10. 递蚊式钳夹持取下的皮片边缘，递组织剪修剪成中厚皮片，湿纱布保存。

11. 与巡回护士共同清点所有手术用物，并检查器械完整性，无误后，3-0 抗菌薇乔缝合皮下，5-0 快薇乔间断缝合腹部切口。

12. 将修剪好的皮片递于术者，传统 3-0 慕丝线间断缝合于指蹼创面。

13. 与巡回护士认真核对抗生素名称、批号等，遵医嘱配置抗生素冲洗水，用 20 mL 注射器抽取冲洗切口。

14. 与巡回护士共同清点所有手术用物，并检查器械完整性，无误，5-0 快薇乔间断缝合切口。

15. 再次与巡回护士共同清点所有手术用物，并检查器械完整性，美皮贴贴于切口，用纱布覆盖，无菌绷带加压包扎。

三、关注点

1. 术中需使用驱血带，提前卷成烟卷状，准备到位。

2. 该手术涉及两处切口，准备敷料要数量充足，多备一包单包孔巾包，掌握铺单原则，按顺序传递于手术医生。

3. 提前准备好湿纱布，平铺在弯盘平面，保存取下的皮片。

4. 术中用抗生素水冲洗皮片时，应在下方放置弯盘，并及时用吸引器吸净，防止冲洗水浸湿无菌单。

5. 手术涉及两处切口，严格执行手术物品清点查对制度，防止异物遗留。

主持人：下面由巡回护士进行汇报。

巡回护士

一、用物准备

1. 仪器设备：双极电凝、高频电刀、变温毯、吸引器。
2. 保温设备：将保温毯毯面温度调至 37.5 ℃，小棉被铺于毯面预热。
3. 体位用物：小棉垫、约束带。
4. 药物：庆大霉素、亚甲蓝。
5. 其他：生理盐水、碘伏、75% 酒精。

二、手术配合要点

（一）术前配合

1. 调节好手术室内温、湿度，检查静压差正常。
2. 检查手术中所需设备，保证功能良好，处于备用状态。
3. 携手术通知单、手术患儿及物品核查交接表至病房，与病房护士共同核对患儿病历、住院证、腕带等相关信息。与家长反向核查患儿身份信息，并确认体表标识无误，将患儿接至手术室。
4. 麻醉开始前在麻醉医生主持下，与手术医生、麻醉医生共同进行手术患儿安全核查。
5. 协助麻醉医生进行麻醉。
6. 体位安置：与麻醉医生、手术医生共同安置体位。患儿取平卧位，靠近手术床左侧，左手放于手板上，枕部、骶尾部、双足跟部各垫一小棉垫，双下肢用小棉垫包裹。
7. 选择儿童负极板，将负极板粘贴在患儿小腿肌肉丰富处。患儿肢体避免与金属物品接触。
8. 协助手术医生穿手术衣，为手术台上提供用物，调节手术灯。
9. 与洗手护士共同清点手术台上所有用物，准确记录。
10. 手术开始前在麻醉医生主持下，与手术医生、麻醉医生共同进行手术患儿安全核查。

（二）术中管理

1. 仪器设备的管理

①双极电凝：使用前将脚踏放于术者脚下，打开双极电凝调节功率为

9 W，术中巡回护士应根据手术情况随时调整功率，保证手术顺利进行。

②变温毯：术中随时巡视，观察患儿体温变化，根据需要调节变温毯温度。

2. 输液管理：术中密切观察输注部位是否有渗出，液体输注是否通畅，遵医嘱调节输液速度。

3. 用药安全：遵医嘱配置庆大霉素冲洗液。巡回护士核对患儿信息后，与洗手护士认真核对药名、剂量、浓度、用法、有效期，再进行冲洗水配制，将庆大霉素一支（8 万单位）稀释在 200 mL 生理盐水中。

（三）术后管理

1. 手术结束后，在麻醉医生及手术医生协助下，将患儿平卧。

2. 协助麻醉医生拔除气管插管，保持呼吸通畅。

3. 去除电刀负极板，动作轻柔，并检查局部皮肤。

4. 患儿离开手术室前，在麻醉医生主持下，与手术医生、麻醉医生共同进行手术患儿安全核查。

5. 与麻醉医生共同护送患儿到苏醒室，与苏醒室护士做好交接工作，逐项填写手术患儿及物品核查交接表。

6. 体位用物、仪器设备消毒后归位放置。

7. 整理手术室，保持整洁。

三、关注点

1. 接患儿时，携带影像资料。

2. 术中准确记录驱血时间，一般驱血时间不超过 1 小时，提前提醒手术医生。

3. 摆体位前上左侧手板，手板与床的纵轴平行，患儿平卧置于手术床偏左侧，左手放于手板上。

4. 手术涉及两处切口，严格执行手术物品清点查对制度。

5. 双极电凝脚踏放于术者脚下，防止他人误激发。

主持人：洗手护士及巡回护士对手术配合及护理关注点做了详细汇报。接下来由 N3 级护士×××带大家学习"先天性并指畸形"的相关知识。

先天性并指畸形

一、定义

先天性并指畸形，是指相邻手指互相融合连为一体。为较常见的先天性畸形，常与并趾、多指（趾）、指（趾）或前臂（小腿）缩窄环以及同侧胸大肌发育不良或缺如等畸形合并存在。是仅次于多指畸形的常见手部先天性畸形，其发生率为 0.33‰ ~ 0.5‰，半数患儿为双侧性并指，男女比例为 3 : 1。

二、解剖

由于胚胎发育过程中手指未能分开。两个以上手指部分或全部组织成分先天性病理相连，属先天并指畸形。并指一般可分为单纯性与复杂性。单纯性并指在并指之间仅有软组织相连。单纯性并指又可分为完全性与不完全性。完全性并指表现为指蹼到指尖之间完全合并一起；而不完全性并指仅表现为指蹼到指间关节之间相连；复杂性并指在并指之间有骨性连接（图 9-26）。

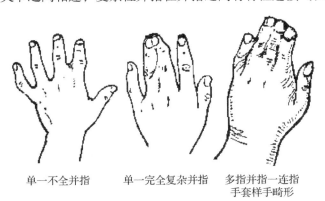

单一不全并指　　单一完全复杂并指　　多指并指一连指
　　　　　　　　　　　　　　　　　　　手套样手畸形

图 9-26　先天并指畸形

三、病因及发病机制

并指畸形属于肢体部分分化障碍。胚胎第 4 周时上肢芽的末端开始出现手指轮廓，第 8 周时手指分化清楚。在 7 ~ 8 周时，胚胎受到极轻微损伤，使手指发育分化局部停顿，掌板分化障碍所致。多数为常染色体显性遗传。

表现分为皮肤短缺、骨骼畸形和血管、神经畸形。

1. 皮肤短缺：并指相邻两侧的皮肤及皮下组织较正常为少，以手指基底部的指蹼区皮肤短缺最为明显。

2. 骨骼畸形：轻型并指的指、掌骨及相应的关节均正常。复杂性并指的骨骼畸形分为原发性骨畸形及继发性骨畸形。

（1）原发性骨畸形：表现为多样性，有两个并指间的骨融合、指骨和（或）掌骨发育不良、指间关节融合或强直，或有三角形指骨存在，或有多指存在，这更多见于分裂手并指畸形。

（2）继发性骨畸形：是由指骨或掌骨畸形，引起静力性或动力性的力量影响，使骨的生长受到限制。

3. 血管神经的畸形：在多手指并指时，不能一次分离多手指并指，以防血管畸形，造成分离手指的坏死。即使是单纯性并指，也可能有指血管畸形存在，会造成手指分离手术后手指末端指尖坏死。

四、检查治疗

1. 检查：超声检查是现阶段临床上对胎儿肢体畸形进行诊断的主要方法。

2. 治疗：手术时间以 3～4 岁较为合适。也有学者提出在 2 岁以后即可以手术分离。伴有骨性融合的并指年龄大一些为宜。先天性并指畸形通常需手术分离，手术矫正并指的目的在于建立满意的指蹼形状和避免手指继发屈曲挛缩。

五、手术时机

过早手术因小儿手术技术操作困难，同时术后手指生长速度较瘢痕快，术后易发生瘢痕挛缩。较迟手术残留畸形明显，临床对妨碍手指发育及功能者可在 2 岁左右时手术。部分患儿并指功能良好，无发育障碍，可不需手术治疗或待手发育成熟后手术。

主持人：×××护士对该疾病的相关知识进行了详细讲解，使大家对该疾病有了更深一步的了解，为了巩固今日查房的内容和相关知识，下面进入护士长提问环节。

护士长提问

护士长：洗手护士和巡回护士对并指分离、指蹼成形、下腹部取皮、中厚皮片游离移植术的手术配合及关注点进行了详细汇报。×××护士也针对此疾病从定义、解剖、病因及发病机制、检查治疗、手术时机方面给大家做了讲解。为了巩固今天查房内容，使大家更精准地完成手术配合工作，接下来进入提问环节，请大家积极回答。

首先针对相关知识进行提问。

1. 护士长：什么是先天性并指畸形？

规培护士×××：先天性并指畸形是指相邻手指互相融合连为一体。为较常见的先天性畸形，常与并趾、多指（趾）、指（趾）或前臂（小腿）缩窄环以及同侧胸大肌发育不良或缺如等畸形合并存在。

2. 护士长：多指并指时，可以一次性完成手术吗？

N2级护士×××：在多手指并指时，不能一次性分离多手指并指，以防血管畸形，造成分离手指的坏死。即使是单纯性并指，也可能有指血管畸形存在，会造成手指分离手术后手指末端指尖坏死。

3. 护士长：并指术后有哪些并发症？

实习护生×××：伤口感染；关节瘢痕挛缩；手指缺血坏死；晚期成角畸形、关节不稳定、需要韧带重建、楔形截骨甚至关节融合。

4. 护士长：此疾病为什么不能过早手术？其手术时机？

N1级护士×××：因为小儿手术技术操作困难，同时术后手指生长速度较瘢痕快，过早手术易发生瘢痕挛缩。较迟手术残留畸形明显，临床对妨碍手指发育及功能者可在2岁左右时手术。部分患儿并指功能良好，无发育障碍，可不需手术治疗或待手发育成熟后手术。

回答得很好，下面对手术配合及手术护理部分进行提问。

5. 护士长：请N1级护士×××回答，此手术如何进行皮肤消毒？

N1级护士×××：此手术有两个切口。一个是手术切口，另一个是取皮部位的切口。手术切口的消毒范围是左指尖至肩关节，消毒时注意指缝不要遗漏。腹部取皮切口的消毒范围是腹部上至剑突，下至大腿上1/3处，两侧至腋中线。

6. 护士长：手术台上驱血带怎么使用？

N1级护士×××：先将驱血带卷成卷状，将患肢抬高于心脏水平，先用驱血带一端由肢体末逐圈拉紧驱血带向近心端缠绕，每圈之间不可嵌夹软组织，第一条驱血带从手指缠绕到前臂1/3处，第二条驱血带接第一条驱血带再缠绕在肘下1/3处，即可将手术肢体软组织内的血液驱离肢体。驱血成功后，告知麻醉师开始驱血，协助记录时间，及时提醒。一次驱血时间不超过60分钟。

7. 护士长：术中驱血的目的是什么？

N0级护士×××：术中驱血是为了将血液驱离术野，使得术中手术野清晰，解剖清楚，更好的暴露肌腱和血管，缩短手术时间，降低出血量，尤其适用于四肢末端手术。

8. 护士长：术中取下的皮瓣如何保存？

N1级护士×××：皮瓣是带有自身血液供应，包含皮肤组织的活的组织块。皮瓣取下后，置于弯盘内铺设好的湿纱布内，保持皮瓣平展、湿润状态。不能对皮瓣组织过度牵拉、夹持，过度牵拉会造成细小分支血管内膜损伤，引起血栓形成，导致皮瓣失活。

9. 护士长：庆大霉素冲洗水如何配制使用？

N1级护士×××：将一支庆大霉素（8万单位）稀释于200 mL生理盐水中，用20 mL注射器抽取冲洗。

10. 护士长：手术铺单方面有哪些需要注意的地方？

洗手护士：手术涉及两处切口，应多准备一包单孔巾。铺单肢体部位时应注意保证敷料铺设层数符合要求。

11. 护士长：术前为患儿做保暖工作，防止术中低温发生，是否应该在术中持续使用变温毯加温？

巡回护士：变温毯在术前开启，设定好温度37.5 ℃，由于术中不用手术托盘，无菌单全部覆盖在患儿身上，当产热大于散热时，患儿体温升高，此时，应该将变温毯关闭，因此，根据患儿体温监测情况随时进行调整。

12. 护士长：我们如何预防术后并发症伤口感染的发生？

N3级护士×××：

①术前正确备皮，取皮部位进行无菌备皮。

②术中严格无菌技术操作，妥善保管取下的皮瓣。

③环境管理，减少开门次数，控制参观人员及手术中人员的流动。

④术中维持正常的体温。

⑤积极配合手术，以缩短手术时间。

⑥加强手卫生。

13. 护士长：如何预防术后并发症关节瘢痕挛缩？

N2级护士×××：合理而正确的锻炼对术后康复有重要意义，可减少关节僵直和瘢痕挛缩。此外，定期复查非常重要，可观察恢复情况及患指有无畸形趋向，以便及时调整康复锻炼计划。患儿年龄小，惧怕疼痛，术后常逃避锻炼，需要家长监督并及时带孩子复查，避免出现畸形。家长白天可引导患儿做游戏和玩玩具促使手指活动，夜间为患儿佩戴弹性压力橡胶分指垫，对指蹼产生撑开压迫作用，防止指蹼粘连变浅，并抑制瘢痕生长。

14. 护士长：这台手术患儿年龄为 1 岁 4 个月，应如何做好术前访视工作？

N2 级护士×××：术前宣教的重点是麻醉介绍和心理疏导。由于小儿对手术不配合，麻醉多采用静脉复合全身麻醉，所以术前禁食、禁饮是宣教的重要内容，不同年龄患儿术前禁食的时间不同，不同的食物禁食时间也不同，将宣教内容制作成宣教单，并将重点内容用笔勾画，使家长对需要掌握的术前准备一目了然，同时向家长解释麻醉药物对孩子无不良反应，消除家长顾虑。术前宣教时向家长介绍手术过程，嘱其不要在患儿面前流露出不安，同时与患儿接触，采取抱、哄、逗的方法安抚患儿，避免使用强制手段，增加患儿的安全感，减少不良反应的发生。

15. 护士长：谁还有问题？

规培护士×××：老师请问这台手术为什么使用双极电凝？

N3 级护士×××：双极电凝可以对小血管及其他结构进行更精细的电凝止血和处理，原理是通过加热使蛋白凝固，血管闭合。组织加热到凝固和沸点的同时，可以自动断电。同时由于双极电凝的叶片绝缘，仅镊尖之间传导电流，电凝时电流从一镊尖到另外一镊尖，在两镊尖的组织受到电流的热效应作用，而镊尖外组织少受或者不受影响。

它的优点是通过双极电凝镊及导线的两个尖端向病灶组织提供高频电能，使双极镊子两端之间的血管脱水而凝固，达到止血的目的。由于它的作用范围只限于镊子两端之间，因此对相邻组织的损伤程度和影响范围很小，相当安全。

主持人：提问环节到此结束，最后请护士长进行本次查房总结。

护士长总结：很感谢各位老师详尽的讲解。我们通过对并指分离、指蹼成形、下腹部取皮、中厚皮片游离移植手术配合、护理关键点及相关知识的学习和提问，相信大家对此类手术有了更深层次的了解。手术涉及铺单、驱血带的使用等问题，皮瓣的保存也有许多需要注意的地方。希望大家能够掌握并应用到临床工作中，从而提高手术护理质量，为患儿的快速康复奠定基础。

主持人：感谢大家，今天的查房到此结束！

第十五节 右侧内收肌切断、Salter 骨盆截骨、股骨近端短缩旋转截骨术、髋人字石膏固定术

主持人：N3 级护士。

内容：右侧内收肌切断、Salter 骨盆截骨、股骨近端短缩旋转截骨术、髋人字石膏固定术手术护理。

汇报人员：洗手护士、巡回护士。

指导人员：骨科专科组长。

参加人员：全体护士、规培护士、进修护士、实习护生。

目的

1. 掌握右侧发育性髋关节脱位手术配合要点，提高该手术护理质量。

2. 了解髋关节脱位的相关知识，提高专科手术护理水平。

3. 关注手术过程中患儿的相关风险，做到防患于未然。

4. 解决重症疑难问题，做好围术期细节管理。

5. 掌握 C 形臂、骨科动力系统、双极电凝、变温毯等仪器设备的使用。

6. 通过查房发现问题、解决问题，对护士的工作起到指导和监督作用。

7. 激发护士学习多学科知识的兴趣，提高护士运用多学科知识分析问题、解决问题的能力。

主持人：大家早上好！今天我们查房的内容是一例右侧内收肌切断、Salter 骨盆截骨、股骨近端短缩旋转截骨术、髋人字石膏固定术的手术护理，通过此次查房，学习先天性发育性右侧髋关节脱位的手术配合要点及其相关知识，了解该疾病的解剖、熟悉病理生理、掌握手术护理及护理并发症防范等相关知识，从而提高该手术的护理质量，为患儿及手术医生提供更为全面的优质护理服务。下面请洗手护士进行病例汇报。

洗手护士

病例汇报

患儿，杨××，女，3 岁，主因右下肢跛行 1 年余，为求进一步治疗，

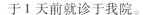

于 1 天前就诊于我院。

实验室检查：骨盆 X 线检查显示，右侧股骨干轴线的向上延长线经髂前上棘相交于腰骶平面以上。

术前诊断：先天性发育性右侧髋关节脱位。

麻醉方式：全麻 + 气管插管。

主持人：目前我们对该患儿的病情有了一定了解。下面请洗手护士与巡回护士针对手术配合工作进行汇报。

一、用物准备

1. 常规用物：敷料包、手术衣包、中单包、无菌持物钳。

2. 手术器械：骨科器械、髋脱位器械、动力系统、公司器械、1.5 克氏针、线锯、单包布巾钳。

3. 一次性用物：8 cm×10 cm×8 cm 显影纱布、6 cm×7 cm×8 cm 显影纱布、15 号和 23 号手术刀片、一次性吸引器、电刀手笔、双极电凝镊、7 号慕丝线、10 号慕丝线、4-0 带针慕丝线、5-0 快薇乔、3-0 抗菌薇乔、2-0 抗菌薇乔、无菌手套、骨蜡、20 mL 注射器、7×17 圆针、止血绫、9 cm×20 cm 敷贴、6 cm×7 cm 敷贴、C 形臂保护套。

二、手术配合要点

1. 术前了解该手术解剖知识、手术方式及所需的特殊用物及器械，术前与手术医生沟通对特殊器械的要求。

2. 术日提前 20 分钟刷手上台整理手术器械及物品。与巡回护士共同清点台上所有器械、纱布、缝针及其他物品，检查手术器械的完整性、功能是否良好。

3. 麻醉后，消毒铺单。

①消毒范围：剑突至腹股沟区，左、右至腋中线，左下肢上 1/3 处，右侧包括髋部、臀部以及右侧下肢。

②铺单：小单对折铺于会阴部，两块双折中单铺于患肢下方，髋部周围依次铺四块小单，布巾钳固定，患肢下方依次铺两块中单，切口上方分别铺两块中单；最后铺有口大单，短端向头部、长端向下肢，将右侧患肢从有口处移出并用无菌布单包裹。

4. 递术者电刀手笔、双极电凝镊、一次性吸引器，用布巾钳妥善固定。

在右侧腹股沟区做第一切口：递消毒纱布消毒皮肤，23 号手术刀放于弯盘递于术者，切开皮肤，电刀、弯钳分离周围组织，递 15 号手术刀切断、松解内收长肌，双极电凝止血，止血绫平铺于切口内。

5. 与巡回护士共同清点台上所有用物，确认无误后用 3 - 0 抗菌薇乔缝合皮下组织。

6. 5 - 0 快薇乔缝合皮肤，6 cm×7 cm 敷贴覆盖切口。皮肤缝合前后与巡回护士共同清点台上所有用物。

7. 在右髂部做第二切口：递消毒纱布消毒皮肤，23 号手术刀放于弯盘递于术者，切开皮肤、电刀依次切开皮下组织，递蚊式钳保护股外侧皮神经，骨膜剥离子分离髂骨骨膜，干纱布填塞，递电刀切断股直肌起点，向远端游离，用 4 - 0 的带针慕丝线做牵引，蚊式钳将牵引线固定于布单上。

8. 递直角钳提起缝匠肌电刀切断，T 字形切开关节囊，直角钳提起腔内圆韧带，递 15 号手术刀切断圆韧带，递尖嘴咬骨钳清除髋臼脂肪、结缔组织，湿纱布及时擦拭咬骨钳前端组织，湿纱布覆盖伤口。

9. 在右大腿近端外侧做第三切口：递消毒纱布消毒皮肤，23 号手术刀放于弯盘递于术者切开皮肤，电刀依次切开皮下组织，递骨膜剥离子剥离股骨骨膜，胫骨拉钩显露股骨，递锤子、骨刀凿出截骨的位置，正确安装骨科动力系统并递术者钻孔先固定第一个螺钉。

10. 递胫骨拉钩暴露股骨，递直角钳从股骨下牵引出线锯，持骨钳、线锯行股骨截骨，截骨的同时用生理盐水冲洗，待股骨短缩旋转后，选择合适接骨板进行固定。

11. 进行 C 形臂透视：先将一次性 C 形臂保护套套于在切口上方的 C 形臂接收器上，两块抽去显影条的纱布覆盖切口，将手术台上器械全部放置到器械车上，注意保护电刀手笔和双极电凝镊。拍片完成确认股骨短缩旋转理想。

12. 关闭第三切口：与巡回护士共同清点台上所有用物，确认无误后用 2 - 0 抗菌薇乔缝合肌层，3 - 0 抗菌薇乔八根针缝合皮下组织。

13. 再次与巡回护士共同清点所有用物，确认无误后 5 - 0 快薇乔缝合皮肤。敷贴包扎伤口。

14. 递骨膜剥离子于髂骨翼两侧分离骨膜直达坐骨大孔，将骨蜡揉成绿豆大小递于术者止血，递直角钳经坐骨大孔牵引出线锯进行截骨，置入同种异体骨三角，两枚克氏针固定。

15. 递组织剪剪去多余的关节囊，10 号慕丝线 7×17 圆针紧缩缝合关节囊，递克氏剪剪去多余克氏针，20 mL 注射器抽生理盐水冲洗伤口。

16. 关闭第二切口：与巡回护士共同清点台上所有用物，确认无误后，7×17 圆针穿 7 号慕丝线缝髂骨上肌层，2-0 抗菌薇乔缝合肌层，3-0 抗菌薇乔缝合皮下组织。

17. 再次与巡回护士共同清点台上所有用物，确认无误后用 5-0 快薇乔缝合皮肤。敷贴包扎伤口。

三、关注点

1. 用物准备时，无菌中单数量一定要准备充足，及时提供。

2. 术中有 3 处切口，分别在腹股沟区、右髂部、大腿近端外侧，严格执行手术物品清点查对制度。

3. 严格执行无菌操作原则，监督手术人员的无菌操作。将暂时不用的器械用无菌布单覆盖，防止污染。保护好无菌手术台及器械，防止污染。手术过程中如无菌单浸湿及时更换或加盖无菌单。

4. C 形臂接收器套一次性无菌保护套时要避免污染。

5. 手术中用到外来公司器械，术前要检查器械灭菌和生物监测结果，合格后才能使用。

6. 手术中使用外来器械时要遵照公司人员的指导，防止损坏；使用螺钉时一定要注意数量和型号，定位放置，防止丢失。

7. 此手术使用纱布较多，洗手护士做到心中有数。C 形臂透视时所使用的去显影纱布需告知巡回护士并清点记录，透视完毕及时放于台下纱布清点盆内。

8. 妥善固定电刀手笔及双极电凝镊，导线勿缠绕于金属器械上，各导线不能捆扎成束，手术过程中随时擦拭电凝，防止焦痂。电刀手笔不用时及时放入电刀保护盒内，防止误激发烫伤患儿。

9. 术中使用异体骨时，遵医嘱提前浸泡于生理盐水治疗碗内备用，使用无菌器械夹取，尽量减少用手直接接触。

10. 克氏针使用后将剪下的残端术后放于锐器盒内。

11. 术前检查骨科动力系统电池电量充足；术中正确安装骨科动力系统，不用时放于无菌台相对安全位置，防止对患儿或手术人员造成损伤；术后预处理时马达不可直接使用流动水冲洗。

主持人：下面由巡回护士进行手术配合汇报。

巡回护士

一、用物准备

1. 仪器设备：C 形臂、高频电刀、双极电凝、骨科动力系统、负压吸引器装置、输血输液加温仪。

2. 保温设备：将变温毯毯面温度调至 37.5 ℃，小棉被铺于毯面预加温。

3. 体位用物：头圈、小棉垫、约束带、颈枕、肩枕、膝枕、足跟垫。

4. 其他：碘伏、生理盐水、棉衬、石膏绷带、水盆、8 号一次性硅胶导尿管、一次性导尿包、防压疮敷料、手术坐凳。

二、手术配合要点

（一）术前配合

1. 调节好手术室内温、湿度，检查静压差正常。

2. 检查手术仪器设备，是否功能良好、处于备用状态。

3. 接患儿前将手术床摆放于合适位置，方便术中 C 形臂的使用。

4. 携手术通知单、手术患儿及物品核查交接表与病房护士床旁交接患儿，采取两种以上方式核对患儿身份，确认手术部位体表标识，无误后将患儿接至手术室。

5. 进入手术室后，加温后的小棉被覆盖患儿保暖，巡回护士守护在患儿身旁，不能离开，防止坠床。

6. 麻醉开始前在麻醉医生主持下，与手术医生、麻醉医生共同进行手术患儿安全核查。

7. 协助麻醉医生进行麻醉。

8. 选择 8 号一次性硅胶尿管，在无菌技术操作下为患儿留置导尿管，妥善固定，粘贴标识。

9. 体位安置：与麻醉医师、手术医生共同安置体位。患儿取平卧位，将患儿尽量靠近手术床尾，便于术中 C 形臂透视，头枕头圈并处于中立高度适宜，颈下置颈枕、肩部置适合高度的肩枕、头和颈椎处于水平中立位置，将患儿双上肢外展置手架上，注意上肢外展角度不能过大，上肢与躯干夹角小于90°，用布单包裹双上肢保暖，并约束，在患儿右侧臀下垫一个体位垫，左髋部外侧垫一个体位垫，固定骨盆。膝下垫膝枕，足跟部垫凝胶足跟垫，患儿骶尾部贴防压疮敷料。

10. 体位垫保持柔软、干燥，床单平整。患儿易受压部位：枕部和左侧髋部使用防压疮敷料，左侧肩胛、左侧肘部使用小棉垫保护，预防压力性损伤。

11. 选择一次性儿童负极板粘贴在患儿左侧下肢肌肉丰富处，避免与金属物品接触，负极板与导线连接处垫小棉垫，防压力性损伤。

12. 协助手术医生穿手术衣，为手术台上提供物品，调节手术灯。

13. 连接高频电刀、负压吸引装置等设备。

14. 与洗手护士共同清点手术台上所有用物，准确记录。

15. 根据手术需求将坐凳调节好高度摆放于手术医生合适位置。

16. 手术开始前在麻醉医师主持下，与手术医生、麻醉医生共同进行手术患儿安全核查。

（二）术中管理

1. 仪器设备的管理

①高频电刀：电刀功率调至 20 W，手术过程中巡回护士根据医嘱随时调整功率，保证手术顺利进行。

②随时观察患儿体温和皮肤情况，调节变温毯的温度。

③正确连接双极电凝，将脚踏放于手术医生易操作位置。

④观察手术进展，随时调整无影灯的位置，使手术顺利进行。

⑤正确使用 C 形臂，协助手术医生将保护套套至 C 形臂接收器球管上，并与术野保持一定距离，避免污染。

⑥输血输液加温仪：输液时温度设置为 38 ℃，输血时温度调整为 40 ℃，术中随时观察设备运行情况。

2. 人员管理：手术室参观人数不得超过 3 人；C 形臂透视时要严格监督手术医生的无菌操作，防止污染；严格管理公司跟台人员，禁止其在手术区随意活动，指导器械护士使用器械时距无菌台 30 cm 以上，持激光笔的手严禁跨越无菌区。

3. 环境管理

①手术开始后保持地面清洁，如有污染及时处理。减少开关门次数，保证手术室空气洁净度。

②打石膏时要注意地面及床面保护，尽量减少污染范围。

4. 管路管理

①输液管理：术中密切观察输注部位是否有渗出，液体输注是否通畅，遵医嘱调节输液速度。

②尿管管理：妥善固定尿管，观察管路是否通畅。

5. 手术过程中及时关注患儿的皮肤和受压情况，在不影响气管插管的情况下与麻醉医生沟通后，可将患儿头部轻轻抬放，改变受力点，避免患儿局部长时间受压形成压力性损伤。

6. 根据手术需要及时增添纱布、缝针等用物并且准确记录到手术物品清点记录单上。

7. 手术中有三个切口，每完成一个部位的手术，应将纱布、缝针和器械清点，确认无误方可进行下一部位手术，并将台下清点过的纱布集中放置，以便最后手术结束进行清点。

8. 此手术时间超过 3 小时，遵医嘱给予抗生素，先查看病历中做皮试的时间和结果，再核对抗生素的名称、剂量、浓度、用法、批号和有效期。

9. 石膏用物管理：待髂部切口缝合完毕后，准备好打石膏的用物及热水，准备一个放于腹部的衬垫，协助手术医生进行髋人字石膏固定术。

（三）术后管理

1. 手术结束后，在麻醉医生及手术医生协助下将患儿移向床头位置。

2. 协助麻醉医生拔除气管插管，保持呼吸通畅。

3. 去除负极板，动作轻柔，检查皮肤完整性和局部受压情况。

4. 将患儿皮肤上的石膏擦净，待石膏完全凝固后转运患儿。

5. 患儿离开手术室前，在麻醉医生主持下，与手术医生、麻醉医生共同进行手术患儿安全核查。

6. 与麻醉师共同护送患儿到苏醒室，并与苏醒室护士做好交接工作，及时逐项填写手术患儿及物品核查交接表。

7. 体位用物、石膏用物、仪器设备清洁消毒后，归位放置。

8. 整理手术室，保持整洁。

三、关注点

1. 共同摆放患儿手术体位时，注意尽量将患儿靠近手术床尾部，这样有利于手术中 C 形臂透视。

2. 术前进行各项操作时，对未操作部位加盖布单或小棉被，减少暴露，做好保暖工作。术中随时与麻醉医生沟通患儿体温监测情况，根据体温调节变温毯的温度。

3. 手术有三处切口，巡回护士要观察手术进展，及时调整无影灯的位置。同时在关闭各个切口时与洗手护士做好清点工作，清点无误后方可进行下一切口的操作，前一个切口使用的纱布收起放置手术室固定位置，妥善保管，勿拿离手术室，直至手术结束。

4. 体位垫高度适宜，要摆放于手术床中单下，防止体位垫因术中操作而导致移位。手术时间长，做好防压力性损伤的防护。

5. 术中正确操作 C 形臂，C 形臂与无菌区域要保持一定距离，避免污染。在使用 C 形臂时，做好 X 线防护措施。

6. 预防性抗生素使用，要核对好使用药物批号是否与做皮试的抗生素批号一致，严格执行操作查对制度。

7. 术中使用异体骨时检查其名称、有效期，外包装的完整性及使用说明书，将其条形码粘贴于特殊就医申请表上和手术物品清点记录单的背面。

8. 当缝合最后一个切口完毕时，及时准备好打石膏的用物。

主持人：洗手护士及巡回护士对手术配合及护理关注点做了详细汇报。接下来由骨科专科组长×××带大家学习"发育性髋关节脱位"疾病的相关知识。

发育性髋关节脱位

一、定义

发育性髋关节发育不良是小儿最常见的四肢畸形之一，是指发生在出生前及出生后股骨头和髋臼在发育和（或）解剖关系中出现异常的一系列髋关节病症。它可以是非常轻微的髋臼发育不良，也可以是导致成人期严重丧失关节功能的髋关节病变。

二、解剖

髋关节（hip joint），由股骨头与髋臼构成，属于杵臼关节（图 9-27）。髋臼内仅月状面被覆关节软骨，髋臼窝内充满脂肪，又称为 Haversian 腺，可随关节内压的增减而被挤出或吸入，以维持关节内压的平衡。

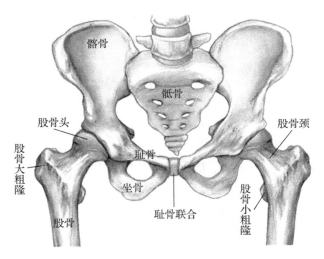

图 9-27 髋关节

在髋臼的边缘有关节盂缘附着。加深了关节窝的深度。在髋臼切迹上横架有髋臼横韧带，并与切迹围成一孔，有神经、血管等通过。

三、病因

韧带松弛曾被认为是重要的发病因素，妊娠后期母亲雌激素分泌增多会使骨盆松弛，有利于分娩，也使子宫内胎儿韧带产生相应松弛，在新生儿期较易发生股骨头脱位。一般认为遗传和原发性胚质缺陷对发病可能起重要作用。出生前后这段时间内，最容易发生髋关节脱位。若胎儿下肢置于伸直内收位，则股骨头不易置于髋臼的深处，极易脱位（图 9-28）。

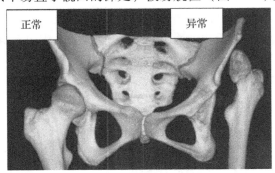

图 9-28 正、异常髋关节

四、临床表现

1. 新生儿和婴儿期的表现

①关节活动障碍：患肢常呈屈曲状，活动较健侧差，蹬踩力量位于另一侧。髋关节外展受限。

②患肢短缩：患侧股骨头向后上方脱位，常见相应的下肢短缩。

③皮纹及会阴部的变化：臀部及大腿内侧皮肤皱褶不对称，患侧皮纹较健侧深陷，数目增加。女婴大阴唇不对称，会阴部加宽。

2. 幼儿期的表现

①跛行步态：跛行常是小儿就诊时家长的唯一主诉。一侧脱位时表现为跛行；双侧脱位时则表现为"鸭步"，患儿臀部明显后突，腰前凸增大。

②患肢短缩畸形：除短缩外，同时有内收畸形。

五、检查

1. 体格检查：出生早期查体可以有欧土兰尼征和巴罗征阳性。欧土兰尼征是将髋关节外展、大腿隆上抬，股骨头复位回髋臼过程中可产生弹响和复位感。巴罗征是一种刺激性检查，即在髋关节屈曲和内收位触摸股骨头向外通过髋臼的嵴、部分或完全脱出髋臼的过程。欧土兰尼征阳性可以确诊髋关节脱位，而巴罗征阳性只是提示髋关节不稳定。晚期有髋关节外展受限、肢体不等长。

2. 超声检查：超声检查有多种方法，应用最广泛的是 Graf 方法。Graf 方法是通过测量 α 角和 β 角，它们分别代表骨性髋臼的角度和软骨部分的角度。

3. X 检查：更适合 6 个月以上患儿，不建议对 3 个月以内者进行 X 线检查。小于 8 岁儿童，髋臼指数是测量髋臼发育的可靠指标。

4. 磁共振成像检查：用于显示闭合复位或切开复位后股骨头与髋臼之间的对应关系，对软骨和关节盂唇都可以显示，缺点是费用高，患儿需要镇静。

六、诊断

1. 早期诊断：依靠查体和超声检查，欧土兰尼征阳性可以诊断髋关节脱位，而髋臼发育不良需要超声检查才可以确诊。

2. 晚期诊断：对有髋关节外展受限、下肢不等长、跛行及鸭步者，拍髋关节正位片可以确定诊断。

七、治疗

1. 保守治疗：6~18个月的婴幼儿可以使用手法复位，复位后用石膏固定，需3个月才能使髋骨固定，使股骨头与髋臼互相吻合生长。

2. 手术治疗：大于18个月的患儿较多使用手术治疗：

①切开复位：去除妨碍复位的软组织结构，实现两侧股骨头在同一水平线，且是同心圆复位。

②通过骨盆和股骨截骨等方法矫正髋臼和股骨近端的畸形。

主持人：×××护士对该疾病的相关知识进行了详细讲解，使大家对该疾病有了更深一步的了解，那么下面由护士长进行提问。

护士长：洗手护士和巡回护士对右侧内收肌切断、Salter骨盆截骨、股骨近端短缩旋转截骨术、髋人字石膏固定术的手术配合及关注点进行了详细汇报。×××护士也针对此疾病从定义、解剖、病因、临床表现、检查诊断、治疗方面给大家做了讲解。为了巩固今天的查房内容，使大家更精准地完成手术配合工作，接下来进入提问环节，请大家积极回答。

1. 护士长：谁来回答一下发育性髋关节发育不良的定义？

N2级护士×××：我来回答，发育性髋关节发育不良是小儿最常见的四肢畸形之一，是指发生在出生前及出生后股骨头和髋臼在发育和（或）解剖关系中出现异常的一系列髋关节病症。它可以是非常轻微的髋臼发育不良，也可以是导致成人期严重丧失关节功能的髋关节病变。

2. 护士长：髋关节发育不良的临床表现包括哪些？

N0级护士×××：因患儿年龄、脱位程度、单侧或双侧发病等不同，临床表现可有不同，主要表现如下。

①单侧脱位患儿早期可以有臀纹、大腿纹不对称，但特异性不强。一侧髋关节内收。双侧脱位患儿会阴部变宽。

②单侧脱位患儿有下肢不等长，行走期双侧髋关节脱位的患儿有跛行步态、鸭步。

3. 护士长：请问洗手护士术中进行C形臂透视时，手术台上器械如何进行保护？

洗手护士×××：将术野周围的器械都放于器械车上，电刀手笔、双极电凝镊放于电刀保护盒内，手术切口拍片部位用去显影条的纱布覆盖切口，上面再加盖无菌中单保护。

4. 护士长：说一说截骨时生理盐水冲洗的作用是什么？

N1 级护士×××：使用线锯截骨摩擦产生热，温度升高会损坏周围组织。此时用盐水冲洗起到降温、减少骨沫飞溅的作用。

5. 护士长：请洗手护士回答使用骨科动力系统的注意事项？

洗手护士：术前检查动力系统配套电池有无充足电量；术中正确安装动力系统各配件，安装电池时注意无菌操作，避免污染，安装完毕，检查功能是否良好备用；术后预处理应使用湿纱布擦拭马达，不可用流动水直接清洗，防止损坏。

6. 护士长：手术中如何执行手术物品清点制度？

N1 级护士×××：该手术切口较多，一共有三个切口，而且手术时间长，出血量较大，所使用纱布也比一般手术要多。当每完成一处切口时巡回护士与洗手护士要在规定的清点时间对所有器械及用物进行清点，无误后方可进行下一切口的手术。前一切口清点完毕的纱布，不能拿离手术室，应定位放置，等手术结束后方可丢弃。

7. 护士长：这台手术最后要进行石膏固定术，请问巡回护士对环境物表做了怎样的保护工作？

巡回护士×××：手术前要准备足够量的一次性包布，铺在手术床周围的地面上；手术床上要提前套好床罩；石膏车上要铺置一次性包布进行保护，再行石膏固定时，石膏车位置尽量靠近手术床。

8. 护士长：此手术时间长，患儿有发生压力性损伤的风险，巡回护士如何做好防护措施呢？

巡回护士×××：①要保持床单平整、干燥、无皱褶；②制作体位垫时选取柔软的海绵垫或凝胶垫；③易受压部位使用防压疮敷料贴或小棉垫保护；④手术过程中及时关注患儿的皮肤和受压情况，不影响麻醉及手术的情况下可将患儿头部和受压肢体轻轻抬放，改变受力点，避免患儿局部长时间受压形成压力性损伤。

9. 护士长：此手术人员较多，请问巡回护士如何管理呢？

巡回护士：髋脱位手术除直接参与手术的人员外还有公司人员、参观人员等，为了降低切口感染的发生率，严格执行消毒隔离制度和手术室参观制度，参观人员不超过 2 人，监督其无菌操作，尤其公司人员，指导洗手护士使用公司器械时距离无菌台大于 30 cm。

10. 护士长：预防性抗生素何时输注？

N2 级护士×××：预防抗生素需在手术开始前 0.5 ~ 1 小时内输注完毕。术中第二剂预防用抗生素的使用应遵循以下两个原则：①手术时间超过 3 个小时；②术中出血超过 1500 毫升。

此手术第二剂预防用抗生素主要是因为手术时间超过了 3 小时。

11. 护士长：行石膏固定术时水温是多少？术后转运患儿是应注意什么？

巡回护士×××：根据石膏使用说明书，浸泡石膏绷带的水温是 22 ~ 25 ℃。术后在转运过程中，工作人员要用手掌托举打石膏肢体，增大接触面积，避免石膏变形。

12. 护士长：此手术时间长，患儿年龄较小，为预防低体温，术中可采取哪些措施呢？

N1 级护士×××：对预防术中低体温，需采取综合保温措施，包括加温设备的使用、环境温度的调节、暴露部分的覆盖、冲洗液的加温。具体操作，将手术室环境温度调节至 21 ~ 25 ℃；提前开启变温毯调节温度至 38 ℃；术中患儿输注液体、血液使用输血输液加温仪；手术操作部位以外裸露的部分进行加盖保暖。

13. 护士长：大家对于这台手术还有什么问题需要提问吗？

（1）N2 级护士×××：我想请问老师，手术中涉及的公司器械数量多，那使用时要清点吗？如何管理？

巡回护士×××：①对于手术台上的所有用物我们都要执行清点制度，包括外来公司器械。②外来公司器械的管理：首先医院采购中心要严格审查医疗器械经营许可证，将合格厂商提供给临床使用科室，术前主管医生通知公司人员，将所需植入物及辅助工具送到消毒供应中心，所有的器械都要经过去污、清洗、烘干、润滑、高压灭菌的过程，包内放 5 类化学指示卡，包外粘贴高压灭菌指示胶带，灭菌植入物应每批次进行生物监测，生物监测合格后才能送到手术室使用。术后再送至消毒供应中心进行清洗、消毒后才能拿离医院。

（2）N1 级护士×××：请问巡回老师，打石膏时需要哪些准备呢？

巡回护士×××：石膏的准备需要根据患儿年龄选择适合的石膏绷带、棉衬和温度适宜的水；另外还要准备一个衬垫，在打石膏时放于患儿下腹部，待髋人字固定术结束后，再去除，使腹部于石膏处有空隙，以不影响患儿的腹式呼吸。

（3）规培护士×××：请问老师，术中植入的异体骨是植入物吗？

洗手护士×××：植入物的定义是放置于外科操作造成的或者生理存在的体腔中，留存时间≥30天的可植入型物品，所以术中植入的异体骨属于植入物。此手术过程中的植入物还有接骨板、螺钉、克氏针。洗手护士注意术中使用异体骨植入材料遵医嘱提前泡入生理盐水治疗碗内备用，使用的螺钉、接骨板、克氏针的数量及时告知巡回护士，做好记录，便于物品的清点。对于异体骨巡回护士应注意查看名称、有效期、外包装的完整性及灭菌效果，并将植入材料的条形码粘贴于特殊就医申请表上及手术物品清点记录单的背面。

（4）规培护士×××：术中使用的C形臂产生的射线对人体有辐射损害，可采取哪些防护措施呢？

N1级护士×××：首先手术应选择在有铅防护的手术室进行，术中进行透视时，可以使用铅屏风阻挡射线，工作人员穿戴铅衣、铅围脖、铅帽、铅眼镜来做好防护措施。

（5）实习护生×××：手术中使用骨蜡的作用是什么？如何使用呢？

洗手护士：骨蜡的作用为止血，但是骨蜡本身不具备实质上的药理作用，止血效应来自骨蜡机械性闭塞骨间血管。使用方法：首先用手揉捏骨蜡，使之变软，将其涂抹在骨断面阻止骨出血。尽可能使用最小量的骨蜡，否则影响骨再生。骨蜡始终保持在体内。

（6）N0级护士×××：我想问巡回老师，输血输液加温仪为什么设置两个温度？

巡回护士：因为输注的液体温度是室温存放，而从输血科取回的血液是冷藏保存的，设置的加温温度是根据输注液的温度来设置的。

主持人：提问环节到此结束，最后请护士长进行本次查房总结。

护士长总结：很感谢各位老师详尽的讲解。我们通过对髋关节脱位手术配合、护理关键点及相关知识的学习和提问，相信大家对该手术有了更深层次的了解，手术涉及时间长、体位保护方面危险系数较高、外来器械管理以及石膏的使用、术中C形臂仪器的正确使用，希望大家能够掌握并运用到临床工作中，做好细节管理，提高护理质量，为患儿的快速康复奠定基础。

主持人：感谢大家，今天的查房到此结束！

参考文献

[1] 周伟. 实用新生儿治疗技术 [M]. 北京：人民军医出版社，2010.

[2] 刘磊，夏慧敏. 新生儿外科学 [M]. 北京：人民卫生出版社，2011.

[3] 申昆玲，易著文. 儿科临床技能 [M]. 北京：人民卫生出版社，2010.

[4] 约翰·霍普金斯. 麻醉学手册 [M]. 黄宇光，译. 北京：人民卫生出版社，2013.

[5] 杨北来，武秋林. 人体解剖学 [M]. 北京：人民军医出版社，2013.

[6] 张晋，阎效红，郭锦丽. 手术室护理教学查房 [M]. 北京：科学技术文献出版社，2016.

[7] 崔琰，仰曙芬. 儿科护理学 [M]. 6版. 北京：人民卫生出版社，2017.

[8] 宋烽. 实用手术体位护理 [M]. 北京：人民军医出版社，2012.

[9] 吴艳芝，高焕新. 手术体位与护理安全 [M]. 北京：人民军医出版社，2012.

[10] 何丽，高建萍，董新. 手术室医疗设备规范化管理及操作 [M]. 北京：人民军医出版社，2014.

[11] 徐志伟. 小儿心脏手术学 [M]. 北京：人民军医出版社，2006.

[12] 莱文. 麻省总医院临床麻醉手册 [M]. 王俊科，于布为，黄宇光，译. 北京：科学出版社，2012.

[13] 朱丹，周力. 手术室护理学 [M]. 北京：人民卫生出版社，2008.

[14] 姚尚龙，王俊科. 临床麻醉学 [M]. 北京：人民卫生出版社，2004.